MEJORAMIENTO GENÉTICO ANIMAL

MEJORAMIENTO GENÉTICO ANIMAL

Luís Telo da Gama

Profesor Catedrático
Facultad de Medicina Veterinaria
Universidad de Lisboa – Portugal

Traducido por

María Antonia Revidatti

Profesora Titular
Facultad de Ciencias Veterinarias
Universidad Nacional del Nordeste – Argentina

Editorial ACRIBIA, S.A.
ZARAGOZA (España)

Título original: MELHORAMENTO GENÉTICO ANIMAL (2ª edição)

Autor: Luís Telo da Gama

©   Luís Telo da Gama

©   De la edición en lengua española
Editorial Acribia, S.A.
José Sancho Arroyo, 13
50002 ZARAGOZA (España)

Fotografías de la cubierta

Vaca Morucha – Asociación Nacional de Criadores de Ganado Vacuno de Raza Morucha
Cerdo Pelón Mexicano – Ángel Sierra Vásquez
Oveja Churra Lebrijana – Miguel Benavente Céspedes
Cabra Criolla del Oeste Formoseño – Sebastián de la Rosa
Caballo Criollo Argentino – María Florencia Ortega Masagué
Perro Bulldog Francés – Foto de Sven Ciupka en Unsplash

I.S.B.N.: 978-84-200-1324-4

www.editorialacribia.com

Depósito legal: Z-425-2024   Editorial ACRIBIA S.A.- José Sancho Arroyo, 13, Local - 50002 Zaragoza (España)

Imprime: PODIPRINT   2024

TABLA DE CONTENIDO

I. PRÓLOGO

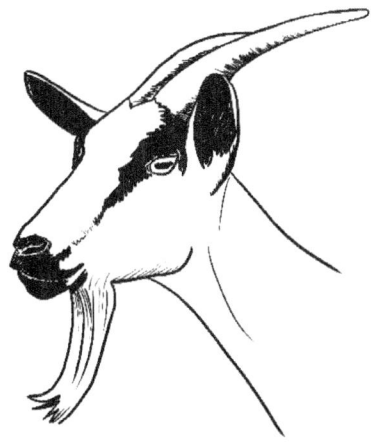

Cabra Moxotó - Brasil

No podemos partir del principio de que todas las razas de animales fueron producidas súbitamente, de una forma perfecta y útil, tal como las conocemos hoy. En la realidad, en muchos casos sabemos que no es esa su historia. El punto esencial fue la capacidad del Hombre de aplicar una selección acumulativa, aprovechando las variaciones sucesivas puestas a disposición por la naturaleza, que fueron siendo combinadas en un sentido que fuese útil. En esta perspectiva, puede decirse que el Hombre fue capaz de crear, para su uso, razas útiles de animales domésticos.

C. Darwin *(1859). On the origin of species.*

PRÓLOGO

Los avances científicos que se han producido en las dos últimas décadas en los diversos aspectos de la Genética Animal han sido de tal magnitud que es justo afirmar que se está produciendo una auténtica revolución en este campo. Hoy existen nuevas herramientas, nuevas metodologías y nuevos procedimientos, pero también nuevos retos para quienes trabajan en la Mejora Genética Animal.

Este libro está dirigido a todos los interesados en el tema, desde estudiantes y profesores de Zootecnia, hasta ganaderos, profesionales del sector, extensionistas, agentes comerciales, etc. Esta edición del libro pretende transmitir una perspectiva completa y actualizada sobre el Mejoramiento Genético Animal, buscando un equilibrio indispensable entre los conceptos teóricos fundamentales y las diferentes aplicaciones en las diversas especies domésticas.

Con un enfoque que pretende ser coherente, completo, innovador y actual, este libro promueve la difusión del conocimiento en un área que ha evolucionado de forma absolutamente notable, en la que la revolución genómica es sin duda la etapa más relevante de los últimos años. Se ha optado por un enfoque secuencial, abarcando inicialmente los principios básicos (Genética Molecular, Mendeliana y de Poblaciones, Principios Estadísticos), para tratar a continuación los pilares esenciales de la Mejora Genética Animal (consanguinidad, cruzamiento y selección), seguidos de los programas prácticos de mejora, teniendo especialmente en cuenta las particularidades de las distintas especies. En capítulos específicos se abordan temas como la utilización de herramientas genómicas, la selección en la especie canina, la caracterización y conservación de los Recursos Zoogenéticos, los retos del futuro, etc.

Este libro es el resultado de una experiencia profesional y docente que tiene ya varias décadas, pero cuyos cimientos se remontan más atrás, cuando, pocos años después de licenciarme en Veterinaria, tuve la oportunidad de continuar mis estudios para obtener los títulos de máster y doctor en los Estados Unidos de América, y después hacer un posdoctorado en Canadá. Tuve entonces la oportunidad única de trabajar directamente con algunas personas que han contribuido enormemente al progreso de la Mejora Genética Animal y que me han marcado personal y profesionalmente. Entre ellos, me gustaría destacar los nombres de los profesores Gordon Dickerson, Rodger Johnson, Dale Van Vleck y Charles Smith, que fueron y son mis mentores y cuyas enseñanzas han sido de enorme valor para mí a lo largo de mi vida.

Pero igual que aprendemos de nuestros profesores, también lo hacemos de nuestros colegas y de nuestros alumnos. Estos últimos, en su irreverencia y búsqueda de conocimiento, nos cuestionan constantemente y nos desafían a hacer más y mejor cada día. También he tenido la extraordinaria oportunidad de impartir docenas de cursos de grado y posgrado en Portugal y en otros países de los continentes europeo y americano, lo que me ha permitido interactuar con estudiantes de muchos orígenes y nacionalidades, abriendo mis horizontes y permitiéndome descubrir nuevas realidades y retos. Asimismo, las interacciones con colegas de Portugal y del extranjero con los que he colaborado a lo largo de los años en actividades docentes, proyectos de investigación, publicaciones conjuntas, etc., me han sugerido nuevos enfoques científicos y pedagógicos y me han aportado un enriquecimiento personal y profesional sumamente gratificante. A todos ellos quiero darles las gracias.

En esta edición tuve el privilegio de contar con la contribución de varios colegas y amigos, que ayudaron a revisar algunos capítulos, sugirieron temas a tratar o llamaron la atención sobre aspectos que quedaban menos claros en las versiones preliminares. Entre ellos, destaco la colaboración de los colegas Andreia Amaral, Bento Castelhano, Carlos Bettencourt, Catarina Ginja, Claudino Matos, Cristina Bressan, Hugo Rocha, José Bento Ferraz, José Pedro Canas Simões, Juan Vicente Delgado, Luís Castro Solla, Manuel Chaveiro Soares, Manuel Silveira, Maria Antonia Revidatti, Maria do Mar Oom y Mário Piccoli, entre otros. A todos ellos quiero reconocer y agradecer su contribución para que este libro resulte más claro y cercano a los lectores. No obstante, es seguro que se han deslizado algunas faltas o errores, que son responsabilidad exclusiva del autor.

Quiero agradecer a la Editorial Acribia por haber aceptado el reto de publicar este libro, en el que los desafíos de formato eran inconmensurables. Gracias por su cuidadosa corrección del texto y por aceptar flexibilizar algunas normas de formato, para facilitar la adaptación de las fórmulas incluidas en el libro.

Por último, mi más sentido reconocimiento a la profesora Maria Antonia Revidatti, cuya traducción de la versión portuguesa de este libro al idioma español solo ha sido posible gracias a su gran amistad y fruto de su notable capacidad científica. Las largas horas que ella ha dedicado a esta tarea de una forma benemérita y las inspiradoras conversaciones que mantuvimos han consolidado nuestra amistad y me han dejado un sentimiento de profunda gratitud. ¡Muchísimas gracias Tona!

Luís Telo da Gama

II. INTRODUCCIÓN

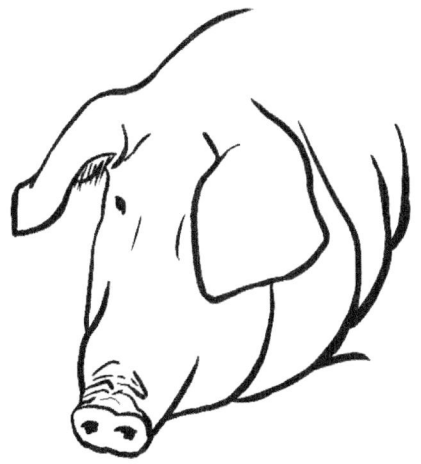

Cerdo Ibérico - España

La evolución depende de un cierto balance entre sus respectivos factores. Debe existir mutación de los genes, pero una tasa excesiva resulta en un conjunto de aberraciones, y no en evolución; debe existir selección, pero si esta fuera demasiado severa acabará por comprometer la variabilidad y, por lo tanto, la base para progresos futuros; la existencia de consanguinidad local dentro de una especie tiene consecuencias evolutivas extremadamente importantes, pero una consanguinidad demasiado elevada resulta en la extinción de la especie; por otro lado, una cierta proporción de cruzamientos es favorable, pero no debe ser excesiva.

S. Wright *(1932). The roles of mutation, inbreeding, crossbreeding and selection in evolution. Proc. 6th International Congress on Genetics I:356*

1. Importancia del mejoramiento genético animal

La población mundial debería alcanzar los 10 mil millones de habitantes en el año 2050, y se espera para ese momento que el consumo mundial de alimentos sea un 70% superior al actual, como consecuencia de este crecimiento y del aumento en el consumo per cápita. Naturalmente, el tejido productivo agropecuario, incluyendo la producción animal, deberá saber adaptarse, para responder a este enorme desafío, proporcionando alimentos en cantidad y calidad que satisfagan las necesidades de la población mundial.

A lo largo de las últimas décadas, el sector animal ha logrado proporcionar una excelente respuesta al aumento de las necesidades alimentarias a nivel mundial, con un aumento en los últimos 50 años de aproximadamente dos veces en la producción de leche y cerca de cuatro veces en la producción de carne y huevos. Una buena parte de este aumento en la producción se logró mediante un aumento en la productividad unitaria, verificándose, por ejemplo, en el período comprendido entre 1965 y 2005, un aumento de aproximadamente 50% en la productividad anual de las cerdas, 60% en la velocidad de crecimiento de pollos, 80% en la eficiencia de producción de huevos y 70% en la producción unitaria de vacas lecheras (Van der Steen *et al.*, 2005)[1]. A pesar de que, durante este período, han existido mejoras de manejo a diversos niveles en todas las especies, se piensa que la mayor parte del aumento de la producción conseguido fue consecuencia directa del mejoramiento genético practicado.

Ese es el principal objetivo de este libro, ayudar al lector a considerar cómo las diversas herramientas que tenemos a nuestra disposición, desde las más convencionales hasta las más modernas, pueden ser combinadas para optimizar los programas de mejoramiento genético que puedan contribuir a afrontar los retos del futuro, como son los resultantes del aumento esperado del consumo mundial de alimentos. Sin embargo, aunque es cierto que el aumento de la eficiencia productiva ha sido y seguirá siendo el objetivo principal de los programas de mejoramiento genético, es indispensable tener en cuenta otros factores, como el impacto ambiental de las diferentes opciones, la dimensión ética y social de las estrategias de mejoramiento aplicadas, o la necesidad de conservar la biodiversidad para las generaciones futuras. Es en este contexto que esperamos que este libro pueda ayudar a los lectores a familiarizarse con un tema tan importante como es el Mejoramiento Genético Animal, permitiéndoles tomar las

---

[1] Van der Steen, H.A., M.G.F. Prall, G.S. Plastow. 2005. Application of genomics to the pork industry. Journal of Animal Science, 83 (Suppl 13): E1–E8.

decisiones más apropiadas en el manejo de los Recursos Genéticos Animales para un futuro más sostenible.

El Mejoramiento Genético Animal consiste entonces en aplicar los principios de la Genética (mendeliana, cuantitativa, molecular) para seleccionar y utilizar los animales que mejor sirvan a los objetivos del criador, a saber, la eficiencia productiva, la calidad del producto, el trabajo y ocio, el bienestar animal, etc. Esta estrategia de enfoque incluye no solo el uso de principios de genética, sino también herramientas estadísticas más o menos sofisticadas, para integrar información fenotípica, genealógica y genómica, junto con tecnologías reproductivas apropiadas, permitiendo elegir los animales que mejor cumplen los objetivos del criador y utilizarlos en sistemas de apareamiento adecuados.

La etapa fundamental e inicial de cualquier programa de Mejoramiento Genético Animal es la definición clara de las características cuyo mejoramiento se pretende, y su importancia relativa, correspondiendo a la etapa que normalmente se denomina como "objetivos de mejoramiento". Estos objetivos generalmente se definen desde la perspectiva del beneficio que cada una de las características en cuestión puede generar para el productor, lo que implica un buen conocimiento del sistema de producción y los posibles impactos colaterales. Pero también es importante tener en cuenta la evolución previsible a largo plazo de la realidad productiva, ya que es en el futuro donde se concretarán los posibles beneficios de las decisiones tomadas en materia de mejoramiento genético.

Una cuestión importante a tener en cuenta es que "el mejoramiento animal es un negocio" (Lush, 1945)[2], en el que el objetivo final suele ser obtener animales con mayor eficiencia productiva y con productos de mejor calidad. En este escenario, el objetivo de un programa de mejoramiento organizado normalmente es maximizar los ingresos del productor, lo que en una economía competitiva reducirá los costes de producción y, por lo tanto, esta reducción puede resultar en un valor de mercado más bajo, traduciéndose en última instancia en un beneficio para el consumidor.

Pero para que un programa de mejoramiento tenga éxito, es esencial que existan diferencias entre los animales en las características a seleccionar, y que estas diferencias sean, al menos parcialmente, transmisibles a la descendencia, es decir, que exista variabilidad genética. Es esta diversidad genética la que constituye la materia prima en la que se basa cualquier programa de mejoramiento, y normalmente se admite su partición en dos componentes: diversidad genética interracial e intra-racial. La forma de aprovechar cada uno de estos componentes es distinta, ya que cuando cruzamos diferentes razas estamos aprovechando la diversidad interracial, y cuando practicamos la selección dentro de la misma raza estamos aprovechando la diversidad intra-racial. Las estrategias de cruzamiento y selección son enfoques complementarios y no antagónicos, pero

---

[2] Lush, J.L. 1945. Animal Breeding Plans. Collegiate Press Incorporated.

es esencial que cada uno de ellos esté debidamente programado y vigilado, pues en caso contrario no se logrará la simbiosis entre ellos.

Hay varios ejemplos de éxito indiscutible en programas de mejoramiento bien organizados en diferentes especies animales, y muchos de ellos resultan precisamente de una combinación de cruzamiento y selección, cosechando los beneficios y las sinergias de ambos, ¡y aprovechando la diversidad genética existente! Genéricamente, la secuencia de abordaje de estos programas ha seguido algunos principios simples, que son comunes a todos ellos: 1) definir qué características queremos mejorar; 2) elegir las razas que mejor se ajusten a los objetivos pretendidos y, eventualmente, incluirlas en un programa de cruzamiento; 3) recolección y tratamiento de la información fenotípica, genealógica y genómica, con el fin de predecir el mérito genético de los candidatos a la selección con una precisión deseable; 4) seleccionar los animales de mérito superior para las características deseadas; 5) usar con criterio los animales seleccionados como reproductores, si es posible con reproducción asistida, de forma de sacar el mejor partido de su superioridad genética, aunque controlando el posible impacto sobre la diversidad genética de la población. Los ejemplos de éxito en las especies pecuarias demuestran, sin lugar a dudas, que los programas bien concebidos y bien conducidos resultan en una mejora apreciable de la capacidad y la eficiencia productiva de los animales, y que la estrategia de éxito que fue seguida puede ser adaptada, con los ajustes necesarios, a otras especies y sistemas de producción. Pero también dejan claro que es necesario tener en cuenta todos los impactos del proceso de mejoramiento en un concepto de "mérito global", so pena de sacrificar características deseables o comprometer la rusticidad y el bienestar de los animales.

Siendo la diversidad genética la base fundamental de cualquier programa de mejoramiento genético, naturalmente estos programas tienen que ser estructurados para mantener la diversidad, o por lo menos minimizar su pérdida, lo que muchas veces termina siendo inevitable a largo plazo. Después de una fase en la que se descuidó un poco, desde finales del siglo XX el tema de la conservación de los Recursos Genéticos Animales ganó, con la debida justicia, un protagonismo creciente y comenzó a merecer la atención de todos los involucrados en el sector, desde los criadores hasta los políticos, pasando por organizaciones internacionales, la comunidad científica y la sociedad civil. Esta atención creciente se justifica por la necesidad imperiosa de conservar la diversidad genética para las generaciones futuras, lo que implica un conocimiento profundo de la diversidad existente, por lo que la caracterización genética de las poblaciones de animales domésticos es fundamental en cualquier programa de conservación, incluyendo la evaluación de la diversidad genética, estructura racial, relaciones entre razas, etc.

Normalmente se considera que la diversidad genética incluye los componentes inter e intra-raciales, por lo que su mantenimiento deberá considerar estas dos vertientes. Así, la conservación de la diversidad genética deberá, por un lado, asegurar la supervivencia de las razas que existen actualmente, para mantener la diversidad interracial, de manera de asegurar la capacidad de dar respuestas a posibles alteraciones en un futuro que puede ser incierto. Por otro lado, la pérdida de la diversidad intra-racial es principalmente el resultado de la consanguinidad que normalmente se acumula en cualquier población, lo que acaba por ser la consecuencia inevitable en poblaciones cerradas y de dimensión finita. Así, la conservación de la diversidad genética intra-racial implica, sobre todo, un control del tamaño y estructura poblacional, que permitan manejar y minimizar el aumento de la consanguinidad en la población.

El objetivo de conservar la diversidad genética para el futuro puede lograrse tanto mediante el mantenimiento controlado de las poblaciones vivas en su ambiente normal de producción, como por la conservación del germoplasma, en condiciones que puedan asegurar la recuperación de la población si es necesario. Estas estrategias no son mutuamente excluyentes, pero cualquiera de ellas tiene ventajas e inconvenientes, que deben considerarse caso por caso, para promover de manera más efectiva la conservación a largo plazo de la diversidad genética animal.

La intención fundamental de este libro es promover una mejor percepción y reconocimiento de cómo las diversas herramientas que existen actualmente a disposición del criador/seleccionador, desde las más convencionales hasta las más modernas, pueden ser combinadas para optimizar los programas de mejoramiento genético que puedan ayudar a dar respuestas a los desafíos del futuro, tales como los que resultan del aumento esperable del consumo mundial de alimentos. Sin embargo, más allá del aumento deseable en la eficiencia productiva, es indispensable considerar el impacto en otras características correlacionadas y tener en cuenta otros factores, como son las consecuencias ambientales, éticas y sociales de las estrategias de mejoramiento perseguidas, así como el impacto en el mantenimiento de la diversidad genética a largo plazo. Es en este contexto que esperamos que este libro pueda ayudar a los lectores a familiarizarse con un tema tan importante como es el Mejoramiento Genético Animal, permitiéndoles tomar las decisiones más apropiadas en el manejo de los Recursos Genéticos Animales para un futuro más sostenible.

2. Marco histórico

2.1. Introducción

Durante un período de casi 10.000 años, que transcurrió desde la domesticación de los primeros rumiantes en Oriente Medio hasta el descubrimiento de las bases científicas de la Genética, se fueron seleccionando los animales, en un proceso que tuvo lugar esencialmente de forma empírica, pero que resultó en cambios profundos en la fisiología/morfología dentro de las diferentes especies domésticas, lo que refleja el éxito del proceso selectivo. Sin embargo, es principalmente a partir de mediados del siglo XX cuando se produce el gran salto cualitativo en las bases del conocimiento y su aplicación al mejoramiento genético de los animales domésticos.

2.2. Evolución del conocimiento

Desde los principios de la domesticación, los animales fueron seleccionados por el hombre, inicialmente apuntando a aspectos comportamentales, y más tarde a la producción de materias primas utilizadas para el consumo humano (carne, leche, huevos, pieles, fibras) u otros fines para los cuales los animales fueron utilizados (tracción, transporte, etc.).

A pesar del empirismo que revestía la selección durante esta fase, hace ya por lo menos mil años que los árabes mantenían verbalmente las genealogías de sus caballos, y la similitud entre individuos emparentados (que constituye un aspecto central del proceso selectivo) fue reconocida por los filósofos griegos. Varios autores de la época romana sugirieron principios a utilizar en la elección de los reproductores, como fue el caso de Columella en la Península Ibérica[1]. Este autor indicaba, por ejemplo, que el tipo de ovino a utilizar debía adaptarse al tipo de territorio, recomendando animales altos para las llanuras, animales de tamaño compacto para las regiones en pendiente y animales pequeños para los bosques y regiones montañosas. Detrás de esta recomendación hay un concepto que, muchos años después, se conocería como ¡interacción genotipo-ambiente!

---

[1] Lucius Junius Moderatus Columella. Siglo I d.C. De re rustica.

La verdad es que, durante muchos siglos, la elección y el uso de animales domésticos se han orientado hacia ciertos fines productivos, pero sin un criterio mínimamente sólido que sirviese de base para esa elección y sin un esfuerzo conjunto de los criadores para trabajar en una determinada dirección uniformizando el tipo de animal. En la segunda mitad del siglo XVIII, un criador inglés llamado Robert Bakewell comenzó a aplicar sistemáticamente en la selección de sus animales (bovinos Longhorn y ovinos Leicester) algunos principios que lo harían conocido como el fundador del Mejoramiento Animal moderno. Estos principios se asentaron básicamente en la adquisición inicial de los mejores animales de otras explotaciones, mantenimiento de registros, uso voluntario de la consanguinidad (con el objetivo de fijar un determinado tipo), práctica de apareamientos preferenciales, y alquiler de machos a otras explotaciones. Este último punto correspondía esencialmente a una prueba de descendencia, en la que Bakewell cedía por un año sus carneros a otros criadores y, dependiendo de los resultados de los descendientes, volvía o no a utilizar como reproductor el carnero alquilado. A pesar de algunos secretos que rodeaban sus métodos, el éxito de Bakewell como seleccionador llevó a otros criadores a hacer "pasantías" con él, y luego a aplicar los mismos principios, siendo a partir de entonces que se diferenciaron y establecieron las principales razas europeas. Cabe señalar, sin embargo, que las características únicas de algunas poblaciones eran ya reconocidas mucho antes, siendo un buen ejemplo de esto, el proteccionismo dado al merino español desde el siglo XIII por el Honorable Consejo de la Mesta.

Los principios científicos de la Genética solo se establecieron a finales de siglo XIX, tanto por los trabajos experimentales de Gregor Mendel como por los principios evolucionistas propuestos por Charles Darwin. Estos dos abordajes tan contrastantes vendrían a constituir los cimientos que permitirían la comprensión de la transmisión hereditaria, que es la base estructural de todo el mejoramiento genético. Algunos años más tarde, Thomas Morgan propuso la teoría cromosómica de la herencia y Francis Galton y Karl Pearson establecieron las bases de la biometría, que se convirtió en una herramienta indispensable en los programas de selección.

La aparente divergencia de puntos de vista entre mendelianos y biometristas solo se resolvería con los trabajos de Sir Ronald Fisher en el Reino Unido y Sewall Wright en los Estados Unidos. Al primero de estos autores se deben los fundamentos de la estadística (análisis de varianza y máxima verosimilitud, por ejemplo) y las bases matemáticas de la teoría evolutiva. Wright, por su parte, desarrolló conceptos como el coeficiente de consanguinidad, el tamaño efectivo de una población o el análisis de la estructura poblacional. En los años 30, los seleccionadores de maíz comenzaron a desarrollar líneas híbridas, cuyos resultados espectaculares tendrían una influencia decisiva en la estrategia de cruzamientos en las especies pecuarias.

Con el objetivo fundamental de defender la "pureza racial", los primeros Libros Genealógicos se establecieron en Inglaterra a partir de finales del siglo XVIII (Pura Sangre Inglesa en 1791, Shorthorn en 1822, Hereford en 1846, etc.).

Sin embargo, gradualmente se reconocería que "los pedigríes a menudo contienen poco más que el nombre y el número de los antepasados. Para que sean útiles, es necesario buscar información en otros lugares sobre si estos antepasados fueron buenos o malos"[2]. El reconocimiento de la necesidad de recopilar información productiva con el propósito de selección condujo, en 1895, a que el control lechero de los bovinos tuviese inicio en Dinamarca; para la especie porcina, los criadores del mismo país también fueron pioneros, con el control de rendimientos iniciado en 1907.

Al final de la década de 1930, Jay Lush publicó el libro *Animal Breeding Plans*, que fue el punto de inflexión en la mejora genética de todas las especies animales. Este libro se basaba esencialmente en los principios de Genética Cuantitativa desarrollados por Fisher y Wright, y sentó las bases científicas para el Mejoramiento Animal. Además del impacto acentuado conferido por esta publicación, seguida por otra sobre *The Genetics of Populations,* Lush tuvo una notable actividad docente en la Iowa State University, ya que contribuyó directa o indirectamente a la formación de la mayoría de los genetistas de animales del siglo XX, ¡siendo director de trabajos de graduación y pos-graduación de casi 300 alumnos! Entre sus alumnos y colaboradores, por sus aportes, se destacan nombres como los de Lenoy Hazel, Gordon Dickerson y Charles Henderson. En Europa, es justo destacar el trabajo desarrollado en Edimburgo por el grupo de Alan Robertson y Bill Hill, que tuvo importantes contribuciones en las más diversas áreas del mejoramiento animal.

Los desarrollos simultáneos en las áreas de Genética Cuantitativa y Estadística vendrían a permitir abordajes cada vez más elaborados, en el sentido de predecir el mérito genético de los animales en función de su información productiva y la de sus parientes. Henderson y su escuela son responsables del desarrollo y la aplicación de la *Mejor Predicción Lineal Insesgada (Best Linear Unbiased Prediction, BLUP),* que combina de forma "óptima" toda la información genealógica y productiva de un grupo de animales, prediciendo el mérito genético de cada uno de ellos teniendo en cuenta la información de todos sus parientes y los efectos fijos considerados importantes. Desde la década de 1980, el BLUP se ha convertido en la metodología estándar para la evaluación genética en prácticamente todos los esquemas de selección, y ha llevado a un aumento notable en la respuesta a la selección. Naturalmente, la recogida y el tratamiento de cantidades cada vez más importantes de información, con modelos estadísticos más complejos, dependían de la existencia de recursos informáticos adecuados, y la evolución en esta área fue explosiva a fines del siglo XX, lo que permitió que este factor dejara de ser una limitante en la mayoría de los casos.

El descubrimiento, a principios de la década de 1950, de la estructura del ADN por Watson y Crick (apoyados en los estudios de Wilkins y Franklin), y del código genético por Nirenberg y Khorana unos 15 años después, han abierto

---

[2] Lush, J.L. 1945. Animal Breeding Plans. Collegiate Press Incorporated.

nuevos horizontes para toda la Genética, incluyendo el Mejoramiento Genético Animal. A partir de ahí, parecía tornarse posible identificar, para cada individuo, cuáles eran los genes favorables y desfavorables que poseía para cada carácter, ¡y proceder así con la selección con base en el genoma individual! Y quién sabe, tal vez un día en el futuro sería posible manipular directamente el genoma y anular o promover la expresión de determinado gen. A pesar del gran optimismo inicial que entonces existía, fueron necesarios muchos años para que estas expectativas se convirtieran (parcialmente) en realidad.

Los avances a finales de siglo XX fueron enormes, con la tecnología de ADN recombinante descubierta por Cohen en 1972, el primer método de secuenciación de ADN descrito por Sanger en 1977, y la reacción en cadena de la polimerasa (PCR) por Mullis en 1985. Los principios del "DNA *fingerprinting*" habían sido desarrollados por Alec Jeffreys en 1984, y el primer secuenciador se comercializó en 1987. Durante la década de 1990, se describieron varios genes asociados con enfermedades humanas y se desarrolló el proyecto de secuenciación del genoma humano, cuyos primeros resultados se publicaron en el año 2000. Siguieron los resultados de la secuenciación del genoma de las principales especies de animales domésticos, que se publicaron entre 2005 y 2009. El conocimiento detallado de la secuencia del genoma de las diversas especies domésticas abrió camino para el desarrollo de chips de ADN, que permiten que con un único panel se pueda investigar, a un coste razonable, los polimorfismos que un individuo posee en millares de marcadores genéticos, dando origen a la llamada "revolución genómica".

La posibilidad de incorporar marcadores genéticos en las decisiones de selección era un deseo antiguo de los mejoradores, pero las diversas propuestas para el uso de la selección asistida por marcadores no eran factibles en la práctica, ya que suponían la existencia de marcadores con un efecto mayor, que difícilmente eran detectados. La propuesta innovadora de selección genómica se tornó posible con los nuevos paneles de marcadores genéticos, al tener en cuenta el efecto de todos los marcadores, según la metodología desarrollada por Meuwissen y Goddard. Esta evaluación genómica fue adoptada por la raza Holstein estadounidense en 2009, y desde entonces ha sido implementada en otras especies.

Un enfoque bastante diferente que se ha explorado con el objetivo de obtener animales genéticamente diferenciados es el de intentar introducir directamente modificaciones en el genoma del individuo, que puedan tener un impacto benéfico en las características productivas y sean transmitidas a la descendencia de forma Mendeliana. A principios de los años 80, se logró la producción de ratones transgénicos para la hormona del crecimiento, y se pensó que la transgénesis sería una herramienta muy exitosa en animales domésticos. Sin embargo, este no fue el caso porque la tecnología utilizada en ese momento no era muy precisa, ya que no tenía control sobre el número de copias de ADN exógeno que se incorporó, o sobre el sitio de integración del transgén en el genoma del receptor. Recientemente, la tecnología CRISPR/Cas9, desarrollada por Doudna y Charpentier, abrió perspectivas totalmente novedosas sobre la edición del genoma, permitiendo con gran rigor anular la expresión o promover la incorporación de un segmento específico de ADN. Es natural que esta tecnología pueda tener un impacto marcado en la forma en que se llevan a cabo los programas de mejoramiento en animales domésticos, pero hasta ahora existen restricciones regulatorias que impiden su uso en estas especies.

Paralelamente a la evolución lograda en las diferentes vertientes de la Genética, también se ha logrado un enorme progreso en diferentes tecnologías reproductivas, con un impacto directo en los programas de mejoramiento de algunas especies. Seguramente, la expansión, desde finales de los años 50, del uso de la inseminación artificial con semen congelado fue el paso más importante, que permitió avances notables en la eficiencia del proceso selectivo, especialmente en la especie bovina. La transferencia de embriones, que se hizo posible unos años más tarde, también tuvo una contribución importante, especialmente en la selección de ganado lechero, aunque su impacto ha sido menor que el de la inseminación artificial. Mientras tanto, otras tecnologías reproductivas desarrolladas, como la clonación a partir de células adultas o el sexado del semen, también contribuyeron, aunque de forma más modesta, al progreso genético logrado.

Globalmente, los avances realizados en varias áreas complementarias han permitido el progreso genético reiterado y continuo en todos los programas de mejoramiento, siempre que estén bien organizados y realizados. Es de esperar que, en el futuro, las nuevas tecnologías y herramientas puedan continuar al servicio de los programas de mejoramiento, potenciándolos y dando continuidad a su éxito.

2.3. Evolución de la función y encuadramiento de los animales

Después de la domesticación, el modelo de producción cambió gradualmente, a medida que la agricultura evolucionó en diferentes regiones del mundo y en respuesta a diversos desarrollos tecnológicos, condicionantes socioeconómicos, cambios climáticos, etc. Esto naturalmente tuvo consecuencias en la forma en que se seleccionaban los animales y, por lo tanto, los objetivos de los criadores se configuraron de acuerdo con las circunstancias del momento y las necesidades de la sociedad. Algunos ejemplos más recientes de estos grandes cambios son los siguientes:

- hasta los siglos XVIII-XIX, los bovinos se utilizaban esencialmente como animales de trabajo y la leche era un subproducto utilizado para el consumo inmediato o para transformación. La producción de carne, por el contrario, no fue generalmente el principal objetivo en los bovinos, por lo que la selección se centró principalmente en la tracción y la manejabilidad. Progresivamente, en el siglo XIX, la producción de carne comenzó a ser más interesante, y la mecanización de la agricultura que se dio en el siglo XX provocó un cambio drástico en el papel desempeñado por los bovinos, que pasaron a ser utilizados de forma especializada en la producción de carne y leche, mientras que la función de trabajo pasó a tener una importancia residual en la mayoría de los países desarrollados.

- durante muchos siglos, el caballo se utilizó principalmente como animal de monta y para transporte o carga. Por otro lado, jugó un papel fundamental en los escenarios de guerra, por lo que fue seleccionado con el fin de tener la movilidad necesaria para responder en combate. Otra función importante del caballo era el uso como animal de tiro, a veces directamente, pero muchas veces indirectamente, mediante la producción de mulas para el trabajo. Más tarde, pasó a ser seleccionado para actividades lúdicas, como velocidad, enseñanza, etc.

- hasta la intensificación de la agricultura durante el siglo XX, los cerdos se criaban principalmente al aire libre y en régimen extensivo, siendo una de sus funciones más relevantes la producción de grasa, alimento fundamental, importante fuente de combustible y materia prima utilizada para diversas manufacturas (lubricante, jabón, etc.). Como consecuencia de los cambios que se han producido con la intensificación de la agricultura, los objetivos de producción se han desplazado fundamentalmente hacia la obtención de carne porcina magra, por lo que la forma en que se seleccionan los animales cambió radicalmente.

- la lana fue, durante muchos siglos, una de las principales materias primas para la confección de prendas de vestir, por lo que los ovinos eran explotados esencialmente para esa función, existiendo rebaños de ovinos destinados exclusivamente a la producción de lana. Entre los diversos tipos de ovinos, la calidad superior de la lana fina producida por animales del tipo Merino hizo que esta lana fuera particularmente deseada. Los Merinos fueron introducidos en la Península Ibérica en el siglo XII por tribus bereberes del norte de África, y gozaron de un enorme proteccionismo en la Península, que prohibía su exportación, con un estricto sistema de control implantado por el "Honorable Consejo de la Mesta". En el siglo XVIII se autorizó la primera exportación de ovejas Merinas, ofrecida por el rey Carlos III de España al rey de Francia, y que daría origen al Merino Rambouillet. Dos siglos más tarde, la producción de fibras sintéticas condicionó fuertemente el beneficio económico de la producción de lana, que ha perdido gran parte de su importancia en diferentes regiones del mundo.

- al contrario de lo que ocurre en la actualidad, durante muchos siglos la cabra fue un animal muy utilizado para la producción de leche directamente para el consumo humano. Claro que, cuando las vacas comenzaron a ser utilizadas y seleccionadas para la producción de leche, la cabra perdió su estatus y comenzó a tener una función en la que la leche se usaba esencialmente para la transformación en queso.

- en el caso de las aves, su función histórica fue esencialmente la de producir huevos, mucho más que el objetivo de producir carne. Incluso se decía que "cuando el pobre come gallina, uno de los dos está enfermo". Solo en la transición hacia la agricultura intensiva, en las primeras décadas del siglo XX, la producción de carne de pollo tomó la importancia que tiene actualmente, con un papel primordial en la satisfacción de las necesidades de proteína animal a nivel mundial.

Estos casos ejemplifican cómo la evolución de la realidad económica y social, desde la domesticación hasta la actualidad, ha tenido una enorme influencia en los objetivos que orientaron la producción animal y, en consecuencia, en la forma en que se seleccionaron los animales, para satisfacer las necesidades de la sociedad en cada momento.

2.4. Evolución de los animales

Recurriendo a las palabras de Darwin[3], "no podemos admitir que todas las razas de animales fueron producidas repentinamente, tan perfectas y útiles como las conocemos actualmente; en realidad, en muchos casos sabemos que esto no fue lo que sucedió". De hecho, los criterios de utilización y selección de animales domésticos desde la domesticación hasta nuestros días variaron mucho, dependiendo no solo de los condicionamientos socioeconómicos de la producción, sino también del conocimiento científico subyacente, que realmente no existía hasta hace aproximadamente un siglo. En consecuencia, durante un período muy largo, la selección, y de una forma más genérica, la gestión de la diversidad genética animal, fue practicada sobre una base esencialmente empírica, pero que sin embargo condujo a cambios profundos en la morfología, apariencia, comportamiento, rendimiento productivo, etc., de los animales domésticos.

En la sección anterior, hemos considerado varios ejemplos en los que la selección animal tuvo que reorientarse y adoptar cambios profundos, debido a las alteraciones en las condiciones socioeconómicas de la producción. La mayoría de estos ejemplos ocurrieron incluso antes de los desarrollos científicos básicos del Mejoramiento Genético Animal actual, pero aún así demuestran la gran efectividad de algunos casos de selección con una base esencialmente empírica.

Por supuesto, en siglos anteriores, se habrán producido cambios similares, que pueden inferirse parcialmente a través de evidencia arqueológica y también a través de representaciones en obras de arte. Por ejemplo, los estudios arqueológicos confirman que, después de la domesticación, el tamaño de los bovinos ha evolucionado mucho a lo largo de los siglos, como se representa en la Figura 2.1. Habiendo sido el uro o auroch la especie domesticada, de naturaleza muy agresiva y una altura de casi 2 metros a la cruz, la primera tarea fue obtener animales más dóciles y fáciles de manejar, para lo cual la selección por mansedumbre y reducción de tamaño habría sido el primer paso. Los animales de la Edad de Hierro tenían por eso un tamaño mucho más pequeño, que aumentó en el apogeo de la época romana, debido a la necesidad de animales para trabajo

---

[3] C. Darwin. 1859. On the origin of species by means of natural selection, or the preservation of favoured races in the struggle for life.

y una mayor disponibilidad de medios para mantener a los animales más exigentes (producción de cereales, etc.). En la Edad Media hubo varios períodos de escasez enorme en Europa (Gran Hambruna, Peste Negra) que llevaron a una reducción en el tamaño de los bovinos, con animales menos exigentes y con la capacidad de sobrevivir en períodos de carencia. En el siglo XVII, los bovinos tenían ya una mayor corpulencia, como lo requería su función principal de producir trabajo. A lo largo del siglo XX, los bovinos fueron seleccionados, en algunos casos intensamente, para aumentar la producción de leche o la velocidad de crecimiento, y en cualquiera de estas situaciones esta selección trajo asociado un aumento en la corpulencia de los animales. A pesar de eso, en zonas marginales continuaron manteniéndose razas locales de estatura relativamente baja, reflejando la diversidad de objetivos y condicionantes en el desarrollo y la evolución de las razas bovinas.

Figura 2.1. *Estimación de la altura media a la cruz de bovinos del sexo masculino en diferentes épocas (Adaptado de Ajmone-Marsan et al., 2010, Felius et al., 2014, Hall, 2004).*

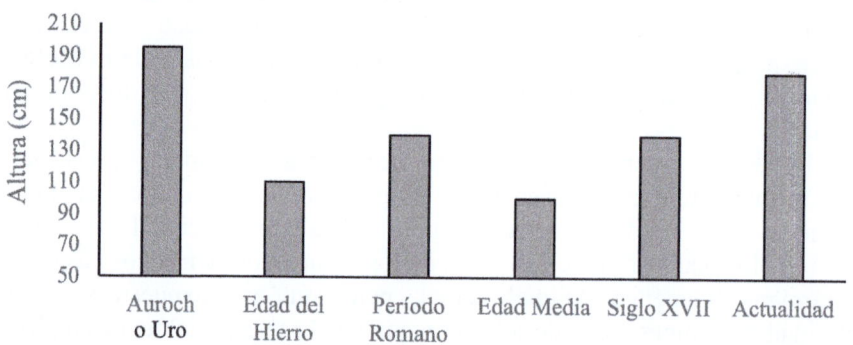

Probablemente se podría encontrar un patrón similar de evolución posterior a la domesticación en otras especies, pero los estudios no han sido tan profundos como en el bovino. De todos modos, basta considerar la enorme diversidad que existe, por ejemplo, en especies como el perro, el caballo o la gallina, para tener fácilmente la noción de que, a partir de una base original, sujeta a domesticación, selección artificial y adaptación a diferentes condiciones locales condujeron a la formación de razas muy diferentes. A medida que las condiciones se fueron modificando o las preferencias del Hombre fueron evolucionando, también así se modificó el tipo de animal pretendido y la selección actuó en esa dirección.

Si bien es cierto que la selección fue relativamente efectiva en el tiempo, incluso a pesar de la falta de conocimiento de las bases científicas de la Genética, fue después de mediados del siglo XX que realmente hubo un salto cualitativo, que permitió la estructuración de programas de mejoramiento organizados, con recolección y tratamiento sistemático de la información, utilizando tecnologías reproductivas y, más recientemente, la incorporación de marcadores genéticos en las decisiones del seleccionador. Esta organización y estas herramientas (resultantes del progreso científico) han permitido que la selección sea mucho más efectiva y que los animales cambien mucho más rápidamente, respondiendo a los objetivos del criador y a las necesidades de la sociedad.

Para saber más...

Ajmone-Marsan, P., J.F. Garcia, J.A. Lenstra, and Globaldiv Consortium. 2010. On the origin of cattle: how aurochs became domestic and colonized the world. Evolutionary Anthropology 19:148–157.

Derry, M. 2015. Masterminding nature: the breeding of animals, 1750-2010. University of Toronto Press.

Felius, M., M.L. Beerling, D.S. Buchanan, B. Theunissen, P.A. Koolmees, J.A. Lenstra. 2014. On the history of cattle genetic resources. Diversity 6: 705-750.

Hall, S. 2004. Livestock Biodiversity - Genetic resources for the farming of the future. Blackwell Science Ltd.

Hill, W.G. 2014. Applications of population genetics to animal breeding, from Wright, Fisher and Lush to genomic prediction. Genetics 196: 1–16.

Lush, J.L. 1945. Animal Breeding Plans. Collegiate Press Incorporated.

Mukherjee, S. 2016. The Gene: An Intimate History. Scribner.

Nelson, R.M., M.E. Pettersson, O. Carlborg. 2013. A century after Fisher: time for a new paradigm in quantitative genetics. Trends in Genetics, 29: 669-676.

Niemann, H., B. Seamark. 2018. The Evolution of Farm Animal Biotechnology. En: Niemann H., Wrenzycki C. (Eds.) Animal Biotechnology 1 – Reproductive Biotechnologies. Springer.

Ollivier, L. 1999. Scientific Challenges to Animal Breeding and Genetics. En: J.C.M. Dekkers, S.J. Lamont, M.F. Rothschild (Eds.). From Jay Lush to genomics: visions for animal breeding and genetics. Iowa State University Press.

Provine, W.B. 2001. The origins of theoretical population genetics. University of Chicago Press.

3. Domesticación y diversidad de los recursos zoogenéticos

3.1. Origen, domesticación y difusión de las principales especies animales

Las especies y razas de animales domésticos, tal como las conocemos hoy, son el resultado de un largo proceso de domesticación, selección y adaptación a un conjunto diverso de condiciones edafoclimáticas, con objetivos de selección muy diferentes y sucesivos intercambios de material genético entre criadores y regiones geográficas. Este conjunto de factores dio como resultado un conjunto muy diverso de recursos zoogenéticos, cuyo origen y evolución es importante comprender, para poder enmarcar su situación actual y plantear una posible evolución futura.

3.1.1. La agricultura en la cuna de la civilización

La revolución neolítica se produjo hace unos 12 000 años y supuso un cambio profundo en la forma de vida de los seres humanos, que hasta entonces tenían una vida nómada y una actividad como cazadores-recolectores. Esta revolución se reflejó esencialmente en el inicio de la agricultura, en la cual el hombre comienza a producir sus propios alimentos, lo que ha sido posible por la domesticación de algunas plantas y animales y la adopción de las prácticas de cultivo y crianza correspondientes, resultando en una vida sedentaria y la formación de conglomerados de poblaciones.

Las primeras fases del desarrollo de la agricultura y la civilización tuvieron lugar en el llamado "Creciente Fértil" (Figura 3.1), que llegaría a ser considerado como la cuna de la civilización. En ese momento, esta región tenía un clima mucho más suave que en la actualidad, y allí se produjeron avances fundamentales, en particular la domesticación de plantas que llegarían a ser de gran importancia en la dieta humana (como es el caso de algunas gramíneas y leguminosas), así como las correspondientes técnicas de siembra, cultivo y recolección de productos agrícolas, por lo que se considera que aquí se produjo la primera revolución agrícola. También en el Creciente Fértil, y como componente importante de esta revolución, ocurrió la domesticación de algunas de las principales especies animales, como veremos más adelante con más detalle.

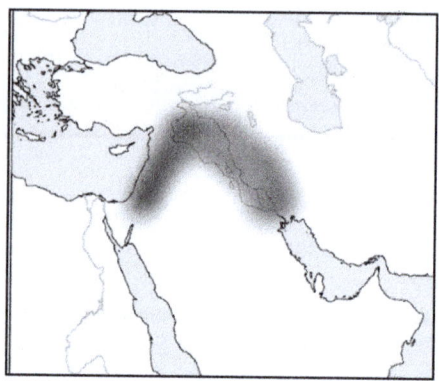

Figura 3.1. *Localización aproximada del Creciente Fértil.*

Las prácticas agrícolas desarrolladas y los animales domesticados en la revolución del Neolítico se extenderían en varias direcciones desde la región del Creciente Fértil, concretamente a Europa, Asia y África del Norte. Sin embargo, el flujo fue principalmente hacia regiones de latitud similar, debido a la facilidad de adaptación de las plantas a climas que no diferían mucho de su lugar de origen. De especial importancia fue el flujo a lo largo de la cuenca mediterránea, estimándose que, por ejemplo, las primeras prácticas agrícolas llegaron a la Península Ibérica hace unos 8 000 años.

Si bien es cierto que la evidencia arqueológica y genética indica al Creciente Fértil como el primer foco de adopción de la agricultura a nivel mundial, otras regiones del globo se convertirían posteriormente en puntos independientes para la implementación de prácticas agrícolas, con la domesticación de otras plantas y animales. Ejemplos de esto son las regiones de China (hace 9 000 años) y América Central y del Sur (hace unos 5 000 años).

3.1.2. Domesticación de las principales especies animales

La domesticación de animales, entendida como el proceso por el cual estos pasaron a ser mantenidos y criados en la proximidad del Hombre y a reproducirse en cautiverio, ocurrió simultáneamente con el desarrollo de las prácticas agrícolas en el período Neolítico, contribuyendo así a que el ser humano tuviera el control de la producción de alimentos. De las muchas especies animales que potencialmente podrían haber sido domesticadas, solo una pequeña cantidad resultó serlo (por ejemplo, solo 14 especies de rumiantes fueron domesticadas), principalmente porque una especie debe tener algunas características fisiológicas y de comportamiento que hagan posible y atractiva su domesticación.

Los criterios para elegir la especie a domesticar habrán incluido características intrínsecas como tamaño, temperamento, instinto gregario, dieta preferencial, ciclo reproductivo y capacidad de reproducción en cautiverio, longevidad, etc., así como la versatilidad de la especie para producir diferentes productos de interés (carne, leche, lana, pieles, etc.). Por otro lado, algunas especies han sido domesticadas y adaptadas esencialmente con el fin de realizar una determinada función, como la tracción y transporte en el caso del caballo, o la defensa y caza en el caso del perro.

Dependiendo de la especie considerada, la domesticación se produjo de diferentes formas, y se admite generalmente la existencia de tres rutas de domesticación, conocidas como domesticación de presas, comensal y dirigida. En la ruta de las presas, la domesticación se centró en especies que normalmente se cazaban para el consumo humano (oveja, cabra, vaca, cerdo), y se logró mediante la captura y mantenimiento de los animales en libertad en un espacio limitado, seguida de una selección gradual para una mayor facilidad de manejo. En la vía comensal, típica del perro, gato, gallina y posiblemente el cerdo, fueron los propios animales salvajes los que se acercaron a la población humana, generalmente en busca de sobras de comida, terminando por establecer una relación simbiótica Hombre-Animal. En la ruta dirigida, típica del caballo, los animales fueron capturados voluntariamente en la naturaleza, mantenidos en estrecho contacto con el hombre y seleccionados intensamente hasta que ajustaron su comportamiento a las necesidades humanas.

En el Cuadro 3.1. se encuentran resumidos los aspectos-clave que son actualmente consensuados en relación a la domesticación de cada una de las principales especies animales. Sin embargo, estos valores son el resultado de investigaciones arqueológicas y genéticas, y pueden ser revisados siempre que haya nueva información que lo justifique. Además de las especies enumeradas en el Cuadro 3.1, también se produjeron procesos de domesticación en el continente americano (camélidos sudamericanos, cobayos, pavo), Tíbet (yak), China (búfalo), Arabia (dromedario), Asia (camello), África (asno), etc.

Naturalmente, la domesticación fue un proceso gradual, en el que los animales se adaptaron a las condiciones de cautiverio y se acostumbraron a la presencia humana, y donde la alimentación, la reproducción, la protección de los predadores, etc., pasaron a estar bajo la influencia humana. Cuando los animales pasaron a ser mantenidos bajo control humano, la selección natural se volvió mucho menos importante que en estado salvaje, y factores como la selección artificial o la deriva genética se volvieron predominantes en la evolución genética de las poblaciones. Así, tras la domesticación, los animales fueron seleccionados por las características consideradas deseables por los criadores de la época, siendo sin duda uno de los aspectos primordiales la búsqueda de cambios de comportamiento que permitieran obtener animales más dóciles. Pero fueron también considerados otros caracteres, concretamente aquellos que permitían, por ejemplo, que los animales pudieran ser utilizados para el trabajo o para producir lana. En el caso particular de los bovinos, inicialmente hubo una marcada reducción en el tamaño de los animales respecto a lo normal en el Uro o Auroch, ya que eso hacía mucho más fácil y seguro el manejo, y porque los animales no tenían necesidad de defenderse de predadores en el campo, como sucedía anteriormente.

Cuadro 3.1. *Especie doméstica, progenitor salvaje, lugar y época de domesticación para las principales especies animales (Adaptado de Driscoll et al., 2009, FAO, 2015, Teletchea, 2019, Ginja, 2019).*

Especie doméstica	Nombre científico	Progenitor salvaje	Lugar de domesticación	Época (año a.C.)
Caninos	*Canis familiaris*	Lobo	Cr. Fértil Asia	13000
Bovinos taurinos	*Bos taurus taurus*	Uro o Auroch	Creciente Fértil	8000
Bovinos cebuinos	*Bos taurus indicus*	Uro o Auroch	India	6000
Ovinos	*Ovis aries*	Muflón asiático	Creciente Fértil	8000
Caprinos	*Capra hircus*	Cabra Bezoar	Creciente Fértil	8000
Porcinos	*Sus scrofa*	Jabalí	Cr. Fértil China	8000 6500
Felinos	*Felis catus*	Gato salvaje	Cr. Fértil Egipto	8000
Gallinas	*Gallus gallus domesticus*	Gallina roja de monte	Asia	7000
Equinos	*Equus caballus*	Caballo de Tarpán	Asia Central	3500

A pesar de que las especies domesticadas se han ido alejando gradualmente de las especies salvajes originales después de ocurrida la domesticación, hay evidencia en varias especies domésticas (perros, cerdos, bovinos, etc.) de una reintroducción ocasional de animales salvajes, tanto accidental como intencionalmente. Por el contrario, a veces hay animales domésticos que regresan a la naturaleza para vivir allí, en un proceso conocido como feralización o asilvestrado. Cualquiera de los dos escenarios puede ser muy interesante para intentar investigar qué genes están involucrados en la adaptación a la domesticación y/o al medio ambiente salvaje.

3.1.3. Flujo migratorio de las principales especies domésticas

Después de la domesticación, que, como hemos visto, se produjo en el Creciente Fértil para la mayoría de las especies animales, los animales domesticados se expandieron por tierra y mar, llegando a ocupar toda la mancha territorial de Europa, norte de África y parcialmente Asia. En el caso de los bovinos, un segundo foco de domesticación se produjo en la región de India, lo que daría lugar al *B. indicus*. Esta subespecie ingresaría posteriormente al continente africano a través de la región del cuerno de África, llegando más tarde a cruzarse con los *B. taurus* procedentes del norte de África, dando origen a los bovinos mestizos conocidos como Sanga, que actualmente son muy comunes en todo el continente africano. En la actualidad, el ganado africano es predominantemente del tipo cebú y Sanga, pero en África occidental, donde la tripanosomiasis es un problema grave, los animales del tipo *B. taurus* (de los cuales la raza N'Dama es un ejemplo) continúan predominando, debido a su mayor resistencia a esta enfermedad.

En el continente americano, el inicio de la agricultura supuso la domesticación de algunos camélidos (alpaca, llama) así como de pavos, pero cuando los descubridores europeos llegaron a América a finales del siglo XV, no encontraron los animales domésticos típicos de Europa (a excepción del perro, que previamente habría llegado al continente americano, a través del estrecho de Bering). Por lo tanto, en el segundo viaje de Colón, se llevaron caballos, vacas, ovejas, cabras, cerdos y pollos para comenzar a colonizar el Nuevo Mundo. Como el viaje al continente americano era largo y muy penoso, se solía realizar en dos etapas, con una parada en Canarias en el caso español, y en Cabo Verde en el caso portugués. La proximidad de estos archipiélagos frente a la costa africana abrió, desde un principio, la posibilidad de que los animales traídos a América pudieran tener algún grado de mestizaje con animales de origen africano. Este parece haber sido el caso, por ejemplo, de las ovejas de pelo que se encuentran actualmente en el Caribe y América del Sur, que se originaron en las ovejas de pelo africanas.

Los animales llevados de la Península Ibérica al continente americano se expandieron rápidamente, dando lugar a lo que todavía hoy se conoce como ganado criollo[1], que se ha adaptado a una enorme diversidad de condiciones en todo el continente, y así se ha mantenido durante varios siglos con la función principal de producir trabajo. Con el tiempo, el ganado criollo ha sido progresivamente reemplazado, en muchos casos, por razas del centro y norte de Europa, más adecuadas para la producción de leche (Holstein) y carne (Hereford y Angus). Desde finales del siglo XIX, los animales del tipo *B. indicus* se utilizaron a gran escala en Brasil, constituyendo actualmente la mayoría de la población bovina en regiones con clima tropical. Durante el siglo XX, se introdujeron en América del Norte razas del continente europeo, como Charolais y Limousine. Como resultado de este patrón de desarrollo, el ganado criollo del continente americano quedó en peligro de extinción paulatinamente, y en muchos países hoy en día es solo una reliquia del pasado.

En la especie ovina, el grupo predominante en casi todo el mundo es el Merino, que durante siglos se mantuvo casi exclusivamente en la Península Ibérica, y que a partir del siglo XVIII se expandió a nivel mundial, gracias a la excelente calidad de su lana. Los caprinos son quizás la especie animal que más acompañaba al hombre en sus migraciones, ya que producía leche para consumo

---

[1] Nombre que por cierto se usa para todas las especies domésticas, y significa "descendiente de animales originarios de la Península Ibérica".

humano, así como carne y cuero. Por ello, las cabras fueron la especie más cosmopolita y con mayor grado de mestizaje, con una enorme capacidad de adaptación a la diversidad de condiciones ambientales encontradas. Por otro lado, en los sistemas de producción de leche más intensificados, las razas caprinas de Europa central (Saanen y Alpina) son ampliamente utilizadas en diversas partes del mundo.

En cuanto a la especie porcina, normalmente se admite que existieron dos polos de domesticación, en Oriente Medio y en Asia, habiendo ocurrido, en el siglo XVIII, influencia de animales de origen asiático en varias razas porcinas europeas. También hay evidencia de que en varias razas ha habido mestizaje ocasional con jabalíes, pero no está claro si esto sucedió por razones accidentales o por decisión de los criadores. En la actualidad existe un claro predominio de razas de origen europeo en todo el mundo, concretamente Large White y Landrace, sin embargo, existen algunas razas autóctonas con características bien diferenciadas que les permitieron mantenerse competitivas, como es el caso del cerdo Ibérico.

El patrón general observado es que, desde sus polos de domesticación, los animales acompañaron al hombre en su expansión por el globo, adaptándose a nuevas condiciones ambientales y sistemas de producción, y dando lugar a nuevas poblaciones locales con características bien diferenciadas. Como vimos en el apartado anterior, esta difusión se produjo en oleadas sucesivas, las cuales fueron muy dependientes de las tecnologías disponibles en el momento y de las migraciones humanas que ocurrieron. Inicialmente, en el período post domesticación, se produjo una primera ola de difusión, en la que los animales acompañaron al hombre en sus migraciones hacia las regiones más occidentales del Creciente Fértil, tanto por tierra como por mar (siendo esta última de especial importancia en el Mediterráneo). Hace unos 4 000 años, hubo una segunda ola de migración animal desde Asia, con la introducción del ganado cebú en el continente africano, a través del cuerno de África. La tercera ola migratoria se originó en la época del descubrimiento de América, y corresponde al flujo de animales de origen ibérico y también africano, que dio lugar a animales de tipo criollo en todo el continente americano. Una cuarta ola migratoria se produjo en el siglo XVIII y fue facilitada por la existencia de un transporte marítimo cada vez más rápido y eficiente, y permitió, por un lado, la migración de animales europeos al continente americano, y por otro, la importación de cerdos asiáticos a Europa. La progresiva facilidad de transporte ha facilitado cada vez más el flujo de animales, y a principios del siglo XX se produce una quinta ola migratoria, con la entrada de animales cebú al continente americano, donde adquirirían una enorme importancia. La inseminación artificial fue la gran revolución que desembocó en la sexta ola migratoria de mediados del siglo XX, al permitir el flujo de genes alrededor del mundo a través de germoplasma, sin necesidad de transporte físico de animales (con todos los riesgos y costes que eso implicó en su momento). Un ejemplo importante de esta expansión, que fue habilitada por la inseminación artificial, es el de la raza Holstein, que se expandió rápidamente por todo el mundo, fundamentalmente a partir de animales originarios de Estados Unidos y Canadá.

Todas estas olas migratorias han provocado cambios profundos en el patrimonio genético de los animales en los territorios donde ocurrieron, y las razas que existen actualmente en todo el mundo son también, además de todos los procesos ya referidos de selección y deriva genética, el reflejo de este mestizaje a lo largo del tiempo.

3.2. Diversidad de los recursos genéticos animales

La enorme diversidad de razas de diferentes especies que existen actualmente en todo el mundo resulta del acervo genético inicialmente muestreado en el proceso de domesticación, que luego se iría configurando con el tiempo, como resultado de los procesos de adaptación a las condiciones locales, selección natural y artificial, cuellos de botella de las poblaciones, migración y flujo de genes, etc. Esto llevó a cambios de comportamiento, morfología, apariencia, fisiología, rendimiento, etc., lo que daría lugar a la gran variedad de razas de animales domésticos que conocemos actualmente, con características únicas que las convierten en componentes fundamentales de la biodiversidad global.

3.2.1. Importancia de los recursos genéticos animales

En la fase post-domesticación, la dispersión de los animales en ambientes muy diferentes llevó a un énfasis en la adaptación a las condiciones locales, sin una preocupación fundamental por la homogeneidad de los animales en lo que luego se conocería como raza. El concepto de raza tal y como lo consideramos actualmente corresponde a un "grupo de animales seleccionados por el hombre para obtener un conjunto de características uniformes que lo distingan de otros animales de la misma especie" (ver Capítulo 23) y solo ha tenido importancia a partir del siglo XVIII, ya que hasta entonces existían grupos étnicos más o menos heterogéneos adaptados a la diversidad de las condiciones locales, y esencialmente asociados a una determinada región. Actualmente, las razas de animales domésticos se clasifican generalmente según su distribución geográfica como razas locales o autóctonas, por un lado, y razas comerciales o cosmopolitas por el otro. Por supuesto, no siempre es fácil establecer límites claros entre estas dos categorías, pero es obvio que existen profundas diferencias en la historia y las perspectivas de crecimiento de una raza local, como la raza bovina Avileña, o de una raza cosmopolita como la Holstein, que es la principal raza bovina en aproximadamente la mitad de los países del mundo.

Los recursos genéticos animales constituyen, tanto a través de las razas autóctonas como cosmopolitas, un aporte de suma importancia para el abastecimiento de alimentos a la población mundial, teniendo así un papel muy importante en materia de seguridad alimentaria, en el aporte que hacen a la economía, estabilidad y desarrollo de la sociedad, contribuyendo también desde el punto de vista económico a la producción de pieles y fibras, trabajo, tracción y transporte, etc. Por su parte, las razas autóctonas en particular son de fundamental importancia para el desarrollo sostenible y armónico, tanto por su importancia histórica y cultural, como por la calidad de sus productos, por la contribución única que hacen con el aprovechamiento de regiones marginales (favoreciendo la fijación de poblaciones locales y evitando el abandono del territorio), por el apoyo que dan a un desarrollo armónico a través de sus servicios ambientales para el ecosistema (control de arbustos y malas hierbas, por ejemplo) así como por sus características únicas de adaptación y rusticidad (por ejemplo, menor susceptibilidad a tripanosomiasis, garrapatas, nematodos gastrointestinales, etc.).

Un aspecto más difícil de cuantificar, pero muy importante a tener en cuenta, es el valor potencial de diferentes razas en un futuro incierto, pero en el que la diversidad que representan puede permitir afrontar cambios impredecibles, como son el cambio climático, la aparición de nuevos riesgos para la salud o la modificación del entorno económico y social de producción. Es la gran diversidad que representan las razas locales lo que les permite funcionar como un seguro contra riesgos imprevisibles, pero muchas veces estas razas tienen, en la actualidad, grandes dificultades para ser competitivas y pueden ser rápidamente abandonadas si el clima económico-social fuera temporalmente poco propicio, lo que eventualmente conducirá a su extinción. Sin embargo, hay que tener en cuenta que la pérdida de una raza autóctona es definitiva, y excluye cualquier posibilidad de recuperarla si se vuelve necesario utilizar su patrimonio genético en el futuro, por lo que en todo el mundo se están promoviendo programas de conservación en prácticamente todas las especies, con énfasis en las razas locales. Un ejemplo interesante de cómo el escenario puede cambiar radicalmente y revalorizar un patrimonio genético abandonado es el caso del cerdo Ibérico. Debido a diversas vicisitudes (a saber, sanitarias y tendencias del mercado), esta raza estuvo prácticamente extinta en los años 90, recuperándose finalmente a partir de una base muy reducida, cuando sus productos comenzaron a ser nuevamente valorados, mostrando actualmente un notable crecimiento y constituyendo un ejemplo paradigmático de un negocio de altísima importancia económica en la Península Ibérica, y con una inestimable contribución al mantenimiento del agroecosistema en el que se crían estos cerdos.

3.2.2. Distribución racial y estado de conservación

En todo el mundo existe un total de cerca de 4 000 razas reconocidas de bovinos, ovinos, caprinos, equinos y porcinos, y más de 1 500 razas de gallinas (Cuadro 3.2), incluyendo razas actualmente existentes y ya extinguidas.

Cuadro 3.2. *Número de razas reconocidas por especie y región del mundo, y porcentaje de razas extintas o en ausencia de riesgo (adaptado de FAO, 2015*[2]*).*

	Bovinos	Caprinos	Equinos	Porcinos	Ovinos	Gallinas
África	176	96	40	53	117	129
Asia	241	183	138	214	262	305
Europa	369	218	371	188	613	912
América Latina	141	28	84	60	51	88
Próximo Oriente	43	34	14	1	53	35
América del Norte	17	6	22	12	21	15
Pacífico Sudoeste	32	11	25	15	38	30
Mundo	1 019	576	694	543	1 155	1 514
Extintas (%)	*13*	*3*	*10*	*15*	*10*	*3*
Sin riesgo (%)	*20*	*23*	*15*	*15*	*26*	*12*

Las razas oficialmente reconocidas se encuentran principalmente en los países del continente europeo, aunque, por ejemplo, Asia tiene un mayor número de razas porcinas. Esto no significa, sin embargo, que Europa tenga una diversidad genética animal superior a la de los otros continentes, sino que tiene una historia más larga de desarrollo y reconocimiento de estas razas locales. Por otro lado, la cuestión de la clasificación racial es a menudo fundamentalmente un problema de terminología, ya que la misma raza puede tener diferentes nombres en diferentes regiones, o bien, los animales de grupos muy diferentes se colocan bajo un solo nombre común (por ejemplo, Criollo). Por tanto, ¡es necesario interpretar estos indicadores con cierto cuidado!

Un aspecto importante que merece ser destacado en el Cuadro 3.2. es la proporción importante de razas que ya se han extinguido, especialmente en bovinos, ovinos, porcinos y equinos. Esto se debió fundamentalmente al abandono de las razas locales, que fueron algunas veces absorbidas por el cruzamiento con razas cosmopolitas, en gran parte debido a la intensificación de la agricultura que se produjo en la segunda mitad del siglo XX. Por otro lado, y dependiendo de la especie, solo el 12 al 26% de las razas en el mundo se encuentran en una situación cómoda, no amenazadas de extinción, y se puede concluir que la mayoría de las razas de animales domésticos en el mundo están en riesgo o tienen un estatus desconocido (consultar el Capítulo 25 para una discusión de los criterios adoptados para la clasificación del estado de riesgo de una raza en particular).

---

[2] FAO. 2015. The Second Report on the State of the World's Animal Genetic Resources for Food and Agriculture, edited by B.D. Scherf & D. Pilling. FAO Commission on Genetic Resources for Food and Agriculture Assessments. Rome (http://www.fao.org/3/a-i4787e/index.html).

Para saber más...

Ajmone-Marsan, P., J.F. Garcia, J.A. Lenstra, and Globaldiv Consortium. 2010. On the origin of cattle: how aurochs became domestic and colonized the world. Evolutionary Anthropology 19:148–157.

Clutton-Brock, J. 2012. Animals as domesticates: a world view through history. Michigan State University Press.

Driscoll, C.A., D.W. Macdonald, S.J. O'Brien: 2009. From wild animals to domestic pets, an evolutionary view of domestication. PNAS 106: 9971–9978

FAO. 2015. The Second Report on the State of the World's Animal Genetic Resources for Food and Agriculture, edited by B.D. Scherf & D. Pilling. FAO Commission on Genetic Resources for Food and Agriculture Assessments. Rome

Felius, M., M.L. Beerling, D.S. Buchanan, B. Theunissen, P.A. Koolmees, J.A. Lenstra. 2014. On the history of cattle genetic resources. Diversity 6: 705-750.

Frantz, L.A., D.G. Bradley, G. Larson, L. Orlando. 2020. Animal domestication in the era of ancient genomics. Nature Reviews Genetics, 21: 449–460.

Gepts, P., T.R. Famula, R.L. Bettinger, S.B. Brush, A.B. Damania, P.E. McGuire, C.O. Qualset. 2012. Biodiversity in Agriculture - Domestication, Evolution, and Sustainability. Cambridge University Press, UK.

Ginja, C. 2019. Breve reflexão sobre domesticação animal. Fundação Francisco Manuel dos Santos. (www.ffms.pt/blog/artigo/401/opiniao-gps-6-breve-reflexao-sobre-domesticacao-animal).

Larson, G., D.Q. Fuller. 2014. The Evolution of Animal Domestication. Annu. Rev. Ecol. Evol. Syst. 45:115–136

Magee, D.A., D.E. MacHugh, C.J. Edwards. 2014. Interrogation of modern and ancient genomes reveals the complex domestic history of cattle. Animal Frontiers 4:7.

McHugo, G.P., M.J. Dover, D.E. MacHugh. 2019. Unlocking the origins and biology of domestic animals using ancient DNA and paleogenomics. BMC Biology, 17: 98.

Teletchea, F. 2019. Animal Domestication. IntechOpen, UK.

Zhang, K., J. A. Lenstra, S. Zhang, W. Liu, J. Liu. 2020. Evolution and domestication of the Bovini species. Animal Genetics, 51: 637-657.

III. FUNDAMENTOS

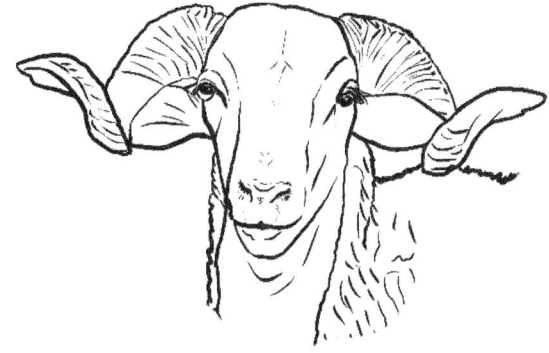

Oveja Serra da Estrela - Portugal

Quien estudia genética está normalmente más interesado en las frecuencias alélicas que en las frecuencias genotípicas. Una de las razones es que los genotipos son combinaciones efímeras y, contrariamente a la naturaleza transitoria de los genotipos, los genes persisten generación tras generación.

J. Crow and M. Kimura. (1970). An Introduction to Population Genetics.

4. Principios de estadística

4.1. Introducción

Frecuentemente, el objetivo del criador es seleccionar los animales con el valor genético más alto para el/los rasgo/s de interés, basando esta elección en la información fenotípica disponible. Sin embargo, el valor genético no es directamente observable, por lo que la alternativa más común es realizar su predicción sobre la base de la información fenotípica existente. Así, un primer paso muy importante en la selección es el intento de predecir, con una precisión aceptable, el mérito genético de cada individuo, basándose en la información disponible (propia o de parientes). En un primer enfoque simplificado, se utilizan diferentes métodos estadísticos para esta predicción, principalmente basados en análisis de varianza, regresión o correlación.

Por ello, en este primer capítulo repasaremos brevemente los principios estadísticos básicos más utilizados en la mejora genética de los animales domésticos. En etapas más avanzadas, utilizaremos modelos más complejos, a veces expresados en notación matricial, por lo que algunos principios de álgebra matricial se incluyen en un anexo, con el fin de permitir un mejor seguimiento de los temas tratados.

4.2. Medidas de localización y dispersión

Cuando tenemos un conjunto de datos para analizar, normalmente el primer paso en ese análisis es estimar las medidas de localización. Entre estas, la más común es la media, pero existen otras como la mediana y la moda, que pueden resultar útiles en determinadas circunstancias. La situación se facilita particularmente porque en una distribución normal la media, la mediana y la moda son iguales y, como veremos más adelante, la mayoría de los caracteres con los que trabajamos en mejoramiento animal tienen una distribución normal o cercana a la normal.

Si tenemos un conjunto de observaciones sobre el carácter X, recogidas en n individuos, en que X_i es el valor observado en el individuo i, la **media** ($\overline{X}$) puede ser obtenida como:

$$\overline{X} = \frac{\sum X_i}{n} \tag{1}$$

La media de la muestra ($\overline{X}$) es un estimador no sesgado de la media de la población (μ_X); el valor esperado de una observación es la media de la población, esto es E(X)=μ_X.

Diversas medidas de dispersión pueden ser calculadas, siendo las más comunes la varianza o funciones de la varianza. La **varianza** de X (s_X^2) puede ser calculada como:

$$s_X^2 = \frac{\sum (X_i - \overline{X})^2}{n-1} \tag{2}$$

o, de forma equivalente:

$$s_X^2 = \frac{\sum X_i^2 - \frac{\left(\sum X_i\right)^2}{n}}{n-1} \tag{3}$$

Note que las unidades de medida de la varianza son el cuadrado de las unidades en que se mide la variable X. A semejanza de la media, también la varianza de la muestra (s_X^2) es un estimador de la varianza de la población (σ_X^2).

Una medida de dispersión muy utilizada es la **desviación típica** (s_X), que no es más que la raíz cuadrada de la varianza, esto es:

$$s_X = \sqrt{s_X^2} \tag{4}$$

y las unidades en las que se mide la desviación típica son las unidades en las que se mide la variable X.

Otra forma de evaluar la variabilidad de una característica es a través del **coeficiente de variación** (CV):

$$CV = \frac{s_X}{\overline{X}} \times 100 \tag{5}$$

El coeficiente de variación se expresa en % y es particularmente útil cuando se pretende comparar la variabilidad de caracteres medidos en diferentes unidades (o escalas).

Los datos del Ejemplo 4.1, referidos a los registros de crecimiento e ingesta de alimento en un grupo de bovinos, ilustran algunos de estos conceptos.

Ejemplo 4.1.
Registros productivos (ganancia media diaria e ingesta diaria de alimento concentrado) en un grupo de 10 novillos y correspondientes sumatorios.

Animal	Ganancia media diaria (GMD, kg)	Ingesta diaria (ID, kg)
1	1.2	7.5
2	0.9	4.7
3	0.7	3.7
4	1.1	5.8
5	0.8	4.5
6	0.9	5.1
7	1.0	6.5
8	1.1	6.5
9	1.0	5.7
10	0.8	5
Σ x	9.5	55
Σ x^2	9.25	313.92
Σ x.y	53.74	

Cálculo de las estadísticas descriptivas para las dos variables (GMD e ID):

Media

$$\overline{X}_{GMD} = \frac{9.5}{10} = 0.95 \, \text{kg} \qquad\qquad \overline{X}_{ID} = \frac{55}{10} = 5.5 \, \text{kg}$$

Varianza

$$s^2_{GMD} = \frac{9.25 - \dfrac{(9.5)^2}{10}}{10-1} = 0.025 \, \text{kg}^2 \qquad s^2_{ID} = \frac{313.92 - \dfrac{(55)^2}{10}}{10-1} = 1.269 \, \text{kg}^2$$

Desviación típica

$$s_{GMD} = \sqrt{0.025} = 0.158 \, \text{kg} \qquad\qquad s_{ID} = \sqrt{1.269} = 1.126 \, \text{kg}$$

Coeficiente de variación

$$CV_{GMD} = \frac{0.158}{0.95} \times 100 = 16.6\% \qquad CV_{ID} = \frac{1.126}{5.5} \times 100 = 20.5\%$$

4.3. Principales distribuciones

En la mayoría de las características con las que trabajamos en mejora genética animal, la distribución es normal o cercana a la normal. Este es el caso, por ejemplo, de la producción lechera en bovinos, de la altura a la cruz en equinos, del peso al destete en caprinos, del porcentaje de músculo en la canal en ovinos o del espesor de la grasa dorsal en porcinos.

El hecho de que la distribución sea normal significa que la característica en cuestión puede asumir cualquier valor, siguiendo una distribución de acuerdo con una curva de Gauss, que es simétrica y donde los valores cercanos al centro son más frecuentes y los valores extremos son progresivamente más raros. Como ejemplo, la Figura 4.1 muestra la distribución de frecuencia de la producción media diaria de leche en un grupo de cabras Saanen, que presenta una distribución cercana a la normal.

Figura 4.1. *Distribución de frecuencias de la producción media diaria de leche en un grupo de cabras Saanen (n = 3 993).*

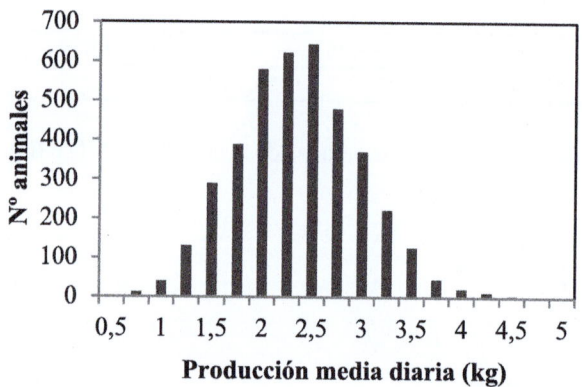

Una particularidad muy útil de la distribución normal es que, sabiendo cuáles son la media y la desviación típica, es relativamente fácil saber qué proporción de observaciones cae en diferentes intervalos alrededor de la media, como se muestra en la Figura 4.2.[1]

Otros caracteres presentan una distribución casi continua pero cercana a la normalidad, como es, por ejemplo, el caso de la prolificidad en los cerdos o el número de garrapatas contadas en un bovino. En estos casos, las observaciones solo pueden asumir valores enteros (por ejemplo, una cerda tiene 11 lechones y

---

[1] Las frecuencias que se encuentran en la Fig. 4.2 son realmente frecuencias aproximadas ya que, por ejemplo, en una distribución normal hay 95% de las observaciones que se encuentran realmente en el intervalo entre ±1.96σ. De cualquier forma, el error resultante de este redondeo no deberá ser importante en los casos simples aquí tratados.

una vaca tiene 143 garrapatas), pero la distribución es lo suficientemente cercana a la normalidad, por lo que estos caracteres a menudo se abordan como si su distribución fuera normal.

Figura 4.2. Frecuencia esperada de observaciones en diferentes intervalos de una distribución normal, donde las líneas verticales representan la posición donde la desviación típica (σ) trunca la distribución.

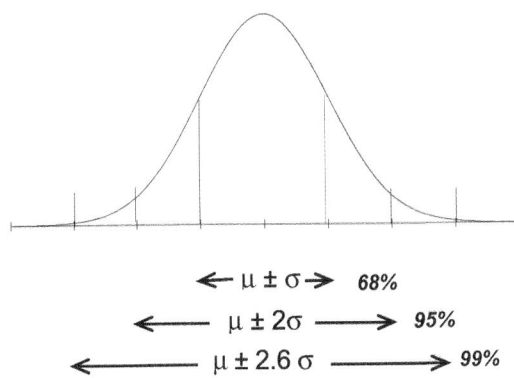

Un último grupo de caracteres tiene una distribución que es discontinua y esencialmente corresponde a una distribución binomial, en el que solo hay dos respuestas posibles (0 o 1; sí o no). Por ejemplo, es el tipo de respuesta que podemos encontrar si estudiamos:

a) la frecuencia de animales con cuernos en un apareamiento entre individuos F1 resultante del cruzamiento entre ganado Angus y Hereford.

b) la distribución del porcentaje de vacas paridas/no paridas en un rebaño bovino, tal como se encuentra en la Figura 4.3.

Figura 4.3. Frecuencia de vacas paridas y no paridas, asumiendo que subyacente a la expresión discontinua hay una distribución normal y continua de la aptitud de las vacas para parir, lo que refleja el efecto de muchos genes e influencias ambientales. Por encima de un cierto umbral de aptitud, las vacas paren.

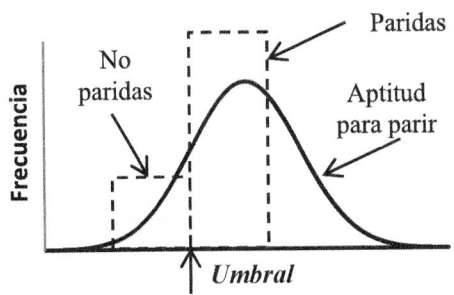

En los dos casos descritos, la respuesta observada obedece a una distribución binomial, que se define por la proporción p de animales con cuernos en el ejemplo a), o por el número de vacas paridas en el ejemplo b). Sin embargo, la influencia genética que subyace a cada uno de los dos ejemplos es bastante diferente, ya que en el caso de animales con/sin cuernos asumimos la existencia de un solo gen con segregación mendeliana y, por lo tanto, la expresión se trata como un rasgo monogénico. Por otro lado, en el caso de las vacas paridas/no paridas admitimos que, subyacente a la expresión fenotípica de que ocurra un parto, existe una distribución normal que refleja la capacidad de la vaca para ser fértil y producir una cría, que presumiblemente tendrá la influencia de un gran número de genes e influencias ambientales. En estas circunstancias, los animales con aptitud por encima de cierto umbral van a parir, y aquellos con aptitud por debajo de ese umbral no van a parir, como se muestra en la Figura 4.3. Este modelo, conocido como modelo umbral, se utiliza para analizar datos con expresión discontinua, pero su explicación más detallada se debe indagar en una bibliografía más profunda sobre este tema.

4.4. Asociación entre variables

A menudo, en producción animal queremos predecir un registro a partir de otro. Este es el caso, por ejemplo, cuando ajustamos el peso de un bovino a una edad fija al destete (por ejemplo, obtenemos el peso ajustado a los 210 días, cuando el peso real se obtuvo a los 232 días) o cuando predecimos el porcentaje de músculo en la canal de un cerdo a partir del espesor de la grasa dorsal en vivo. En cualquier caso, estamos aprovechando que la variable que queremos predecir está asociada (correlacionada) con otras variables que podemos medir más fácilmente.

El problema al que nos enfrentamos en la selección es, en muchos sentidos, similar a los ejemplos descritos, ya que queremos predecir el valor genético de un individuo a partir de la información disponible (registros del individuo, madre, hermanos, etc.), y hacemos esta predicción sabiendo que existe un cierto grado de asociación entre el valor genético del individuo y el fenotipo observado.

Existen diversas estadísticas que permiten cuantificar el grado de asociación entre variables.

La **covarianza** entre X e Y [Cov (X, Y)] es la media de los productos de las desviaciones de cada variable de su propia media y mide la tendencia de las dos variables X e Y a variar conjuntamente.

$$Cov(X,Y) = \frac{\sum \left(X_i - \bar{X} \right)\left(Y_i - \bar{Y} \right)}{n-1} = \frac{\sum X_i Y_i - \dfrac{\left(\sum X_i\right)\left(\sum Y_i\right)}{n}}{n-1} \tag{6}$$

Nótese que, comparando esta expresión con la utilizada para obtener la varianza de X, llegamos a la conclusión de que $Cov(X, X) = s_X^2$, un resultado importante que usaremos con cierta frecuencia.

Las unidades de Cov (X, Y) son (unidades de X. unidades Y). El valor de la covarianza depende de la variabilidad de X e Y, y es difícil de interpretar ya que puede variar entre $-\infty$ y $+\infty$, por lo que un valor de covarianza alto no significa necesariamente que las dos variables estén fuertemente asociadas, pudiendo antes deberse a una gran variabilidad de una de ellas.

Más fácil de interpretar es la covarianza estandarizada, a la que normalmente se denomina **coeficiente de correlación** (r_{XY}) y que mide el grado y la dirección de asociación lineal entre las dos variables. Este coeficiente se obtiene como:

$$r_{XY} = \frac{Cov(X,Y)}{s_x \, s_y} \tag{7}$$

La correlación no tiene unidades y puede variar entre -1 y +1. El hecho de que dos variables estén correlacionadas no implica que exista una relación causa-efecto, sino solo que las dos están asociadas, posiblemente bajo la influencia de una tercera variable.

La **regresión** también es una covarianza estandarizada, pero presupone una relación causa-efecto. En este caso, definimos una variable dependiente (Y) y una variable independiente (X) que, en el caso de una regresión lineal simple, se relacionan de la siguiente manera:

$$\hat{Y} = b_0 + b_{y.x} X \tag{8}$$

en que $\hat{Y}$ es el valor esperado de Y para un valor dado de X, b_0 es la intercepción (ordenada en el origen) y $b_{Y.x}$ es el coeficiente de regresión lineal de Y en X. Esta recta es estimada de forma tal que minimiza la suma de cuadrados de los residuos, esto es, de los desvíos de las observaciones en relación a su valor esperado[2].

Los coeficientes b_0 y $b_{Y.x}$ pueden ser estimados como:

$$b_{y.x} = \frac{Cov(X,Y)}{s_x^2} \tag{9}$$

$$b_0 = \overline{Y} - b_{y.x}\overline{X} \tag{10}$$

El coeficiente de regresión ($b_{Y.x}$) corresponde a la pendiente de la línea, es decir, la variación media de Y cuando X aumenta en una unidad, mientras que la intersección (b_0) es el valor esperado de Y cuando X = 0.

Gráficamente, una ecuación de regresión lineal se puede representar como en la Figura 4.4.

---

[2] Por eso este método es también llamado de los mínimos cuadrados.

Figura 4.4. *Asociación entre dos variables X e Y, con nube de puntos representada por la elipse, y correspondiente recta de regresión representada por* $\hat{Y}$ *, con declive correspondiente a* $b_{y.x}$ *e intersección* b_0*.*

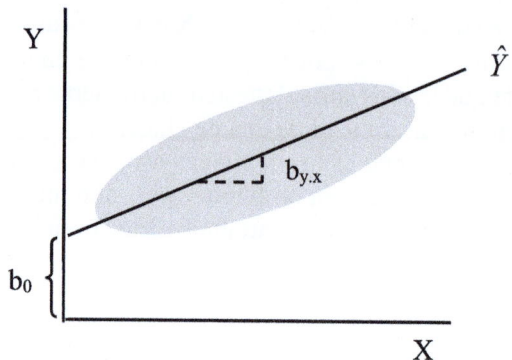

Note que, substituyendo b_0 en la ecuación de regresión (8), se obtiene:

$$\hat{Y} - \overline{Y} = b_{y.x}(X - \overline{X}) \tag{11}$$

esto es, el desvío del valor esperado de Y en relación a la respectiva media será igual al desvío de X en relación a su media, ponderado por el coeficiente de regresión. Si x e y representaran los referidos desvíos en relación a la media, entonces la ecuación se simplifica a:

$$\hat{y} = b_{y.x}x \tag{12}$$

En el Ejemplo 4.2, se presenta la aplicación de estos conceptos a los datos del ejemplo 4.1, estudiando ahora la relación entre el crecimiento diario y la ingesta de alimentos en bovinos.

Ejemplo 4.2.
A partir de los datos que presentamos anteriormente sobre el crecimiento diario y la ingesta diaria de concentrado en un grupo de bovinos, podemos estimar fácilmente la ecuación de correlación y regresión de la ingesta diaria (Y) sobre la ganancia media diaria (X), con base en los sumatorios ya calculados.

$$Cov(GMD, ID) = \frac{53.74 - \dfrac{(9.5)(55)}{10}}{10 - 1} = 0.1656 \ \text{kg} \times \text{kg}$$

$$r_{GMD,ID} = \frac{0.1656}{(0.158)(1.126)} = 0.93$$

$$b_{ID,GMD} = \frac{0.1656}{0.025} = 6.62 \text{ kg/kg}$$

$$b_0 = 5.5 - (6.62)(0.95) = -0.79 \text{ kg}$$

La ecuación de regresión de la ingestión diaria (Y) en la GMD (X) será entonces:

$$\hat{Y} = -0.79 + 6.62 \, GMD$$

Esta ecuación se puede utilizar para predecir la ingesta diaria en función de la ganancia de peso, de acuerdo con la siguiente representación gráfica:

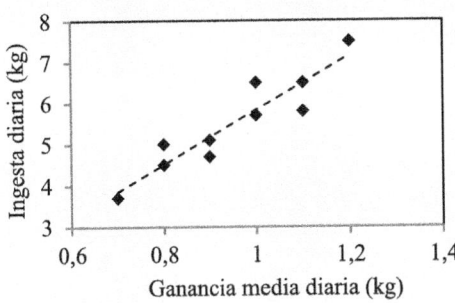

Nótese que, en el análisis de regresión, la intersección se mide en unidades de Y, correspondiendo al valor esperado de Y cuando X=0; esto dificulta, en ocasiones, su interpretación (en el Ejemplo 4.2 esto significa que, en un novillo que crece 0 kg, ¡el consumo de alimento es negativo!), pero es importante para que exista un buen ajuste de la recta. El coeficiente de regresión lineal ($b_{y.x}$) se mide en unidades Y/unidad X, y corresponde al cambio medio en Y cuando X aumenta en una unidad. En el Ejemplo 4.2, esto significa que la ingesta de alimento aumenta en un promedio de 6.62 kg cuando el crecimiento de los novillos aumenta en 1 kg. Esta interpretación será particularmente útil cuando se apliquen estos principios a parámetros genéticos de importancia en la selección.

4.5. Variabilidad residual

Si X e Y fueran dos variables aleatorias que tienen un coeficiente de correlación r_{XY} entre ellas, podemos pensar que parte de la variabilidad de Y resulta de su asociación con X, y viceversa. Considere el ejemplo de la Figura 4.5, donde tenemos dos posibles escenarios de asociación.

En los ejemplos de la Figura 4.5., la correlación entre las dos variables es mucho más fuerte en el escenario A, y queda claro que la variabilidad de Y en este escenario se debe esencialmente a su relación con X. Por el contrario, en el escenario B la correlación entre las dos variables es menor y la variabilidad de Y ya se debe más a otros factores y no solo a su relación con X. Se torna así evidente que existe una estrecha relación entre la correlación entre X e Y, y la proporción de la variabilidad de Y que se justifica por su relación con X.

Figura 4.5. *Representación de dos escenarios de asociación entre dos variables X e Y. En el escenario A existe una fuerte asociación entre X e Y, mientras que en el escenario B la relación entre X e Y es más débil. En el lado derecho se representa la variabilidad de Y, que es igual en ambos escenarios.*

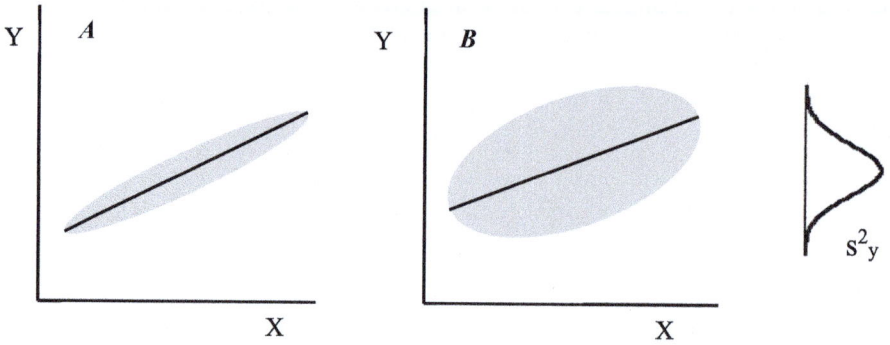

La proporción de la varianza de Y que se explica por su asociación lineal con X viene dada por el **coeficiente de determinación** (r^2_{XY}, es decir, el cuadrado del coeficiente de correlación). En estas condiciones, ($1-r^2_{XY}$) es la proporción de la varianza de Y que no es explicada por su asociación con X. Con base en este supuesto, la proporción de la variabilidad inicial de Y que esperamos encontrar entre los valores de Y observados a un nivel dado de X (que llamamos variabilidad residual) corresponde a ($1-r^2_{XY}$).

Podemos entonces, descomponer la variabilidad de Y en dos partes:

$$\text{Variabilidad de Y} \left\{ \begin{array}{ll} \text{Variabilidad explicada por la relación con X} & (r^2_{XY}) \\ \\ \text{Variabilidad no asociada con X} & (1-r^2_{XY}) \end{array} \right.$$

Consecuentemente, la varianza de Y se descompone en:

$$s^2_Y = [(\, r^2_{XY}\,) + (1-r^2_Y)]\ s^2_Y$$

y la variabilidad esperada de Y cuando X asume un determinado valor (esto es, la **varianza residual** $s^2_{Y|X}$) será la parte de la varianza de Y no asociada con X:

$$s^2_{Y|X} = (1-r^2_{XY})]\ s^2_Y \tag{13}$$

La raíz cuadrada de esta varianza residual es la **desviación estándar residual**:

$$s_{Y|X} = \sqrt{s^2_{Y|X}} = \sqrt{(1-r^2_{xy})s^2_Y} \qquad (14)$$

4.6. Intervalos de confianza

Hemos visto en el apartado 4.4. que, cuando se asocian dos variables aleatorias X e Y, es posible establecer una ecuación de regresión, que permite predecir una variable dependiente (Y) a partir de una variable independiente (X). Una pregunta importante que surge en este caso es saber con qué precisión estamos prediciendo Y, es decir, qué tan cerca estarán las observaciones de nuestra predicción. Por ejemplo, considerando la Figura 4.5, es fácil ver que en el escenario A los valores observados no se alejan demasiado de la predicción resultante de la ecuación de regresión, mientras que en el escenario B hay una gran variabilidad de observaciones en torno a nuestra predicción. Una forma común de saber cuál es el rigor con el que estamos haciendo la predicción es construir un intervalo de confianza alrededor del valor esperado de Y a un nivel dado de X. Admitiendo que los parámetros de la ecuación de regresión son "verdaderos", el intervalo de confianza para el valor de Y en un nivel dado de X (asumiendo un valor preestablecido de α), se puede construir de la siguiente manera:

$$\text{IC}_{1-\alpha} = \hat{Y} \pm t_\alpha \sqrt{(1-r^2_{XY})s^2_Y} \qquad (15)$$

en que $\hat{Y}$ es el valor esperado de Y usando la ecuación de regresión para el nivel de X considerado, y t_α es el valor de la distribución t para el nivel de α y grados de libertad adoptados[3].

El Ejemplo 4.3 ilustra el cálculo de la varianza residual y la construcción de un intervalo de confianza en el ejemplo de los bovinos que hemos estado usando en este capítulo.

Ejemplo 4.3.

En el ejemplo de crecimiento de bovinos que hemos estado usando, queremos construir un intervalo de confianza al 95% para la ingesta esperada de un novillo que crece 1 kg/día. La predicción de la ingesta diaria mediante la ecuación de regresión aplicada al caso de una ingesta de 1 kg/día será:

$$\hat{Y} = -0.79 + 6.62\,(1) = 5.83\,kg$$

El siguiente gráfico muestra la variabilidad esperada de las observaciones en torno al valor esperado, traducida en la varianza residual:

$$s^2_{ID|GMD} = (1-r^2_{ID.GMD})(s^2_{ID}) = (1-0.93^2)(1.269) = 0.172\,kg^2$$

---

[3] Asumiendo grados de libertad infinitos y α = 0.05, el valor correspondiente es t = 1.96 (frecuentemente redondeado a t = 2).

Y un intervalo de confianza al 95% para la ingesta diaria de los animales que crecen 1 kg/día (admitiendo un redondeo de $t_{\alpha=0.05}\approx2$) podría ser construido como:

$$IC_{95\%} = 5.83 \pm 2\sqrt{0.172} = [\ 5.0 \qquad 6.7\ ]$$

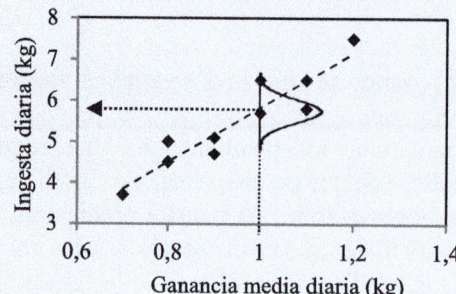

Distribución de la nube de puntos, ecuación de regresión, predicción de ID para GMD=1 y distribución esperada de las observaciones en este nivel de GMD.

4.7. Tablas de contingencia

En ocasiones, los datos con los que estamos trabajando corresponden a la frecuencia con la que se produce una determinada característica, y no al valor cuantitativo que esta característica asume. Este es el caso, por ejemplo, cuando analizamos la proporción de vacas Holstein rojas o negras (y blancas ...) en un rebaño, perros hemofílicos y no hemofílicos de la raza X, o cabras con y sin cuernos de las razas Saanen y Alpina en la finca del Sr. Y.

Dependiendo del caso en cuestión, es posible que deseemos comparar si las proporciones son similares entre grupos de animales (por ejemplo, cabras Saanen frente a cabras Alpinas) o si las proporciones observadas coinciden con el patrón que se esperaría bajo ciertos supuestos (por ejemplo, en el caso de segregación mendeliana).

Existen varias formas de realizar este tipo de comparación, pero una de las más comunes es comparar proporciones esperadas y observadas, de tal manera que, si la diferencia entre ellas es pequeña, asumimos que puede ser solo el resultado del proceso de muestreo; si la diferencia es grande, es muy probable que existan diferencias reales entre los grupos analizados. La pregunta entonces es saber cuándo concluimos que la diferencia entre los valores esperados y observados es "significativa", es decir, cuándo la diferencia no se debe solo al proceso de muestreo.

Una prueba que se utiliza con frecuencia para este propósito es el test χ^2 (Chi cuadrado), en que la compatibilidad entre el número observado y esperado en las diferentes categorías se evalúa como:

$$\chi^2_{obs} = \sum \frac{(O-E)^2}{E}$$

donde O y E corresponden a los números observados y esperados en cada celda o combinación de factores. Este valor de χ^2_{obs} se compara luego con un valor crítico y si $\chi^2_{obs} \geq \chi^2_{crit}$, rechazamos la hipótesis nula y asumimos que los valores encontrados indican que los grupos de estudio son realmente diferentes. El Ejemplo 4.4. ilustra un caso en el que la intención era comparar la incidencia de una determinada característica en dos razas caninas, y ayuda a consolidar el concepto de test de hipótesis en tablas de contingencia.

Ejemplo 4.4.

Una clínica veterinaria recibió perros de diversas razas y, con el fin de evaluar el riesgo de hipersensibilidad a determinados fármacos, resolvió aplicar a una muestra de los animales examinados el genotipado del locus MDR, que se asocia a la toxicidad de varios fármacos en animales homocigóticos (v. Capítulo 7). En el examen de 200 animales, siendo 150 Collie y 50 Pastor Alemán, se obtuvieron los siguientes resultados:

	Sensibles	No sensibles	Total	Prevalencia
Collie	100	50	150	0.667
Pastor Alemán	10	40	50	0.20
Total	110	90	200	0.55

Si la prevalencia de sensibilidad fuera igual en ambas razas, esperaríamos tener 0.55 animales sensibles y 0.45 animales no sensibles. Esto significa que, si la hipótesis nula fuera verdadera, en la raza Collie (n=150), esperábamos tener 82.5 animales sensibles y 67.5 animales no sensibles, mientras que en el Pastor Alemán (n=50) estos números esperados serían 27.5 y 22.5. Claramente, la raza Collie tiene más animales sensibles de lo esperado, mientras que en el Pastor Alemán sucede lo opuesto.

Vamos entonces a probar la significancia de estas diferencias, comparando en cada raza el número observado con el número esperado cuando la prevalencia es igual, obteniendo el χ^2_{obs} global como:

$$\chi^2_{obs} = \sum \frac{(O-E)^2}{E} = \frac{(100-82.5)^2}{82.5} + \frac{(50-67.5)^2}{67.5} + \frac{(10-27.5)^2}{27.5} + \frac{(40-22.5)^2}{22.5} = 33.0$$

En este caso tenemos dos razas (r) y dos categorías observables (c), por lo que tenemos:

grados de libertad = (r-1) (c-1) = 1

y podríamos obtener en una Tabla de valores críticos de χ^2 cuál es el umbral crítico de rechazo de la Hipótesis nula[4].

En el caso de α=0.05 y g.l.=1, el valor crítico de χ^2=3.841 (v. Sección 8.4), lo que nos lleva a rechazar la hipótesis nula, concluyendo que las dos razas caninas tienen efectivamente un patrón diferente de sensibilidad. Podríamos alternativamente obtener la probabilidad de encontrarse este valor de χ^2 cuando la hipótesis nula es verdadera (esto es, el "P-value" correspondiente[5]) lo que, naturalmente, llevaría también a rechazar la hipótesis nula.

---

[4] En este caso la Hipótesis nula es que la prevalencia es igual en las dos razas.
[5] En el caso de Excel este P-value puede ser obtenido como =1-CHISQ.DIST(33.0, 1,TRUE).

4.8. Varianza y covarianza de expresiones lineales

A menudo, la selección de individuos se basa en información de diferente naturaleza (información sobre el individuo, padres, hermanos, etc.). Para utilizar esta información, frecuentemente tenemos que conocer las varianzas y covarianzas del conjunto de observaciones incluidas en esta predicción, por lo que es importante saber cómo obtener estos parámetros cuando se trabaja con funciones de variables aleatorias.

Supongamos los símbolos:

- a, b representan constantes
- X, Y representan variables aleatorias

Para simplicidad, en esta sección usaremos $V(X)$ para representar la varianza de una variable X, y $Cov(X,Y)$ para representar la covarianza entre las variables X e Y.

Algunas reglas básicas para la obtención de varianzas y covarianzas de expresiones lineales son las siguientes:

1) La varianza de una constante es cero.

$$V(a) = V(b) = 0$$

2) Para obtener la varianza de una expresión que sea el producto de una constante por una variable aleatoria, elevamos al cuadrado la expresión; dejamos las constantes al cuadrado en ese formato y sustituimos el cuadrado de una variable aleatoria por la respectiva varianza.

$$V(aX) = a^2 \, V(X)$$

3) La covarianza de una constante con una variable aleatoria es cero.

$$Cov(a,X) = 0$$

4) La covarianza de una variable aleatoria consigo misma es la varianza de esa variable.

$$Cov(X,X) = V(X)$$

5) Para obtener la varianza de una expresión lineal, colocar la expresión lineal al cuadrado; luego dejar los productos o cuadrados de las constantes en ese formato, reemplazar los cuadrados de las variables aleatorias por la varianza respectiva y los productos por la covarianza.

Supongamos que la expresión lineal es:

$$Z = aX + Y$$

V (expresión lineal) = V(Z)

$$V(Z) = V(aX + Y)$$

a) Colocar la expresión al cuadrado

$$a^2X^2 + 2aXY + Y^2$$

b) Proceder a sustituir

$$V(Z) = a^2\, V(X) + 2a\, Cov(X,Y) + V(Y)$$

6) Para calcular la covarianza entre dos expresiones lineales, obtener el producto de las dos expresiones; luego dejar los productos o cuadrados de las constantes en ese formato, reemplazar los cuadrados de las variables aleatorias por la varianza respectiva y los productos por la covarianza.

Ejemplo 1:

$$Cov(aX,bY) = ab\, Cov(X,Y)$$

Ejemplo 2:

$$Cov\left[X,(Y+Z)\right] = Cov(X,Y) + Cov(X,Z)$$

Ejemplo 3:

$$Z = aX + Y \qquad\qquad T = bX + aY$$

$$Cov\,(Z,\,T) = Cov[(aX+Y),\,(bX+aY)]$$

a) Obtener el producto

$$(aX)(bX) + (aX)(aY) + Y(bX) + Y(aY) = abX^2 + a^2XY + bXY + aY^2$$

b) Proceder a sustituir

$$Cov(Z,\,T) = ab\, V(X) + a^2\, Cov(X,Y) + b\, Cov(X,Y) + a\, V(Y)$$

$$Cov(Z,\,T) = ab\, V(X) + (a^2+b)\, Cov(X,Y) + a\, V(Y)$$

7) La covarianza con la media de una variable aleatoria es igual a la covarianza con la variable aleatoria.

$$Cov(\overline{X},\overline{Y}) = Cov(X,\overline{Y}) = Cov(\overline{X},Y) = Cov(X,Y)$$

8) Varianza de una media

A menudo, las observaciones en una media están correlacionadas (por ejemplo, media de registros repetidos de la misma vaca, media de registros de cerdos de la misma camada, etc.). En este caso, los registros tendrán una cierta correlación entre ellos, que se debe tener en cuenta a la hora de calcular la varianza de la media ($\sigma_{\bar{X}}^2$).

La expresión general en este caso es:

$$\sigma_{\bar{X}}^2 = \frac{1+(n-1)\,r}{n}\ \sigma_X^2$$

donde n es el número de observaciones que contribuyen a la media y r es la correlación entre estas observaciones. Si las observaciones que contribuyen a la media son independientes (r = 0), la expresión anterior se convierte en el resultado bien conocido en estadística:

$$\sigma_{\bar{X}}^2 = \frac{\sigma_X^2}{n}$$

9) Varianza de productos y fracciones

La obtención de la varianza de productos y fracciones de variables aleatorias no obedece a las mismas reglas definidas para las funciones lineales definidas hasta ahora. Sin embargo, existen aproximaciones razonables que pueden ser utilizadas para obtener estas varianzas, como son:

$$V(X.Y) = \bar{Y}^2\sigma_x^2 + \bar{X}^2\sigma_y^2 - 2\bar{X}\bar{Y}\ Cov(XY)$$

$$V(X/Y) = \frac{1}{\bar{Y}^2}\sigma_x^2 + \left(\frac{\bar{X}}{\bar{Y}^2}\right)^2\sigma_y^2 - 2\frac{\bar{X}}{\bar{Y}^3}\ Cov(XY)$$

Ejemplo 4.5.

En un grupo de 100 corderos se obtuvo el peso al nacer (PN) y el peso al destete (PD), con un destete entre los 80 y 120 días. Para comparar corderos, se ajustó el peso al destete a una edad común de 90 días (PDA). Para esto, la ganancia media diaria (GMD) de cada cordero se obtuvo como:

$$GMD = \frac{PD\text{-}PN}{Edad\ al\ destete}$$

y el peso al destete ajustado (PDA) de un cordero como:

$$PDA = PN + 90\,GMD$$

Después de estos cálculos, se obtuvieron las siguientes estimaciones de las varianzas:

	s^2 (en kg^2)
PN	0.5
PDA	13.0
GMD	0.0013

Basándonos en estas varianzas, podemos estimar las correlaciones entre los tres caracteres. Por ejemplo, la correlación entre PN y PDA se puede obtener sabiendo que:

$$90GMD = PDA - PN$$

$$90^2 s^2_{GMD} = s^2_{PDA} + s^2_{PN} - 2\,Cov(PN, PDA)$$

$$Cov(PN, PDA) = \frac{s^2_{PDA} + s^2_{PN} - 90^2 s^2_{GMD}}{2}$$

$$Cov(PN, PDA) = \frac{13.0 + 0.5 - 8100(0.0013)}{2} = 1.485$$

$$r_{PN, PDA} = \frac{Cov(PN, PDA)}{s_{PN} \cdot s_{PDA}} = \frac{1.485}{\sqrt{(0.5)(13.0)}} = 0.58$$

A continuación, podríamos calcular las correlaciones restantes, reformulando la expresión que traduce el PDA. Por ejemplo, para obtener la correlación entre PDA y GMD, podríamos expresar:

$$PN = PD - 90GMD$$

y obtener los cálculos subsecuentes.

Para saber más…

Kaps, M., W.R. Lamberson. 2017. Biostatistics for Animal Science. 3rd Edition. CABI Publishing.

Pagano, M., K. Gauvreau. 2018. Principles of Biostatistics. CRC Press.

Petrie, A., P. Watson. 2013. Statistics for Veterinary and Animal Science. 3rd Edition. Wiley-Blackwell

5. Fundamentos de genética molecular

5.1. Introducción

Como resultado de la descripción de la estructura del ADN por Watson y Crick en 1953, se establecieron las bases que permitieron el fantástico progreso científico logrado en la segunda mitad del siglo XX, cuyos hitos más importantes incluyeron el descubrimiento formal del código genético, la primera secuenciación del ADN, la producción de insulina recombinante, el concepto de huella genética, el desarrollo de la reacción en cadena de la polimerasa, el descubrimiento de genes asociados a diversas patologías en la especie humana, etc. Estos enormes avances permitieron la publicación de los primeros resultados del proyecto de secuenciación del genoma humano en el año 2000, seguidos de los resultados de la secuenciación del genoma de los principales animales domésticos, que, según la especie, se hicieron públicos entre 5 y 10 años después.

El conocimiento generado en los distintos dominios de la genética molecular desde mediados del siglo XX, especialmente en los últimos años, ha abierto perspectivas completamente nuevas, que están revolucionando la forma en que el mejoramiento genético es (o puede ser) practicado en las principales especies animales, pero que abren también nuevas posibilidades en cuanto a la forma más adecuada de sacar partido de la diversidad genética existente en la selección y en la conservación de los recursos genéticos animales.

5.2. Genoma de las especies animales

5.2.1. Aspectos generales

El ADN de los eucariotas se encuentra casi exclusivamente en los cromosomas, aunque una pequeña proporción también se encuentra en las mitocondrias (ver Sección 5.4.3.).

Los resultados de la secuenciación del genoma de los principales animales domésticos nos permiten resumir las características del genoma como se muestra en el Cuadro 5.1.

Cuadro 5.1. *Características del genoma de las principales especies domésticas (1 Gb=1 000 millones de bases).*

Especie	N° cromosomas	Tamaño del genoma (Gb)	N° genes codificantes
Bovinos	60	2.86	~22 000
Ovinos	54	2.71	~21 000
Porcinos	38	2.76	22 000-24 000
Equinos	64	2.4-2.7	~20 000
Gallinas	78	1	~20 000-23 000
Caninos	78	2.5	18 400

En general, estos resultados indican que, en los mamíferos domésticos, el ADN incluye aproximadamente 2 400-2 900 millones de pares de bases, y el número de genes existentes es de alrededor de 20 000-24 000. En las aves, el número de genes es similar, pero el número de pares de bases es solo de 1 000 millones.

Aunque solo el 2% del genoma animal corresponde a genes codificantes, se supone que alrededor del 80% del ADN total es bioquímicamente activo, incluidas regiones reguladoras, intrones, transposones, pseudogenes, etc. Sin embargo, existe una gran parte de ADN que se considera inerte, pero que puede ser de gran utilidad en la identificación animal, como veremos a continuación.

Dentro de la misma especie, se supone que menos del 1% del genoma difiere entre individuos. Sin embargo, son estas aparentemente pequeñas variaciones en el genoma, las que corresponden a los alelos de un gen dado y las que se traducen en diferencias genéticas entre individuos, que comúnmente se denominan *polimorfismos genéticos*.

Entre especies, el ADN mantiene un notable grado de homología, por lo que, en relación con la especie humana, el ADN tiene un grado de identidad del 95% con el chimpancé, el 85% con el ratón, el 70% con bovinos y el 40% con la Drosophila. Una comparación más detallada de la organización del genoma, por ejemplo, entre la especie humana y el ratón, muestra que la mayor diferencia entre especies resulta de la redistribución de segmentos de ADN, que ocupan diferentes posiciones en los cromosomas de las dos especies, aunque las secuencias sean esencialmente las mismas. Estos resultados reflejan las relaciones filogenéticas entre especies, e indican que la investigación y secuenciación del genoma de una especie es de gran utilidad para las especies cercanas a ella. Así sucedió con la secuenciación del genoma humano, que fue muy útil para el trabajo de secuenciación del genoma de las distintas especies domésticas.

Entre los animales de una misma especie, la variabilidad genética existente puede traducir procesos de estructura y diferenciación genética de las poblaciones a las que pertenecen, o posiblemente dar lugar a una expresión diferente entre animales de las características que pretendemos mejorar. En consecuencia, la información sobre marcadores genéticos de diferente naturaleza ha sido incorporada tanto para la caracterización genética de poblaciones animales, como en los programas de mejoramiento genético, como herramienta de apoyo a las decisiones de selección. Naturalmente, el tipo de marcadores genéticos utilizados se ha ido refinando cada vez más, aprovechando los enormes avances realizados en genética molecular en las últimas décadas. Si hace 20 años lo mejor que se podía hacer era utilizar marcadores genéticos con una expresión fenotípica muy manifiesta[1], o fácilmente identificables por métodos de laboratorio muy primarios, actualmente es posible utilizar en la selección información sobre millones de mutaciones puntuales, y se espera a corto plazo la posibilidad de utilizar información sobre la secuenciación completa del genoma de cada animal. El desafío ahora ya no es tanto cómo obtener información sobre los marcadores presentes en un individuo determinado, sino más bien la forma más adecuada de analizar y hacer un mejor uso de la enorme cantidad de información generada sobre el perfil genético de varios animales, lo que resulta en una disciplina emergente de gran importancia conocida como *Bioinformática*.

5.2.2. *Dogma central y epigenética*

En su versión más simple, el dogma central de la biología molecular asume que el resultado de la expresión de un gen está determinado por la forma en que se encuentra la secuencia de bases en el ADN, que luego se transcribe en ARNm. Este ARNm luego se traduce, en la mayoría de los casos, en una proteína con una secuencia de aminoácidos específica. En esta versión básica, la expresión génica se produce en una secuencia de pasos que se pueden simplificar como:

ADN → ARN → Proteína

---

[1] Casos, por ejemplo, de la hipertrofia muscular en bovinos, susceptibilidad al estrés en cerdos, coloración del pelaje en ovinos, etc.

Por otro lado, la expresión fenotípica de una característica específica depende no solo del genotipo del individuo, sino también del ambiente donde se expresa este genotipo, es decir:

Fenotipo = Genotipo + Ambiente

En algunos casos, se asume que la propia expresión del genotipo puede interactuar con el ambiente, de tal manera que, por ejemplo, un genotipo X puede tener excelentes resultados en el ambiente A, pero no en el ambiente B, ocurriendo lo contrario con el genotipo Y. Esta situación se traduce en lo que comúnmente se denomina interacción genotipo × ambiente.

Esta visión simple, con modificaciones menores, se consideró válida y se utilizó durante décadas como base estructural de la genética. Sin embargo, en los últimos años se ha cuestionado hasta qué punto el propio ambiente podría condicionar, no solo la manifestación fenotípica, sino incluso hasta la propia expresión de los genes, asumiéndose también que este condicionamiento por influencia ambiental pueda eventualmente transmitirse a la descendencia.

Este nuevo enfoque, en el que se admite que el ambiente puede condicionar la expresión génica, se denomina *Epigenética,* e incluye cambios en la expresión génica que no resultan directamente de un cambio en la secuencia de bases del genoma, sino de influencias externas que estimulan o inhiben la expresión de ciertos genes o regiones del genoma.

El conocimiento actual indica que los cambios epigenéticos ocurren esencialmente como consecuencia de tres tipos de mecanismos: modificación de histonas, metilación del ADN y actividad de diferentes tipos de ARN no codificante. Estos mecanismos se conocen como "marcas epigenéticas", que pueden ocurrir como resultado de factores externos como la nutrición, el medio ambiente, influencias maternas, etc., y presumiblemente permanecen a lo largo de la vida del individuo, condicionando la expresión génica en las células somáticas. Esto significa que las influencias externas pueden regular, por ejemplo, los patrones de metilación y, por lo tanto, estimular o inhibir la expresión de ciertos genes, cuando ocurren en regiones genómicas asociadas con la regulación de la expresión génica. Los estudios realizados con animales clonados mantenidos en diferentes ambientes demuestran, sin lugar a dudas, que presentan diferentes marcas epigenéticas, y que esto tiene consecuencias sobre la expresión génica. Esta es una línea muy prometedora, por ejemplo, en la investigación del cáncer, asumiendo que las sustancias cancerígenas y otras influencias ambientales podrían actuar de esta manera.

El análisis de las marcas epigenéticas a lo largo del genoma y su posible asociación, tanto con diferentes influencias ambientales como con diferentes características fenotípicas, deberá permitir identificar en qué medida diferentes factores ambientales pueden inducir o inhibir la expresión de ciertos segmentos del genoma, cuáles son y cómo se relacionan con algunas manifestaciones fenotípicas. En esta perspectiva, este enfoque permite identificar, no solo qué genes están involucrados en el control de una característica determinada, sino también qué influencias ambientales llevan a "encender o apagar" la expresión de estos genes.

Un tema diferente, que es el punto verdaderamente importante en la selección, es la posible aparición y transmisión hereditaria de estas marcas epigenéticas. En las células germinales se acepta que la mayoría de las marcas epigenéticas (por ejemplo, la metilación) se eliminan en la meiosis, pero es posible que algunas marcas puedan escapar a esta "limpieza" y, en algunos casos, se ha sugerido que las marcas epigenéticas pueden ser transmisibles a los descendientes durante 1-2 generaciones[2]. Sin embargo, esta posible transmisión entre generaciones no está consensuada, por lo que la incorporación de información epigenómica en los programas de mejoramiento animal no se considera una práctica factible en la actualidad.

5.3. Herramientas moleculares

A lo largo de los años se han desarrollado varias herramientas para identificar polimorfismos genéticos, que han ido alcanzando progresivamente un mayor grado de refinamiento y precisión. En este apartado hacemos una muy breve revisión de algunas de estas técnicas, fundamentalmente desde una perspectiva de aplicación al mejoramiento genético animal[3]. Los detalles de estas metodologías y sus aplicaciones a otras áreas científicas se pueden encontrar en la bibliografía especializada en biología molecular.

5.3.1. Electroforesis

La electroforesis es una técnica que se desarrolló a principios de la década de 1960, con el objetivo de separar moléculas según su peso y carga eléctrica. Como se muestra en la Figura 5.1., una solución que contiene varias moléculas (por ejemplo, varios fragmentos de ADN de diferentes tamaños) se coloca en un gel y los fragmentos tienden a migrar de acuerdo con su polaridad y tamaño. El gel consiste en una matriz[4] que constituye un obstáculo para la migración de las moléculas que se están separando, de tal manera que las moléculas más pequeñas progresan más rápidamente y las moléculas más grandes se mueven con mayor dificultad. De esta forma, los fragmentos de ADN se separan, con una migración más rápida de los fragmentos más pequeños. Transcurrido un tiempo predeterminado, se corta la corriente eléctrica, lo que conduce a la suspensión de la migración y se observa el gel para identificar las bandas correspondientes a los fragmentos que migraron.

---

[2] Este fenómeno ha sido llamado "soft inheritance".

[3] Algunas de las técnicas mencionadas aquí son actualmente de interés principalmente histórico y se incluyen ya que a menudo dieron lugar a técnicas posteriores más elaboradas.

[4] Frecuentemente de agarosa o poliacrilamida.

Figura 5.1. *Electroforesis en gel para separación de los fragmentos de ADN, después de la digestión con enzima de restricción.*

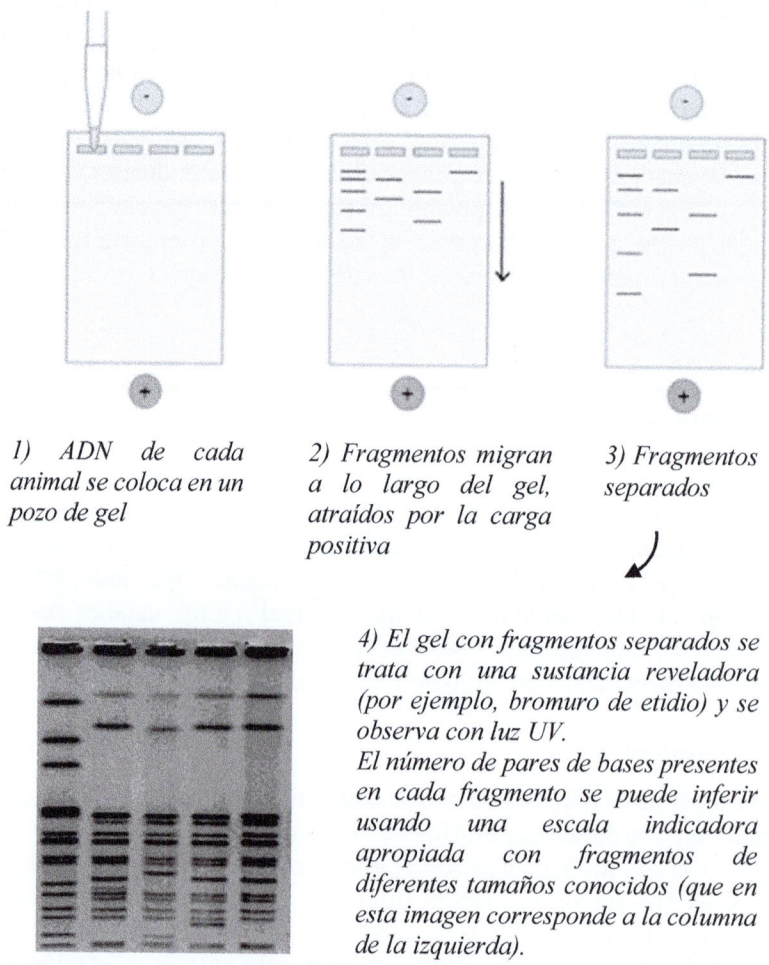

1) *ADN de cada animal se coloca en un pozo de gel*

2) *Fragmentos migran a lo largo del gel, atraídos por la carga positiva*

3) *Fragmentos separados*

4) El gel con fragmentos separados se trata con una sustancia reveladora (por ejemplo, bromuro de etidio) y se observa con luz UV.
El número de pares de bases presentes en cada fragmento se puede inferir usando una escala indicadora apropiada con fragmentos de diferentes tamaños conocidos (que en esta imagen corresponde a la columna de la izquierda).

Una forma alternativa de separar fragmentos, que es muy útil en el análisis de fragmentos de ADN, se llama electroforesis capilar (Figura 5.2.). En este caso, los fragmentos de ADN migran a lo largo de un capilar, en que su velocidad de migración está determinada por el tamaño, y la migración de cada fragmento a lo largo del capilar es identificada por un láser, que traduce en picos los fragmentos que se detectarían como bandas en un gel. Frecuentemente, los fragmentos se incorporan con un color distinto, lo que permite su identificación. Esta técnica es más segura, más rigurosa, más fácil de informatizar, etc., que la electroforesis clásica, por lo que actualmente es muy utilizada para el análisis de fragmentos de ADN.

Figura 5.2. *Ejemplo de electroforesis capilar para separación de fragmentos de ADN y electroferograma resultante de la lectura de fragmentos con láser (cada pico representa un fragmento).*

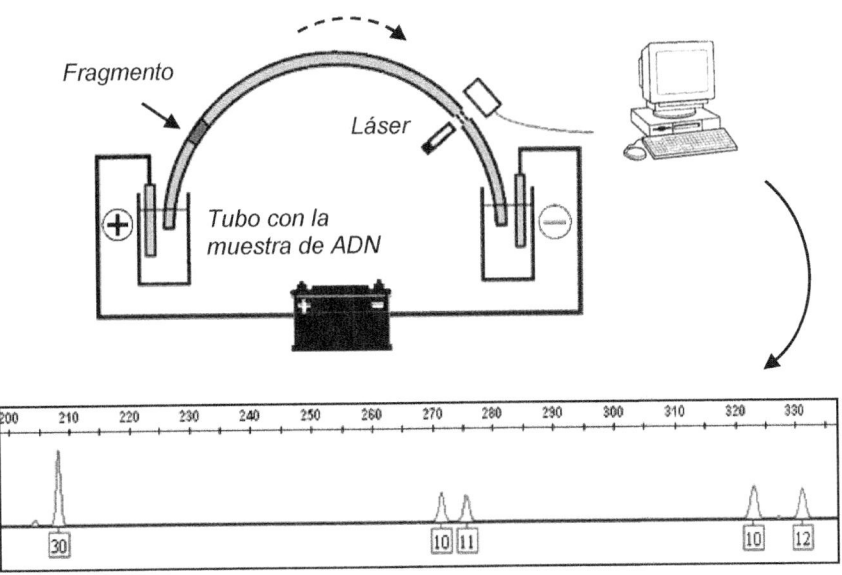

5.3.2. Endonucleasas de restricción

Las endonucleasas de restricción son enzimas que reconocen y escinden el ADN cuando hay secuencias de nucleótidos específicas. Por ejemplo, en la Figura 5.3. se representa la acción de una endonucleasa de restricción conocida como EcoRI, que reconoce y escinde el ADN siempre que se produce la secuencia GAATTC.

Figura 5.3. *Reconocimiento del sitio de restricción y escisión del ADN por la enzima EcoRI.*

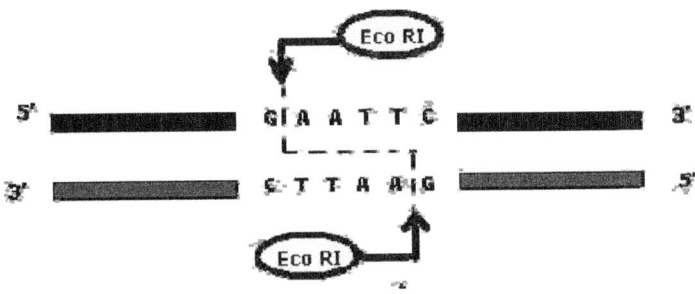

Las endonucleasas se obtienen generalmente de bacterias (que las utilizan como mecanismo de defensa) y actualmente se conocen cientos de enzimas de este tipo. Cada endonucleasa reconoce una secuencia de ADN específica, como se ejemplifica en el Cuadro 5.2. y corta el ADN de cierta manera. Con pocas excepciones, la acción de las endonucleasas da como resultado extremos que contienen filamentos de cadena simple de 3-4 bases (Cuadro 5.2.).

Cuadro 5.2. Ejemplos de algunas endonucleasas de restricción, especie de origen, secuencia reconocida y resultado del clivaje que promueven.

Enzima	Origen	Secuencia	Resultado	
EcoRI	*Escherichia coli*	5'GAATTC	5'---G	AATTC---3'
		3'CTTAAG	3'---CTTAA	G---5'
BamHI	*Bacillus amyloliquefaciens*	5'GGATCC	5'---G	GATCC---3'
		3'CCTAGG	3'---CCTAG	G---5'
HindIII	*Haemophilus influenzae*	5'AAGCTT	5'---A	AGCTT---3'
		3'TTCGAA	3'---TTCGA	A---5'
TaqI	*Thermus aquaticus*	5'TCGA	5'---T	CGA---3'
		3'AGCT	3'---AGC	T---5'
AluI	*Arthrobacter luteus*	5'AGCT	5'---AG	CT---3'
		3'TCGA	3'---TC	GA---5'

El descubrimiento de las endonucleasas de restricción a principios de la década de 1970 supuso un enorme avance, que permitió el desarrollo de la tecnología del ADN recombinante y el análisis de fragmentos de ADN, que se convertiría en la primera metodología para la identificación de polimorfismos genéticos de base molecular (polimorfismos de longitud de los fragmentos de restricción, RFLP, Sección 5.4.1.).

5.3.3. Amplificación del ADN

Con frecuencia la cantidad de ADN disponible para analizar es reducida o pretendemos aumentar la cantidad útil de algunos segmentos del ADN, investigar polimorfismos genéticos, proceder a la secuenciación, clonar el segmento en cuestión, etc. En estos casos se utiliza la *reacción en cadena de la polimerasa* (*PCR, Polymerase Chain Reaction*), técnica desarrollada a mediados de la década de 1980, que permite amplificar un segmento de ADN, aumentando exponencialmente su cantidad.

Esta técnica se basa en algunos supuestos esenciales, que se describen en la Figura 5.4. y que se resumen a continuación:

- el ADN es previamente extraído por métodos estándar

- se conoce la secuencia de las regiones flanqueantes del segmento que queremos amplificar, y diseñamos secuencias complementarias a esas regiones flanqueantes (cebadores o *primers*);

- las sucesivas variaciones de temperatura permiten desnaturalizar el ADN y luego promueven la acción de la polimerasa

- utilizamos una polimerasa termoestable que promueve la extensión del ADN a partir de los cebadores y utiliza como molde la cadena simple de ADN desnaturalizado

- los bloques usados para la construcción de ADN amplificado son adicionados como dNTP (desoxirribonucleótidos trifosfatos).

Figura 5.4. *Representación esquemática de una reacción PCR (2 ciclos).*

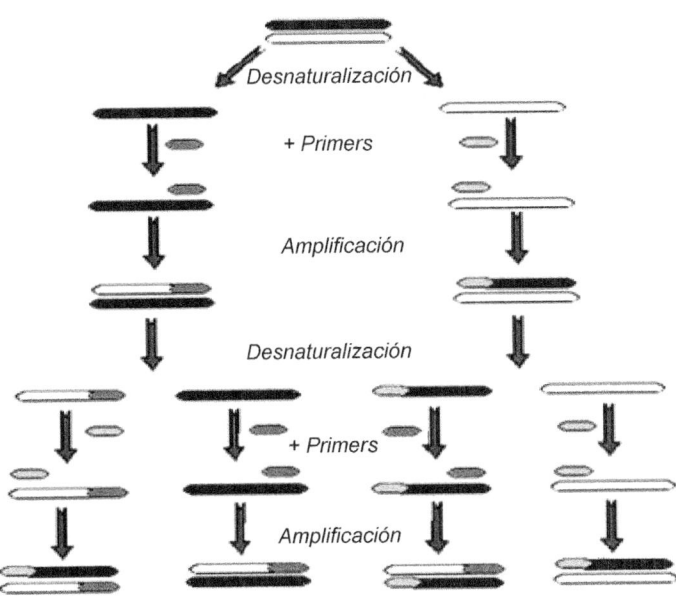

Todo el proceso se realiza en un termociclador que permite programar ciclos consecutivos de variación de temperatura, para desnaturalización del ADN ($\sim$ 96°), unión de cebadores (50-65°) y acción de la polimerasa para extensión del ADN (70-80°). Estos ciclos consecutivos de variación de temperatura permiten que la cantidad de ADN se duplique en cada ciclo, de modo que al final de n ciclos, esté disponible 2^n de la cantidad inicial de ADN.

5.3.4. Secuenciación del ADN e identificación de mutaciones puntuales

Varias tecnologías intermedias permiten identificar los polimorfismos genéticos existentes en áreas más restringidas del genoma, como se menciona con más detalle en la siguiente sección. Aquí abordamos una herramienta cada vez más disponible a un coste aceptable, que permite conocer en su totalidad la secuencia de todo el genoma de un individuo. Sin duda, esta será una tecnología corriente en los próximos años, lo que hará que muchas de las tecnologías disponibles en la actualidad sean obsoletas. Pero hasta que la secuenciación sea comercialmente viable y el procesamiento de la información sea convenientemente factible, aún queda espacio y justificación para el uso de tecnologías menos complejas, que en el momento en que se prepara este libro siguen siendo herramientas indispensables para la conservación y mejora de los recursos genéticos animales.

La secuenciación del genoma de un individuo significa que conocemos la totalidad de las bases que lo componen y la secuencia respectiva, como se representa para un pequeño segmento en la Figura 5.5.

Figura 5.5. *Ejemplo de la secuenciación de una región del cromosoma 2 de un bovino.*

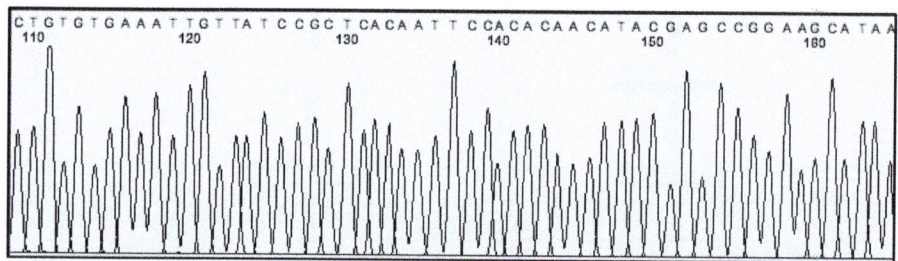

En los últimos años se han desarrollado varios métodos para hacer que el proceso de secuenciación sea más preciso, eficaz y menos costoso, y esto incluye la secuenciación básica (métodos de Sanger y Maxam-Gilbert, conocidos como métodos de primera generación), la secuenciación avanzada (shotgun y pirosecuenciación), la secuenciación de próxima generación (secuenciación sólida y metodología Illumina), etc. Los detalles de estos métodos están fuera del alcance de esta publicación y se pueden encontrar en la bibliografía específica de biología molecular.

El aspecto importante de la secuenciación en la perspectiva que estamos tratando aquí es que con ella podemos obtener "toda" la información sobre el genoma del individuo. El gran desafío pasa a ser entonces el uso de la bioinformática para identificar, dentro de una secuencia de miles de millones de bases, qué segmentos o bases aislados son realmente de nuestro interés, por ejemplo, por su posible asociación con caracteres productivos, lo que permitiría el uso de la secuencia genómica en el programa de selección.

La versión preliminar de los resultados de la secuenciación del genoma de las principales especies domésticas se publicó entre 2005 y 2010, aprovechando en gran medida el trabajo que ya se había realizado en la secuenciación del genoma humano. Estos trabajos de secuenciación permitieron identificar las mutaciones puntuales, conocidas como SNP (Single Nucleotide Polymorphisms o polimorfismos de una sola base), como la forma más común de polimorfismos. En una definición muy simple, un SNP corresponde a una situación en la que, en una posición determinada, la base presente difiere de un individuo a otro. Por ejemplo, en la Figura 5.6. se ilustra el caso de un SNP en el que, en una posición dada, algunos individuos tienen una base G y otros tienen A.

Figura 5.6. *Secuencia del genoma de dos animales, para ilustración de una mutación puntual o de base única (SNP).*

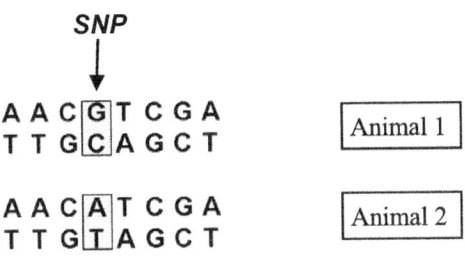

Las consecuencias de la existencia de estos SNP dependen esencialmente del lugar donde ocurren, como se muestra en la Figura 5.7. En muchos casos, la aparición de un SNP puede no tener asociación con la expresión génica, como debe pasar si el SNP se produjera en las regiones no codificantes del genoma (que son la gran mayoría de los SNP). Todavía, si el SNP se encuentra en una región reguladora, puede influir en la cantidad de proteína sintetizada por el gen que está regulado por esta región.

Figura 5.7. *Ilustración de las consecuencias de la existencia de un SNP en diferentes puntos del genoma.*

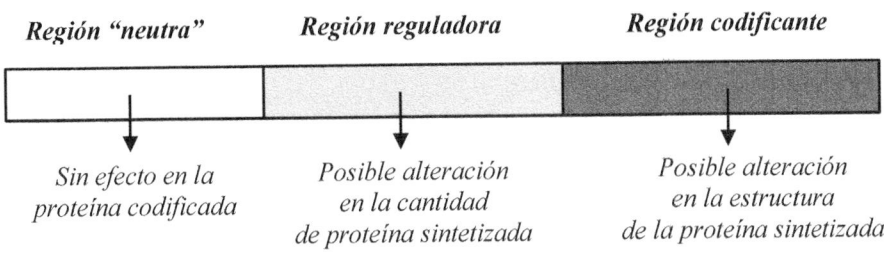

Por otro lado, un SNP que ocurre en la región codificante de un gen puede o no resultar en un cambio en el aminoácido que codifica, lo que puede resultar en un cambio en la estructura de la proteína en cuestión. Por ejemplo, imaginemos que tenemos un codón GCA (codifica la alanina) que ocurre en un grupo de animales, pero en algunos animales la tercera base tiene una mutación a C, que sin embargo no implicaría alteración del aminoácido codificado (mutación sinónima), ya que GCC también codifica alanina. Sin embargo, si la mutación fuera a T en la segunda base, entonces habría un cambio en el aminoácido (ya que GTA codifica valina) y en este caso podría resultar un cambio en la estructura de la proteína codificada (mutación no sinónima).

La homogeneidad genética de las poblaciones animales (se supone que más del 99,5% del genoma es igual en individuos de la misma especie) lleva a que, en promedio, los SNP ocurran a una frecuencia de aproximadamente 1 SNP por cada 300 bases. Como hay alrededor de 3000 millones de bases en el genoma humano, se estima que hay alrededor de 10 millones de SNP en la especie humana.

El conocimiento de los distintos puntos donde ocurren estos SNP en el genoma de cada especie permitió el desarrollo de paneles de SNP de alta densidad, también conocidos como SNP-arrays, que permiten identificar las principales mutaciones que ocurren en un determinado individuo, sin necesidad de recurrir a la secuenciación. Esta ha sido la estrategia adoptada en los últimos años, y existen paneles de SNP comerciales desarrollados para su uso en todas las especies domésticas (ver Sección 5.4.5).

5.4. Detección de polimorfismos genéticos

A veces es posible, al observar el fenotipo de un animal, inferir su genotipo. Tal es el caso, por ejemplo, del pelaje rojo en bovinos, de la presencia de prognatismo en caballos o de lana negra en ovejas, en los que los animales que manifiestan cada una de estas características pueden considerarse homocigotos recesivos. Sin embargo, no hay forma de saber, por mera observación visual, si el animal es homocigoto dominante o heterocigoto en caso de que presente el fenotipo dominante para esas características. Este patrón es cierto para la mayoría de los caracteres con los que trabajamos, en los que muchas veces no hay un gen mayor con un efecto visible. Por ello, en las últimas décadas se han desarrollado diversas técnicas para identificar diferentes tipos de polimorfismos genéticos, que constituyen así un enorme potencial para trabajos de conservación o selección asistidos por marcadores genéticos.

5.4.1. RFLP

Los RFLP (polimorfismos de longitud de fragmentos de restricción) representan una de las técnicas más antiguas para identificar polimorfismos genéticos. En este caso, los principios del uso de enzimas de restricción y electroforesis se combinan para identificar diferencias entre individuos en las secuencias reconocidas por una endonucleasa determinada, como se muestra en la Figura 5.8. En este ejemplo, los RFLP permiten identificar en el ADN de cada animal si se produce o no un punto intermedio de reconocimiento por la endonucleasa Taq I y dónde se encuentra dicho punto. En el análisis de tres animales, cada uno resultó en solo un fragmento grande (animal A), un fragmento grande y uno pequeño (animal B) y dos fragmentos de tamaño intermedio (animal C).

Figura 5.8. *Análisis de RFLP en un grupo de 3 animales (A, B y C).*

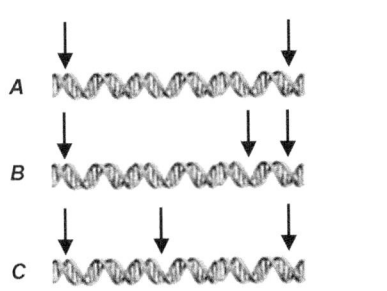
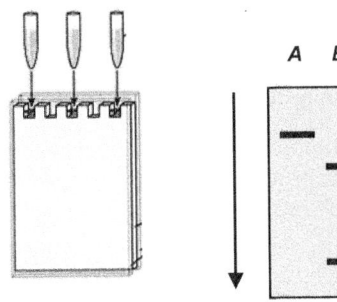
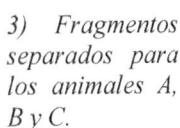

1) El ADN de cada animal se somete a la acción de la endonucleasa Taq I. Las secuencias reconocidas por TaqI (TCGA) están representadas por las flechas.

2) Electroforesis para la separación de fragmentos de ADN de cada animal.

3) Fragmentos separados para los animales A, B y C.

En el análisis de RFLP, puede usarse una sola endonucleasa o una combinación de enzimas de restricción, para detectar un mayor grado de polimorfismo entre individuos. Durante décadas, los RFLP se han utilizado ampliamente en pruebas de paternidad, detección de mutaciones en genes codificadores, mapeo genético, etc., pero en la actualidad han sido reemplazados por técnicas más recientes, que permiten un mayor refinamiento en la detección de mutaciones.

5.4.2. Microsatélites

Los microsatélites, también conocidos como STR (*Short Tandem Repeats*) o SSR (*Simple Sequence Repeats*) son secuencias de 2-4 bases que se repiten *n* veces en una posición determinada del genoma. Este número de repeticiones puede diferir entre individuos, como se ejemplifica en la Figura 5.9., que muestra la secuenciación de un microsatélite XYZ hipotético en dos animales.

Hay miles de loci de microsatélites en todas las especies[5], ubicados principalmente en las regiones no codificantes del genoma. Estos marcadores tienen algunas características que los hacen particularmente útiles para estudios de diversidad genética, a saber:

- los alelos son definidos por el número de repeticiones del motivo repetido;
- tienen un alto grado de polimorfismo, debido a su alta tasa de mutación (aproximadamente 1 en 1 000);

---

[5] Hay más de 100 000 loci de microsatélites descritos en la especie humana.

- son codominantes, lo que permite diferenciar con rigor si el animal es homocigoto o heterocigoto;

- permite un análisis muy preciso que identifica el número de bases repetidas, y que se puede automatizar con relativa facilidad.

- son teóricamente neutros con relación a la selección.

Figura 5.9. *Resultado de la secuenciación del locus microsatélite XYZ (y zonas adyacentes) en dos bovinos. En este microsatélite, el trinucleótido AAG se repite 10 veces en el animal 1 y 8 veces en el animal 2.*

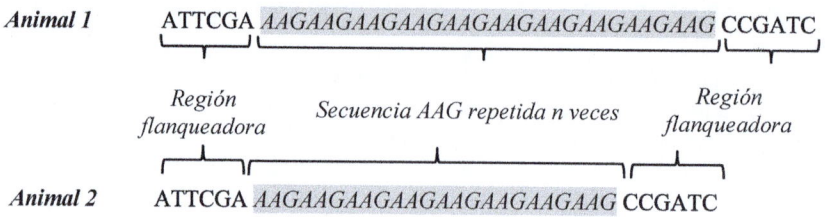

La identificación de los alelos de un determinado microsatélite presente en un individuo se realiza después de la amplificación por PCR, que asume que los cebadores están diseñados de forma complementaria a las regiones flanqueadoras del microsatélite en estudio (Figura 5.9.). En esta amplificación se puede utilizar un marcador fluorescente, de modo que cada microsatélite se lea con un color predeterminado, lo que permite hacer una reacción multiplex, combinando el análisis de varios microsatélites simultáneamente.

El resultado del análisis de microsatélites puede interpretarse después analizando fragmentos en electroforesis capilar, cuyo resultado se ejemplifica en la Figura 5.10., en la que los números corresponden al tamaño de los fragmentos (alelos) de cada microsatélite, inferido por su ubicación.

Figura 5.10. *Electroferograma ejemplificativo del análisis simultáneo de cuatro marcadores microsatélites en un animal.*

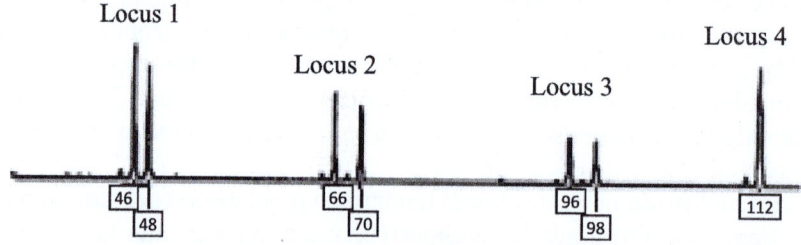

Dado el gran polimorfismo de los microsatélites, la elección de un panel de 10-15 marcadores con polimorfismo apropiado hace que la probabilidad de que dos individuos tengan el mismo genotipo en todos los marcadores sea prácticamente nula, a menos que sean gemelos verdaderos.

Las particularidades muy favorables de los microsatélites como marcadores genéticos los han llevado, durante los últimos 20 años, a ser adoptados como metodología de elección en pruebas de confirmación de paternidad, estudios de diversidad genética, pericia forense, etc.

5.4.3. Marcadores monoparentales

La gran mayoría del ADN de un individuo se encuentra en los autosomas, y estos están organizados en pares, con cada elemento del par aportado por uno de los progenitores. Pero, además de los autosomas, existen dos tipos de ADN (ADN mitocondrial y cromosoma Y) que tienen sus propias características y transmisibilidad, que pueden ser importantes en diferentes circunstancias.

El ADN mitocondrial (comúnmente conocido como mtDNA) es un pequeño fragmento de ADN con una estructura de cadena doble y una forma circular, que se encuentra dentro de las mitocondrias. El mtDNA tiene una secuencia bien conocida, con cerca de 15 000 pares de bases y 37 genes en el caso de la especie humana. Este mtDNA tiene la particularidad de ser transmitido exclusivamente por vía materna[6], ya que las mitocondrias de origen paterno se encuentran en la parte intermedia del espermatozoide y esta no penetra en el óvulo al momento de la fecundación (o las mitocondrias de origen paterno son destruidas), por lo que el embrión solo tiene las mitocondrias que estaban presentes en el citoplasma del óvulo.

El hecho de que se transmita de generación en generación únicamente por vía materna ha hecho que el mtDNA fuera ampliamente utilizado como herramienta para estudiar la estructura filogenética de poblaciones de animales domésticos, permitiendo identificar el origen y dispersión de linajes maternos en una población. En este tipo de análisis, se considera el genotipo presente en varias posiciones del mtDNA de un individuo, y la combinación de estas diversas posiciones se denomina haplotipo, asumiendo que, a lo largo del tiempo, las bases que componen este haplotipo pueden ir sufriendo mutaciones. Naturalmente, cuanto más similar sea un haplotipo al original, mayor será su antigüedad, y cuando un haplotipo tiene muchas diferencias con el original, se considerará más reciente en términos evolutivos.

Normalmente, la parte estudiada del mtDNA incide sobre la llamada región control y el D-loop, que son zonas más polimórficas y por tanto más útiles en la diferenciación de grupos de animales.

Consideremos, a título de ejemplo, los resultados en la Figura 5.11., que ilustra la posible evolución y transmisión de un haplotipo, a partir de un haplotipo

---

[6] Hay algunos casos (muy raros) reportados de la presencia de mtDNA de origen paterno en las mitocondrias de algunos mamíferos, pero es dudoso si estas mitocondrias se transmiten a la descendencia o se eliminan.

"original"[7], a lo largo de varias generaciones. En este ejemplo, los haplotipos fueron definidos de acuerdo con las bases presentes en seis posiciones del mtDNA. En este caso, se admite que el haplotipo A es el más antiguo y que todos derivan de él, por lo que el haplotipo B será el segundo más antiguo y los haplotipos D y E serán los más recientes, por tener el mayor número de diferencias comparativamente al haplotipo ancestral A.

Figura 5.11. *Diagrama representativo de un árbol filogenético ficticio, que representa la relación entre cinco haplotipos (desde A hasta E) de mtDNA, según la combinación de seis bases consideradas en la definición del haplotipo (combinación G.T.A.C.C.T para haplotipo A, etc.).*

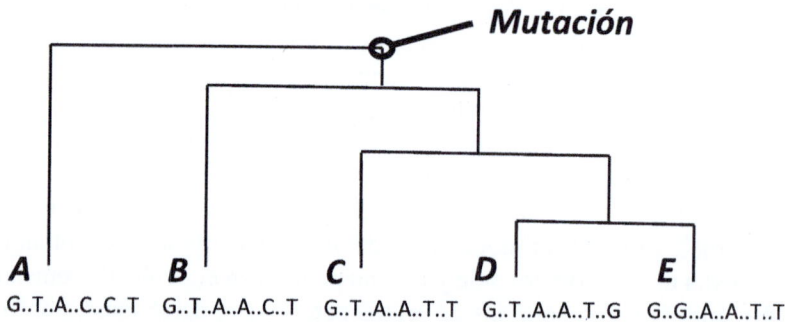

Los haplotipos de mtDNA permiten entonces la identificación de linajes maternos que pueden haber contribuido al pool genético de una determinada raza o población, estudiar la expansión de poblaciones en un territorio, evaluar la proximidad genética de grupos de individuos así como la filogenia y estructura racial, etc., ayudando así a comprender el proceso de domesticación y evolución de una especie determinada. Sin embargo, cabe destacar que la utilidad del mtDNA para este tipo de estudios traduce únicamente los aportes genéticos a través de la madre, que pueden ser manifiestamente insuficientes, e incluso engañosos, si este es el único tipo de marcador genético utilizado, por lo que normalmente son utilizados varios tipos de marcadores.

Otro enfoque que utiliza un marcador genético monoparental es el estudio de la diversidad observada en el cromosoma Y (abreviado como crY). El crY es uno de los cromosomas sexuales, de tamaño mucho más pequeño que el cromosoma X, con aproximadamente 59 millones de pb en la especie humana y 200 genes (en comparación, el cromosoma X tiene aproximadamente 156 millones de pb y 1400 genes). El crY se transmite exclusivamente por vía paterna y, en principio, los genes que posee se transmiten íntegramente de padre a hijo. Sin embargo, esto no es completamente cierto, ya que puede haber crossing-over entre los extremos de los cromosomas X e Y, que por eso se conocen como regiones pseudo-

---

[7] Establecido, por ejemplo, con base en evidencia arqueológica.

autosómicas. Por esta razón, los marcadores genéticos monoparentales de crY a utilizar en los estudios de diversidad deberán ser elegidos en la región no recombinante, para garantizar que no exista riesgo de incorporar fragmentos del cromosoma X por crossing-over y, por lo tanto, la transmisión sea exclusivamente por vía masculina.

En el caso del crY, la elección de marcadores para la formación de haplotipos se produce de forma similar a la descrita para el mtDNA. En este caso, se agrupan en un haplotipo las mutaciones en varios puntos del crY y luego se estudia la diversidad y dispersión de estos haplotipos en una raza o grupo de razas, pudiendo también inferirse cuáles son los haplotipos más ancestrales o más recientes, como se ilustra para el mtDNA en la Figura 5.11.

Las peculiaridades inherentes a la interpretación de los resultados de los análisis de diversidad genética con marcadores monoparentales o autosómicos se ilustran en la Figura 5.12. En este ejemplo, se admite una aportación equilibrada de ocho poblaciones ancestrales, con su contribución en el tiempo representada esquemáticamente para el crY, mtDNA y marcadores autosómicos. Cuando examinamos los resultados de la "Generación actual" verificamos que solo se encuentran marcadores de mtDNA originados en la raza H y crY originados en A, mientras que los marcadores autosómicos (microsatélites, SNP) tendrían representación de las diversas poblaciones fundadoras. Este ejemplo simplificado ilustra cómo el uso de un solo tipo de marcador podría dar lugar a malas interpretaciones y cómo los distintos tipos de marcadores se complementan en la interpretación que permiten hacer.

5.4.4. Polimorfismos de base única (SNP)

Los SNP (*Single Nucleotide Polymorphisms* o polimorfismos de una sola base) corresponden a situaciones en las que existen diferencias entre animales en una sola base en una posición determinada del genoma (ver Sección 5.3.4.). Se han propuesto varias alternativas para detectar estos SNP, que van desde metodologías para identificar una mutación puntual única, pasando por paneles que permiten la identificación simultánea de miles de SNP, hasta la secuenciación completa del genoma de un individuo (que, por definición, permitirá que identifique todos los SNP que él posee).

En las últimas décadas, se han desarrollado distintos enfoques para identificar SNP aislados, que se han ido superando progresivamente mediante el análisis simultáneo de varios SNP combinados en paneles de alta densidad (SNP-chips, ver Sección 5.4.5.). Entre los diversos métodos desarrollados para el análisis individual de SNP, uno que todavía se utiliza en ocasiones en la actualidad es el conocido como SNAPshot, que consiste esencialmente en una secuenciación muy corta, esto es, en la extensión de una única base, que se puede identificar en electroforesis capilar mediante color y tamaño del fragmento generado en el electroferograma.

Figura 5.12. *Representación de la transmisión de marcadores autosómicos y monoparentales (mtDNA y crY) a lo largo de cuatro generaciones, considerando la contribución de las poblaciones ancestrales A hasta H.*

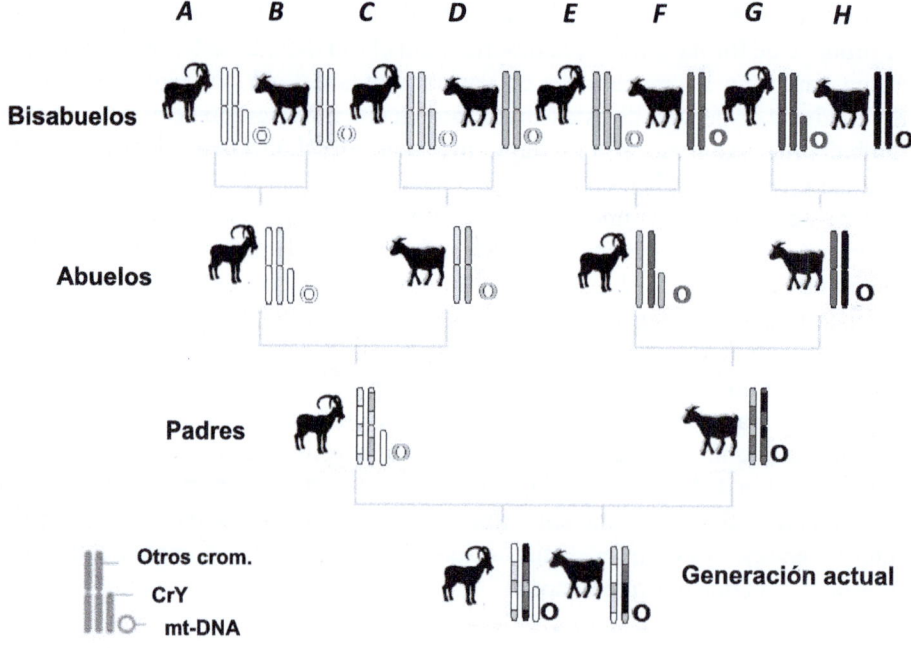

5.4.5. Paneles de SNP

El enorme avance logrado en los últimos años en las distintas áreas de la genética molecular ha permitido el desarrollo de los llamados SNP-chips, que esencialmente permiten, en un solo paso y a un coste razonable, identificar el genotipo de un individuo en varios miles de SNP. Estos chips resultan, fundamentalmente, del trabajo de secuenciación realizado en diferentes especies, lo que permitió identificar los puntos del genoma donde existen diferencias entre animales, es decir, polimorfismos.

Obviamente, los chips de SNP evolucionan constantemente, por lo que una descripción de ellos corre el riesgo de quedar rápidamente desactualizada. Aun así, intentaremos hacer un balance de la situación al respecto, a la fecha de preparación de esta publicación.

En la actualidad, hay varias empresas (Illumina, Neogen, Affymetrix, etc.) que han desarrollado la metodología de chips de SNP según principios ligeramente diferentes, y se han consolidado en todo el mundo como proveedores de este servicio. Aunque las metodologías son un poco diferentes, el objetivo final es identificar simultáneamente varios miles de SNP en todo el genoma.

En el caso de la metodología Illumina, los chips de SNP se basan en la existencia de un conjunto de elementos, que permiten su viabilidad, como se muestra en la Figura 5.13.:

- conocimiento de las secuencias flanqueantes del SNP en cuestión.

- preparación del chip donde se colocará el ADN extraído de un individuo.

- cada chip está compuesto por varias celdas (o compartimentos) y cada una de ellas contiene miles de microesferas, de tal manera que cada microesfera agrega sondas de captura específicas de la región flanqueadora de un determinado SNP.

El ADN extraído y fragmentado de un animal se coloca en uno de los compartimentos y se crean las condiciones para promover la unión de este ADN a las sondas de captura existentes en las microesferas. Tras ocurrir esta unión, se promueve la extensión de una única base, que se conectará al SNP que pretendemos identificar. Como la base que se ligará está marcada con un color diferente, la lectura óptica permitirá saber qué base (o bases) está presente en cada uno de los SNP analizados.

Figura 5.13. *Bases de un SNP-chip (método Illumina).*

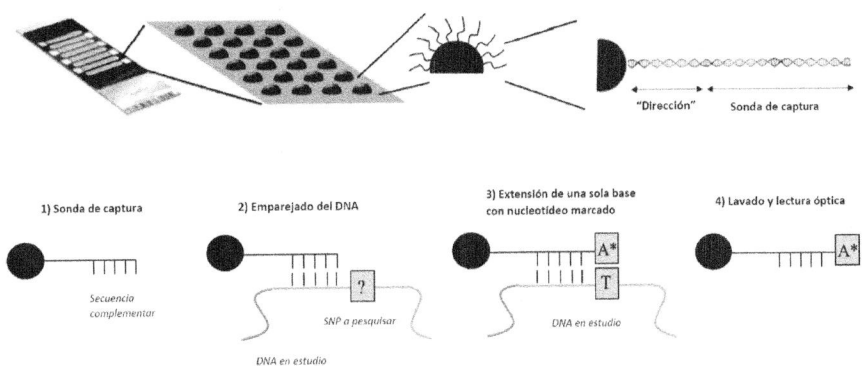

Normalmente, un SNP en una posición dada es bialélico, es decir, tiene solo dos bases posibles (por ejemplo, puede ser A o G). En este caso, si codificamos, por ejemplo, A como 1 y G como 2, el genotipo de un individuo en este SNP se codificaría como 11 para el genotipo AA, 12 para AG y 22 para GG. Es en este formato que los datos normalmente se formatean y almacenan, por lo que se debe tener cuidado de especificar qué base corresponde a cada código en un SNP dado.

Como ejemplo, los genotipos y alelos presentes en 5 SNP analizados en 4 individuos podrían codificarse como se muestra en el siguiente cuadro (genotipos codificados en cursiva):

SNP	Base (1/2)	Animal			
		01	02	03	04
A1909444	C/T	11	22	11	22
A2308645	A/G	12	11	11	12
A4289761	A/G	11	12	11	11
A5782109	C/G	22	12	12	11
A7877212	A/T	12	12	22	11

Estos resultados codificados indican que, por ejemplo, el animal 04 tiene el genotipo TT en el locus A1909444 y el genotipo AG en el locus A2308645.

Según la empresa productora y la especie en cuestión, la densidad de los chips disponibles (es decir, el número de SNP analizados simultáneamente en un panel) es ligeramente diferente. En la actualidad, el panel más común utilizado en animales de las especies pecuarias tiene al menos alrededor de 50 000 a 60 000 SNPs (conocido como chip 50K) y está disponible para bovinos, ovinos y caprinos. Para la mayoría de las especies, también hay un SNP-chip 700 000 (chip HD). En el perro, el chip menos denso tiene alrededor de 22 000 SNP y el más denso tiene alrededor de 170 000 SNP.

Como veremos más adelante, estos paneles de SNP se pueden utilizar para diferentes propósitos, a saber, estudios de diversidad genética, establecimiento de programas de conservación, garantía de procesos, etc. Sin embargo, la utilidad de estos paneles ha sido fundamentalmente en la búsqueda de marcadores genéticos asociados a determinadas características, constituyéndose así en una herramienta fundamental en los programas de selección genómica.

Una pregunta formulada a menudo, es saber qué SNP se deben incorporar en un panel de marcadores, es decir, cómo elegir, por ejemplo, los marcadores que formarán parte del panel 50K del bovino. El criterio que se sigue normalmente es muestrear un número reducido de razas cuya representatividad es importante (por ejemplo, razas cosmopolitas), e identificar los SNP que presentan polimorfismo en estas razas. Naturalmente, se espera que los SNP que son polimórficos en la raza Holstein no sean necesariamente polimórficos en Charolais, y viceversa. Sin embargo, estas dos razas probablemente se han incorporado al estudio de los polimorfismos que condujo al desarrollo del panel de 50K de los bovinos, por lo que es natural que este panel pueda ser bastante útil en los dos casos. Sin embargo, las razas locales, menos numerosas pero adaptadas a condiciones muy diferentes, normalmente no se incorporan en el desarrollo de estos chips, por lo que se espera que algunos marcadores que son polimórficos en estas razas no sean detectables por chips comerciales y, por el contrario, varios SNP polimórficos en razas cosmopolitas no lo son tanto en razas locales[8]. Por lo tanto, este factor debe tenerse en cuenta cuando se utiliza un panel de SNP en una raza muy diferente del grupo de razas para las que se desarrolló originalmente ese mismo panel.

---

[8] Este fenómeno es conocido en la literatura científica como "ascertainment bias".

5.4.6. Secuenciación del genoma

Inevitablemente, los avances tecnológicos permitirán, en unos pocos años, la secuenciación del genoma de cualquier individuo a un coste accesible para los objetivos que se persiguen (selección, conservación, diagnóstico, etc.). En este caso, toda la información del genoma de cada individuo estará disponible, por lo que algunos de los problemas mencionados para los paneles de SNP pueden ya no tener justificación.

Es previsible que la información producida por la secuenciación del genoma sea, sin duda, la herramienta indispensable para el mejoramiento animal y para la gestión de los recursos genéticos animales en un futuro próximo. Si bien la información de secuenciación requiere una gran capacidad de análisis, los principios inherentes a su uso son, en esencia, muy similares a los que se utilizan actualmente para los SNP, por lo que en los capítulos sobre selección genómica y sobre caracterización de la diversidad genética, nuestro enfoque incluirá tanto los paneles de SNP como los resultados de la secuenciación del genoma.

5.5. Aplicaciones de la genética molecular en la producción y mejoramiento animal

En los últimos años, los enormes avances logrados en las distintas áreas de la genética molecular han abierto perspectivas totalmente nuevas en todas las áreas de la producción y mejoramiento animal. Por ejemplo, entre muchas otras posibilidades, actualmente es posible saber si:

- un perro tiene hipersensibilidad de base genética a una determinada droga;
- un caballo deportivo tiene predisposición a ser entrenado para carreras largas o cortas;
- un carnero es portador del alelo del prognatismo;
- un toro tiene un potencial genético para la producción de leche que justifique su uso en inseminación artificial;
- qué macho debe usarse en una leona mantenida en cautiverio;
- un jamón certificado como Ibérico tiene en realidad la contribución genética de otras razas;
- una vaca de una raza amenazada tiene una alta consanguinidad como resultado de un parentesco próximo de sus ascendientes en un pasado reciente o lejano.

Estas y otras potencialidades de la genética molecular han abierto nuevos caminos y han hecho que esta herramienta sea indispensable en todos los programas de conservación y mejoramiento de las especies domésticas en la actualidad. En esta sección comentamos algunos de los principales aspectos en los que la genética molecular ha demostrado su utilidad.

5.5.1. *Caracterización y conservación de los recursos genéticos animales*

Desde que se empezaron a conocer los diversos tipos de marcadores genéticos, estos fueron rápidamente adoptados como una herramienta de enorme importancia en la caracterización y manejo de los recursos genéticos de todas las especies animales, convirtiéndose así en un elemento fundamental de los programas diseñados para mantener la diversidad genética a largo plazo. Los diferentes tipos de marcadores permiten, en particular, evaluar el grado de variabilidad genética existente, la estructura racial, la distancia genética entre diferentes razas, el posible mestizaje de poblaciones, la adaptación a las limitaciones ambientales, etc. En consecuencia, los diferentes tipos de marcadores genéticos se han convertido en herramientas indispensables para el éxito de los programas de caracterización y conservación de la diversidad genética, como se presenta con más detalle en el Capítulo 23.

5.5.2. *Garantía de procesos*

Los diferentes tipos de marcadores genéticos se han utilizado como auxiliares importantes para garantizar procesos en diversas áreas de la producción animal, por ejemplo en trazabilidad genética, pruebas de paternidad, pericia forense, etc.

La trazabilidad genética significa que se utiliza el ADN como huella digital de cada individuo, de tal forma que el perfil de marcadores genéticos es único para cada animal y constante a lo largo de su vida. Esto permite, por ejemplo, confirmar si una pieza de carne puesta en el mercado corresponde realmente a un animal que ha sido controlado durante su vida, por ejemplo, en el marco de un sistema de certificación, y cuyo ADN se ha almacenado. En este caso, el perfil genético (microsatélites, SNP) de las dos muestras de ADN recogidas en diferentes fases debe ser exactamente el mismo, y la organización logística exige entonces que se almacene material biológico de todos los animales con posibilidad de aparecer en el mercado, procediéndose al análisis de la muestra almacenada cuando se sacrifica el animal correspondiente. La alternativa sería realizar el genotipado de todos los animales en vida y después del sacrificio, lo que sería manifiestamente muy laborioso y costoso. En el caso de que las muestras en vida y *post mortem* no sean compatibles, se puede probar si la muestra proviene de la misma explotación que el animal que supuestamente originó el producto, practicando en este caso un test de compatibilidad con los machos utilizados en la explotación como posibles progenitores.

Un caso más complejo de trazabilidad individual es, por ejemplo, la búsqueda del perro que puede haber producido una muestra de heces encontrada en la vía pública (una idea que ha ido ganando popularidad en varios países). En este caso, inevitablemente tendremos que recolectar material biológico de todos los perros que potencialmente frecuenten la vía pública y proceder al respectivo genotipado. En caso de que se encontraran las heces, sería necesario extraer de ellas el ADN del individuo y luego buscar en los genotipos de la base de datos y encontrar el donante compatible. Este es un sistema caro, que requiere el aislamiento del ADN a partir de las heces (que tiene algunas complicaciones), que solo funciona si el sistema de identificación fuera impecable y si todos los perros de la comunidad tuvieran información del genotipo.

Una prueba de trazabilidad semejante a la trazabilidad individual puede ser practicada para detectar la incorporación de material biológico de una especie extraña (por ejemplo, mezcla de leche de vaca en quesos que deberían ser exclusivamente de oveja, o mezcla de carne de caballo en una preparación de carne picada que debería ser solo de vaca), investigando y cuantificando la presencia de ADN de otra especie.

El uso de marcadores genéticos en la pericia forense (robo, determinación del origen de un animal o material biológico, agresión por un animal salvaje, etc.) funciona según los mismos principios referidos para la trazabilidad genética. Como en el resto de los casos, la precisión alcanzada depende del grado de polimorfismo y por tanto de la precisión obtenida con el conjunto de marcadores genéticos utilizados, con el fin de minimizar la probabilidad de que puedan existir dos individuos con un mismo perfil genético para los marcadores estudiados (salvo que sean verdaderos gemelos o clones).

Las pruebas de paternidad son probablemente la situación más común de utilizar marcadores genéticos para certificar procedimientos, en este caso cuando se investiga la compatibilidad entre el trío potencial "padre-madre-hijo". Básicamente, esta prueba tiene como objetivo comprobar la compatibilidad entre los genotipos de los presuntos progenitores y el hijo, utilizando marcadores genéticos con un alto grado de polimorfismo para que el test sea suficientemente discriminante. Aunque históricamente las pruebas de paternidad recurrieron a grupos sanguíneos, el alto polimorfismo y el bajo coste de los microsatélites los convirtió rápidamente en los marcadores de elección en las pruebas de paternidad a finales del siglo XX, ya que un panel de 10-12 microsatélites permite, a un coste razonable, obtener combinaciones de genotipos que son prácticamente únicas para un individuo.

Consideremos el Ejemplo 5.1., en que se representan los genotipos para dos loci microsatélites en un potrillo y en sus presuntos progenitores. Este ejemplo ilustra la necesidad de utilizar en simultáneo un número razonable de marcadores, ya que los dos marcadores utilizados dan resultados diferentes, y en este caso la conclusión era que, o el padre o la madre no eran compatibles. Con loci adicionales habría probablemente la capacidad de identificar cuál es el progenitor incompatible.

Un aspecto importante a retener es que una prueba de paternidad funciona solo por la negativa, es decir, solo podemos declarar con absoluta certeza que un padre no es compatible, si el genotipo en al menos un locus no fuera compatible entre el progenitor y el hijo. Por el contrario, nunca podemos garantizar que un padre compatible sea realmente el padre verdadero, ya que puede haber compatibilidad solo por casualidad entre un individuo que no es el padre real y la presunta descendencia. Sin embargo, podemos minimizar la probabilidad de que, por mera casualidad, pueda ocurrir un individuo que sea compatible como padre sin ser el padre real, lo que se consigue utilizando un panel con un número suficientemente grande de loci y en el que estos tienen alta variabilidad. En la práctica, con un panel de 10-12 microsatélites, bien elegidos en función de su polimorfismo, se logra una probabilidad de exclusión superior al 99,999% (es decir, la probabilidad de excluir a un individuo que es compatible por mera casualidad, aunque no sea el padre verdadero).

Ejemplo 5.1. *Resultados de una prueba de paternidad en equinos (los números en cursiva representan el genotipo de cada individuo).*

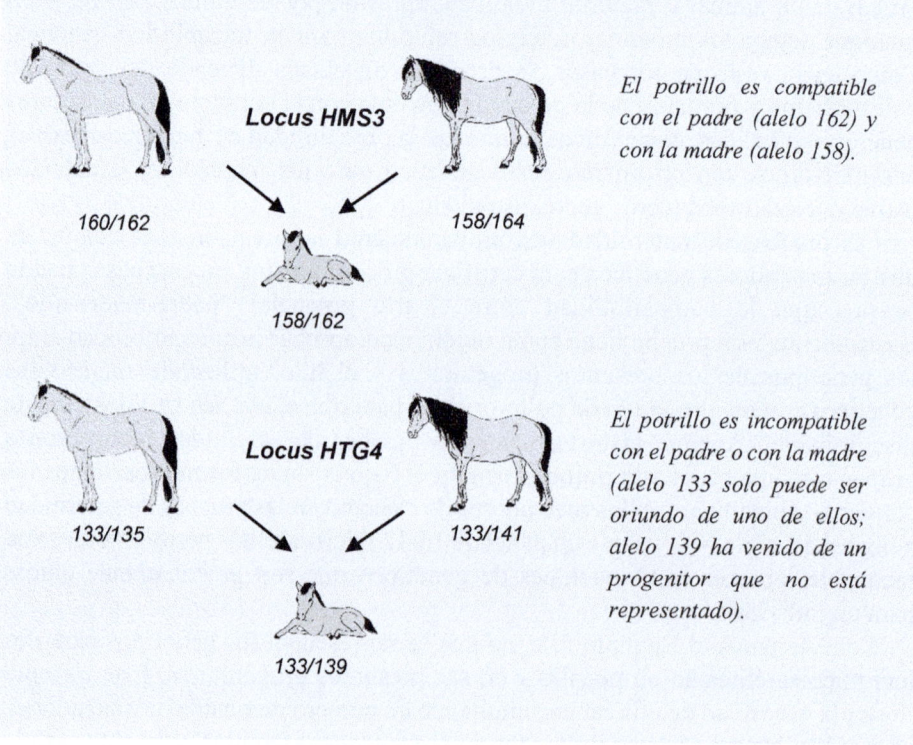

Locus HMS3

160/162   158/164

158/162

El potrillo es compatible con el padre (alelo 162) y con la madre (alelo 158).

Locus HTG4

133/135   133/141

133/139

El potrillo es incompatible con el padre o con la madre (alelo 133 solo puede ser oriundo de uno de ellos; alelo 139 ha venido de un progenitor que no está representado).

En las especies salvajes, el enfoque es algo diferente, ya que a menudo no es posible saber quién es el presunto padre o madre. En estos casos, debe procederse al genotipado de todos los animales (descendientes y presuntos padres y madres) con el panel de marcadores establecido, y luego usar un software[9] que ayude a asignar los padres más probables para cada descendiente.

---

[9] Por ejemplo, el software Cervus.

5.5.3. *Selección asistida por marcadores genéticos*

Antes de la disponibilidad comercial de paneles de marcadores genéticos como los SNP-chips (que ocurrió alrededor de 2009 para bovinos), durante varios años se consideró el uso en programas de selección de marcadores genéticos que pudieran estar asociados con genes que afecten una determinada característica productiva (los denominados *Quantitative Trait Loci*, QTL), con la posibilidad de ser utilizados en la selección asistida por marcadores (*Marker Assisted Selection*, MAS). En este caso, los marcadores detectables son, por ejemplo, microsatélites (u otros marcadores), que se encuentran en el genoma próximos al gen o genes que afectan a la característica en cuestión. Aunque el marcador microsatélite no tenga, por sí mismo, un efecto directo sobre la característica, si tuviera un fuerte ligamiento con el QTL, eso podría permitir su uso como marcador genético.

Existen algunos casos concretos en los que la búsqueda de marcadores genéticos permitió identificar un marcador específico asociado a una determinada característica, como los marcadores asociados a la ausencia de cuernos en bovinos, la sensibilidad al halotano en porcinos, varios caracteres determinados por genes deletéreos, etc. Pero estos casos son la excepción, más que la regla, ya que la mayoría de las veces no hay un solo gen involucrado, sino que existe una influencia poligénica, aunque en determinadas circunstancias se puede asumir que puede haber un número reducido de marcadores con un efecto mayor sobre la característica que queremos seleccionar. En los escenarios más favorables, si en realidad hay un solo (o pocos) genes con un efecto mayor, MAS puede ser de gran utilidad, especialmente en características donde la selección convencional es más difícil, por ejemplo, porque la medición de caracteres no es posible en la selección de los candidatos (resistencia a enfermedades, por ejemplo), o solo es posible después de la muerte (calidad de la carne), o es medible en un solo sexo (producción lechera) o es de baja heredabilidad (prolificidad). En estos casos, los marcadores con un fuerte ligamiento con los genes que influyen en el rasgo permitirían una selección más temprana en animales en los que no hubiera información fenotípica, lo que obviamente sería muy favorable.

Buscar marcadores asociados con un carácter en particular no es una tarea fácil, especialmente cuando su influencia en los caracteres productivos es de baja magnitud. La búsqueda se puede hacer directamente por un locus presumible (gen candidato) o por una batería de marcadores potenciales en todo el genoma, relacionando después los diferentes genotipos con la información fenotípica, obviamente teniendo en cuenta los efectos fijos apropiados y el valor poligénico de los individuos. Esto permitirá identificar marcadores que estén asociados con un posible QTL con efecto sobre la característica. Frecuentemente se recurre a delineamientos específicos que permitan una detección más efectiva de posibles marcadores, como el "delineamiento de nietas"; en este caso la búsqueda de marcadores se realiza en un grupo de machos hijos de un mismo toro (preferentemente heterocigotos), y la información productiva de las nietas de este, se relaciona con el genotipo de los respectivos padres. Esta metodología fue ampliamente utilizada en ganado lechero, ya que solo se tuvo que tipificar una pequeña cantidad de animales (los padres y abuelos), pudiendo, sin embargo, utilizarse la información productiva de todas las hijas. De esta forma se logró una mayor precisión y un ahorro de medios mucho mayor que si hubiera que tipificar directamente a todos los individuos en los que la información productiva está disponible.

Uno de los aspectos críticos de la MAS es que su éxito depende totalmente de la proximidad y la fuerza del ligamiento entre el marcador detectable y el QTL que afecta a la característica, lo que no siempre es fácil de lograr. Otra dificultad inherente a la MAS tradicional es que no es obvio que ponderación debe atribuirse a la información del propio marcador y al mérito poligénico en los animales candidatos a selección. La tentación frecuentemente es seleccionar directamente para fijar el/los alelo/s favorable/s, pero esta es una solución peor que la simple selección convencional. También se ha considerado la posibilidad de combinar el mérito genético en el marcador y el valor poligénico estimado, ya que debería permitir garantizar que los individuos seleccionados tengan el mejor mérito genético global. Sin embargo, en comparación con la selección convencional, este sistema permite maximizar la respuesta a corto, pero no a largo plazo, ya que da como resultado una fijación más rápida del alelo favorable, pero a expensas de una menor respuesta en el valor poligénico, que luego de la fijación no se recupera. En consecuencia, a largo plazo, la selección convencional puede llegar a ser mejor que la MAS.

Después de un período inicial de gran optimismo en relación a la MAS, esta no logró establecerse como una práctica de selección corriente en especies animales, y la idea fue finalmente abandonada tan pronto como la selección genómica comenzó a dar sus primeros pasos.

5.5.4. Selección genómica

Los resultados de la secuenciación del genoma de las principales especies animales se publicaron a lo largo de la primera década del siglo XXI. Como consecuencia de este trabajo, la identificación de un gran número de polimorfismos de una única base permitió encarar nuevas alternativas de incorporación de marcadores genéticos en los programas de selección, en una nueva estrategia que sería conocida como *selección genómica*. Estas ideas fueron rápidamente adoptadas por los programas de selección de varias especies, con el liderazgo del ganado lechero, seguidos más tarde por los bovinos de carne, porcinos, etc.

La importancia que esta estrategia de selección genómica ha adquirido en los últimos años justifica que se la destaque por separado, por lo que este tema es tratado en el Capítulo 22.

Para saber más…

Hartl, D.L. 2020. Essential Genetics and Genomics. Jones and Bartlett Learning.

Klug, W.S., M.R. Cummings, C.A. Spencer, D. Killian, M.A. Palladino. 2019. Essentials of Genetics. Pearson Education.

Strachan, T., A. Read. 2019. Human Molecular Genetics. Garland Science.

6. Revisión de la genética mendeliana

6.1. Introducción

A mediados del siglo XIX, el fraile Gregor Mendel realizó en el monasterio de Brno (actual República Checa) una serie de experimentos con guisantes[1] que constituirían la base fundamental de la ciencia que, casi medio siglo más tarde, llegó a ser conocida como Genética. Los resultados de estas experiencias fueron presentados por Mendel en 1865 en una modesta reunión de la Sociedad de Historia Natural de Brno, en un artículo titulado "Experiencias sobre la hibridación de las plantas". En este trabajo, Mendel propone la existencia de "factores (o partículas) invisibles" que afectaban a las características observables de las plantas (altura de las plantas, color de la flor, rugosidad de la semilla, etc.), siendo estos "factores" transmitidos de padres a hijos. Mendel murió en 1884, sin el reconocimiento de la comunidad científica y seguramente sin tener plena consciencia de la importancia de su descubrimiento.

En su estudio, Gregor Mendel aplicó esencialmente principios estadísticos en los que analizaba la distribución de características en la descendencia de diversos apareamientos, sin tener necesariamente un conocimiento de las bases biológicas subyacentes[2], y de ahí dedujo los principios científicos que todavía hoy son válidos.

El trabajo original de Mendel, en que se utilizó por primera vez los términos "recesivo" y "deletéreo" quedó en el olvido durante décadas, y solo fue redescubierto en 1900, simultáneamente por tres autores diferentes que realizaban experimentos en estas áreas. Sin embargo, la propuesta de herencia mendeliana que por entonces ganó la luz del día parecía aplicarse solamente a algunos caracteres de expresión discontinua y no a la mayoría de los caracteres cuantitativos, cuya expresión es continua, y que encajaban mejor en la perspectiva evolucionista propuesta por Darwin. De aquí se generó una enorme controversia a principios del siglo XX entre los partidarios de la escuela

---

[1] En rigor de verdad, debe referirse que Mendel realizó también experiencias con ratones y abejas, aunque estas han merecido menor divulgación.

[2] Conviene recordar que el trabajo de Mendel tuvo lugar casi 100 años antes de que Watson y Crick descubrieran la estructura del ADN.

Mendeliana y los biometristas, que solo se apaciguó alrededor de 30 años más tarde, cuando el trabajo independiente de Fisher, Wright y Haldane dio lugar a lo que es actualmente considerada la síntesis moderna de la biología evolutiva, que compatibiliza las perspectivas Mendeliana y Darwiniana.

6.2. Terminología

William Bateson (¡que era un feroz mendeliano!) propuso por primera vez en 1906 el uso de la palabra "Genética" para describir el estudio de la herencia, y el botánico danés Wilhelm Johannsen propuso, en 1909, el uso de la palabra "gen" para describir la unidad funcional de la transmisión hereditaria. Actualmente se considera, de una forma general, que el *gen* es un segmento de ADN (uno o disperso) que puede ser transcripto en ARN y que codifica para una determinada proteína, y a la localización del gen en el cromosoma se le da el nombre de *locus*.

El trabajo de Thomas Morgan con Drosophila (y de otros autores con otras especies) permitió demostrar que cada gameto de cada progenitor transporta una serie cromosómica, y cuando los dos gametos se unen en la fertilización se da la unión de las series de origen materno y paterno. Así, cada individuo posee los cromosomas organizados en pares, de modo que para un determinado locus posee dos copias del gen en cuestión, siendo una copia de origen materno y otra de origen paterno. A cada una de estas copias se le ha dado el nombre de alelo. Los alelos de origen materno y paterno pueden ser iguales, y en ese caso se dice que el individuo es *homocigótico* para el gen en cuestión. Si los alelos de origen materno y paterno para este gen fueran diferentes se dice que el individuo es *heterocigótico*.

La combinación de alelos en un determinado locus es conocida como el *genotipo* del individuo en ese locus. Este genotipo, conjuntamente con influencias ambientales y posiblemente actuando en forma acumulativa con otros genes, se traduce en el *fenotipo* del individuo, que representa la expresión de los efectos conjuntos del genotipo en varios loci y del ambiente.

Admitiendo la existencia de apenas dos alelos en un locus A (alelos A_1 y A_2, por ejemplo), el genotipo del individuo podrá ser homocigoto A_1A_1 o A_2A_2, o bien heterocigótico A_1A_2. Admitamos ahora que, para una determinada característica, la expresión fenotípica de los individuos con el genotipo A_1A_2 es igual a la de los individuos A_1A_1, por lo que estos dos genotipos no pueden ser distinguidos entre sí, en términos fenotípicos, pero pueden ser distinguidos del genotipo A_2A_2. En este caso, se dice que estamos frente a una situación de dominancia, en que el alelo A_1 es *dominante* sobre el alelo A_2, que es considerado *recesivo*, ya que su expresión se enmascara cuando está en presencia de A_1. Esto resulta en que la presencia de A_2 no es detectable en los individuos heterocigóticos, ya que la expresión de A_1A_1 y A_1A_2 es idéntica. Por convención, normalmente se representa el alelo dominante con letra mayúscula y el alelo recesivo con letra minúscula, y es ese el criterio que adoptaremos de aquí en adelante, de tal manera que, en el ejemplo representado, los posibles genotipos serían *AA*, *Aa* y *aa*.

En los animales domésticos existen varias características que son influenciadas por genes con acción de dominancia, como veremos en el Capítulo 7. Algunos ejemplos de estas características que nos serán útiles en este capítulo, son el color del vellón en ovinos Merino (el blanco es dominante sobre el negro), la presencia de cara blanca en bovinos (la cara blanca es dominante sobre la cara con color) o la susceptibilidad al estrés en porcinos (la resistencia tiene dominancia sobre la susceptibilidad).

En algunos casos, el fenotipo presentado por los animales heterocigotos es distinto de cualquiera de los homocigotos. Este es el caso, por ejemplo, del color del pelaje en los bovinos de raza Shorthorn, en que los animales homocigotos pueden ser colorados (AA) o blancos (aa), pero cuando estos se aparean entre sí, los animales heterocigotos resultantes (Aa) tienen pelaje de tipo rosillo[3], que resulta de la mezcla de pelos colorados y blancos. En este caso, la acción observada es de *codominancia*, ya que en los heterocigotos la expresión fenotípica corresponde a aquello que sería la fusión de dos homocigóticos.

Existen otros casos en que la expresión del genotipo en un determinado locus depende del genotipo en otro locus. Por ejemplo, en bovinos (como en muchas otras especies) existe un gen para la ocurrencia del albinismo (decoloración total de pelos y mucosas) que, cuando se encuentra en homocigosis, impide la expresión de los genes que normalmente controlan la coloración del pelaje, de tal forma que los animales homocigotos para el albinismo nacen completamente blancos, independientemente de que si genéticamente tengan el genotipo para ser negros o rojos. En este caso, se considera que existe *epistasis*, esto es, la expresión del genotipo en el locus de la coloración del pelaje (color negro o rojo) depende del genotipo en el otro locus (albinismo).

Hasta aquí, hemos visto la expresión fenotípica de acuerdo con el genotipo, considerando solo el caso de caracteres de tipo cualitativo. Más adelante (Sección 6.5) consideraremos el modo de acción génica en el caso de caracteres cuantitativos, que son particularmente importantes cuando trabajamos por ejemplo en selección.

6.3. Herencia mendeliana

Las experiencias originales con guisantes en los jardines del monasterio de Brno resultaron en la aparición de determinadas proporciones en los fenotipos de los descendientes de algunos apareamientos. El gran mérito de Mendel fue haber sido capaz de, a partir de esas observaciones, deducir la influencia genética subyacente y formular sus famosas leyes. Diversas situaciones semejantes pueden ser encontradas en los animales domésticos, que usaremos para ilustrar estos conceptos, ya que la gran mayoría de los genes simples tienen una segregación de tipo Mendeliano.

---

[3] En algunos países, a este tipo de capa se da el nombre de "ruano".

En el Ejemplo 6.1. se presenta el resultado esperado cuando trabajamos con la coloración de pelajes en bovinos de la raza Shorthorn y apareamos toros rojos y vacas blancas. Verificamos que, en la primera generación, en que obtenemos individuos F1, todos estos tienen la misma expresión fenotípica correspondiente al pelaje de tipo rosillo. Cuando apareamos entre sí a los animales F1 rosillos, los descendientes surgen en las conocidas proporciones mendelianas de 1/4, 1/2, 1/4 para los colorados, rosillos y blancos, respectivamente.

Ejemplo 6.1.

Un grupo de toros Shorthorn de pelaje colorado fue apareado con un grupo de vacas de pelaje blanco de la misma raza. La relación entre los diferentes genotipos y la expresión fenotípica es:

      AA=colorado;   Aa=rosillo;   aa=blanco

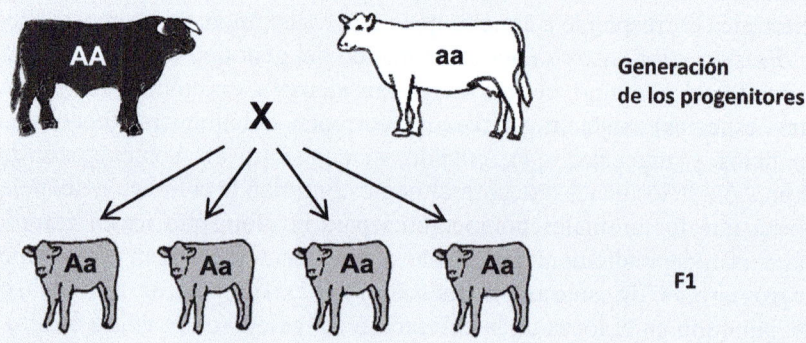

Generación de los progenitores

F1

En la generación F1, todos los animales nacidos como resultado del apareamiento entre machos colorados y hembras blancas son de pelaje rosillo (pelos colorados y blancos entremezclados).

Vamos ahora a seleccionar aleatoriamente y a aparear entre sí los machos y hembras F1 con pelaje rosillo. En este caso esperamos obtener descendientes F2 con pelaje colorado, rosillo y blanco, en las proporciones 1/4, 1/2 y 1/4, respectivamente.

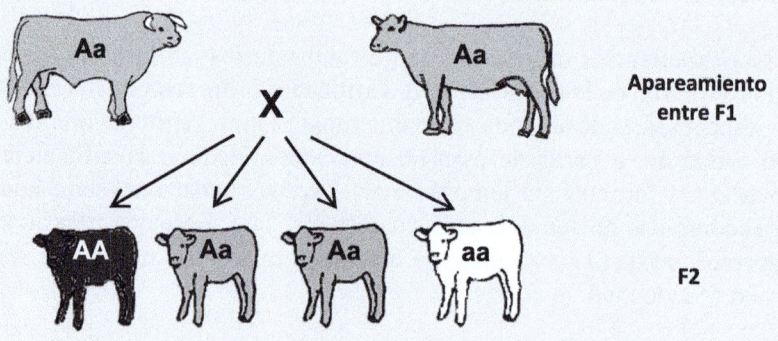

Apareamiento entre F1

F2

Los resultados de este ejemplo traducen las dos primeras leyes de Mendel, a saber:

- Ley de uniformidad (o ley de dominancia): del apareamiento entre dos grupos "puros" resulta una primera generación de híbridos que es uniforme.

- Ley de la separación o segregación de los alelos: los alelos que se combinan como un par en el genotipo de un descendiente son originarios de los dos progenitores, y se separan durante la meiosis, originando gametos que poseen igual frecuencia de cada uno de los dos alelos originales de cada progenitor.

En el Ejemplo 6.1., la coloración del pelaje de la raza Shorthorn podía ser distinguida en los tres genotipos considerados (*AA, Aa, aa*), pero no siempre eso es posible. Tal es el caso, por ejemplo, del color de la lana en ovinos de raza Merino, en que el alelo blanco es dominante sobre el negro, tal como se representa en el Ejemplo 6.2. En este caso ya no es posible distinguir los heterocigóticos de los homocigóticos dominantes, ya que ambos tienen lana blanca. Cuando apareamos machos blancos homocigóticos y hembras negras, en la primera generación todos los corderos F1 son de genotipo *Aa,* por lo tanto, blancos. Cuando apareamos machos y hembras F1 para producir F2, los corderos nacen con la distribución de genotipos 1/4 *AA,* 1/2 *Aa* y 1/4 *aa.* En consecuencia, la distribución fenotípica será de 3/4 corderos blancos y 1/4 corderos negros.

Ejemplo 6.2.

Se retiró un grupo de carneros de un rebaño Merino blanco en el que en los últimos 50 años no se registraron nacimientos de ningún cordero negro (por lo que supuestamente los carneros son homocigóticos). Estos carneros fueron colocados con un grupo de ovejas Merino de color negro.

Como el alelo blanco es dominante sobre el negro, la relación entre los diferentes genotipos y la expresión fenotípica es:

AA=blanco; Aa=blanco; aa=negro.

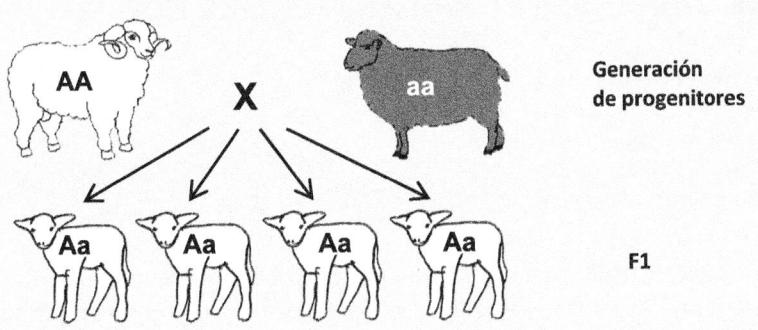

Como resultado del apareamiento de la primera generación entre machos blancos homocigóticos y hembras negras, todos los corderos nacidos son blancos.

Vamos ahora a seleccionar aleatoriamente y aparear entre sí los machos y hembras blancos nacidos en esta primera generación (F1). En la generación siguiente (F2), esperamos obtener descendientes con lana blanca y negra, en las proporciones 3/4 y 1/4, respectivamente.

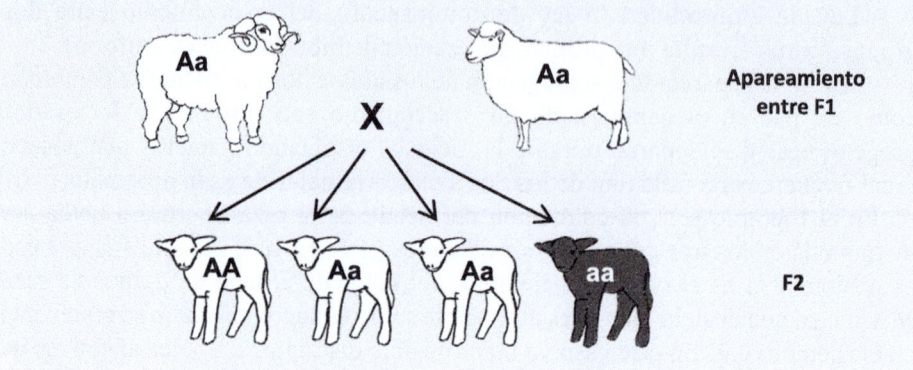

La diferencia entre los Ejemplos 6.1. y 6.2. es que en el caso 6.1. existe codominancia y los heterocigotos son distinguibles de los homocigóticos; en el caso 6.2. existe dominancia completa y el heterocigoto tiene la misma expresión fenotípica del homocigótico dominante (lana blanca). Sin embargo, la segregación de los alelos que está subyacente es idéntica en los dos casos.

Los ejemplos que hemos estado siguiendo ilustran las bases fundamentales de la Genética Mendeliana y reflejan el principio fundamental de que, de los dos alelos que tiene un padre en un locus dado, solo uno de ellos se transmitirá a la descendencia, por lo que un padre con el genotipo *AA* siempre transmitirá el alelo *A*, con el genotipo *aa* siempre transmitirá el alelo *a*, y con el genotipo *Aa* transmitirá el alelo *A* en la mitad de los gametos y el alelo *a* en la otra mitad. Una situación similar ocurrirá en el otro progenitor, de modo que cuando se produzca la fertilización, la probabilidad de que el embrión sea *AA* resulta de la probabilidad conjunta de que un espermatozoide sea portador de *A* y un óvulo también sea portador de *A*, como se representa en la Figura 6.1.

Figura 6.1. Ocurrencia de diferentes genotipos en la descendencia en función de la segregación alélica en los gametos de los padres.

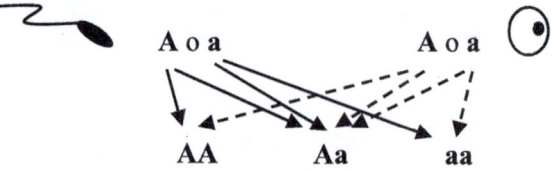

De forma más general, se puede calcular la probabilidad de ocurrencia de determinado genotipo en la descendencia en función de las frecuencias alélicas de los padres utilizando un *cuadrado de Punnett*. Este corresponde a un diagrama que permite calcular la probabilidad de los diferentes genotipos en los descendientes, obtenida por el producto de las frecuencias alélicas en los progenitores (que a su vez dependen de su genotipo), tal como se representa en la figura 6.2. Note que, en el cuadrado de Punnett, la probabilidad de ocurrencia de un genotipo en la descendencia resulta del producto de las frecuencias de los alelos en los progenitores que dan origen a este genotipo.

Figura 6.2. Cuadrado de Punnett aplicado a las dos generaciones de apareamientos del Ejemplo 6.1.

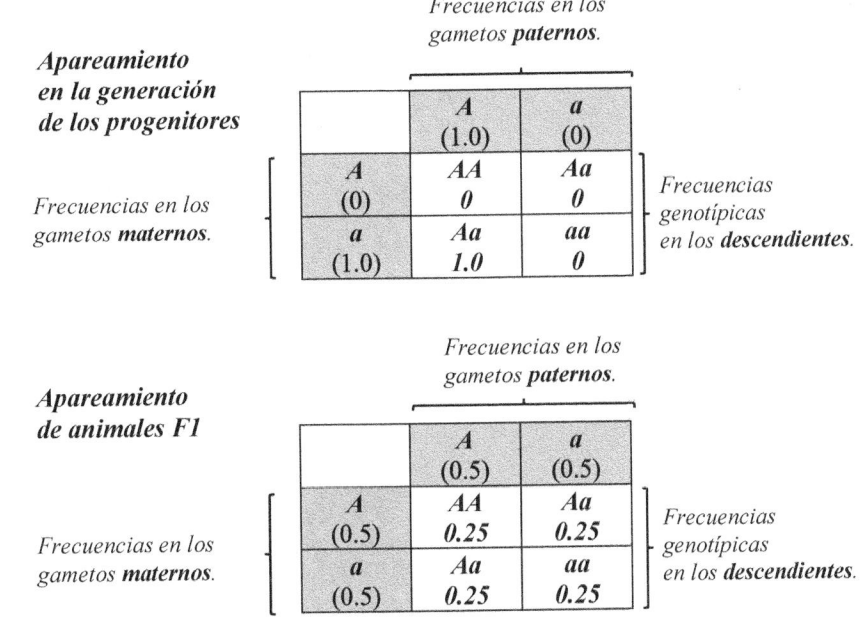

Hasta ahora hemos considerado la situación de un locus con dos alelos, pero los conceptos desarrollados pueden fácilmente aplicarse a situaciones de varios alelos en el mismo locus o al caso de varios loci. Más adelante consideraremos varios alelos en un locus, pero vamos ahora a considerar la hipótesis de trabajar con varios loci, y vamos a comenzar por admitir que estos se encuentran en cromosomas distintos (para asegurar que su segregación es independiente).

Consideremos por ejemplo el color del pelaje en vacas de aptitud lechera, y admitamos que estamos trabajando con las razas Holstein y Montbéliarde[4]. La raza Holstein es normalmente negra y blanca, siendo esta coloración dominante con respecto a la coloración colorada y blanca del Montbéliarde. A su vez, el Montbéliarde tiene la cara blanca, que es una característica dominante con respecto a la cara negra Holstein. ¿Qué ocurriría si cruzamos estas dos razas para obtener la F1? ¿Y si después cruzamos los descendientes F1 para obtener F2? Esta secuencia de acontecimientos se encuentra ilustrada en el Ejemplo 6.3., constatándose que en la F2 hay 9/16 terneros negros de cara blanca, 3/16 negros de cara negra, 3/16 colorados de cara blanca y 1/16 colorados de cara colorada.

---

[4] Que, por cierto, son dos razas que se utilizan con frecuencia en el cruzamiento de las vacas lecheras.

Ejemplo 6.3.

Apareamiento de toros Montbeliarde y vacas Holstein para obtener F1, seguido de apareamiento de F1 para obtener F2. El pelaje puede ser berrendo en negro (genotipo RR en Holstein) o colorado (genotipo rr en Montbeliarde), siendo R dominante. La cara puede ser de color (bb en Holstein) o blanca (BB en Montbeliarde), siendo B dominante. En el diagrama, el color oscuro representa negro y el gris claro representa el colorado.

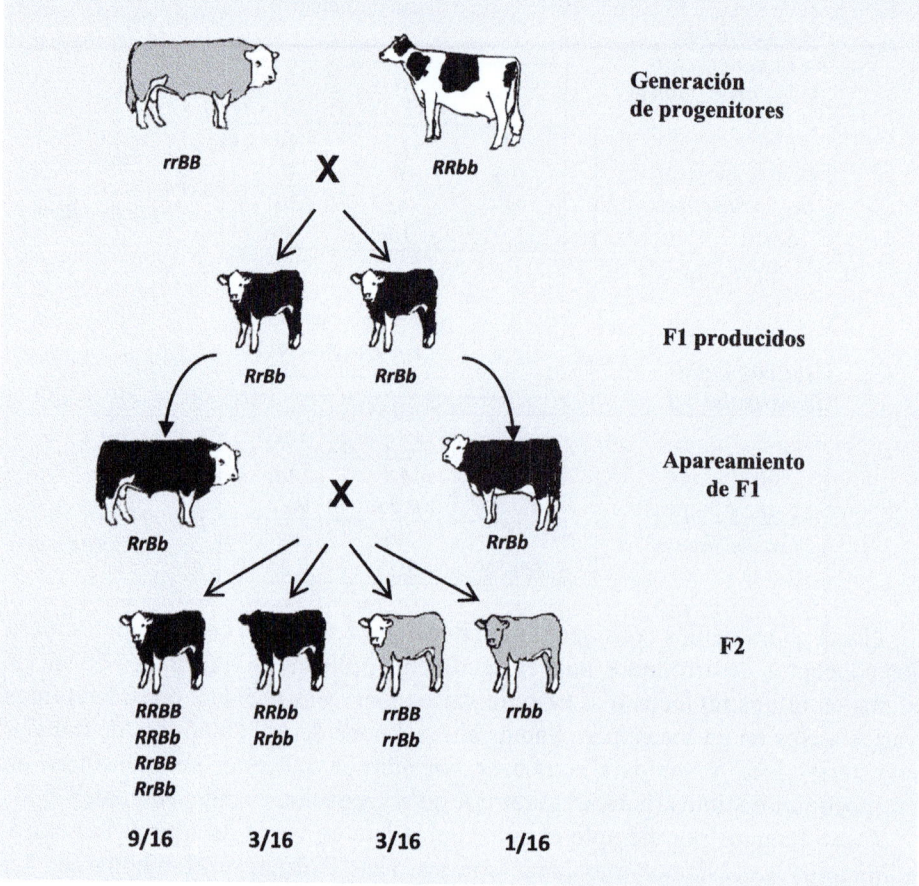

La distribución de genotipos resultantes del apareamiento de los animales F1 en el Ejemplo 6.3. puede ser obtenida por medio del cuadrado de Punnett, que en este caso tiene la particularidad de tener que tomar en cuenta las varias combinaciones posibles en los gametos para los alelos en los dos loci diferentes (pelaje y color de la cara), que después se traducen en diversas combinaciones genotípicas posibles en la F2. De cualquier forma, tal como en los casos anteriores, la frecuencia de cada genotipo en los dos loci considerados es obtenida por el producto de las frecuencias alélicas respectivas en los padres y en las madres. Los resultados para este ejemplo se encuentran en la Figura 6.3.

Figura 6.3. *Cuadrado de Punnett aplicado al apareamiento entre individuos F1 del Ejemplo 6.3.*

Frecuencias en los gametos paternos producidos por los F1.

	RB (1/4)	**Rb** (1/4)	**rB** (1/4)	**rb** (1/4)
RB (1/4)	**RRBB** *1/16*	**RRBb** *1/16*	**RrBB** *1/16*	**RrBb** *1/16*
Rb (1/4)	**RRBb** *1/16*	**RRbb** *1/16*	**RrBb** *1/16*	**Rrbb** *1/16*
rB (1/4)	**RrBB** *1/16*	**RrBb** *1/16*	**rrBB** *1/16*	**rrBb** *1/16*
rb (1/4)	**RrBb** *1/16*	**Rrbb** *1/16*	**rrBb** *1/16*	**rrbb** *1/16*

Frecuencias en los gametos maternos producidos por los F1.

Frecuencias genotípicas en los descendientes (F2)

Este ejemplo demuestra que los alelos para la coloración de pelaje y para la coloración de la cabeza son transmitidos independientemente unos de otros, e ilustra la tercera ley de Mendel:

-Ley de segregación independiente de los alelos, indicando que los loci que afectan características diferentes segregan de forma independiente. En estas condiciones, la existencia de determinadas combinaciones en el conjunto de los dos loci, resulta de la probabilidad conjunta de que los dos genotipos ocurrieran en la descendencia de un apareamiento.

6.4. Herencia no mendeliana

Aunque, en la mayoría de los genes, la transmisibilidad de los alelos de una generación a otra obedece las leyes de Mendel, hay algunos casos en que eso no sucede, y es importante comprender las razones subyacentes, ya que estas excepciones normalmente no afectan a la aplicabilidad general de los postulados de Mendel. En resumen, los casos de ausencia de conformidad con las leyes de Mendel pueden reflejarse en una distribución de descendientes que no está de acuerdo con las proporciones mendelianas o en la segregación no independiente de los genes considerados. En el caso de no haber compatibilidad con las proporciones mendelianas, esto puede suceder porque la distribución de fenotipos no está de acuerdo con estas proporciones, a pesar de que los genotipos si lo están, o bien porque los propios genotipos no están en proporción mendeliana. Entre las posibles causas de segregación no Mendeliana, consideraremos aquí los siguientes casos:

- *Genotipos letales*
- *Acción génica diferente de la dominancia completa*

- *Genes con expresión distinta según el sexo*
- *Genes presentes en los cromosomas sexuales*
- *Epistasis*
- *Loci en desequilibrio de ligamiento*

Genotipos letales

Como veremos en el Capítulo 7, a veces ciertos genotipos son letales. Estas situaciones son particularmente difíciles de identificar si la mortalidad inducida por el genotipo letal ocurre en una fase embrionaria precoz, porque en este caso el fenotipo letal puede pasar desapercibido, aparentando una segregación no mendeliana.

Consideremos el caso de la presencia/ausencia de la cola en los gatos, como está representado en el Ejemplo 6.4.

Ejemplo 6.4.

En la Isla de Man existe una raza de gatos conocida como Manx, que se caracteriza por la ausencia de cola en la mayoría de los animales. Esta condición es el resultado de una mutación en el locus T, que cuando se produce se traduce en un gen con acción de dominancia, en el que los animales no tienen cola. Sin embargo, este gen tiene una acción letal en individuos homocigotos dominantes, que mueren durante la gestación. En condiciones mendelianas "normales", si tuviéramos que aparear dos animales heterocigotos sin cola (es decir, animales sin cola que en el pasado han producido descendencia con cola) esperaríamos tener descendencia con y sin cola en una proporción de 3:1. Sin embargo, las proporciones observadas son solo 2:1, lo que indica que los animales homocigotos dominantes se perdieron debido a la mortalidad embrionaria. En estas condiciones, es evidente que no hay reproductores sin cola que sean homocigotos dominantes.

En resumen, como en el gato Manx, la ausencia de cola está determinada por un alelo dominante en el locus T y el genotipo TT es letal, si apareamos entre sí animales sin cola (necesariamente heterocigotos Tt) el resultado esperado es:

		Tt	
		T (0.5)	*t (0.5)*
Tt	*T (0.5)*	✖ **TT**	**Tt**
	t (0.5)	**Tt**	**tt**

Al final, solo nacen gatos sin y con cola en una proporción de 2:1, porque el genotipo TT es letal, provocando mortalidad embrionaria.

En este ejemplo, la segregación de los genotipos fue mendeliana al principio, pero la distribución fenotípica no lo fue, debido a la letalidad de uno de los genotipos. Una situación idéntica a la descrita aquí para el gato Manx se da con el alelo blanco dominante en el caballo, que también es letal en la condición homocigótica (ver Van Vleck *et al.*, 1987).

Acción génica diferente de la dominancia completa

En los trabajos de Mendel con guisantes, las características estudiadas eran todas afectadas por genes con acción de dominancia, y fue en esa perspectiva que los principios fueron inicialmente establecidos. Sin embargo, muchas características están afectadas por genes cuya acción génica es distinta, y en que la distribución de fenotipos no corresponde estrictamente a las proporciones mendelianas. Tal es el caso, por ejemplo, de genes con acción génica de codominancia, o dominancia incompleta o aditiva, en que el heterocigótico es diferente de cualquiera de los homocigóticos. También será así en el caso de genes en que existe epistasis, esto es, la expresión del genotipo en un determinado locus depende del genotipo en otro locus. En estos escenarios, la distribución de los genotipos debería corresponderse con las proporciones mendelianas, aunque para los fenotipos ya no exista, por ejemplo, la distribución clásica de 3:1 observada en la dominancia completa, sino que habrá una distribución 1:2:1 en el caso de la acción aditiva o de dominancia incompleta. Existen otros ejemplos en que la expresión fenotípica de determinado genotipo no ocurre en todos los individuos que lo poseen (penetrancia incompleta), y en estos casos la distribución de fenotipos puede diferir bastante de las proporciones esperadas, a pesar de que la distribución de genotipos sea mendeliana.

Genes con expresión diferente en función del sexo

En algunos casos, el mismo genotipo tiene una expresión diferente en los machos y en las hembras. Es este el caso, por ejemplo, de la presencia de cuernos en ovinos (en ciertas razas los machos poseen cuernos y las hembras son mochas), o la forma de la cresta en gallináceos (que es de mayor dimensión y más exuberante en los machos). En cualquiera de estos casos, sin embargo, la distribución de genotipos y su transmisión de generación en generación continúan respetando la distribución Mendeliana, aunque la expresión fenotípica esté condicionada por el sexo del individuo.

Genes presentes en los cromosomas sexuales

En los mamíferos, la hembra es homogamética (XX) y el macho es heterogamético (XY). Obviamente, en estos casos, la segregación no es mendeliana, ya que en el caso del cromosoma Y existe solo una copia en los machos y la transmisión es siempre por vía paterna, no habiendo por lo tanto segregación. Una situación similar ocurre en el caso del ADN mitocondrial, que se transmite solamente por vía materna, como fue discutido en el Capítulo 5.

En el caso de los genes presentes en el cromosoma X, la situación es diferente, ya que la segregación continúa siendo no mendeliana, pero la expresión depende del sexo. De esta forma, en el caso de genes recesivos presentes en el cromosoma

X, el alelo recesivo se expresa siempre que esté presente en el sexo heterogamético y solo en los animales homocigóticos del sexo homogamético.

Existen varios casos de genes presentes en el cromosoma X, y en el Ejemplo 6.5. se describe uno de ellos, más específicamente el caso de hemofilia A en caninos. Esta patología se debe a una mutación en el gen que codifica el Factor VIII (que está involucrado en el proceso de coagulación de la sangre), y está presente en los machos que poseen una copia del alelo mutante y en las hembras que poseen dos copias. Queda así claro que la frecuencia será mucho más elevada en los machos, ya que las hembras tienen que ser homocigotas para manifestar la hemofilia. Por otro lado, los machos hemofílicos trasmitirán el alelo mutante a todas sus hijas y a ninguno de sus hijos, y es esperable que la mitad de los hijos del sexo masculino de hembras portadoras sean hemofílicos.

Ejemplo 6.5.

En el perro, la hemofilia es causada por un gen recesivo (h) en un locus presente en el cromosoma X. En este caso, la relación entre genotipo y existencia de hemofilia según el sexo puede ser esquematizada de la siguiente forma:

	Machos	*Hembras*
Normales	$X_H Y$	$X_H X_H$ ou $X_H X_h$
Hemofílicos	$X_h Y$	$X_h X_h$

Con base en esta relación, se torna obvio que la hemofilia puede ocurrir en los dos sexos, pero su aparición es mucho menos probable en las hembras.

Admitamos que fueron apareados machos no hemofílicos ($X_H Y$) y hembras portadoras ($X_H X_h$). En este caso, el cuadrado de Punnett adaptado al caso en que los machos son "haploides" será:

$$
\begin{array}{c|c|c}
 & \multicolumn{2}{c}{\textit{Madres}} \\
 & X_H & X_h \\
\hline
X_H & X_H X_H & X_H X_h \\
\hline
Y & X_H Y & X_h Y \\
\end{array}
$$

Padres

En este caso, admitiendo que la proporción de machos y hembras es igual, la probabilidad de que, en los descendientes nacidos, uno de ellos sea:

P (macho hemofílico) = 0.25

P (macho normal) = 0.25

P (hembra hemofílica) = 0

Epistasis

Normalmente, cuando hay epistasis, no se observa segregación mendeliana, ya que la distribución de fenotipos que resulta del genotipo en un locus dado, también depende del genotipo en otro locus con el que hay interacción. Un caso bien estudiado de epistasis es la coloración del pelaje en varias especies, en las que a menudo hay varios loci involucrados, que interactúan entre sí. El ejemplo más común de epistasis es el albinismo, que es una característica común a muchas especies, controlado por un gen recesivo de acción epistática. En este caso, cuando el animal es homocigoto recesivo en el locus del albinismo, será albino, independientemente de lo que otros loci puedan determinar en términos del color del pelaje. Por otro lado, si el locus del albinismo no es homocigótico recesivo, el animal manifestará el color que está determinado por los otros loci. Esta situación se representa para el ganado Holstein en el Ejemplo 6.6.

Ejemplo 6.6.

Como ejemplo de epistasis, consideremos la segregación del gen albino en ganado Holstein. Supongamos por simplicidad que el color del pelaje está determinado por el locus B (B_ es negro, bb es rojo⁵) y condicionado por el locus albino (aa es albino; A_ tiene un color normal).

Supongamos que se aparean un toro y una vaca que son homocigotos BB y heterocigotos Aa. Como se ve en el diagrama a continuación, esperamos tener 1/4 albinos y 3/4 terneros con pelaje berrenda en negro⁶, ya que el genotipo aa impide la expresión del color del pelaje negro.

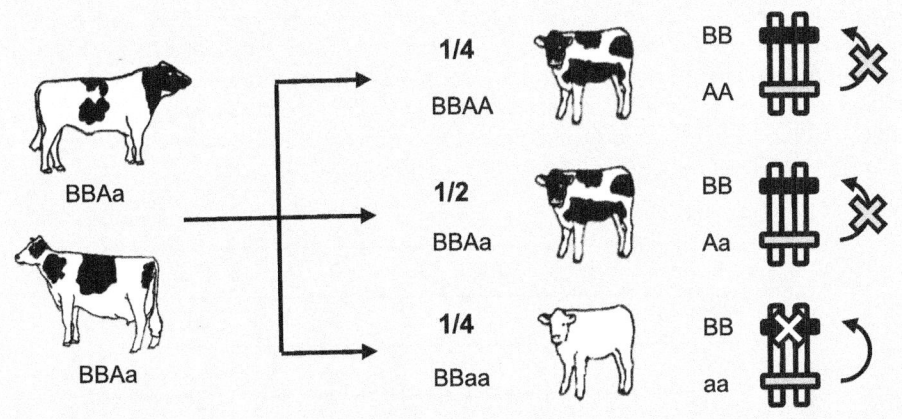

En este diagrama, del lado derecho, se representa la interacción entre los dos loci, donde en el tercer caso el locus del albinismo impide la manifestación del otro locus (B) que controla la coloración del pelaje.

Podríamos ampliar este caso, por ejemplo, considerando que tanto el toro como la vaca eran BbAa dobles heterocigotos, y calcular las frecuencias esperadas en la descendencia, que podría ser berrenda en negro, berrenda en colorado o albina.

Dos ejemplos adicionales en caballos y perros ayudan a interpretar el concepto de epistasis en características cualitativas, aunque el mismo concepto también se aplica a las características cuantitativas (ver Sección 6.5).

---

⁵ La notación B_ significa que el genotipo puede ser BB o Bb.
⁶ En algunos países este tipo de capa se llama overo negro.

Ejemplo 6.7.

En los caballos, existen interacciones entre los loci a diferentes niveles, que afectan el color del pelaje. Por ejemplo, hay dos loci (Agoutí y Extensión, cada uno con dos alelos) que juntos determinan el color básico del pelaje de un caballo. En este caso, el patrón de color que traduce esta interacción epistática se puede resumir de forma simplificada de la siguiente manera:

Locus Agoutí

		AA o Aa	*aa*
Locus Extensión	*EE o Ee*	*Castaño o zaíno*	*Negro*
	ee	*Alazán*	*Alazán*

Ejemplo 6.8.

Otro caso de interacción entre loci, que afecta el color del pelaje en los perros, es el que determina el pelaje dorado, chocolate o negro en el Labrador. Estos pelajes están controlados por los loci B y E, que interactúan para determinar el color del pelaje. Cuando el locus B es B_ (es decir, BB o Bb), la determinación genética es que el pelaje sea negro; cuando es bb debería ser chocolate. Sin embargo, esta expresión está condicionada por el locus E, de manera que cuando el genotipo sea ee el animal es dorado, y cuando sea E_ será lo que determine el locus B. En consecuencia, el diagrama de la coloración del pelaje en el Retriever es el siguiente:

Locus B

		BB	*Bb*	*bb*
	EE	*Negro*	*Negro*	*Chocolate*
Locus E	*Ee*	*Negro*	*Negro*	*Chocolate*
	ee	~~*Negro*~~ *Dorado*	~~*Negro*~~ *Dorado*	~~*Chocolate*~~ *Dorado*

En este ejemplo, el color tachado con la línea horizontal es aquel cuya expresión no es permitida por el genotipo ee en el locus E.

Loci en desequilibrio de ligamiento

Como vimos en la sección anterior, la segregación mendeliana presupone que los alelos en diferentes loci son segregados de forma independiente. En el Ejemplo 6.3. vimos que las dos características consideradas (color del pelaje y color de la cara en bovinos) eran afectadas por dos loci que segregaban de forma independiente, y en la mayoría de los casos es realmente así. Sin embargo, esta independencia de los diferentes loci no siempre se observa, y esto puede suceder para loci que se encuentran en el mismo cromosoma (los llamados loci en sintenia) especialmente si esta ubicación es cercana, ya que en este caso tienden a transmitirse a la descendencia conjuntamente como un bloque. Estos bloques que tienden a transmitirse conjuntamente se conocen como haplotipos y corresponden a la combinación de genotipos en varios loci, que tienden entonces a ser transmitidos en conjunto. El Ejemplo 6.9. representa el caso de un haplotipo que combina los loci A, B y C, y en este caso lo que se transmite a la descendencia es la combinación de alelos (*Abc* o *aBC*, por ejemplo) y no cada uno de los alelos individualmente. Esto ocurre al menos en las primeras generaciones, ya que, como veremos a continuación, la tendencia es que estos ligamientos se vayan perdiendo con el tiempo.

Ejemplo 6.9.
Ejemplo de cromosomas homólogos en un individuo y representación del haplotipo resultante de la combinación de alelos en tres loci (A, B y C) ubicados en el mismo cromosoma. Cada locus tiene dos alelos (representados por la letra minúscula o mayúscula) y en este caso el individuo recibió el haplotipo Abc de uno de los progenitores y el haplotipo aBC del otro progenitor.

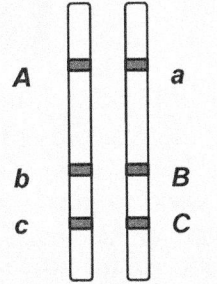

Hay algunos casos en los que estos haplotipos son muy sólidos y en que difícilmente hay separación de los loci que son segregados conjuntamente. Un caso bien conocido es el del genotipo en el locus PrP de los ovinos, en que la segregación es, por ejemplo, para el haplotipo ARR, ARQ o VRQ, y no para las mutaciones individuales A/V en la posición 136, o R/Q en la posición 171, ya que estas, en realidad, no segregan independientemente una de otra (ver Capítulo 7).

Cuando los genotipos en los dos loci están asociados, decimos que están en desequilibrio de ligamiento (*Linkage desequilibrium*, LD), y esto significa que su segregación no es independiente.

A medida que avanzan las generaciones, los bloques en el mismo cromosoma (y por lo tanto el LD) tienden a romperse por recombinación genética, como resultado del proceso conocido como "*crossing over*", que es el intercambio de segmentos entre cromosomas homólogos durante la meiosis, como se ilustra en la Figura 6.4. Esta recombinación genética lleva a que se rompa el ligamiento existente entre loci, y esta ruptura del ligamiento es más común cuanto más distante es la localización de los loci en los autosomas. Obviamente, este proceso conocido como recombinación, se observa solo en los casos en los que existe la posibilidad de intercambiar segmentos entre cromosomas homólogos, lo que no es el caso del mt-DNA o de las regiones no recombinantes de crY. Por tanto, estos marcadores monoparentales se han utilizado a menudo para estudiar la evolución y la estructura genética de poblaciones animales, ya que inicialmente se espera que una secuencia determinada esté bastante más conservada en la transmisión de la madre a los descendientes, salvo que se produzca una mutación durante este proceso (ver Capítulo 5).

Figura 6.4. *Emparejamiento de cromosomas homólogos, establecimiento de quiasma e intercambio de segmentos (crossing over).*

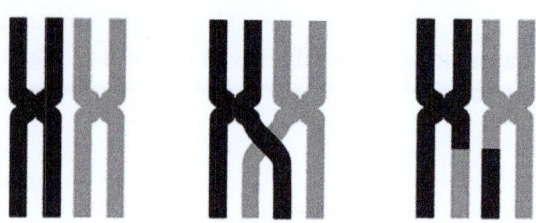

En el caso de los marcadores autosómicos, habrá una tendencia a que el bloque de loci que segreguen juntos se vaya rompiendo generación tras generación, creando así progresivamente una mayor independencia en la segregación y, por tanto, un menor LD. Obviamente, esta tendencia a la recombinación será más fuerte cuanto más separados en el cromosoma estén los dos loci considerados, de modo que la distancia entre loci puede inferirse por su frecuencia de recombinación, traducida en una medida conocida como centimorgan[7].

La tendencia de que dos loci en un cromosoma segreguen juntos o no, traducida en LD, refleja así no solo su distancia física, sino también la historia evolutiva de la población. Este tema se trata con más detalle en el Capítulo 22.

6.5. Modo de acción de los genes

Hasta ahora solo hemos considerado algunos genes que afectan a características cuya expresión es cualitativa (color del pelaje, por ejemplo), pero la mayoría de los caracteres con los que trabajamos en producción animal son de naturaleza cuantitativa. Sin embargo, podemos aplicar en esos casos unos principios similares a los que fueron desarrollados en este capítulo para los caracteres cualitativos.

Supongamos un caso ultra simplificado, en que consideramos que el contenido de proteína en la leche bovina se determina solo por el genotipo en el locus de la K-caseína, con alelos A y B. Se ha genotipado un grupo de vacas para este locus, se determinó el porcentaje de proteína en la leche y se calculó el contenido medio para cada genotipo. Varios escenarios pudieron haber ocurrido, como se ve representado en el Ejemplo 6.10.

---

[7] Un centimorgan (cM) corresponde a un producto recombinante en cada 100; en los mamíferos domésticos, un cM corresponde a una distancia de cerca de un millón de bases.

Ejemplo 6.10.

Ejemplos del tenor medio de proteína en la leche según el genotipo de la K-caseína, admitiendo diferentes escenarios del modo de acción génica.

Genótipo	Acción génica			
	Aditiva	Dominancia completa	Dominancia incompleta	Sobre-dominancia
AA	3	3	3	3
AB	3.5	4	3.8	4.5
BB	4	4	4	4

Los resultados del Ejemplo 6.10. se encuentran representados gráficamente en la Figura 6.5. Nótese que, en este ejemplo, el contenido medio de proteína en todos los escenarios es igual a 3 en los animales de genotipo *AA*, y 4 en los genotipos *BB*. Por consiguiente, la media de los dos homocigotas *AA* y *BB* es igual a 3.5. Lo que difiere entre los distintos escenarios es el valor del heterocigótico, y por lo tanto como este se sitúa relativamente a los dos homocigóticos.

Figura 6.5. *Representación gráfica del tenor proteico medio según el tipo de acción génica, de acuerdo con los datos del Ejemplo 6.10.*

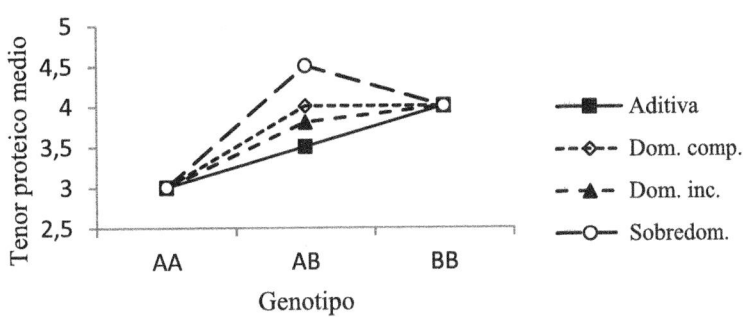

La calificación del tipo de acción génica se hace en función de cómo el heterocigoto se sitúa en relación con la media de los homocigotos, y puede ser resumida de la siguiente forma:

- Acción génica del tipo aditivo: el heterocigótico tiene un valor igual a la media de los homocigóticos;

- Acción de dominancia completa: el heterocigótico tiene un valor igual a uno de los homocigóticos (frecuentemente el de valor superior);

- Acción de dominancia incompleta: el heterocigótico tiene un valor superior a la media de los homocigóticos, pero no llega a ser igual al mejor de los homocigóticos;

- Acción de sobredominancia: el heterocigótico excede al mejor de los homocigóticos.

De una forma más generalizada, podemos considerar que el tipo de acción génica corresponde al que se encuentra representado en la Figura 6.6., en que el valor de cada genotipo está representado como el desvío de la media de los dos homocigóticos (línea punteada horizontal). En esta figura, el valor de BB es igual a a, AA es igual a $-a$, y AB es igual a d.

En este formato genérico, es fácil constatar que el tipo de acción génica puede ser de inmediato identificado considerando al valor del heterocigótico, tal como se resume en el Cuadro 6.1.

Figura 6.6. *Valor medio de cada genotipo para un caso general, expresado como desviación del valor medio de los homocigóticos (representado por la línea punteada horizontal).*

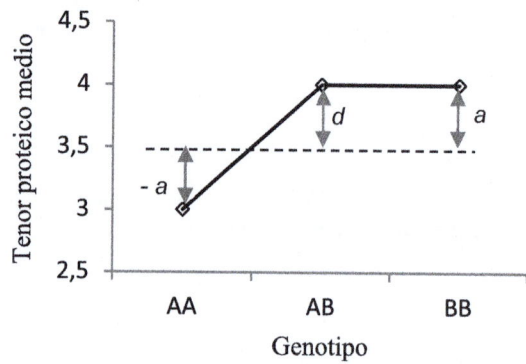

Cuadro 6.1. *Resumen de los tipos de acción génica según el valor del heterocigótico, utilizando la notación de la Figura 6.6.*

Acción génica	Valor del heterocigótico (d)
Aditiva	$d = 0$
Dominancia completa	$d = a$
Dominancia incompleta	$0 < d < a$
Sobredominancia	$d > a$

Consideremos ahora qué consecuencias pueden resultar de los diferentes modos de acción génica cuando queremos mejorar una población.

Retomemos los valores del Ejemplo 6.10., e imaginemos que tenemos dos razas X e Y, siendo X homocigota para el alelo A, e Y homocigota para el alelo B. Crucemos estas dos razas para obtener F1, y luego cruzamos F1 para obtener F2. Los resultados de este programa de cruzamiento, generación tras generación, se resumen en el Ejemplo 6.11.

Note que las frecuencias genotípicas en cada generación se obtienen utilizando el cuadrado de Punnett, ya que la segregación se considera mendeliana[8]. El promedio esperado de un determinado grupo se calcula para cada tipo de acción génica, ponderando las frecuencias genotípicas por el valor promedio de cada genotipo en el escenario considerado (del Ejemplo 6.10.). Por ejemplo, para F2, la media esperada se puede calcular como:

- Acción aditiva

$$\left(\frac{1}{4}\times 3\right)+\left(\frac{1}{2}\times 3.5\right)+\left(\frac{1}{4}\times 4\right)=3.5$$

- Acción de dominancia

$$\left(\frac{1}{4}\times 3\right)+\left(\frac{1}{2}\times 4\right)+\left(\frac{1}{4}\times 4\right)=3.75$$

Ejemplo 6.11.
Frecuencias genotípicas en diferentes generaciones y promedios esperados con diferentes tipos de acción génica (datos del Ejemplo 6.10.), partiendo de dos razas X e Y que se cruzan para producir F1, luego F2, etc. Los valores en cursiva corresponden a las medias de las dos razas puras X e Y.

	Frec. genotípicas			Media esperada	
Grupo	**AA**	**AB**	**BB**	**Acción aditiva**	**Dominancia completa**
X	1	0	0	3	3
Y	0	0	1	4 *} 3.5*	4 *} 3.5*
F1	0	1	0	3.5	4
F2	1/4	1/2	1/4	3.5	3.75
F3	1/4	1/2	1/4	3.5	3.75

Vemos así que, en el caso de la acción de tipo aditivo, el promedio de la descendencia es siempre igual al promedio de los padres, y permanece constante generación tras generación. Por lo tanto, podemos predecir el resultado en la próxima generación y, cuando elegimos los mejores animales, esperamos que su apareamiento dé como resultado una descendencia con resultados idénticos a los suyos, y por lo tanto mejores que la media de la generación anterior. En este caso, sería aconsejable la selección.

En el caso de la acción de dominancia, la media de la descendencia puede ser superior a la media de los padres (al comparar F1 con la media de las dos razas

---

[8] Por ejemplo, las frecuencias génicas en la F1 son f(A) = f(B) = 0.5; consecuentemente, las frecuencias genotípicas en la F2 serán de 1/4, 1/2, 1/4 para AA, AB y BB, respectivamente. En esta F2 las frecuencias génicas son también f(A) = f(B) = 0.5, por lo que las frecuencias genotípicas se mantienen.

puras que le dieron origen), menor (al comparar F2 y F1) o igual (al comparar F3 con F2). En este caso, tenemos un beneficio inicial de cruzar razas puras (lo que se traduce en la llamada heterosis), pero este beneficio solo se mantiene parcialmente en las generaciones posteriores. Estos resultados indican que el cruzamiento podría ser una buena opción en el caso de la acción de dominancia completa.

Este ejemplo simulado demuestra que el resultado productivo de utilizar un grupo de animales de un determinado genotipo depende mucho del tipo de acción génica prevalente. En consecuencia, el modo de acción de los genes que predomina en los loci que afectan a una determinada característica es decisivo en la estrategia a seguir con respecto a la mejora genética ya que, como veremos más adelante, es el hecho de que la acción génica sea predominantemente de tipo aditivo o no aditivo lo que determina la heredabilidad de una característica, así como la depresión consanguínea a la que estará sujeta o la heterosis de la que pueda beneficiarse. Finalmente, consideremos la posibilidad de que el carácter en cuestión sea afectado simultáneamente por los loci A (alelos *A* y *a*) y B (alelos *B* y *b*).

Supongamos dos escenarios posibles que reflejan la relación entre la media del carácter en cuestión y la combinación de genotipos en los loci A y B, como se representa en el Ejemplo 6.12. En este caso, los animales que tienen, por ejemplo, el genotipo *AaBb* tienen una tasa de ovulación promedio de 7 en el escenario 1, y 8 en el escenario 2.

Ejemplo 6.12.
Tasa de ovulación media en ratones según la combinación de genotipos en los loci A y B, admitiendo dos escenarios posibles.

Genotipo	Escenario 1			Escenario 2		
	AA	Aa	aa	AA	Aa	aa
BB	8	7	6	10	8	6
Bb	8	7	6	10	8	6
bb	4	3	2	5	4	3

Note que, en los dos escenarios, el locus A tiene una acción de tipo aditivo y el locus B una acción de dominancia completa, pero luego los dos escenarios difieren. En el escenario 1, cada copia del alelo favorable *A* confiere un aumento de 1 unidad (independientemente del genotipo en el locus B) al pasar de *aa* a *Aa* y de *Aa* a *AA*. De igual forma, la primera copia del alelo *B* (paso de *bb* a *Bb*) confiere un aumento de 4 unidades independientemente del genotipo en el locus A, y luego permanece igual cuando pasa de *Bb* a *BB* (traduciendo la dominancia en este locus).

En el escenario 2 los resultados de las diferentes combinaciones siguen un patrón diferente, ya que cuando el alelo favorable *A* reemplaza a *a* (es decir, al pasar de *aa* a *Aa* o de *Aa* a *AA*) el aumento de la media es de 2 unidades cuando el locus B tiene el genotipo *BB* o *Bb*, y solo 1 unidad cuando el locus B tiene el genotipo *bb*. Por otro lado, cuando el locus B pasa de *bb* a *Bb*, el aumento es de 5, 4 o 3 unidades, dependiendo de si el genotipo de A es *AA*, *Aa* o *aa*, respectivamente.

Por lo tanto, podemos ver que, en el escenario 2, hay una clara interacción entre los dos loci, ya que el promedio para un determinado genotipo en el locus A depende de qué genotipo está en el locus B, y viceversa. Estamos así ante un caso de interacción entre loci que se denomina epistasis, similar a la interacción entre loci que ya hemos mencionado para caracteres cualitativos.

Para saber más…

Brooker, R.J. 2012. Genetics: analysis and principles. 4th Edition. McGraw-Hill Inc.

Crow, J.F. 1985. Transmission genetics: the rules of inheritance. En: General and Quantitative Genetics (A. B. Chapman, Ed.). World Animal Series, A4. Elsevier Science Publishers.

Griffiths, A.J.F., S.R. Wessler, S.B. Carroll, J. Doebley. 2015. Introduction to Genetic Analysis. 11th Edition. W. H. Freeman and Company.

Hartwell, L., M.L. Goldberg, J. Fischer, L. Hood. 2017. Genetics: From Genes to Genomes, 4th Edition. McGraw-Hill Inc.

Nicholas, F.W. 2009. Introduction to Veterinary Genetics, 3rd Edition. Wiley-Blackwell.

Van Vleck, L.D., E.J. Pollak, E.A.B. Oltenacu, 1987. Genetics for the Animal Sciences. W. H. Freeman and Co.

7. Genes simples con importancia en mejoramiento animal

7.1. Introducción

En los animales domésticos, hay varios ejemplos de situaciones en las que un solo gen es responsable de determinada expresión de una característica (por ejemplo, presencia/ausencia de cuernos), que es así considerada una *característica monogénica*. También son de naturaleza monogénica los denominados *genes deletéreos*, que dan lugar a problemas de morbilidad o mortalidad, y que normalmente son recesivos (aunque también pueden tener otro modo de acción). Estos genes deletéreos ocurren normalmente con una frecuencia baja en la población donde se encuentran, pero debe tenerse en cuenta que un posible aumento de la consanguinidad da lugar inevitablemente a un aumento en la frecuencia de individuos homocigotos, incluidos los recesivos deletéreos.

En algunos otros casos, existe un gen con un efecto muy acentuado sobre una característica de interés, considerado como un *gen mayor*, y un ejemplo de esto es la hipertrofia muscular en el ganado bovino. Sin embargo, la mayoría de las características cuantitativas con las que trabajamos se consideran poligénicas, asumiéndose que existe la influencia de una gran cantidad de genes (modelo infinitesimal), aunque en ocasiones algunos de ellos pueden tener un efecto más acentuado.

Aunque inicialmente no se tenía un conocimiento detallado de qué genes podrían estar involucrados, los programas de selección organizados se estructuraron en las principales especies animales, sobre todo a lo largo de la segunda mitad del siglo XX, basados fundamentalmente en la recolección y procesamiento de información fenotípica y genealógica, y apoyados por tecnologías reproductivas como la inseminación artificial. Como resultado de este trabajo, se lograron respuestas notables en varias características de producción, especialmente en especies sujetas a regímenes de producción más intensificados y con empresas de selección más intervinientes (ver Capítulo 20).

En la transición al siglo XXI, los desarrollos en diferentes áreas de la biología molecular abrieron la posibilidad de utilizar marcadores genéticos de diferentes tipos como herramientas para apoyar la selección, bajo el supuesto de que podrían existir genes con un efecto más importante sobre las características deseadas. El abordaje en estos casos siguió esencialmente dos caminos: por un lado, se intentó investigar la presencia de uno (o más) genes candidatos que, debido al conocimiento de la biología inherente, podrían estar directamente involucrados en una determinada característica (por ejemplo, gen de K-caseína y contenido de proteína de la leche); alternativamente, se buscaron marcadores asociados que, a pesar de no ser el gen codificante en sí, están ligados estrechamente con genes que afectan un carácter particular. Debe reconocerse que, en la mayoría de los casos, no hubo mucho éxito en la investigación de estos marcadores, y cuando se encontraron asociaciones significativas, a menudo fueron específicos de determinada raza. Por lo tanto, este enfoque de selección asistida por marcadores fue reemplazado rápidamente por la selección genómica, tan pronto como se volvió viable con la existencia de paneles de SNP de densidad variable, disponibles para varias especies.

Actualmente, a pesar de que la prioridad en muchas especies está centrada en la selección genómica, existen genes simples que siguen siendo importantes en muchos casos, tanto por su impacto positivo en términos productivos, como por la influencia negativa que pueden tener si son genes deletéreos. La lista de genes de un tipo u otro es muy larga en todas las especies y, obviamente, no está dentro del alcance de este libro, sobre todo por la necesidad permanente de actualizarla. Sin embargo, existen bases de datos públicas que reúnen la información publicada en la literatura, y que permiten acceder a información consolidada para las diferentes especies animales. Entre estas bases de datos, la que se ha considerado como referencia se titula "Online Mendelian Inheritance in Animals"[1]. Se aconseja a los lectores interesados consultar esta base de datos, así como la bibliografía indicada al final de este capítulo, que incluye información adicional para cada una de las principales especies domésticas.

En este capítulo se realiza una síntesis de algunos de los principales casos conocidos de genes simples asociados a determinadas características en las

---

[1] Disponible en www.omia.org.

principales especies animales, dando una breve nota de su control genético y de las respectivas consecuencias.

7.2. Genes reguladores de la apariencia externa

7.2.1. Color del pelaje

La pigmentación del pelaje resulta de la presencia o ausencia de melanina, que a su vez resulta del metabolismo de la tirosina, y que se acumula en los melanosomas presentes en el citoplasma de los melanocitos. Dos tipos de melanina pueden estar presentes, conocidos como eumelanina (responsable de los colores negro y marrón) y feomelanina (responsable de los colores rojo y amarillo), siendo la síntesis de uno u otro tipo regulada por la hormona α-MSH. Pueden surgir muchas variantes adicionales, en parte como consecuencia de la migración o no de los melanocitos, su muerte durante el envejecimiento, la mayor o menor cantidad de pigmento producido y almacenado, etc. En términos generales, la clasificación de genes asociados al color del pelaje sigue un patrón común, en el que se considera en todas las especies la existencia de dos loci básicos, conocidos como Extensión (o MC1R) y Agouti (o ASIP), y luego varios loci adicionales con efectos complementarios.

El color de la capa se suele utilizar como criterio de inclusión o no en el estándar de una determinada raza, aunque hay razas que admiten diferentes tipos de pelaje (por ejemplo, muchas razas equinas o caninas). El determinismo genético del color del pelaje se viene estudiando desde hace muchos años, pero no siempre es fácil aclarar qué genes están involucrados, ya que a menudo hay varios que interactúan epistáticamente y el patrón no siempre es el mismo para diferentes razas. El panorama se complica un poco más si tenemos en cuenta que algunas capas evolucionan a lo largo de la vida, cambiando de color a medida que el animal envejece.

En esta sección abordaremos los casos más comunes de genes cuya acción está bien establecida para las principales especies, recomendando al lector interesado en un caso más específico el uso de bibliografía especializada (indicada al final del capítulo).

- *Bovinos*

En los bovinos, hay varios loci que interactúan para determinar las variantes del color del pelaje y, en muchos casos, el patrón de influencia genética está bien establecido, pero hay otros donde la base genética aún no está totalmente clara. Como ocurre con otras especies, los colores básicos son determinados por los loci de Extensión y Agouti, donde el de Extensión parece jugar un papel clave, pero hay muchos otros loci que juegan un papel importante en la dilución, presencia de manchas, etc.

En los bovinos, el locus de Extensión (MC1R, melanocortin 1 receptor) tiene tres alelos denominados E^D, E^+ y e, que promueven el color del pelaje negro, marrón/castaño y rojo, respectivamente. El grado de dominancia de estos alelos es $E^D > E^+ > e$, de modo que los animales con el genotipo $E^D\_$ son negros, los animales E^+E^+ o E^+e son marrones/castaños y ee son rojos. Por ejemplo, normalmente las razas Holstein y Black Angus son de genotipo E^DE^D, la Pardo Suiza y Jersey son E^+E^+, y Hereford, Simmenthal, Red Angus y Limousine son ee. Obviamente, es posible que, por ejemplo, un animal Holstein sea E^De, en cuyo caso puede tener crías rojas si se aparea con otro animal que sea rojo o portador. Otro alelo (conocido como Telstar[2]) que se ha descrito en la raza Holstein se codifica como E^{BR} y es recesivo en relación a E^D, pero dominante sobre E^+ y e. Cuando el genotipo es $E^{BR}E^+$ o $E^{BR}e$ (por lo tanto, excepto cuando son E^DE^{BR}) los animales nacen con un pelaje rojo que luego evoluciona a negro. Aunque en raras ocasiones, en la raza Holstein también puede aparecer el alelo E^+, que en la condición homocigótica o como E^+e resulta en animales de color marrón rojizo. También en Holstein, se describe otro locus (COPA) en el que se produce un alelo rojo de efecto dominante, que es, sin embargo, bastante raro.

La acción del locus Agouti (ASIP, Agouti signalling protein) no es bien conocida, pero parece tener una influencia poco evidente en el caso de los bovinos. Existe un alelo (A) mucho más frecuente, que en la condición $A\_$ permite esencialmente la manifestación del color determinada por el locus Extensión y otros; el alelo alternativo (A^{br}), en condición homocigótica, determina un pelaje atigrado, rayado o chorreado, que es muy raro pero que a veces se encuentra, por ejemplo, en la raza Brava de Lidia.

Existen varios loci que interactúan con el de Extensión y el Agouti descritos. Este es el caso de los genes de dilución de color, como es el caso de lo que ocurre en el locus SILV en la raza Charolais, en la que todos los animales Charolais puros son homocigotos D^C/D^C (pelaje blanco amarillento), los cruzados son D^C/d^C (pelaje crema o grisáceo), y los que no están influenciados por Charolais son d^C/d^C (el pelaje será del color determinado por otros loci).

La presencia de manchas blancas está determinada por varios loci, no siempre bien esclarecidos. En general, se considera que el color sólido predomina sobre la presencia de manchas, pero no siempre es así. Por otro lado, está el caso bien conocido de las razas de cara blanca (Hereford, Simmenthal, Montbeliarde, etc.) en las que está prácticamente fijado un gen de efecto dominante (S^H) que da lugar a que los animales cruzados con estas razas siempre tengan la cara blanca. El locus KITLG tiene una acción de codominancia en la raza Shorthorn, en la que los animales homocigotos son blancos (rr) o rojos (RR) y los heterocigotos (Rr) tienen pelaje ruano (o rosillo). En la raza Holstein, el locus KIT parece estar asociado con la proporción de manchas blancas en la capa.

Detalles adicionales pueden ser encontrados en la bibliografía indicada al final del capítulo, por ejemplo, en Olson (1999), Schmutz (2012) y Ruvinsky (2015).

---

[2] El nombre resulta de haber sido transmitido por el toro Roybrook Telstar.

- *Equinos*

Se estima que existen más de 20 loci conocidos en el caballo que controlan el color del pelaje, pero centraremos nuestra atención en los más importantes, que abarcan la mayoría de los casos descritos para las principales razas equinas.

El locus blanco dominante (White, alelos W, w) no es muy común, pero puede ocurrir. Tiene la particularidad de causar mortalidad embrionaria en animales WW homocigotos dominantes. Los animales blancos heterocigotos no tienen problemas, pero, naturalmente, la segregación mendeliana se produce cuando se aparean dos animales blancos. Todos los animales no blancos serán ww en este locus.

El locus Tordo (Gray, alelos G,g) tiene una interacción importante con los otros loci, condicionando su expresión. Así, si un animal es $G\_$ (es decir, GG o Gg), será tordo. Solo si es gg, los otros loci reguladores del color del pelaje tendrán la oportunidad de manifestarse.

En el caballo, los loci Extensión (o MC1R) y Agouti (o ASIP) interactúan para determinar si el pelaje es negro, castaño o alazán (ver ejemplo 6.7). Así, cuando en el locus de extensión (alelos E, e) el individuo tiene el genotipo ee, entonces el pelaje es alazán. Si en este locus el genotipo es $E\_$, esto permite que se manifieste el locus Agouti. Al considerar el genotipo en el locus Agouti (tiene como alelos principales A y a) en un individuo $E\_$, un animal con genotipo aa tendrá un pelaje negro uniforme, mientras que si el genotipo es $A\_$ el pelaje será castaño o bayo (el tono depende de otros loci), restringiéndose el color negro a la crin, cola y extremidades.

Es interesante notar que la epistasis que ocurre entre los loci Tordo, Extension y Agouti resulta de interacciones entre genes presentes en diferentes cromosomas, ya que esos tres loci se localizan en los cromosomas 25, 3 y 22, respectivamente.

El locus rosillo (Roan, alelos Rn y rn) determina la capacidad del animal de tener pelos blancos entremezclados con pelos de color, siendo el color de fondo definido por el genotipo en los loci Extensión y Agouti.

Luego hay una serie de otros loci denominados "de dilución" que provocan cambios en la tonalidad del pelo (pardo, crema, champán, plata, etc.) o la existencia de pelajes compuestos o manchados (Apaloosa, Overo, Tobiano, etc.)

Se pueden encontrar detalles adicionales en la bibliografía indicada al final del capítulo, concretamente en Chowdhary (2013) y Sponenberg y Bellone (2017).

- *Porcinos*

La variabilidad de color en los cerdos, especialmente en las razas europeas, se justifica por la variación en los loci KIT y Extensión (MC1R), ya que en esta especie el locus Agouti parece tener menor importancia.

El locus KIT tiene varios alelos, de los cuales el principal se conoce como blanco dominante (I) que se encuentra fijado, por ejemplo, en las razas Large

White y Landrace. El alelo I^P da como resultado manchas oscuras sobre un fondo blanco y es típico de Pietrain, mientras que el alelo I^{BE} da como resultado la faja blanca típica de la raza Hampshire. El alelo i se considera el alelo salvaje, que se encuentra en la raza Duroc y en la mayoría de las razas locales, incluido el tronco ibérico.

En el locus MC1R existen por lo menos 5 alelos, cuyo orden de dominancia es E^D, E^+, E^P, e^{IB}, e. El alelo E^D es conocido como negro dominante y es frecuente en la raza Large Black y en varias razas chinas. El alelo E^+ es considerado el alelo salvaje, encontrándose en el jabalí y en la raza Mangalitza. El alelo E^P determina la existencia de manchas negras y es el alelo más común en las razas Large White, Landrace y Pietrain, entre otras. El alelo e^{IB} es típico del tronco Ibérico y resulta en una coloración negra, mientras que el alelo e es encontrado en el Duroc, resultando en una coloración rojiza.

Tal como sucede en otras especies, existe una interacción epistática entre los loci KIT y MC1R, de manera que el genotipo en MC1R solo se expresa si el locus KIT lo permite. Entonces, si por ejemplo el KIT determina el color blanco, el genotipo en MC1R resulta irrelevante.

- *Ovinos*

En el ganado ovino existe una gran variedad de pelajes, incluyendo algunos patrones de manchas muy peculiares (ej., Dorper, Churra española, etc.) así como animales que tienen pelo y no lana. No entraremos en detalles sobre estas variaciones, que se pueden encontrar en la bibliografía recomendada al final del capítulo.

El locus de extensión (MC1R) en ovinos tiene dos alelos. El alelo E^D se conoce como negro dominante y es relativamente raro (excepto en algunas razas en las que ha ocurrido la mutación y que fueron seleccionadas para este propósito). El otro alelo (E^+) es el alelo salvaje, que en la condición homocigótica permite la expresión determinada por otros loci, como el Agouti. El genotipo E^+E^+ es, por tanto, el más común en la mayoría de las razas, especialmente en las de color blanco.

El locus Agouti tiene una gran cantidad de alelos posibles, pero hay dos que son los más comunes. El alelo salvaje A^{Wt} es dominante y determina el color blanco, mientras que el alelo a es recesivo, determinando el color negro cuando es homocigoto. Esta es la situación más común en las principales razas autóctonas de ovinos, donde el color negro es recesivo.

7.2.2. Presencia de cuernos

En la naturaleza, los antepasados de los rumiantes que serían domesticados tenían cuernos, lo que les confería una importante ventaja selectiva, ya que eran fundamentales como forma de defensa contra los predadores y constituían una herramienta imprescindible en las luchas entre machos por el establecimiento de relaciones jerárquicas. Después de la domesticación, y con el inicio de la selección artificial, la ausencia de cuernos se volvió deseable en muchas circunstancias, ya que permite una mayor seguridad en el manejo de los animales y menos lesiones cuando hay agresión entre ellos. En el caso del ganado lechero y caprino, el objetivo de tener animales naturalmente mochos ha ganado especial relevancia en los últimos años, dadas las crecientes limitaciones impuestas a la práctica del descornado.

- *Bovinos*

En la especie bovina, la presencia/ausencia de cuernos está regulada por un gen simple, en el que la ausencia de cuernos es dominante sobre la presencia de cuernos (que es entonces una característica recesiva). Aunque la mayoría de las razas de ganado se caracterizan por la presencia de cuernos, en ciertas razas todos los animales son naturalmente mochos (Angus y Galloway, por ejemplo) mientras que en otras razas hay tanto mochos, como animales con cuernos (por ejemplo, Hereford y Holstein). El locus que regula la presencia de cuernos en el ganado bovino se encuentra en el cromosoma 1, pero la base genética parece diferir entre razas, esencialmente con dos tipos principales de mutación, que sin embargo actúan de forma dominante para el carácter "mocho". El llamado "alelo celta", presente en Angus, Simmenthal, Limousine, Charolais, etc., resulta de una duplicación de un bloque de 212 bases, que reemplaza un segmento de 10 bases en una región intergénica del cromosoma 1. Por otro lado, el "alelo Friesian" (Holstein, Jersey) resulta de 3 SNP relativamente cercanos y una duplicación de 80128 bases, también en el cromosoma 1. Cualquiera de estas mutaciones ocurre en regiones no codificantes, por lo que su acción debería ser más reguladora que funcional. Se describieron mutaciones adicionales en bovinos de Mongolia y en cebú, ambos en el cromosoma 1. El uso experimental de la edición genética por el método TALEN permitió la introducción exitosa del alelo mocho en embriones bovinos en 2016, pero el procedimiento no tuvo continuidad, dadas las restricciones legales sobre el uso de esta tecnología.

- *Ovinos*

En ovinos, la situación es mucho más compleja, ya que la segregación del gen (o genes) que afecta a la presencia o ausencia de cuernos depende de la raza y el sexo considerados. Según los casos, los cuernos pueden estar presentes en ambos sexos (en el caso de la raza Serra da Estrela), ausentes en ambos sexos (en el caso de las razas Suffolk e Ile de France), presentes en los machos y ausentes o no en las hembras (caso de la raza Saloia), ausente en las hembras y presente o no en los machos (en el caso de la raza Merina). A pesar de que los resultados no son enteramente concordantes, aparentemente en Merino el carácter mocho en los machos es dominante sobre la presencia de cuernos, pero en otras razas el patrón de segregación puede ser diferente, y no está totalmente esclarecido, sobre todo por la influencia que tiene el sexo en la expresión de la característica. Aunque no se ha demostrado el número de loci y alelos que regulan la presencia de cuernos en ovejas, se sabe que estos se localizan en el cromosoma 10, en proximidad o superposición con el gen RXFP2 (*relaxin/insulin-like family peptide receptor 2*), presumiblemente por la aparición de una inserción de 1.78 kb.

- *Caprinos*

En las cabras, la segregación es más conocida que en las ovejas, siendo la ausencia de cuernos dominante, pero en la mayoría de las razas existe una clara asociación entre el gen mocho y la intersexualidad. Específicamente, los mochos homocigotos (*PP*) machos y hembras suelen ser estériles (masculinización en las hembras y obstrucción del epidídimo en los machos), mientras que los animales con cuernos (*pp* homocigotos recesivos) y los mochos heterocigotos (*Pp*) son normales. Parece deducirse de esto que el mismo alelo que es dominante para la condición mocha, es recesivo para la intersexualidad. La ausencia de cuernos, así como el síndrome de intersexualidad asociado, están determinados por un locus en el cromosoma 1, en el que hay una deleción de 11.7 kb que afecta a la transcripción de los genes PISRT1 (*Polled-intersex regulated transcript 1*) y FOXL2 (*forkhead box L2*).

7.3. Genes asociados con caracteres productivos

7.3.1. Bovinos

- *Hipertrofia muscular*

Algunas razas bovinas, en particular la Blanco Azul Belga (BBB), presentan una hipertrofia muscular muy marcada, resultante de una mutación en el gen que codifica la miostatina (MSTN), que es una hormona que, en circunstancias normales, reprime el desarrollo muscular. Además de BBB, otras razas que pueden presentar hipertrofia muscular o doble grupa son la Blonde d'Aquitaine, Charolais y Limousine en Francia, la Asturiana de los Valles en España, Piamontesa en Italia, Preta en Portugal, etc. Sin embargo, en estas razas la manifestación de hipertrofia muscular suele ser mucho menos exuberante que en la BBB.

En la mayoría de los casos en los que se produce la mutación, la acción hormonal de la miostatina deja de ser eficaz, lo que da como resultado principalmente una hiperplasia, pero también algo de hipertrofia, de las células musculares. Como consecuencia, los animales BBB con hipertrofia muscular tienen un aumento de masa muscular que puede llegar al 20%, mayor rendimiento de canal y piezas nobles, mejor eficiencia alimenticia, carne más magra y tierna, pero tienen menos rusticidad y peor desempeño reproductivo, principalmente debido a una incidencia muy alta de distocia, con menor viabilidad de los terneros y más baja fertilidad de las hembras. Esta mutación se conoce en la raza BBB desde el siglo XIX, pero solo ganó popularidad a fines del siglo XX, cuando la cesárea se convirtió en una práctica común en el ganado bovino.

La hipertrofia muscular observada resulta de la acción de un gen simple con acción recesiva, en el cual los animales homocigotos (*mh/mh*) presentan la manifestación completa de la característica hipertrofia muscular, los heterocigotas (*mh/+*) muestran algún aumento en la masa muscular, y los no portadores (*+/+*) no muestran ninguna manifestación. El gen MSTN se encuentra en el cromosoma 2 y hay unas 20 mutaciones descritas que tienen un impacto diferente en su expresión, y que a menudo se asocian con una raza específica. La mutación que ocurre en BBB y en varias otras razas (Asturiana de los Valles, Limousine, Preta) se conoce como nt821-del11, y se traduce en una deleción de 11 pb en el exón 3 (posiciones del gen 821-831), lo que resulta en la pérdida de tres aminoácidos (275-277) y una mutación *frameshift* (con desfase) después de este punto, que conduce a un stop-codón prematuro después del aminoácido 287. Esto da como resultado una proteína no funcional, con las consecuencias antes mencionadas. En la raza Piemontesa se produce una mutación muy distinta (sustitución g.938G>A, que cambia la secuencia de aminoácidos de cisteína a tirosina en la posición 313) y se han descrito otras mutaciones en otras razas, con impacto variable en la funcionalidad de la proteína. Sin embargo, las marcadas diferencias entre razas y entre animales de la misma raza en la expresión de la mutación nt821 indican claramente que otros genes con efecto epistático interactúan en la expresión de la mutación MSTN.

Se ha descrito una mutación en el gen MSTN en perros de la raza Whippet, que en la condición homocigótica da como resultado una marcada hipertrofia muscular, y en animales heterocigotos les otorga cierta ventaja en las competiciones de velocidad. Esta mutación se traduce en una deleción de 2 pb en los nucleótidos 939-940 del exón 3 y conduce a un stop-codón prematuro que elimina 65 aminoácidos de la proteína MSTN.

- *Haplotipos asociados con fertilidad*

Cuando se empezaron a utilizar paneles de SNP en bovinos lecheros, se descubrió con cierta sorpresa que determinadas combinaciones de SNP (haplotipos) nunca aparecían en el estado homocigoto. Estos haplotipos mutantes se denominaron HH1, HH2, HH3, etc., en la raza Holstein, JH1 en Jersey, siendo que el haplotipo normal se indica con un *. Al aparear toros y vacas heterocigotas (por ejemplo, HH1*/HH1), se esperaría el nacimiento de 1/4 de terneros homocigotos HH1/HH1 (ver Figura 7.1.), que sin embargo nunca se encuentran al nacimiento ya que ocurre mortalidad embrionaria de los animales homocigotos, lo que obviamente resulta en una reducción de la fertilidad.

Figura 7.1. *Resultado esperado del apareamiento de un toro y una vaca Holstein heterocigóticos para el haplotipo HH1*/HH1.*

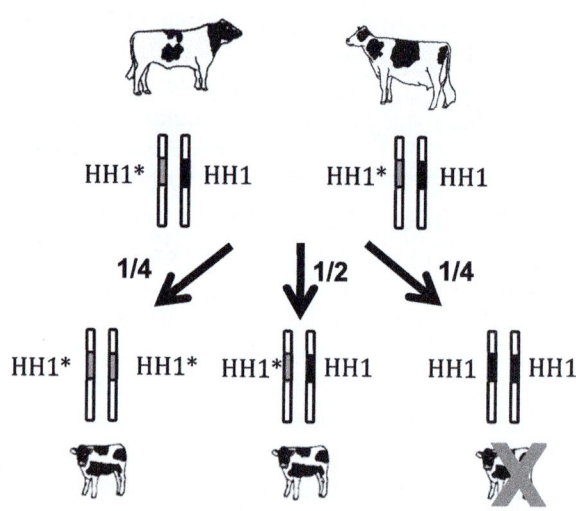

El haplotipo HH1 se extendió en la raza Holstein por el toro Pawnee Farm Arlinda Chief, (nacido en 1967, padre de Walkway Chief Mark, también portador) que era extremadamente popular, contribuyendo con aproximadamente el 15% del pool genético actual de la raza Holstein estadounidense. La frecuencia de portadores de los haplotipos HH1 y HH3 en la población estadounidense de Holstein es de aproximadamente 4 y 6%, respectivamente. Actualmente existen alrededor de 15 haplotipos con efecto deletéreo en la raza Holstein, con frecuencias de portadores entre 3 y 6%, y los toros portadores heterocigotos se identifican en los catálogos de semen con el código HH del respectivo haplotipo.

Más recientemente, se encontró que el haplotipo HH1 coincide con el gen APAF1 (*Apoptotic Peptidase Activating Factor 1*) ubicado en el cromosoma 5, con una mutación C>T en el codón 579 que da como resultado un stop-codón prematuro, con la proteína APAF1 reducida a aproximadamente la mitad del número normal de aminoácidos.

- *Marcadores asociados con la calidad de la carne*

Una de las características en las que se ha investigado más intensamente la posible existencia de marcadores genéticos es la calidad de la carne, por la importancia de esta característica y la dificultad implícita de seleccionar en vida los candidatos a reproductores. En particular, se han investigado marcadores genéticos asociados con la terneza de la carne, a saber, los marcadores presentes en los genes CAST (calpastatina) y CAPN1 (μ-calpaína), que regulan la evolución de la terneza de la carne durante el proceso de maduración. Por otro lado, los genes LEP (Leptina), TG1 (Tiroglobulina) y DGAT1 (Diacilglicerol

Aciltransferasa) se han asociado con la grasa y el marmoleado de la carne, y por tanto con su suculencia y sabor. Sin embargo, los marcadores identificados hasta ahora en estos genes asociados a la calidad de la carne tienen un efecto que no siempre es fácil de detectar, por lo que continúan los estudios en esta área.

- *Marcadores asociados con la cantidad y calidad de leche*

En los bovinos, las caseínas de la leche están codificadas por genes ubicados en el cromosoma 6. El alelo K-caseína B se ha asociado con un mayor contenido de proteína de la leche y mejores propiedades de coagulación y rendimiento de queso. Hace unos años, se sugirió que algunas proteínas de la leche, como la β-caseína (o CSN2), pueden estar asociadas con la salud humana. Los resultados preliminares indican que, de los alelos presentes en el gen de la β-caseína (A1, A2, A3, B), la leche de vaca con el marcador A2 tiene un impacto positivo en la salud del consumidor, por lo que se ha promovido la selección de este alelo en la raza Holstein.

Varios estudios han demostrado asociaciones entre el contenido de grasa de la leche y la composición de su fracción lipídica con algunas proteínas que están relacionadas con el metabolismo de las grasas. Es el caso de la SCD (Stearoyl-CoA desaturase) que promueve la desaturación de los ácidos grasos, la DGAT1 (Diacilglicerol Aciltransferase) que favorece la síntesis de Triacilglicerol, y la FASN (fatty acid synthase) que regula el perfil de ácidos grasos de la leche, cuyos genes codificadores se encuentran en los cromosomas 26, 14 y 19, respectivamente, y tienen varias mutaciones descritas.

7.3.2. Equinos

- *Coordinación motora*

Algunas razas equinas tienen la capacidad de efectuar diferentes tipos de aires[3], más allá de los convencionales (por ejemplo, los pasos conocidos como Tölt y "fast pace" en el caballo islandés, pasos distintos en las razas Paso Fino de varios países de América Latina, en el American Walking Horse, "Pacing" en el Trotador, ambladura en el Garrano, etc.). Estos aires distintos a menudo son el resultado de la capacidad de hacer un movimiento con avanzo de las extremidades ipsilaterales en lugar de diagonales, como es normal en un trote. Sin embargo, esta capacidad no se observa en las razas equinas más populares y difundidas (Árabe, Purasangre Inglés, Lusitano, etc.), que por cierto consideran estos andares como defectos. La búsqueda de marcadores genéticos en el caballo islandés resultó en la identificación de la mutación DMRT3, que permite realizar estos aires adicionales, y que se encuentra en todas las razas que tienen esta capacidad. El gen que codifica la proteína DMRT3 (doublesex and mab-3 related transcription factor 3) se encuentra en el cromosoma 23 y la mutación de una sola

---

[3] Hay quienes llaman a estos pasos adicionales "andares".

base da como resultado un stop-codón prematuro en el codón 301 (C> A), lo que lleva a que la proteína codificada tenga 174 aminoácidos menos de lo normal. La proteína DMRT3 se expresa en las neuronas diferenciadas de la médula espinal y juega un papel fundamental en la coordinación motora, de tal forma que los animales homocigotos para la mutación tienen la capacidad de realizar diferentes movimientos.

- *Velocidad en la carrera*

En el Purasangre Inglés se demostró una asociación entre la velocidad de los caballos en las carreras y las variaciones en el gen que codifica la miostatina (MSTN), ubicado en el cromosoma 18 y que se conocería como el *"speed gene"*. Inicialmente se propuso que existía un SNP asociado con estas diferencias, pero se encontró que en realidad es una inserción de un SINE de 227 pb, ubicado cerca del exón 1. Como resultado de esta inserción, el inicio de la transcripción y la expresión génica se ven afectados, lo que limita la secreción de miostatina y, por lo tanto, el rendimiento en carrera. Es posible pesquisar un SNP (g.66493737 C> T) para identificar la mutación inducida por la inserción SINE, y se ha sugerido que los animales con genotipo CC se desempeñan mejor en carreras cortas y TT son más aptos para carreras largas, facilitando por lo tanto las decisiones de utilización y entrenamiento de los animales.

- *Otros marcadores genéticos en equinos*

En la búsqueda de marcadores genéticos asociados al rendimiento en caballos, algunos resultados preliminares apuntan a la existencia de variabilidad genética en un grupo de genes (LCORL, NCAPG, HMGA2 y ZFAT) fuertemente asociados a la altura de la cruz, en el gen FKBP6 que está relacionado con la fertilidad del semental, genes COX4I2 y PDK4 que están relacionados con el rendimiento deportivo, etc.

7.3.3. Porcinos

- *Susceptibilidad al estrés*

El síndrome conocido como síndrome de estrés porcino (PSS), hipertermia maligna o sensibilidad al halotano en los cerdos, es causado por un gen recesivo que, en la condición homocigótica, provoca la muerte de los animales cuando se someten a condiciones de estrés (por ejemplo, cambio de grupo, transporte, agresión, etc.) o a la anestesia con halotano. La muerte se produce rápidamente, después de un aumento brusco de la temperatura corporal, con disnea, cianosis de las mucosas y rigidez muscular. Cuando sobreviven hasta ser sacrificados y procesados para el consumo, estos animales suelen producir carne de mala calidad (carne PSE: *pale, soft, exudative*), como resultado de una rápida caída del pH de la canal a altas temperaturas. Esta condición es el resultado de una mutación en el gen RYR1 (*ryanodine receptor 1*), que se encuentra en el cromosoma 6 y codifica la proteína involucrada en los canales de calcio, que regula el flujo de Ca del retículo sarcoplasmático de las fibras musculares. La modificación observada es una mutación, en la que la sustitución C>T en el nucleótido en la posición 1843 del gen conduce a que la arginina sea sustituida por cisteína en la secuencia de aminoácidos. La mutación está asociada a una reducción de la cantidad de grasa en la canal, y esta puede haber sido la razón por la que su frecuencia ha aumentado tanto en las últimas décadas, como resultado de la selección para aumentar el porcentaje de músculo. Esta mutación es muy común en la raza Pietrain y en algunas líneas Landrace, pero está prácticamente ausente en las razas Duroc, Large White y la mayoría de las razas locales.

- *Otros marcadores genéticos en porcinos*

La mutación asociada a la ocurrencia de PSS es, sin duda, el principal y más antiguo marcador genético utilizado en porcinos. Otros marcadores sugeridos en las últimas décadas incluyen, por ejemplo, el marcador RN asociado con el rendimiento Napole (reduce el rendimiento de cocción y post curado), el marcador ESR1 que codifica el receptor de estrógeno (parece afectar la prolificidad), los marcadores CYP2E1 y CYB5A asociados con la presencia de androstenona y escatol (producen olor a verraco en la carne), el marcador MUC4 relacionado con la resistencia a la diarrea por *E. coli*, el marcador CD163 asociado con la resistencia al PRRS (síndrome respiratorio y reproductivo porcino), etc. El conocimiento de estos marcadores permitió que se incorporaran a los paneles de SNP actualmente disponibles, y que hubiese menos justificación para su uso individual. Sin embargo, algunos de estos marcadores se están probando actualmente para su posible uso en la edición del genoma porcino.

7.3.4. Ovinos

- *Susceptibilidad al scrapie*

El scrapie es una encefalopatía espongiforme de las ovejas, causada por un prión y que se ha descrito desde el siglo XVIII. El scrapie pudo eventualmente haber estado en el origen de la BSE cuando el prión entró en la cadena alimentaria bovina. En la década de 1990 se demostró una relación entre el genotipo en el gen de la proteína priónica (PRNP) de los ovinos y la resistencia/susceptibilidad al scrapie. El gen PRNP codifica una proteína con 256 aminoácidos y se encuentra en el cromosoma 13. Existen varias mutaciones descritas en este gen, y las principales ocurren en los codones 136, 154 y 171. Estas mutaciones dan como resultado que los aminoácidos codificados sean Alanina (A) o Valina (V) en la posición 136, Arginina (R) o Histidina (H) en la posición 154 y Arginina (R), Histidina (H) o Glutamina (Q) en la posición 171. La combinación de mutaciones en estas tres posiciones da como resultado haplotipos que segregan en bloque (y por lo tanto se denominan comúnmente alelos) y que se designan con los códigos de los aminoácidos correspondientes (por ejemplo, los alelos ARR, VRQ y ARQ, que son los más comunes). La evidencia experimental indica que, considerando estos alelos más comunes, los animales homocigotos ARR/ARR son muy resistentes al scrapie, los VRQ/VRQ son muy susceptibles y los ARQ/ARQ son de susceptibilidad intermedia. La frecuencia de los diversos alelos difiere entre razas, siendo el ARR el más común en el grupo Merino y el ARQ el más común en el grupo Churro. Desde 2001, la Unión Europea ha adoptado una legislación promoviendo la selección de animales genéticamente resistentes al scrapie.

- *Gen Booroola*

En un rebaño Merino Australiano las ovejas fueron seleccionadas por su prolificidad a partir de la década de 1950, y la respuesta fue inesperadamente muy alta. Posteriormente pudo verificarse que esto se debía a la segregación de un gen simple, que desde entonces se conoce como Booroola o FecB, que tiene un efecto aditivo sobre la prolificidad y la tasa de ovulación, en el que los animales homocigotos tienen una prolificidad media superior en aproximadamente un cordero, en comparación con los Merinos normales. Esta mutación se describió posteriormente en otras razas, con un efecto similar. La manifestación conocida como "gen Booroola" resulta de una alteración en el gen BMPR-1B (*bone morphogenetic protein receptor type 1B*), localizado en el cromosoma 6, en el cual ocurre una mutación A>G en la posición 746, resultando en una alteración en los aminoácidos de glutamina por arginina. Esta mutación da como resultado una maduración más temprana de los folículos ováricos, que se vuelven mucho más sensibles a la acción de la FSH, lo que resulta en un mayor reclutamiento folicular y una mayor tasa de ovulación.

- *Gen Callipyge*

La mutación conocida como Callipyge (CLPG) se describió inicialmente en la raza Rambouillet estadounidense y luego se introdujo en varias razas de ovejas. Se caracteriza por hipertrofia muscular, particularmente del tercio posterior, resultante de hipertrofia celular sin hiperplasia. A pesar del aumento de masa muscular, esta mutación nunca tuvo una gran expansión ya que la terneza de la carne es mucho peor. Esta característica presenta una forma de transmisión muy particular, ya que solo se manifiesta en animales heterocigotos que reciben el alelo mutante de su padre, en una forma de "*imprinting*" que se conoce como sobredominancia polar. La mutación CLPG da como resultado una alteración en los genes DLK1 (*delta-like 1 homolog*) y PEG11 (*retrotransposon-like protein 1*), que actúan de forma sinérgica para controlar el desarrollo muscular.

7.3.5. Caprinos

- *Caseínas de la leche*

Tal como en los bovinos, en los caprinos existe también gran variabilidad genética en las diferentes proteínas de la leche. De las diversas caseínas que se encuentran, la αS1-caseína es aquella en la que se halló un efecto más acentuado en la composición de la leche, con un total de 15 alelos identificados, que tienen un efecto fuerte, intermedio o débil/nulo en el porcentaje de proteína, como se resume a continuación para los alelos más comunes:
- Alelos fuertes: A, B, C
- Alelos intermedios: E
- Alelos débiles/nulos: D, F, 0

7.4. Genes deletéreos

En todas las especies animales existe una larga lista de genes deletéreos, casi siempre recesivos, que provocan morbilidad o mortalidad en las razas en las que se presentan. Por supuesto, es imposible enumerar todos estos genes aquí, por lo que solo destacaremos los más importantes. Se puede encontrar información más completa en "Online Mendelian Inheritance in Animals"[4] y en otras referencias actualizadas.

7.4.1. Bovinos

- *BLAD*

El gen asociado con la *Bovine Leucocyte Adhesion Defficiency* (BLAD) se describió en la raza Holstein a principios de la década de 1990 y se convirtió en un problema grave en los toros utilizados en inseminación artificial en ese momento. BLAD está determinado por un gen recesivo letal que, en la condición homocigótica, resulta en la muerte de los terneros en las primeras semanas de vida, por incapacidad de respuesta inmune, ya que los leucocitos no pueden salir de la corriente sanguínea. El alelo BLAD resulta de una mutación *missense* (c.383A> G) en el gen CD18 (o ITGB2), ubicado en el cromosoma 1, que da como resultado el reemplazo del ácido aspártico por glicina en la posición 128, alterando las glicoproteínas de la membrana. Este gen se difundió por todo el mundo como resultado del uso a gran escala de semen del toro Carlin-M Ivanhoe Bell (nacido en 1974), que tuvo cientos de hijos utilizados en inseminación artificial. Los toros que portan el alelo se identifican como BL en los catálogos de semen.

---

[4] Disponible en www.omia.org.

- CVM

La *Complex Vertebral Malformation* (Complejo de Malformación Vertebral, CVM) ha sido descrita en 2001 en la raza Holstein y, tal como BLAD, es el resultado de un gen recesivo letal que también fue expandido en esta raza por el toro Carlin-M Ivanhoe Bell (aunque son genes diferentes). La CVM generalmente se traduce en pérdidas embrionarias y fetales; cuando llegan al final de la gestación, los terneros nacen con malformaciones óseas, específicamente, fusión de las vértebras y deformación de las articulaciones. La mutación se traduce en una sustitución 559 G>T en el locus SLC35A3, ubicado en el cromosoma 3. Los toros portadores del alelo se identifican como CV en los catálogos de semen.

- *Brachyspina*

Esta condición es el resultado de un gen recesivo letal identificado en 2007, que está muy difundido en la raza Holstein, donde la proporción estimada de portadores es de alrededor 6%. La braquiespina da como resultado la mortalidad embrionaria/fetal, pero a veces los terneros nacen vivos, con un marcado acortamiento de la columna vertebral y elongación de las extremidades. La mutación se traduce en una deleción que elimina dos exones del gen FANCI, ubicado en el cromosoma 21. Esta condición fue transmitida por los toros Bis-May Tradition Cleitus y Rothrock Tradition Leadman, y los toros portadores del alelo se identifican como BY en los catálogos de semen.

- *Sindactilia*

La sindactilia (pie de mula, *mulefoot*) corresponde a una fusión de los dedos de una o más extremidades, que resulta de un gen recesivo deletéreo y se ha descrito en el ganado Holstein. Esta mutación ocurre en el gen LRP4, ubicado en el cromosoma 15. La condición es relativamente rara y los toros que portan el alelo se identifican como MF en los catálogos de semen.

- *DUMPS*

Gen recesivo que origina una deficiencia en la uridina monofosfato sintetasa, que ocurre en la raza Holstein y causa mortalidad al comienzo de la gestación. Es el resultado de una mutación *missense* (sustitución de citosina por timina en el codón 405) en el gen UMPS, ubicado en el cromosoma 1, y esencial para la síntesis de nucleótidos. Los toros portadores del alelo se identifican como DP en los catálogos de semen.

- *Otros genes recesivos deletéreos*

Hay muchos otros genes recesivos que causan morbilidad o mortalidad en los bovinos. Entre estos, los genes que conducen a:

- enanismo, que en el pasado tenía una alta frecuencia en la raza Hereford;
- artrogriposis (síndrome del ternero rizado, *curly calf*), ocurre en la raza Angus;
- acondroplasia, que provoca aborto cerca del final de la gestación, con deformación del cráneo fetal y acortamiento de las extremidades;
- paladar hendido, tiene penetrancia incompleta, ocurre en la raza Charolais.

7.4.2. Equinos

- *Síndrome blanco letal del overo (OLWS)*

Cuando se aparean dos reproductores con un pelaje de tipo overo, las crías nacen en proporciones esperadas 1/4 de color sólido; 1/2 overo; 1/4 de blanco. Los potrillos blancos nacen aparentemente normales, pero sufren de aganglionosis del íleo-colon (es decir, falta de inervación intestinal) y desarrollan rápidamente un megacolon por estasis intestinal. Este síndrome es el resultado de una mutación en el gen EDNRB (receptor de endotelina tipo B), presente en el cromosoma 17, con reemplazo del dinucleótido TC por AG en el codón 118. Da como resultado un cambio de isoleucina a lisina en la proteína EDNRB, que juega un papel importante en la migración de melanocitos y precursores de neuronas entéricas en el desarrollo embrionario.

- *Síndrome del potrillo frágil*

La patología descrita recientemente y conocida como WFFS (*Warmblood Fragile Foal Syndrome*) es el resultado de un gen recesivo letal presente en algunas razas de caballos, especialmente de Europa central, con una frecuencia de portadores superior al 10% en varias razas, llegando al 20% en el Hannoveriano. Los potrillos homocigotos mueren durante la gestación o nacen con una anomalía en el tejido conectivo, lo que resulta en una piel muy frágil e hiperextensible, problemas en las articulaciones, etc. Es una consecuencia de una mutación A>G en la posición 2032 del gen PLOD1 (*procollagen-lysine, 2-oxoglutarate 5-dioxygenase1*), que conduce a la sustitución de Glicina por Arginina en la posición 678. El gen PLOD1 se encuentra en el cromosoma 2 y codifica una enzima que es fundamental para la síntesis de colágeno.

- *Parálisis periódica por hipercalcemia (HYPP)*

La HYPP (*Hyperkalemic Periodic Paralysis*) resulta de la acción de un gen dominante, en el cual los animales homocigotos dominantes tienen episodios recurrentes de temblores y espasmos musculares, actitud de "perro sentado", colapso, insuficiencia respiratoria, etc.; los heterocigotos tienen manifestaciones clínicas menos graves y son muy musculosos. La mutación es común en el Quarter Horse, a menudo dependiendo de la disciplina donde se usa (frecuencia alélica ~ 0.2 en caballos seleccionados para presentación a mano, donde se valora mucho el desarrollo muscular), habiendo sido diseminada por el semental Impressive (n. 1969). Es el resultado de una mutación en el gen SCN4 (*skeletal muscle sodium channel*) ubicado en el cromosoma 11, con una mutación C>G que causa una sustitución fenilalanina>leucina. Este cambio afecta la subunidad alfa del canal de sodio, lo que lleva a fluctuaciones erráticas en los niveles de potasio que, a su vez, dan como resultado contracciones descoordinadas de las fibras musculares.

7.4.3. Porcinos

No hay muchos casos de genes deletéreos reportados para la especie porcina, aparte del PSS ya descrito anteriormente. La principal situación congénita es la hernia inguinal y umbilical que, sin embargo, no se ha demostrado que tenga una asociación con un gen específico, aunque existe evidencia de una mayor frecuencia en ciertas familias.

7.4.4. Ovinos

- *Condrodisplasia hereditaria (Spider Lamb Syndrome)*

Es una patología que se presenta principalmente en la raza Suffolk y otras razas de ovejas de cara negra, que se manifiesta por malformaciones esqueléticas, incluidas anomalías de la columna, extremidades muy largas, dobladas o abiertas y musculatura poco desarrollada. Es causada por un alelo recesivo, resultante de una mutación no sinónima T>A en el dominio tirosina-quinasa II del gen FGFR3 (*Fibroblast growth factor receptor 3*). Este gen se encuentra en el cromosoma 6 y regula la proliferación del cartílago y la osificación.

- *Otros genes recesivos deletéreos*

Hay otras patologías congénitas en ovinos que se cree que son consecuencia de genes recesivos, a saber, aquellas que resultan en prognatismo, entropión, criptorquidia, etc. Sin embargo, hasta la fecha no hay pruebas sólidas que indiquen la base genética de estas anomalías en las ovejas, ni siquiera si la influencia es monogénica.

7.4.5. Caninos

- *Resistencia a múltiples drogas (MDR1, Multiple Drug Resistance)*

Hace unos años se constató que había algunos perros, sobre todo de determinadas razas, que eran hipersensibles a diversos fármacos que se utilizan actualmente en terapéutica veterinaria (Ivermectina, Loperamida, Acepromazina, etc.). La neurotoxicidad de estos fármacos en algunos animales se debe a la ineficacia de una glicoproteína-P que promueve el transporte de estos fármacos a través de la barrera hematoencefálica, que está controlada por el gen ABCB1. Este gen codifica una proteína con 1281 aminoácidos, que interviene en el transporte de diferentes fármacos. Una deleción de 4 pb en el gen ABCB1 (posiciones 295-298) cambia la secuencia de aminoácidos de esta proteína, lo que da como resultado un codón de terminación prematuro, que resulta en una proteína no funcional que no puede prevenir el paso de ciertos medicamentos a algunos tejidos. En los animales homocigotos recesivos para la mutación estos fármacos se acumulan en el cerebro en altas concentraciones, provocando ataxia, somnolencia, midriasis, salivación, temblor, muerte. La ocurrencia del alelo mutante es particularmente alta en Collie (frecuencia alélica de 0.5 a 0.7), Pastor Australiano (0.2 a 0.4) y Whippet (0.3 a 0.4), pero generalmente la frecuencia es menor en otras razas.

7.5. Detección de portadores de genes recesivos

Frecuentemente, el seleccionador está interesado en saber si un reproductor es portador de un determinado gen recesivo. Este es el caso, por ejemplo, en toros de razas lecheras que, antes de ser utilizados a gran escala en inseminación artificial, deben someterse a pruebas de posible transmisión de genes indeseables (p. ej., Factor rojo, BLAD, DUMPS, etc.). En las ovejas, por ejemplo, puede ser que nos interese comprobar si una oveja blanca es portadora del gen de la coloración negra.

Para varios caracteres afectados por genes simples actualmente existen pruebas genéticas que permiten un cribado rápido de portadores, pero hay varias situaciones en las que esto no es factible, por lo que se debe recurrir a métodos alternativos.

Una forma relativamente simple, pero poco fiable, de detectar si un individuo es portador o no de un gen recesivo es el análisis del pedigrí respectivo, ya que, si no hay ascendientes, o parientes, que presenten la característica en estudio, es poco probable que el animal sea un portador. Pero, ¿qué nos garantiza que el pedigrí sea completo o fiable? ¿Y si el gen siempre está siendo transmitido por portadores heterocigotos o el genotipo recesivo es de naturaleza letal? Incluso si existen ascendientes registrados con la característica que nos preocupa, ¿qué nos garantiza que el reproductor la recibió? Por tanto, el análisis de ascendencia por sí solo es insuficiente como criterio para identificar portadores de genes recesivos.

Una posible alternativa es el uso de las pruebas de descendencia. En este caso, si un macho fuera apareado con cualquier tipo de hembra y tiene al menos un descendiente con el genotipo recesivo, entonces seguramente el macho es un portador. Si ninguno de los descendientes tiene el genotipo recesivo, podemos decir con cierta probabilidad que el macho no es portador, pero nunca podemos afirmarlo con absoluta certeza.

Hay varias hipótesis para probar por descendencia si un macho es portador o no de un gen recesivo. El tipo de prueba y el grado de confianza que podemos tener de que el macho no es portador dependen del tipo de hembras con las que se aparea, pero la metodología general es común y se puede resumir de la siguiente manera:

1. Partimos del presupuesto de que el macho es realmente heterozigótico.
2. Calculamos la probabilidad de:
   a. Para el tipo de apareamiento realizado, un descendiente presenta el fenotipo dominante (p)
   b. En ***n*** descendientes, todos presentan el fenotipo dominante (p^n).
   c. En ***n*** descendientes por lo menos uno no presenta el fenotipo dominante.
3. Para la cuestión en 2.c., la solución se basa en los siguientes presupuestos:
   a. Hemos visto que la probabilidad de que todos los descendientes tengan el fenotipo dominante es p^n.
   b. La suma de las probabilidades de todos los fenotipos posibles en la descendencia es igual a 1.
   c. La probabilidad de que por lo menos 1 en ***n*** descendientes no presenten el fenotipo dominante es igual a $1 - p^n$.

Consideremos la aplicación de estos principios en dos escenarios en bovinos, presentados en el Ejemplo 7.1.

Ejemplo 7.1.

Supongamos que se sospecha que un toro Holstein blanco y negro es portador del gen rojo. El toro se aparea con hembras de diferentes genotipos, y veamos cómo evaluar si el individuo puede ser portador o no.

- *Apareamiento con hembras homocigóticas recesivas (vacas coloradas y blancas)*
En el supuesto de que el macho es portador, el apareamiento será *Aa* x *aa* (lo que realmente solo es posible si el genotipo recesivo no fuera letal).

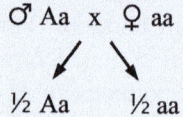

$$\text{♂ Aa} \quad \text{x} \quad \text{♀ aa}$$

$$\text{½ Aa} \qquad \text{½ aa}$$

En este caso solo podrán existir hijos Aa o *aa*. La probabilidad de que un descendiente sea del fenotipo dominante (negro *Aa*):

P (1 descendiente sea *Aa*) = 1/2

P (2 descendientes sean ambos *Aa*) = (1/2) (1/2) = 1/4

...

P (en ***n*** descendientes sean todos *Aa*) = $(1/2)^n$

$\Rightarrow$ P (en ***n*** descendientes por lo menos 1 no sea Aa) = $1 - (1/2)^n$

Si como resultado de este apareamiento el toro tuviera 5 hijos, la probabilidad de que nazca por lo menos un ternero colorado en el caso de que el toro sea efectivamente portador sería:

$$P = 1 - (1/2)^5 = 0.969$$

Como los 5 hijos fueron todos negros, entonces se puede interpretar este resultado como "la probabilidad de que el toro no sea portador es de 0.969"[5].

- *Apareamiento con hembras heterocigotas*

Admitiendo al principio que el toro es heterocigótico, el apareamiento será supuestamente *Aa* x *Aa*, por lo que pueden resultar hijos de cualquier genotipo:

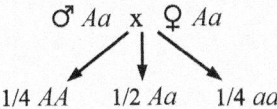

$$♂ \ Aa \ \text{x} \ ♀ \ Aa$$

$$1/4 \ AA \quad 1/2 \ Aa \quad 1/4 \ aa$$

P(1 descendiente sea AA o Aa) = 3/4

P(2 descendientes sean ambos *Aa*) = (3/4) (3/4) = $(3/4)^2$

...

P(en **n** descendientes sean todos *Aa*) = $(3/4)^n$

$$\Rightarrow P(\text{en } \mathbf{n} \text{ descendientes por lo menos 1 no es Aa}) = 1 - (3/4)^n$$

Entonces podemos generalizar diciendo que la probabilidad de que un macho no sea portador cuando, al aparearse con un grupo de hembras de un determinado genotipo, todos sus descendientes (n) son del fenotipo dominante:

$$P \ (\text{no es portador}) = 1 - p^n$$

en que p es la probabilidad de que, de aquel apareamiento, nazca un hijo con el fenotipo dominante.

Se debe tener en cuenta que siempre que uno de los descendientes del macho tiene el genotipo recesivo, el padre es obviamente un portador. Pero si ninguna descendencia tiene el genotipo recesivo, nunca podremos decir con absoluta certeza que el padre no es portador. Pero podemos decir con mayor o menor probabilidad de error que no es portador.

La extensión a otro tipo de apareamiento es similar a la descrita en los dos casos anteriores. Si, por ejemplo, el toro se aparea con hembras elegidas al azar de la población (con frecuencias génicas conocidas), será suficiente conocer la probabilidad de que ninguno de los hijos tenga el genotipo recesivo y aplicar los mismos principios.

---

[5] Esto significa que, cuando hacemos este test con 100 toros sospechosos, y todos "pasan" el test, en promedio podemos errar en 3 de los toros, ya que decimos que ellos no son portadores cuando realmente lo son.

Para saber más...

Casas, E., M.E. Kehrli Jr. 2017. A review of selected genes with known effects on performance and health of cattle. Frontiers in Veterinary Science 3:113.

Garrick, D.J. and A. Ruvinsky (Eds.). 2015. The genetics of cattle, 2nd Edition. CAB International.

Muñoz, M., *et al.* 2018. Diversity across major and candidate genes in European local pig breeds. PLoS One. 13(11):e0207475.

Piper, L., A. Ruvinsky (Eds.). 1997. The genetics of sheep. CAB International.

Raudsepp, T., C.J. Finno, R.R. Bellone, J.L. Petersen. 2019. Ten years of the horse reference genome: insights into equine biology, domestication and population dynamics in the postgenome era. Animal Genetics, 50: 569–597.

Rothschild, M.F., A. Ruvinsky (Eds.). 2011. The genetics of the pig, 2nd edition. CAB International.

Womack, J.E. (Ed.). 2012. Bovine genomics. Wiley-Blackwell.

Bibliografía sobre "Genética de los pelajes"

Chowdary, B. (Ed.). 2013. Equine Genomics. Wiley-Blackwell.

Nicholas, F.W. 2009. Introduction to Veterinary Genetics, 3rd Edition. Willey-Blackwell.

Olson, T.A. 1999. Genetics of colour variation. En: R. Fries, A. Ruvinsky (Eds.). The Genetics of Cattle. CAB International.

Ruvinsky, A. 2015. Molecular genetics of coat colour variation. En: D.J. Garrick, A. Ruvinsky (Eds.). The genetics of Cattle, 2nd Edition. CAB International.

Schmutz, S.M. 2012. Genetics of coat color in cattle. En: J.E. Womack (Ed.). Bovine Genomics. Wiley-Blackwell.

Sponenberg, D.P. 1997. Genetics of colour and hair texture. En: L. Piper and A. Ruvinsky (Eds.). The Genetics of Sheep. CAB International.

Sponenberg, D.P., R. Bellone. 2017. Equine Color Genetics. 4th Edition. Wiley-Blackwell.

8. Genética de poblaciones

8.1. Introducción

La genética de poblaciones estudia la composición y estructura genética de una población, así como las causas y consecuencias de su evolución a lo largo del tiempo. En otras palabras, en la genética de poblaciones se pretende investigar cambios en la variabilidad genética de un conjunto de individuos, evaluando alteraciones en las frecuencias alélicas en diferentes loci y las causas que los originan.

Tal como la conocemos hoy, la genética de poblaciones es el resultado de un intento de reconciliación de las perspectivas Mendeliana y Darwiniana, que estaban en curso de colisión a principios del siglo XX. Fue el trabajo de Fisher, Haldane y Wright, en las primeras décadas de ese siglo, lo que permitió estructurar una visión coherente, mediante el desarrollo de modelos formales que explicaban cómo la estructura de una población mendeliana cambiaba como consecuencia de la selección natural y de otras fuerzas evolucionistas como la deriva genética. Estos aspectos iban a conciliarse en un principio básico desarrollado en 1908, independientemente por Geoffrey Hardy (matemático británico) y Wilhelm Weinberg (médico alemán), en un concepto que inicialmente parecía poco importante y que quedó algo olvidado, pero que vino después a constituir la ley fundamental de la genética de poblaciones.

Los enormes avances en las áreas de la genética molecular durante las últimas décadas llevaron a la plena consolidación de los principios de la genética de poblaciones, que, sin embargo, ha cambiado un poco su enfoque. Inicialmente, la preocupación fundamental de la genética de poblaciones era mirar hacia la evolución futura de una población y predecir cómo podría modificarse como resultado de la influencia de fuerzas que pueden alterar su estructura y diversidad.

Más recientemente, a través de la teoría de la coalescencia, la investigación en genética de poblaciones pasó a enfocarse también en un análisis retrospectivo, en el que se acepta que la diversidad existente es el resultado de la contribución original de un grupo de antepasados comunes, y que esta contribución a lo largo de las generaciones fue sufriendo los efectos de las fuerzas condicionantes de la evolución. El análisis pasa entonces a hacerse como una genealogía génica en sentido ascendente, utilizando simulaciones basadas en modelos matemáticos sofisticados, cuya complejidad está más allá del alcance de este libro.

Desde todo punto de vista, la genética de poblaciones constituye la base fundamental de cualquier programa de gestión de recursos zoogenéticos, sea cual sea la perspectiva que se adopte (selección, conservación, cruzamiento, etc.). En este capítulo, abordaremos los principios fundamentales de la genética de poblaciones, partiendo de una situación "ideal" y luego considerando los cambios inducidos por diferentes factores condicionantes del equilibrio genético.

8.2. Frecuencias génicas y genotípicas

Cuando pretendemos estudiar el nivel, tipo y distribución de la diversidad genética en una población, lo primero que hay que hacer es estimar la frecuencia de los diferentes genotipos y alelos en los loci en estudio. En el Ejemplo 8.1. se presenta un caso sencillo, que nos ayuda a enmarcar estos conceptos.

Ejemplo 8.1.
El gen que codifica la K-caseína en bovinos manifiesta polimorfismo en relación con la endonucleasa Hinf-I, de tal manera que algunos animales tienen la secuencia reconocida por esta endonucleasa, pero otros animales no (ver diagrama a continuación). En consecuencia, cuando el ADN que fue sometido a la acción de esta endonucleasa se somete a electroforesis podemos encontrar diferentes genotipos, codificados como AA, AB y BB (ver figura). Los individuos AA son homocigotos para el fragmento más grande, los BB tienen ambos fragmentos (intermedio y de menor tamaño) y los AB tienen los tres tipos de fragmentos, como se ejemplifica para los animales 1, 2 y 3 en la siguiente figura.

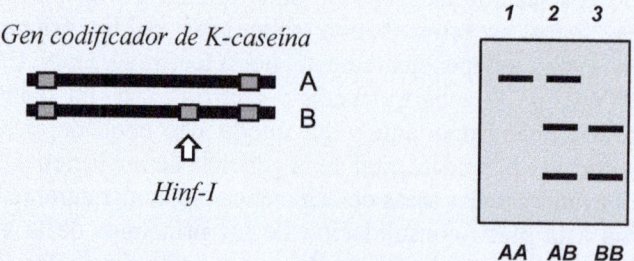

De este resultado, se deduce que los tres genotipos observados resultan de dos alelos (A y B) en el locus K-caseína.

Basándonos en los resultados del genotipado de un grupo de animales, podemos calcular las frecuencias genotípicas y génicas, como en el Ejemplo 8.2.

Ejemplo 8.2.
Supongamos que se genotiparon 50 vacas para el locus de K-caseína y que el número de animales por genotipo fue el que se muestra en la siguiente tabla.

Genotipo	n
AA	22
AB	12
BB	16
Total	**50**

Podemos calcular las frecuencias genotípicas como:

$$f(AA) = \frac{22}{50} = 0.44 \qquad f(AB) = \frac{12}{50} = 0.24 \qquad f(BB) = \frac{16}{50} = 0.32$$

Las frecuencias génicas de A y B se pueden calcular sabiendo que, en el locus considerado, están representados 100 alelos en las 50 vacas, y que:
- El individuo AA tiene 2 alelos A
- El individuo BB tiene 2 alelos B
- El individuo AB tiene 1 alelo A y 1 alelo B
Dónde:

$$f(A) = \frac{(2 \times 22) + (1 \times 12)}{2 \times 50} \Rightarrow f(A) = \frac{22}{50} + \frac{1}{2} \; \frac{12}{50} = 0.56$$

$$f(A) = f(AA) + \frac{1}{2} f(AB)$$

$$f(B) = \frac{(2 \times 16) + (1 \times 12)}{2 \times 50} \Rightarrow f(B) = \frac{16}{50} + \frac{1}{2} \; \frac{12}{50} = 0.44$$

$$f(B) = f(BB) + \frac{1}{2} f(AB)$$

Puede concluirse que las *frecuencias genotípicas* pueden ser obtenidas como:

$$f(genotipo\; i) = \frac{no.\; animales\; del\; genotipo\; i}{no.\; total}$$

y, como se puede deducir del ejemplo, las *frecuencias génicas o alélicas* son:

$$f(A) = f(AA) + \frac{1}{2} f(AB) \qquad\qquad f(B) = f(BB) + \frac{1}{2} f(AB)$$

Normalmente se representa:

$$p = f(A) \qquad\qquad q = f(B)$$

y, si solo existieran dos alelos, entonces:

$$p + q = 1$$

8.3. Ley de Hardy-Weinberg

Nos interesa ahora saber cuál es la evolución de las frecuencias génicas y genotípicas en una población, y recurriremos para eso al Ejemplo 8.3.

Ejemplo 8.3.
Dando continuidad al Ejemplo 8.2., fue genotipado un grupo de machos y hembras para el locus de la K-caseína bovina, y fueron obtenidas las frecuencias genotípicas que se encuentran en el cuadro siguiente:

Genotipo	Machos	Hembras
AA	0.36	0.64
AB	0.48	0.32
BB	0.16	0.04

En este caso, las frecuencias génicas son diferentes en machos y hembras, y se pueden calcular como:

Machos: $f(A) = 0.36 + \dfrac{1}{2}0.48 = 0.60$ $f(B) = 0.16 + \dfrac{1}{2}0.48 = 0.40$

Hembras: $f(A) = 0.64 + \dfrac{1}{2}0.32 = 0.80$ $f(B) = 0.04 + \dfrac{1}{2}0.32 = 0.20$

Queremos ahora saber cuál es la distribución esperada de genotipos en la descendencia, admitiendo que el apareamiento es aleatorio[1], como en el cuadro siguiente.

Machos	Hembras	Prob. apareamiento	Descendientes AA	AB	BB
AA	AA	0.36 × 0.64 = 0.2304	0.2304		
AA	AB	0.36 × 0.32 = 0.1152	0.0576	0.0576	
AA	BB	0.36 × 0.04 = 0.0144		0.0144	
AB	AA	0.48 × 0.64 = 0.3072	0.1536	0.1536	
AB	AB	0.48 × 0.32 = 0.1536	0.0384	0.0768	0.0384
AB	BB	0.48 × 0.04 = 0.0192		0.0096	0.0096
BB	AA	0.16 × 0.64 = 0.1024		0.1024	
BB	AB	0.16 × 0.32 = 0.0512		0.0256	0.0256
BB	BB	0.16 × 0.04 = 0.0064			0.0064
TOTAL			**0.48**	**0.44**	**0.08**

---

[1] Esto es, que un macho de determinado genotipo puede aparearse con una hembra de cualquier genotipo, y viceversa.

En este cuadro, partimos del principio que la probabilidad de determinado apareamiento es igual al producto de las frecuencias genotípicas en machos y hembras, y que un apareamiento da como resultado una determinada distribución genotípica en la descendencia. Por ejemplo, la probabilidad de apareamiento macho (AB) × hembra (AB) será de 0.48×0.32=0.1536, con una descendencia esperada en las proporciones de 0.25, 0.5 y 0.25 para los genotipos AA, AB y BB, respectivamente. Con base en este razonamiento, se construyó el cuadro para obtener las frecuencias genotípicas en la descendencia de los distintos apareamientos.

En esta descendencia, las frecuencias génicas serían:

$$f(A) = 0.48 + \frac{1}{2}0.44 = 0.70 \qquad f(B) = 0.08 + \frac{1}{2}0.44 = 0.30$$

Los resultados obtenidos de esta manera para las frecuencias génicas y genotípicas en la descendencia son correctos, pero están sujetos a errores, debido a los muchos pasos involucrados. Podemos obtener el mismo resultado mucho más rápidamente usando un cuadrado de Punnett, como sigue.

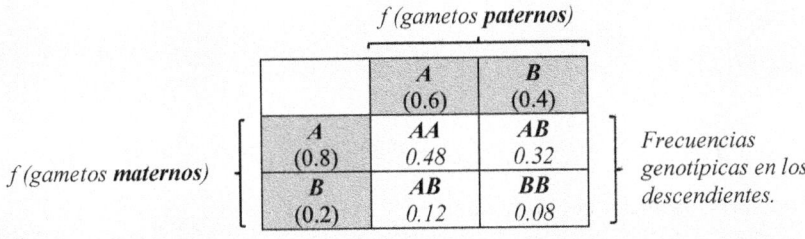

*f (gametos **paternos**)*

		A (0.6)	B (0.4)	
f (gametos **maternos**)	A (0.8)	AA 0.48	AB 0.32	Frecuencias genotípicas en los descendientes.
	B (0.2)	AB 0.12	BB 0.08	

Por lo que: *f(AA) = 0.48*   *f(AB) = 0.44*   *f(BB) = 0.08*

que es la misma distribución de genotipos en la descendencia, obtenida ahora de una forma mucho más directa y expeditiva. Las frecuencias génicas en estos descendientes serían igualmente:

     f(A) = 0.7   *f(B) = 0.3*

El Ejemplo 8.3 nos indica que, cuando el apareamiento es aleatorio, y suponiendo que las frecuencias génicas en los padres son:

$$p_m = f(A)_{machos} \qquad q_m = f(B)_{machos} \qquad p_h = f(A)_{hembras} \qquad q_h = f(B)_{hembras}$$

podemos obtener las frecuencias genotípicas en los descendientes utilizando el cuadrado de Punnett, como se encuentra en la Figura 8.1.

Figura 8.1. *Frecuencias genotípicas en los descendientes como función de las frecuencias génicas en los progenitores.*

*f (gametos **paternos**)*

		A p_m	B q_m	
f (gametos **maternos**)	A p_h	AA $p_m p_h$	AB $q_m p_h$	Frecuencias genotípicas en los descendientes.
	B q_h	AB $p_m q_h$	BB $q_m q_h$	

En la población de descendientes nacidos en esta primera generación (d1) representada en la Figura 8.1., las frecuencias génicas pueden ser simbolizadas como:

$$f(A) = p_{d1} \qquad\qquad f(B) = q_{d1}$$

Supongamos ahora que un grupo de machos y hembras son seleccionados al azar de esta generación de descendientes y se utilizan en reproducción. En este caso, se espera que las frecuencias sean iguales en los machos y hembras reproductores, por lo que las frecuencias esperadas en la próxima generación (designada d2) tras usar estos reproductores se pueden obtener con un cuadrado de Punnett, y serían directamente:

$$f(AA)_{d2} = p_{d1}^2 \qquad f(BB)_{d2} = q_{d1}^2 \qquad f(AB)_{d2} = 2p_{d1}q_{d1}$$

Las frecuencias génicas en esta segunda generación pueden ser calculadas sabiendo que:

$$f(A) = f(AA) + \frac{1}{2}f(AB) \qquad\qquad \text{por lo que:}$$

$$f(A)_{d2} = p_{d2} = p_{d1}^2 + \frac{1}{2}(2p_{d1}q_{d1}) = p_{d1}^2 + p_{d1}q_{d1} = p_{d1}(p_{d1} + q_{d1}) = p_{d1}$$

Podemos entonces concluir que:

$$p_{d2} = p_{d1} \qquad\qquad q_{d2} = q_{d1}$$

y si continuamos en las generaciones siguientes, si no hubiera fenómenos condicionantes, el resultado siempre sería el mismo, es decir, no habría cambios en las frecuencias génicas y genotípicas a partir de ahora. Esto significa que el desequilibrio que existía inicialmente, debido a las diferentes frecuencias génicas en machos y hembras, se anuló en una sola generación, y que a partir de entonces las frecuencias génicas y genotípicas permanecen constantes.

Esto quiere decir que, a menos que existan fuerzas contrarias, la población tiende a estabilizarse y, a partir de entonces, las frecuencias génicas y genotípicas se mantienen estables, generación tras generación. Las frecuencias genotípicas en la descendencia resultan de las frecuencias génicas en la generación de los progenitores, como se representa en la Figura 8.2.

***Figura 8.2.** Frecuencias genotípicas en la descendencia, en función de las frecuencias génicas en los progenitores.*

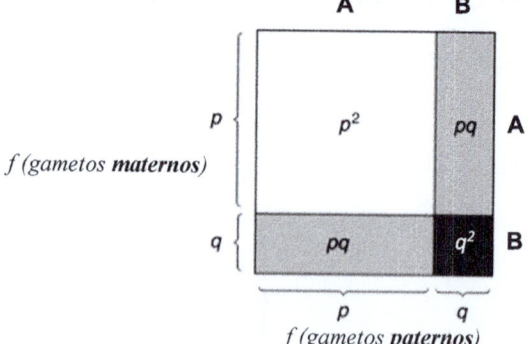

Este ejemplo simple refleja la base fundamental de la Genética de Poblaciones, traducida a la Ley de Hardy-Weinberg, que se puede enunciar de la siguiente manera.

Ley de Hardy-Weinberg

En una población grande, donde los apareamientos son aleatorios[2] y donde no hay mutación, migración o selección:

1) Las frecuencias génicas y genotípicas permanecen constantes de generación en generación;

2) Las frecuencias genotípicas en la descendencia están determinadas por las frecuencias génicas de los padres, según la expresión:

$$p^2 + 2pq + q^2 = 1$$

en que

$$p^2 = f(AA) \qquad 2pq = f(AB) \qquad q^2 = f(BB)$$

Lo que nos dice la Ley de Hardy-Weinberg es que, a menos que exista alguna razón en contrario[3], una población tiende a permanecer genéticamente estable, sin cambio de las frecuencias génicas o genotípicas, y que las frecuencias genotípicas son una función simple de las frecuencias génicas.

La Figura 8.3. ilustra la relación entre frecuencias génicas y genotípicas en una población en equilibrio Hardy-Weinberg (H-W), asumiendo la existencia de dos alelos. Se verifica que los tres genotipos varían conjuntamente, y que la heterocigosis máxima de 0.5 es observada cuando las frecuencias génicas son intermedias.

Figura 8.3. Frecuencias genotípicas en una población en equilibrio de Hardy-Weinberg, en función de la frecuencia de un alelo a.

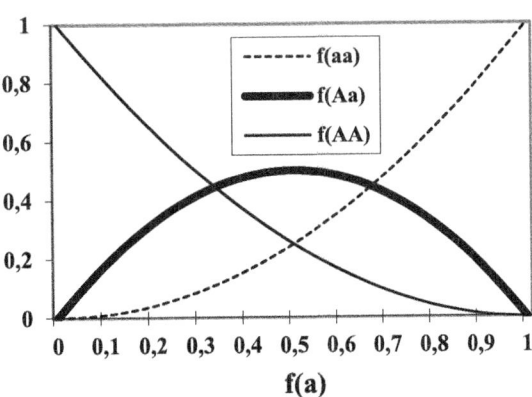

---

[2] Una población en estas condiciones es llamada panmítica.

[3] Si no se observa alguno de los cinco factores condicionantes, o sea, tamaño de la población, forma de apareamiento, y ausencia de migración, mutación y selección.

Los Ejemplos 8.4. y 8.5. ilustran algunas aplicaciones directas del equilibrio H-W en poblaciones animales. Se pueden considerar muchas otras situaciones, a saber, todas aquellas que tienen que ver con la caracterización genética de poblaciones, donde el equilibrio H-W es un supuesto frecuente (ver Capítulo 23).

Ejemplo 8.4.

Supongamos que queremos estudiar los polimorfismos en el gen que codifica el receptor de somatotropina en bovinos, en el que ocurren los alelos F y S. Se estudió la relación del peso al destete con el genotipo de los animales y se encontró la siguiente relación:

Genotipo	Peso medio
FF	200
FS	180
SS	130

Vamos a trabajar con dos razas (A y B) que tienen frecuencias alélicas de:

Raza A: *f(F) = 0.2*   *f(S) = 0.8*

Raza B: *f(F) = 0.6*   *f(S) = 0.4*

Suponiendo que las dos razas están en equilibrio H-W, queremos saber el peso al destete esperado de cada una de ellas, así como del cruzamiento respectivo.

El primer paso será estimar las frecuencias genotípicas esperadas en las dos poblaciones en equilibrio, así como en los animales cruzados A × B.

Para razas en equilibrio podemos usar directamente la expresión

$$p^2 + 2pq + q^2 = 1$$

mientras que para los cruzados A × B podemos construir un cuadrado de Punnett para obtener las frecuencias genotípicas esperadas.

Por ejemplo, las frecuencias esperadas por genotipo en la raza A son:

f(FF) = 0.2² = 0.04   *f(FS) = 2×0.2×0.8 = 0.32*   *f(SS) = 0.8² = 0.64*

y en los cruzados A×B:

f(FF) = 0.2×0.6 = 0.12   *f(FS) = (0.2×0.4) + (0.6×0.8) = 0.56*   *f(SS) = 0.8×0.4 = 0.64*

por lo que el resultado esperado sería:

		Raza A	Raza B	Cruz. A×B
Frecuencias genotípicas	FF	0.04	0.36	0.12
	FS	0.32	0.48	0.56
	SS	0.64	0.16	0.32

En este caso, el peso esperado para cada grupo sería el peso al destete medio de cada genotipo, ponderado por la frecuencia respectiva en el grupo considerado:

E(Raza A) = (0.04 × 200) + (0.32 × 180) + (0.64 × 130) = 148.8 kg
E(Raza B) = (0.36 × 200) + (0.48 × 180) + (0.16 × 130) = 179.2 kg
E(Cruz. A×B) = (0.12 × 200) + (0.56 × 180) + (0.32 × 130) = 166.4 kg

Ejemplo 8.5.

1) Supongamos que estamos trabajando con una población de caballos en estado salvaje en una isla desierta. Los caballos se reúnen anualmente para su identificación, marcado, sanidad, etc., pero no se intenta realizar selección. En el momento en que se realiza esta concentración, se verifica que hay un 10% de potros con prognatismo, que es una condición determinada por un gen recesivo (a).

Suponiendo que la población está en equilibrio H-W, queremos saber la proporción de padres prognáticos y de padres portadores del alelo del prognatismo.

Sabemos que la frecuencia de prognatismo en los potros es f(aa) = 0.1, y como la población está en equilibrio H-W, la frecuencia esperada de prognáticos en los padres también es 0.1.

El equilibrio de H-W también nos dice que:

$f(aa) = q^2$, *en que q es la frecuencia del alelo de prognatismo.*

Por lo tanto, en nuestro caso:

$$f(a) = q = \sqrt{0.1} = 0.316 \qquad\qquad f(A) = p = 1 - 0.316 = 0.684.$$

Donde, la frecuencia de portadores Aa será igual a :

$$f(Aa) = 2pq = 2 \times 0.684 \times 0.316 = 0.432$$

2) Imaginemos ahora que la estrategia de los gestores de este programa ha sido eliminar los prognáticos de la reproducción. Aún así, todavía existen portadores heterocigóticos, y en el grupo que estamos usando como ejemplo, a pesar de que los padres son todos aparentemente normales, nacieron el 10% de los potros con prognatismo.

En este caso, la población no está en equilibrio H-W ya que estamos seleccionando para eliminar los prognáticos. Pero podemos usar un razonamiento similar, ya que sabemos que un animal prognático resulta del apareamiento Aa × Aa, y que, en esta situación, en 1/4 de los casos nace un hijo prognático. Entonces, asumiendo que:

- la proporción de portadores Aa es y (que es presumiblemente igual en machos y hembras), por lo que la probabilidad de aparearse dos portadores es igual a y^2.

- del apareamiento entre portadores, nacen 1/4 de potros prognáticos.

- en consecuencia, esperamos que nazcan $y^2(1/4)$ prognáticos

- globalmente nace un total de 10% de animales prognáticos.

$$y^2 (1/4) = 0.10 \Rightarrow y^2 = 0.40 \Rightarrow y = 0.63$$

Entonces, el nacimiento de un 10% de prognáticos indica en este caso la presencia del 63% de portadores heterocigóticos.

Estos ejemplos ilustran cómo los principios de la Ley de Hardy-Weinberg pueden utilizarse para situaciones concretas en mejoramiento animal, aunque, por supuesto, en la vida real a veces hay desviaciones del equilibrio H-W, porque alguna de sus condiciones no se está cumpliendo (ver Sección 8.5). El uso extensivo de marcadores moleculares, que se ha hecho posible en los últimos años, ha permitido la aplicación de estos marcadores en la caracterización genética de las más diversas poblaciones animales, tanto domésticas como salvajes, y el supuesto básico ha sido el equilibrio H-W. Esto permitió utilizar los principios de la genética de poblaciones para evaluar, por ejemplo, la estructura y la relación genética de las poblaciones animales, la aparición de cuellos de botella en el pasado, el origen y evolución de diferentes razas, etc. Más recientemente, la existencia de paneles de marcadores genéticos de alta densidad y la información resultante de la secuenciación del genoma, han permitido estudios mucho más refinados y de microevolución, dando lugar a la subdisciplina que ahora se conoce como "Genómica de Poblaciones".

8.4. Test de equilibrio

En las situaciones más elementales, normalmente asumimos que la población con la que estamos trabajando está en equilibrio H-W, pero debemos testar si este es realmente el caso. Una forma rápida de investigar la situación de equilibrio es comparar el número observado de cada genotipo con lo que se esperaría si la población estuviera en equilibrio H-W, usando, por ejemplo, una prueba de χ^2 (ver Sección 4.7).

En este caso, el valor observado de χ^2 es obtenido como:

$$\chi^2_{obs} = \sum \frac{(O_i - E_i)^2}{E_i}$$

en que O_i y E_i son, respectivamente, los números observados y esperados de animales con el genotipo i. El número esperado corresponde al número que existiría si la población efectivamente se encontrara en equilibrio H-W (esto es, $p^2+2pq+q^2$), y para obtener el valor de χ^2 se realiza el sumatorio para los diferentes genotipos posibles.

Resumidamente, el valor de χ^2 puede ser obtenido como se representa esquemáticamente en la Figura 8.4.

Después de obtener el valor de χ^2 vamos a proceder a un test de hipótesis, en el cual la hipótesis nula (H_0) es que la población se encuentra en equilibrio H-W, es decir, que la distribución de genotipos observada está de acuerdo con las proporciones esperadas en el caso de equilibrio ($p^2 + 2pq + q^2$). La hipótesis nula será rechazada si el valor de χ^2_{obs} es mayor que un valor crítico de χ^2, obtenido en función del número de categorías observables (esto es, de los grados de libertad) y de la probabilidad de error tipo I (es decir, del valor predefinido de α). En general, los grados de libertad (g.l.) se pueden obtener como:

g.l. = (Nº categorías observables - 1) - Nº parámetros *independientes* estimados

Figura 8.4. *Obtención del valor de* χ^2 *para testar el equilibrio de una población en un locus con alelos A y a.*

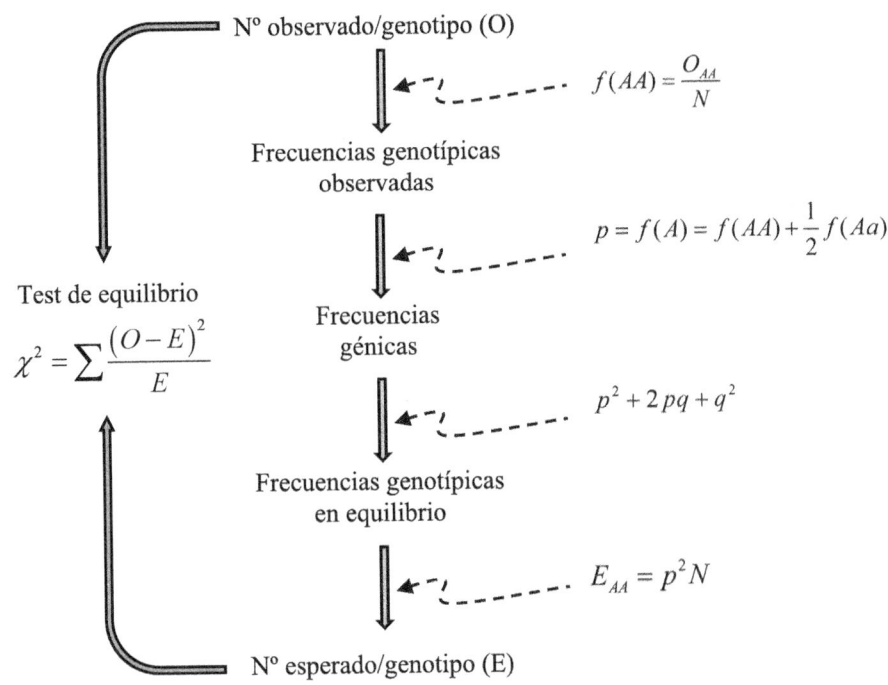

Esto significa que pueden existir diferentes situaciones:

- si la comparación de los valores observados fuera con una relación cualquiera preestablecida (por ejemplo, las proporciones mendelianas 3: 1), entonces g.l. = número de categorías observables - 1.

- si quisiéramos comparar los valores observados con los esperados admitiendo el equilibrio H-W, los parámetros a estimar son las frecuencias génicas. Note que, cuando apenas existen dos alelos, solo la frecuencia de uno de ellos es estimada independientemente (por ejemplo, p), ya que la otra es obtenida como la diferencia con la unidad ($q=1-p$). En caso de que tengamos tres fenotipos posibles resultantes de dos alelos, entonces tenemos tres categorías observables y un parámetro independiente estimado, por lo que g.l. = 3 - 1 - 1. De manera rápida, cuando probamos el equilibrio H-W, los g.l. se pueden obtener directamente como:

g.l. = n° genótipos - n° alelos

Los valores de χ^2 críticos para grados de libertad comprendidos entre 1 y 3, y valores de α de 0.10, 0.05 y 0.01 se encuentran en el Cuadro 8.1.

Cuadro 8.1. *Valores críticos de* χ^2 *según los grados de libertad (g.l.) y* α

g.l.	Probabilidad de error de tipo I (α)		
	0.10	0.05	0.01
1	2.706	3.841	6.635
2	4.605	5.991	9.210
3	6.251	7.815	11.345

Con base en los valores observados y esperados, si:

$$\chi^2_{obs} > \chi^2_{crít.}$$

entonces rechazamos H_0 y concluiremos que la población no se encuentra en equilibrio H-W. Podemos después investigar las posibles razones que están subyacentes a esa ausencia de equilibrio.

En el Ejemplo 8.6. consideramos un caso de genotipado de un marcador de importancia en cerdos (gen Halothane o RYR-1) para ilustrar la prueba de equilibrio H-W en una población comercial.

Ejemplo 8.6.

Supongamos que estamos trabajando con una población de cerdos Landrace, donde investigamos la existencia de variabilidad genética en el gen de sensibilidad al halotano (RYR-1), que tiene los alelos N y n. Genotipamos un grupo de 1 000 animales, y la distribución por genotipo fue la siguiente:

Genotipo	n
NN	600
Nn	300
nn	100

Queremos saber si esta distribución es compatible con el equilibrio H-W. Por lo tanto, las hipótesis probadas son:

H_0: Población está en equilibrio; H_A: Población no está en equilibrio

Vamos entonces a probar si existe compatibilidad entre los valores observados y los que se esperarían si la población estuviera en equilibrio H-W.
Los pasos en este caso son los siguientes:

1)   *Las frecuencias genotípicas en este ejemplo son:*
    f(NN) = 0.6   f(Nn) = 0.3   f(nn) = 0.1

2)   *Las frecuencias génicas subyacentes a las frecuencias genotípicas observadas son:*
    f(N) = 0.6+(1/2) (0.3) = 0.75 = p   f(n) = 0.1+(1/2) (0.3) = 0.25 = q

3)   *Las frecuencias genotípicas esperadas en un equilibrio H-W son ($p^2 +2pq+ q^2$); consecuentemente en este caso:*
    $p^2 = 0.75^2 = 0.5625$ $2pq = 2(0.75) (0.25) = 0.375$ $q^2 = 0.25^2 = 0.0625$

4)   *Con 1 000 animales, el número esperado en caso de que la población estuviera en equilibrio sería:*

NN=562.5   Nn=375   nn=62.5

Podemos entonces resumir los datos de la siguiente manera:

Genotipo	N° observado	Frec. observada	Frec. esperada	N° esperado
NN	600	0.6	0.5625	562.5
Nn	300	0.3	0.375	375
nn	100	0.1	0.0625	62.5

5)   *La compatibilidad entre valores observados y esperados en una prueba de* χ^2 *sería:*

$$\chi^2_{obs} = \frac{(600-562.5)^2}{562.5} + \frac{(300-375)^2}{375} + \frac{(100-62.5)^2}{62.5} = 40$$

Para α=0.05 y como g.l=1, el valor crítico de χ^2 *en el Cuadro 8.1. es igual a:*

$$\chi^2_{crit} = 3.841,$$

Entonces, el valor de χ^2_{obs} *=40 sería comparado con un* χ^2_{crit} *=3.841, lo que nos llevaría a rechazar la H$_0$ y a concluir que la población no está en equilibrio.*

En este ejemplo en particular, tenemos un exceso de homocigotos y un déficit de heterocigotos (deberíamos tener 375 y tenemos 300), lo que es compatible con una situación de consanguinidad. Más adelante (apartado 9.3.1.) veremos cómo podemos inferir cuál es la consanguinidad subyacente en situaciones de déficit de heterocigosis.

Hay pruebas más sofisticadas para evaluar si una población está en equilibrio o no, como por ejemplo el "test exacto de Fisher". Sin embargo, la prueba χ^2 está bien consolidada en la literatura científica y es lo suficientemente rigurosa para el enfoque adoptado en este libro.

En la práctica, y dependiendo de lo que se pretenda, se puede realizar una prueba de equilibrio para un locus considerando varias poblaciones, para una población considerando varios loci o para combinaciones locus-población. En situaciones extremas, el análisis de un locus puede resultar en la identificación de alelos que son exclusivos de una población determinada, algunas veces llamados alelos privados.

8.5. Consecuencias de los supuestos de la Ley de Hardy-Weinberg

En una población "ideal", esperamos que las frecuencias génicas y genotípicas se mantengan constantes en el tiempo, de acuerdo con las proporciones definidas en la Ley de Hardy-Weinberg. Sin embargo, es razonable admitir que uno o más de los supuestos subyacentes al equilibrio H-W pueden no verificarse, y en este caso queremos cuantificar qué impacto tiene este incumplimiento en la estructura de la población. Naturalmente, algunos de los factores condicionantes son más comunes que otros, o más fáciles de usar por el ser humano como criador de animales domésticos, pero todos ellos pueden resultar en cambios en la estructura genética de la población y su mantenimiento a largo plazo.

8.5.1. Mutación

En condiciones normales, las mutaciones ocurren con frecuencias muy bajas (10^{-5} a 10^{-8} son los valores normalmente aceptados).

Es necesario considerar dos casos con respecto a las mutaciones:

- *La mutación convierte uno de los alelos (A) en otro alelo ya existente (a):*

$$A \xrightarrow{\ \ u\ \ } a$$

en que u representa la tasa de mutación, esto es, la proporción de alelos A que, por mutación, son convertidos en a (por generación). Si, en la generación inicial, las frecuencias de A y a fueran p_0 y q_0, respectivamente, entonces la evolución esperada de las frecuencias génicas será como se encuentra en el Cuadro 8.2.

Cuadro 8.2. *Evolución esperada de las frecuencias génicas como resultado de la mutación.*

Generación	Frecuencias génicas
0	p_0
1	$p_1 = p_0 - (up_0) = p_0(1-u)$ $q_1 = q_0 + up_0$
2	$p_2 = p_1(1-u) = p_0(1-u)(1-u) = p_0(1-u)^2$
...	...
t	$p_t = p_0(1-u)^t$

En consecuencia, la frecuencia en la generación t del alelo A que sufre la mutación será:

$$p_t = p_0 (1-u)^t$$

Ejemplo 8.7.

Supongamos que tenemos un alelo A con frecuencia $p_0 = 0.8$, que sufre una mutación a una tasa $u = 10^{-6}$. De aquí a 10 000 generaciones la frecuencia génica esperada de A será:

$$p_{10\,000} = 0.8\,(1-10^{-6})^{10\,000} = 0.792$$

Se verifica así que, con las tasas de mutación comúnmente observadas, la alteración resultante en las frecuencias génicas es poco relevante.

También cabe mencionar la posibilidad de que se produzcan mutaciones recurrentes, en las que, además de la conversión del alelo A en a con tasa u, el alelo *a* también se convierte en *A* con tasa *v*. En este caso, la población tiende a un equilibrio que se alcanza cuando:

$$p = \frac{v}{u+v} \qquad q = \frac{u}{u+v}$$

- *Uno de los alelos se convierte en un nuevo alelo que no existía previamente.*

En este caso, la mutación crea una nueva variabilidad genética y, aunque la tasa de mutación puede ser baja, la frecuencia del "nuevo" alelo podrá después ser aprovechada por selección. Hay varios ejemplos de esta situación, en los que surgieron nuevas características como resultado de una mutación, y que luego fueron utilizadas por selección. Son ejemplos de esta situación:

- gen Booroola en ovinos
- gen que causa la hipertrofia muscular en bovinos Blanc Bleu Belge
- gen de la ausencia de cuernos en varias razas bovinas
- gen que causa la cáscara azul en gallinas de raza Araucana

Estos y otros ejemplos presumiblemente resultaron de mutaciones y la frecuencia génica se incrementó posteriormente por selección y, en varios casos, un rasgo que inicialmente era raro (como la ausencia de cuernos en el bovino) finalmente fue fijado en algunas razas. Si no hubiera selección, la mutación probablemente se habría producido en solo uno o muy pocos individuos y se habría eliminado en el proceso de muestreo.

Aunque la tasa de mutación es normalmente muy baja, hay que tener en cuenta que, en una población cerrada, la mutación es la única fuente de nueva variación genética, que luego puede ser aprovechada por selección.

8.5.2. Migración

Consideremos que una población autóctona A recibió la entrada de animales de una población inmigrante M. La nueva población resultó entonces de la adición de un número n_A de animales autóctonos y n_M de animales inmigrantes. Después de esta unión, la proporción de inmigrantes (m) en la población total se puede calcular como:

$$m = \frac{n_M}{n_A + n_M}$$

y la proporción de individuos autóctonos es (*1-m*). Este escenario está representado en la Figura 8.5.

Figura 8.5. *Impacto inmediato de una población inmigrante (M) sobre una población autóctona (A), donde la población total resulta de la mezcla proporcional de (m) inmigrantes y (1-m) autóctonos.*

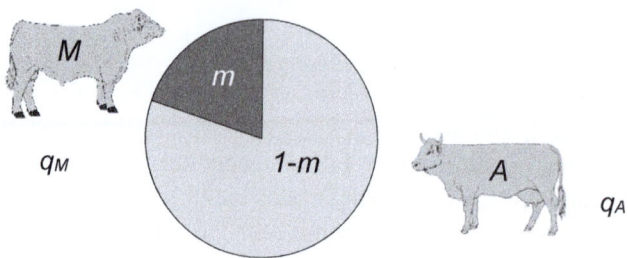

Admitamos que el alelo b tiene frecuencias q_A y q_M en el grupo de animales autóctonos e inmigrantes, respectivamente. La frecuencia de este alelo en la nueva población después del proceso de inmigración (representada por q_{AM}) se puede calcular como la media ponderada de los dos grupos:

$$q_{AM} = (1-m)q_A + mq_M = q_A + m(q_M - q_A)$$

y por lo tanto la alteración de la frecuencia alélica relativamente a la población original (Δq), como resultado del proceso de inmigración, puede ser calculada como:

$$\Delta q = q_{AM} - q_A = q_A + m(q_M - q_A) - q_A$$

$$\Delta q = m(q_M - q_A)$$

Por lo tanto, se concluye que el cambio inmediato en las frecuencias génicas resultante del proceso de migración dependerá de la diferencia en las frecuencias génicas entre las dos poblaciones y de la proporción de inmigrantes en la nueva población. Así, el impacto será tanto más importante cuanto mayor sea la diferencia genética entre inmigrantes y nativos, y también cuanto mayor sea la proporción de inmigrantes. Por ejemplo, en cerdos de raza Alentejana, el impacto genético será mayor si existe un cruzamiento fortuito con un grupo de jabalíes que si se practica un apareamiento programado con cualquiera de las variedades del tronco ibérico (del que el cerdo Alentejano es parte).

Cabe señalar, sin embargo, que esta expresión solo refleja el impacto en la primera generación, y que en las generaciones posteriores las consecuencias pueden ser diferentes, dependiendo del aporte de cada uno de los grupos autóctonos e inmigrantes a la siguiente generación, ya que estos pueden tener tasas de reproducción distintas. Por ejemplo, si los inmigrantes tienen una mayor tasa de reproducción o si se practica un cruzamiento de absorción, obviamente el impacto del grupo inmigrante será mayor que el considerado para la primera generación.

El uso de cruzamientos aprovecha el cambio en las frecuencias génicas y genotípicas resultante del proceso de migración, y es una práctica muy común en todas las especies domésticas.

8.5.3. Tamaño de la población

La ley de Hardy-Weinberg presupone la existencia de una población teóricamente infinita. Esto nunca sucede realmente, ya que siempre trabajamos con poblaciones finitas, aunque de mayor o menor dimensión. Esto significa que, en cada generación, los individuos que se reproducen representan solo una muestra de los genes presentes en la población de la que provienen.

Intuitivamente, cuanto mayor sea esta muestra, más "representativa" debería ser de la población, es decir, los alelos presentes en la muestra deben estar en una frecuencia relativamente cercana a la frecuencia existente en la población de la que fueron tomados. Si la muestra es muy pequeña las desviaciones de muestreo son más probables, por lo que las frecuencias génicas de los individuos que se reproducen podrán estar más o menos alejadas de las frecuencias en la población de donde provienen.

Supongamos un locus A, y que, de una población con frecuencias génicas para los alelos A y a iguales a p y q, respectivamente, tomamos dos individuos para la reproducción. Estos dos individuos juntos tienen 4 alelos para el locus A. Las probabilidades de que estos cuatro alelos sean todos A, o tres sean A y uno a, etc., se pueden obtener expandiendo la expresión binomial $(p+q)^n$, donde n representa el número de alelos presentes en la muestra. Los coeficientes de la expansión binomial para diferentes valores de n se pueden obtener del triángulo de Pascal, que se encuentra en el Anexo 2.

Consideremos el Ejemplo 8.8., donde se presentan ejemplos de muestreo de 2 y 4 individuos a partir de una población original.

A partir de estos ejemplos se puede ver que las frecuencias génicas y genotípicas tienden a fluctuar (*deriva genética*) debido al proceso de muestreo, siendo esta fluctuación mayor cuanto menor es el tamaño de la muestra[4]. En la Figura 8.6. se presenta el resultado de una simulación en la que, a partir de una población original, fueron creadas y mantenidas 10 líneas con 20, 200 o 2 000 individuos por línea. Es evidente que, debido al tamaño finito de la población, el proceso de muestreo aleatorio de gametos dará como resultado una variación en las frecuencias alélicas a lo largo de generaciones, y esta variación es mayor cuanto menor es el tamaño de la muestra. A largo plazo, este proceso de deriva genética conducirá a la fijación o pérdida definitiva de uno de los alelos, con mayor probabilidad de fijación de los alelos que tienen una frecuencia inicial más alta.

---

[4] Si tiramos una moneda al aire, esperamos que el resultado sea cara en la mitad de los casos y cruz en la otra mitad. Sin embargo, si lanzamos la moneda dos veces al aire, no será de extrañar que salga el 100% caras. Pero si tiramos al aire 20 veces, no es plausible que salga cara en 100% de los casos.

Ejemplo 8.8.

Supongamos un locus A en una población de grandes dimensiones, en que $p=f(A)=0.75$ y $q=f(a)=0.25$. Si la población estuviera en equilibrio de Hardy-Weinberg, las frecuencias esperadas serían 0.5625, 0.375 y 0.0625 para los genotipos AA, Aa y aa, respectivamente.

Admitamos ahora que en esta población hemos seleccionado 2 individuos como reproductores. Estos 2 individuos juntos tienen 4 alelos en el locus A (n=4 en la expresión binomial), y queremos saber cuál es la probabilidad de cada combinación posible de estos 4 alelos. Para eso recurrimos a la expansión binomial, cuyo resultado se muestra en el diagrama siguiente para el caso de 2 individuos y 4 alelos, en el que se representa la probabilidad de ocurrencia de cada combinación de alelos.

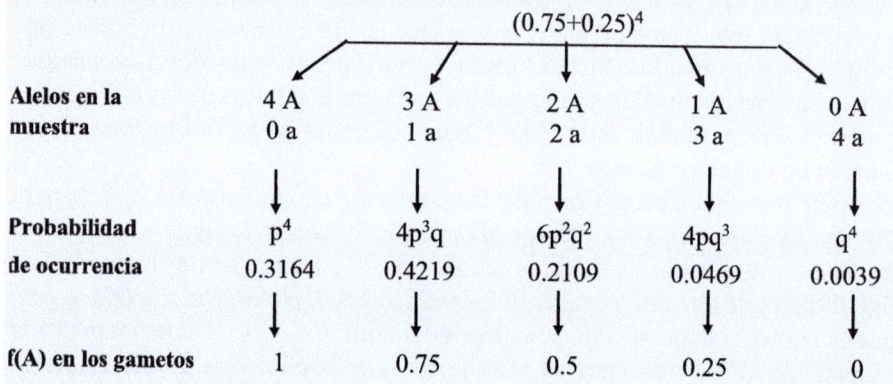

$$(0.75+0.25)^4$$

Alelos en la muestra	4 A 0 a	3 A 1 a	2 A 2 a	1 A 3 a	0 A 4 a
Probabilidad de ocurrencia	p^4 0.3164	$4p^3q$ 0.4219	$6p^2q^2$ 0.2109	$4pq^3$ 0.0469	q^4 0.0039
f(A) en los gametos	1	0.75	0.5	0.25	0

Se verifica así que, con una muestra de solo 2 individuos, existe una probabilidad de 0.3164 de que solo posean el alelo A (p=1) y una probabilidad de 0.0039 de que solo posean a (p=0). Si este es el caso, obviamente nos estamos alejando del equilibrio de Hardy-Weinberg, con una probabilidad alrededor del 32% de que uno de los alelos se fije permanentemente o se pierda en una sola generación.

Si hacemos cálculos similares para una muestra de 4 individuos (asumiendo las mismas frecuencias génicas iniciales), concluimos que la probabilidad de que los 8 alelos sean todos A es de 0.10013, y de que todos sean a es de 0.000015. En este caso, la probabilidad de que uno de los alelos se pierda o se fije en la primera generación es alrededor del 10%, por lo tanto, mucho menor que en el caso anterior.

En los ejemplos que hemos considerado, si tuviéramos que crear 100 líneas individuales a partir de la población inicial, esperaríamos que:

- cerca de 32 de estas líneas fuesen homocigóticas para el alelo A, en el caso de que las líneas estuvieran constituidas por 2 individuos;

- cerca de 10 de esas líneas serían homocigotas para el alelo A, si las líneas estuvieran constituidas por 4 individuos.

En el caso de las líneas de 2 individuos, si se repitiera nuevamente el proceso de muestreo, en las aproximadamente 68 líneas que aún no habían fijado cualquier alelo, podríamos calcular la probabilidad de que esto sucediera, pero ciertamente que en las 32 fijadas ya no habría retroceso (excluyendo la hipótesis poco probable de mutación); a largo plazo, se esperaría que, como consecuencia de las frecuencias iniciales, alrededor de 75 líneas fijarían el alelo A y 25 fijarían el alelo a.

La expresión deriva genética significa que la frecuencia génica en una generación no es exactamente la misma que en la generación anterior, debido al proceso de muestreo que resulta del tamaño finito de la población. Naturalmente, cuanto mayor sea el tamaño de la muestra, es de esperar que las frecuencias en esta se acerquen a las de la generación anterior, ocurriendo lo contrario cuanto más pequeña es la muestra.

Figura 8.6. *Evolución a lo largo de 50 generaciones de las frecuencias alélicas en 10 líneas establecidas a partir de una población original donde $p_0 = 0.5$, manteniéndose cada línea con n = 20, 200 o 2 000.*

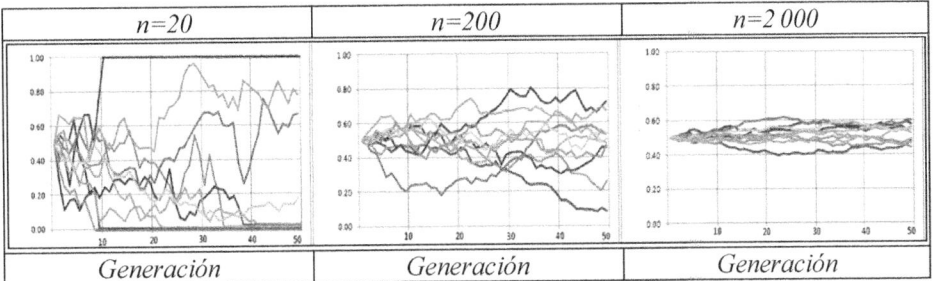

Supongamos que, de una población con frecuencias p_0 y q_0, tomamos varias muestras de N individuos (que llamaremos tamaño efectivo de población, un concepto que se analiza con más detalle en el capítulo sobre consanguinidad). El valor esperado de la frecuencia génica en la generación 1 (q_1) será igual a q_0, pero en la realidad q_1 puede desviarse más o menos de este valor esperado. Se puede demostrar que, al final de una generación de muestreo, la variabilidad esperada de q_1 en las diversas líneas será igual a:

$$\sigma_q^2 = \frac{p_0 q_0}{2N}$$

Nótese que, a partir de esta expresión, podemos calcular la probabilidad de que q asuma un cierto valor en la generación 1, verificando que la variabilidad es mayor cuando las frecuencias génicas son intermedias y N es pequeño. En la Figura 8.7. se presenta la distribución esperada de q_1 al final de una generación de muestreo, para diferentes valores de N, y asumiendo que $q_0=0.4$. Naturalmente, cuanto menor sea el valor de N, mayor será la probabilidad de que q_1 se desvíe de q_0. Como ejemplo, si N=5, podemos admitir de forma aproximada que q_1 probablemente estará comprendido entre 0 y 0.8, mientras que en el caso de N=50, q_1 probablemente estará comprendido entre 0.3 y 0.5.

Figura 8.7. *Distribución de q al final de una generación, para diferentes*
valores de N entre 5 y 50, y admitiendo que q₀ = 0.4.

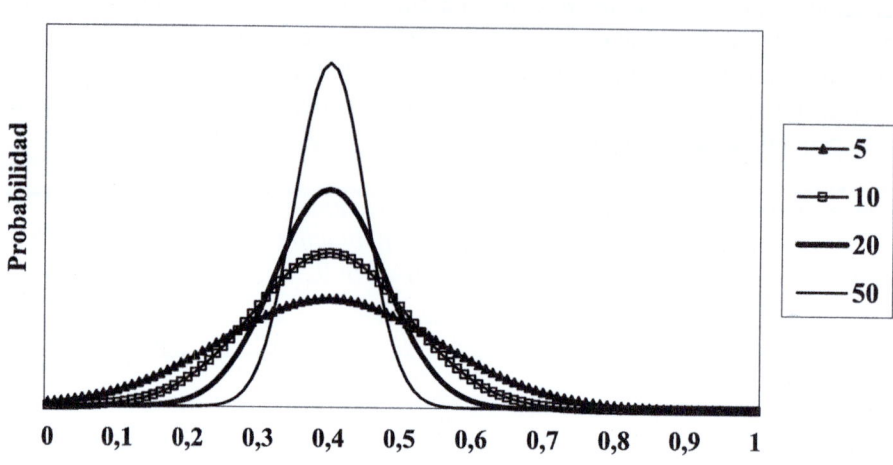

Si este proceso se repite sucesivamente a lo largo de las generaciones, la
tendencia será naturalmente hacia una mayor desviación de las frecuencias
iniciales. Después de t generaciones de muestreo, donde cada línea se mantiene
con N reproductores, la frecuencia génica esperada sigue siendo q_0, pero la
variabilidad respectiva será igual a:

$$\sigma_q^2 = \frac{p_0 q_0}{2N}\left[1-\left(1-\frac{1}{2N}\right)^t\right]$$

Note que, con valores de N pequeños, existe una probabilidad razonable de
que el gen se pierda o se fije rápidamente (la probabilidad de fijación o pérdida
depende de la frecuencia inicial).

Como veremos más adelante, existe una gran similitud entre los aspectos
discutidos en la deriva genética y el proceso conocido como consanguinidad, ya
que ambos ocurren con la reducción del tamaño poblacional y en ambos casos
hay un aumento del grado de homocigosis.

Hasta ahora hemos asumido que una población o línea se mantiene con un
número constante de individuos a lo largo del tiempo, pero puede suceder que la
restricción al tamaño de la población sea solo temporal, lo que daría lugar a
cambios en las frecuencias alélicas con variabilidad σ_q^2 (Figura 8.7.), como
hemos visto antes. Estas restricciones temporales pueden traducirse o bien en un
cuello de botella en la población, o entonces en el llamado "efecto fundador",
ocurriendo en cualquiera de los casos un submuestreo de los alelos de la
población original, como se representa en la Figura 8.8.

Figura 8.8. *Diagrama representativo de la pérdida de diversidad alélica por cuello de botella de la población y por efecto fundador (círculos de color diferente representan diferentes alelos).*

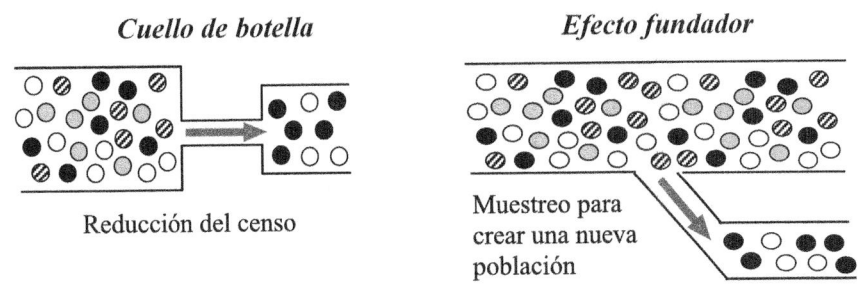

Un cuello de botella corresponde a un período en el que solo una parte de la población sobrevive y se reproduce, lo que resulta en la retención para el futuro de solo una fracción de la diversidad genética que existía anteriormente. El efecto fundador resulta del hecho de que solo una muestra de la población original dará lugar a una nueva población (posiblemente en una ubicación diferente), resultando así en un grupo de animales con menos diversidad genética, y posiblemente con menor frecuencia o pérdida de ciertos alelos. En ambos casos el resultado es idéntico y se traduce en una menor diversidad genética después de que ocurra el proceso de submuestreo.

En resumen, la deriva genética traduce las fluctuaciones en las frecuencias génicas de una generación a otra, resultante del tamaño finito de la población. La teoría de la genética de poblaciones nos permite estimar cuánto esperamos que cambien las frecuencias de los genes, pero no en qué dirección ocurrirá este cambio.

8.5.4. Forma de apareamiento

Se dice que el apareamiento en una población es aleatorio si cualquier individuo de la población tiene la misma oportunidad de aparearse con un individuo del otro sexo. Si admitimos un locus con dos alelos (A y B) en una población en equilibrio donde el apareamiento es aleatorio, la probabilidad de apareamiento entre, por ejemplo, machos AA y hembras BB será dada por el producto de las respectivas frecuencias genotípicas, es decir, f (AA) × f (BB). En caso de existir equilibrio H-W, la probabilidad de este apareamiento sería p^2q^2 y, como vimos en el Ejemplo 8.3., podríamos calcular la frecuencia de cada apareamiento aleatorio para otras combinaciones de genotipos.

Supongamos ahora que, por cualquier razón (natural o impuesta por el criador), el apareamiento ya no es aleatorio, siendo permitido solo el apareamiento de machos y hembras del mismo genotipo (llamado apareamiento *asociativo positivo* u *homogamia*) o de diferentes genotipos (llamado apareamiento *asociativo negativo* o *heterogamia*). Es natural esperar que en estas condiciones se observen cambios en las frecuencias genotípicas y/o génicas.

Tomemos como ejemplo una población de vacas que está inicialmente en equilibrio H-W, en que las frecuencias genotípicas para los tres genotipos de la K-caseína (*AA*, *AB* y BB) son p^2, $2pq$ y q^2. Admitamos ahora que vamos a practicar el apareamiento asociativo positivo, esto es, cada vaca de un genotipo dado es apareada siempre con un toro del mismo genotipo. Los únicos apareamientos posibles son, por lo tanto, *AA×AA*, *AB×AB* y *BB×BB*, con frecuencias p^2, $2pq$ y q^2, respectivamente. Esto significa que es el número de vacas de cada genotipo lo que va a determinar la probabilidad de existencia de cada tipo de apareamiento. Los resultados de estos apareamientos pueden entonces ser resumidos como se presenta en el Cuadro 8.3.

Cuadro 8.3. *Frecuencias genotípicas con apareamiento asociativo positivo.*

Vacas		Toros	Probabilidad	Descendientes		
Genotipo	Frec.	Genotipo	apareamiento	AA	AB	BB
AA	p^2	AA	p^2	p^2		
AB	$2pq$	AB	$2pq$	½ pq	pq	½ pq
BB	q^2	BB	q^2			q^2
				$p^2 + \frac{1}{2}$ pq	pq	$q^2 + \frac{1}{2}$ pq

La distribución de genotipos en los descendientes de este apareamiento asociativo positivo indica que las frecuencias genotípicas de los homocigóticos fueron aumentadas en la misma cantidad (½ pq) mientras que la frecuencia de heterocigóticos se redujo de 2pq a pq.

Las frecuencias génicas en estos descendientes pueden ser calculadas como:

$$f(A) = f(AA) + \frac{1}{2} f(AB) = p^2 + \frac{1}{2} pq + \frac{1}{2} pq = p^2 + pq = p(p+q) = p$$

o sea, no ocurrió alteración de las frecuencias génicas.

Por lo tanto, en este caso de apareamiento asociativo positivo, las frecuencias genotípicas cambiaron (aumento en la frecuencia de homocigotos), pero las frecuencias génicas no cambiaron. Si el proceso se continúa en generaciones sucesivas, la tendencia será que los individuos heterocigotos desaparezcan, manteniendo inalteradas las frecuencias génicas. Esto significa que, con el apareamiento asociativo positivo, no hay verdaderamente una alteración genética de fondo, ya que las frecuencias de los alelos permanecen constantes; solamente hay una redistribución de genotipos, que solo se mantendrá mientras se conserve la restricción de apareamientos, con la expectativa de que todo vuelva a la situación de equilibrio H-W tan pronto como los apareamientos vuelvan a ser aleatorios.

Se puede usar un razonamiento similar para el apareamiento asociativo negativo. En este caso, sin embargo, se observarán cambios en las frecuencias genotípicas y también se pueden observar cambios en las frecuencias génicas (dependiendo del tipo de restricciones impuestas al apareamiento).

8.5.5. Selección

Se entiende por selección el proceso (natural o artificial) mediante el cual se produce una reproducción preferencial de unos genotipos en detrimento de otros (que tenderán a ser eliminados de la población). Esto significa que algunos genotipos contribuyen proporcionalmente con un mayor número de descendientes a la próxima generación y, por lo tanto, se producirán cambios en las frecuencias génicas y genotípicas.

Un ejemplo típico sería la selección natural para la eliminación del gen albino en poblaciones de conejos silvestres en climas templados; obviamente en este caso los conejos albinos están en desventaja con respecto a la acción de los predadores. De la misma forma, es común que en los rebaños Merino blanco aparezcan en ocasiones corderos negros (resultado del apareamiento entre machos y hembras portadoras del gen negro), cuya eliminación normalmente se desea. En cualquier de estos casos, la selección funcionará para permitir la reproducción preferencial de individuos con el fenotipo dominante, con una tasa de reproducción más baja (o nula) para los individuos con el genotipo recesivo.

Definamos s como el *coeficiente de selección*, o sea, la reducción proporcional en la contribución para la generación siguiente de un determinado genotipo, cuando es comparado con otro. La *adaptabilidad* (*fitness*) de ese genotipo puede entonces ser definida como $1-s$. Esto quiere decir que si, por ejemplo, s=0.2 para el genotipo *aa* con relación a los genotipos *AA* y *Aa*, él contribuye con solo el 80% de los descendientes para la generación siguiente en comparación con los otros genotipos. Naturalmente esto puede ser consecuencia de un menor número de individuos del genotipo *aa* que llegan a la edad de reproducción, o por tener menor fertilidad o prolificidad, mayor mortalidad, etc.

La cuestión que nos interesa en los casos en que se practica la selección es saber cómo varían las frecuencias génicas y genotípicas a lo largo del tiempo. Considere el Ejemplo 8.9., que ilustra cómo evoluciona la frecuencia del gen albino en una población de conejos en estado salvaje.

Ejemplo 8.9.

Comencemos por un caso simple (y tal vez no muy realista) en que el gen albino en conejos se encuentra a una frecuencia de 0.4, y que el 10% de la población muere por predadores, independientemente del genotipo respectivo; en estas condiciones s=0.1 y la adaptabilidad es de 0.9 para todos los genotipos. En una población de 1 000 conejos que esté inicialmente en equilibrio, la situación puede resumirse de la siguiente forma (recordando que p=0.6 y q=0.4):

Genotipo	N° inicial	N° sobrevivientes
AA	360	360 (0.9) = 324
Aa	480	480 (0.9) = 432
aa	160	160 (0.9) = 144

En este caso sobrevivieron 900 animales, y las frecuencias génicas en los sobrevivientes son las siguientes:

$$p = \frac{324+(0.5)432}{324+432+144} = 0.6 \quad q = \frac{144+(0.5)432}{324+432+144} = 0.4$$

En este caso, en el que el coeficiente de selección fue el mismo para todos los genotipos, se verifica por tanto que no hubo cambio en las frecuencias génicas.

Consideremos ahora una situación más realista, en la que los conejos albinos están más sujetos a la acción de los predadores. Supongamos que las frecuencias génicas iniciales son las mismas, pero que solo el 50% de los conejos albinos logran llegar a la edad reproductiva, no siendo afectados los otros genotipos por predadores. La situación es ahora la siguiente:

Genotipo	Frec. inicial	Adaptabilidad	Frec. en reproductores
AA	0.36	1	0.36
Aa	0.48	1	0.48
aa	0.16	0.5	0.08

Las frecuencias génicas en los supervivientes son, en este caso:

$$p = \frac{0.36+0.24}{0.36+0.48+0.08} = 0.652 \quad q = \frac{0.08+0.24}{0.36+0.48+0.08} = 0.348$$

y las frecuencias genotípicas en los descendientes de estos reproductores sobrevivientes serán:

$$f(AA) = 0.652^2 = 0.425 \quad f(Aa) = 2\,(0.652)\,(0.348) = 0.454 \quad f(aa) = 0.348^2 = 0.121$$

En la 2ª generación podremos efectuar cálculos semejantes:

Genotipo	Frec. inicial	Adaptabilidad	Frec. en reproductores
AA	0.425	1	0.425
Aa	0.454	1	0.454
aa	0.121	0.5	0.0605

por lo que las frecuencias génicas en los reproductores en este caso, serán:
            $p = 0.694 \qquad q = 0.306,$
y las frecuencias genotípicas en la descendencia de estos reproductores sobrevivientes serán:

$$f(AA) = 0.481 \quad f(Aa) = 0.425 \quad f(aa) = 0.094$$

Note que, en este caso, en que hubo reproducción preferencial de los genotipos AA y Aa, la frecuencia del alelo a va a disminuir gradualmente, de la siguiente forma:

Generaciones	Δ q
$0 \rightarrow 1$	0.4 - 0.348 = 0.052
$1 \rightarrow 2$	0.348 - 0.306 = 0.042

Si continuásemos este ejemplo durante algunas generaciones más veríamos que q tiende a 0, pero la alteración en la frecuencia génica de a (Δq) es progresivamente menor.

Admitamos ahora un caso extremo en el ejemplo que hemos estado siguiendo, y supongamos que todos los individuos con un genotipo recesivo (albino) son eliminados antes de la edad de reproducción, entonces s=1. En este caso:

Genotipo	Frec. inicial	Adaptabilidad	Frec. en reproductores
AA	0.36	1	0.36
Aa	0.48	1	0.48
aa	0.16	0	0

Por lo que las frecuencias génicas en los reproductores serán:

$$p = \frac{0.36 + (0.5)0.48}{0.36 + 0.48} = 0.714 \quad q = \frac{0 + (0.5)0.48}{0.36 + 0.48} = 0.286$$

y las frecuencias genotípicas en los descendientes serán:

$f(AA) = 0.714^2 = 0.510 \quad f(Aa) = 2\,(0.714)\,(0.286) = 0.408 \quad f(aa) = 0.286^2 = 0.082$

En la 2ª generación se esperarían las siguientes frecuencias:

Genotipo	Frec. inicial	Adaptabilidad	Frec. en los reprodutores
AA	0.510	1	0.510
Aa	0.408	1	0.408
aa	0.082	0	0

con frecuencias génicas en los reproductores de p = 0.778 y q = 0.222, por lo que las frecuencias esperadas en los descendientes serán f(AA) = 0.605, f(Aa) = 0.346 y f(aa) = 0.049.

Por lo tanto, la evolución de la frecuencia del alelo a en este caso en que s=1 fue:

Generaciones	Δq
$0 \rightarrow 1$	0.4 - 0.286 = 0.114
$1 \rightarrow 2$	0.286 - 0.222 = 0.063

En términos generales, si asumimos que la selección es a favor del genotipo dominante (con el objetivo de eliminar el alelo recesivo) y que existe una acción génica de dominancia completa, el cambio esperado en las frecuencias génicas de A y a por generación de selección se puede obtener como:

$$p_t = \frac{p_{t-1}}{1 - sq_{t-1}^2} \qquad \text{e} \qquad q_t = \frac{q_{t-1}(1 - sq_{t-1})}{1 - sq_{t-1}^2}$$

en que t es la generación actual y $t\text{-}1$ es la generación anterior.

En el caso particular de s = 1:

$$p_t = \frac{1}{1 + q_{t-1}} \qquad \Rightarrow \qquad q_t = \frac{q_{t-1}}{1 + q_{t-1}}$$

por lo que se puede demostrar que, después de t generaciones de selección contra el alelo recesivo, su frecuencia esperada será:

$$q_t = \frac{q_0}{1+tq_0}$$

Como consecuencia de este resultado, el número de generaciones necesarias para alcanzar una frecuencia determinada del alelo recesivo (q_t), cuando s=1, será:

$$t = \frac{1}{q_t} - \frac{1}{q_0}$$

La evolución de la frecuencia de un alelo recesivo cuando la selección está a favor del alelo dominante se ilustra en la Figura 8.9., considerándose diferentes frecuencias iniciales del alelo recesivo y dos coeficientes de selección.

Se verifica por la figura que:

- es prácticamente imposible eliminar por selección un alelo recesivo; la tendencia será hacia la disminución de su frecuencia, sin embargo, se mantendrá en la población en frecuencias muy bajas.

- la respuesta es máxima en las primeras generaciones de selección, luego disminuye gradualmente.

- un coeficiente de selección elevado es especialmente importante en las primeras generaciones; a largo plazo ya no es tan importante.

- las respuestas más altas se obtienen cuando el alelo recesivo tiene una frecuencia inicial elevada.

Figura 8.9. *Evolución de la frecuencia de un alelo recesivo en función de la frecuencia inicial (q_0) y del coeficiente de selección (s).*

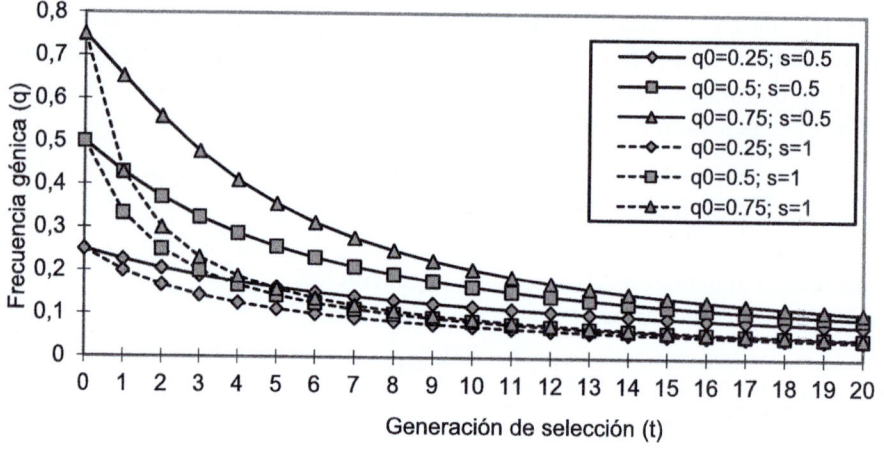

La aplicación de algunos de estos principios a una situación concreta se ilustra con el Ejemplo 8.10.

Ejemplo 8.10.

Regresemos al caso de prognatismo en caballos, abordado en el Ejemplo 8.5. Consideremos ahora una situación más realista, en la que los seleccionadores pretenden reducir (y eventualmente eliminar) el alelo del prognatismo en esta población.

Admitamos que inicialmente hay un 10% de potros prognáticos, y que, a partir de cierto punto, los potros con esta característica siempre son eliminados de la reproducción. Queremos saber:

- cuál es la frecuencia esperada de potros prognáticos después de 10 generaciones de selección.

- cuántas generaciones se necesitan para reducir la incidencia de prognatismo a 1/1000.

En la fase en la que comienza la selección, los potros nacidos tienen una incidencia de prognatismo igual a 0.10, por lo que la frecuencia inicial del alelo de prognatismo (q_0) será:

$$q_0 = \sqrt{0.1} = 0.316$$

y, al final de 10 generaciones de selección:

$$q_{10} = \frac{q_0}{1 + (10)q_0} = \frac{0.316}{1 + (10)(0.316)} = 0.076$$

En consecuencia, después de 10 generaciones de selección, la proporción esperada de potros prognáticos sería de:

$$f(aa) = 0.076^2 = 0.0058 \approx 0.6\%$$

La cuestión siguiente es saber cuándo tendremos una incidencia de prognatismo de 1/1000. En este caso:

$$f(aa) = 0.001 \Rightarrow q_t = \sqrt{0.001} = 0.0316$$

$$t = \frac{1}{q_t} - \frac{1}{q_0} \Rightarrow t = \frac{1}{0.0316} - \frac{1}{0.316} \approx 29 \text{ generaciones}$$

Hasta ahora hemos considerado la situación de intentar eliminar un alelo recesivo en una población y, como hemos visto, esta no es una tarea fácil, especialmente en las generaciones más avanzadas de selección. Por otro lado, este objetivo se puede facilitar mucho si la situación no fuera de dominancia completa o si pudiéramos genotipar los animales, ya que en estos casos podríamos identificar los portadores heterocigotos, cuya eliminación permitiría una reducción mucho más rápida de la frecuencia del alelo recesivo.

Por las mismas razones, si la selección fuera para eliminar el alelo dominante, esto podría lograrse muy fácilmente ya que, si la tasa de reproducción lo permitiera, en una sola generación conseguiríamos eliminar por completo el alelo dominante de la población.

En los ejemplos que hemos visto hasta ahora solo hemos considerado situaciones en las que la manifestación de la característica seleccionada fue de carácter cualitativo (color de pelaje, prognatismo, etc.), lo que obviamente no es el caso de muchos caracteres productivos que queremos seleccionar, que son de naturaleza cuantitativa. Sin embargo, los principios de selección pueden expandirse para incluir también caracteres cuantitativos, asumiendo que estos son el resultado de la acción conjunta de varios loci, como se discute en la Sección 8.7.

Globalmente, la selección es uno de los instrumentos más importantes para modificar la estructura genética de una población, ya que permite cambiar las frecuencias génicas y genotípicas, y es sin duda una de las principales herramientas utilizadas por los criadores para mejorar el potencial genético de sus animales.

8.6. Parámetros de una población en equilibrio

Supongamos una población en equilibrio de Hardy-Weinberg, y consideremos la situación en un locus con dos alelos. Supongamos el escenario representativo del modo de acción de los genes discutido en la Sección 6.5, que se resume en el Cuadro 8.5., en que los valores genotípicos se expresan como desvío de la media de los dos homocigotos.

Cuadro 8.5. *Frecuencias y valores genotípicos en una población en equilibrio.*

Genotipo	Frecuencia	Valor genotípico
AA	p^2	a
AB	$2pq$	d
BB	q^2	-a

- *Media de la población*

La media de la población se puede obtener como la media de los tres valores genotípicos ponderada por su frecuencia respectiva. En el caso presente:

$$\mu = ap^2 + 2pqd - aq^2 = a\,(p^2 - q^2) + 2pqd = a\,(p+q)\,(p-q) + 2pqd =$$
$$\mu = a\,(p-q) + 2pqd$$

- *Varianza genética*

En este caso utilizamos el principio general aplicable a las tablas de frecuencias en las que:

$$\sigma^2 = \sum_i f_i (x_i - \mu)^2$$

En el caso que estamos tratando, x_i es el valor del genotipo i, f_i es la respectiva frecuencia, y μ es la media de la población. Entonces, los cálculos podrían ser realizados de la siguiente forma:

Genotipo	Desvío en relación a μ	Desvío cuadrado ponderado por la frecuencia
AA	a - [a (p-q) + 2pqd] = = a (1-p+q) - 2pqd	$[a (1\text{-}p\text{+}q) - 2pqd]^2 p^2$
AB	d - [a (p-q) + 2pqd] = = -a + d (1+2pq)	$[-a + d (1\text{+}2pq)]^2 2pq$
BB	-a - [a (p-q) + 2pqd] = -a (1+p-q) - 2pqd	$[-a (1\text{+}p\text{-}q) - 2pqd]^2 q^2$

La varianza genética se obtendrá sumando la última columna. Después de varias simplificaciones, este sumatorio resulta en:

$$\sigma^2_g = 2pq [a + d (q\text{-}p)]^2$$

en que σ^2_g representa la varianza genética.

Note que, según aquella expresión, cuando la acción génica es puramente aditiva, entonces d=0, y la varianza genética se reduce a $\sigma^2_g = 2pqa^2$.

El gráfico de la Figura 8.10. ilustra cómo la varianza genética evoluciona en función de las frecuencias génicas en dos situaciones simplificadas:
- acción puramente aditiva (d=0)
- acción de dominancia completa (d=a).

y considerando que σ^2_g está gráficamente expresada en unidades de a^2.

Nótese que, en el caso de la acción aditiva, la varianza genética es máxima cuando las frecuencias génicas son intermedias, mientras que en el caso de la acción de dominancia completa la varianza génica es máxima cuando la frecuencia del gen dominante es de 0.75.

Figura 8.10. *Varianza genética (en unidades a²) en función de la frecuencia génica, admitiendo una acción génica de naturaleza aditiva o de dominancia completa.*

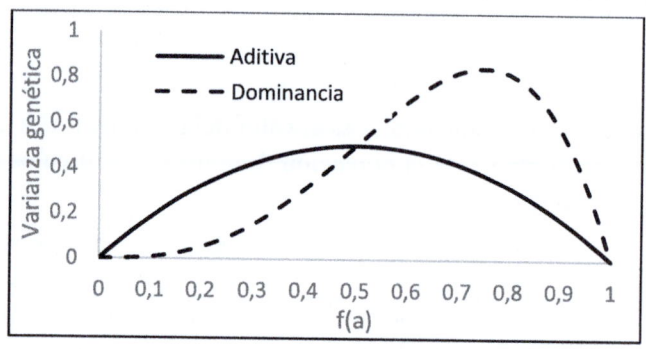

8.7. Extensión a varios alelos y varios loci

Hasta ahora, hemos considerado solo el caso de un locus con dos alelos (por ejemplo, los alelos *A* y *B*, con frecuencias *p* y *q*, respectivamente). Hemos visto que, en la situación de equilibrio H-W, las frecuencias genotípicas esperadas son:

p^2, $2pq$, q^2 para los genotipos AA, AB y BB, respectivamente.

Consideremos ahora la posibilidad de que existan alelos A, B y C en el locus analizado, con frecuencias p, q y r, respectivamente. En este escenario, las frecuencias genotípicas en equilibrio H-W se pueden obtener como:

$$(p + q + r)^2 = p^2 + q^2 + r^2 + 2pq + 2pr + 2qr$$

para los genotipos AA, BB, CC, AB, AC y BC, respectivamente.

En este caso, la heterocigosis observada podría obtenerse como:

$$H_{obs} = f(AB) + f(AC) + f(BC)$$

y la heterocigosis esperada sería:

$$H_{esp} = 2pq + 2pr + 2qr$$

En términos más generales, abarcando un mayor número de alelos, la heterocigosis esperada se puede calcular como:

$$H_{esp} = 1 - \sum_i q_i^2$$

en que q_i es la frecuencia observada de cada uno de los alelos *i*, y $\sum_i q_i^2$ es la frecuencia total de homocigotos en este locus.

En consecuencia, la extensión a múltiples alelos es fácil de encuadrar en los principios de la ley de Hardy-Weinberg y es muy útil en estudios de diversidad genética, donde el polimorfismo de los marcadores utilizados es a menudo alto (p. ej., más de 10 alelos/locus en el caso de los microsatélites).

Consideremos ahora la situación de varios loci, ya que la mayoría de los rasgos de interés en mejoramiento animal se ven afectados no por uno, sino por varios loci. Ya hemos considerado brevemente esta posibilidad en el Capítulo 6, donde discutimos la segregación independiente o conjunta de dos loci, eventualmente considerados después como un haplotipo.

La existencia de varios loci que, en conjunto, actúan para afectar a un carácter, tiene como consecuencia posible que la variabilidad de este carácter puede asumir una naturaleza continua, como se ilustra en el Ejemplo 8.11.

Ejemplo 8.11.

Supongamos, solo como ejemplo, que la cantidad de leche producida por lactancia se ve afectada por tres loci (A, B y C), y cada uno de estos loci tiene dos alelos posibles (1 y 2). Supongamos ahora que la contribución de cada locus/genotipo a la producción láctea (es decir, el valor genotípico) es el siguiente:

Locus	Valor genotípico (kg)		
A	A1A1 = 3 600	A1A2 = 2 100	A2A2 = 600
B	B1B1 = 3 000	B1B2 = 2 000	B2B2 = 1 000
C	C1C1 = 3 000	C1C2 = 2 500	C2C2 = 2 000

En estas condiciones, si una vaca tiene, por ejemplo, el genotipo A1A1B1B2C1C2, su producción esperada es (3 600 + 2 000 + 2 500) = 8 100 kg.

Para facilitar los cálculos, supongamos ahora que todos los alelos tienen la misma frecuencia, es decir:

$$f(A1) = f(A2) = 0.5 \qquad f(B1) = f(B2) = 0.5 \qquad f(C1) = f(C2) = 0.5$$

Si la población se encontrara en equilibrio, la frecuencia de cualquier combinación genotípica puede ser obtenida de la forma usual. Por ejemplo:

$$f(A1A1) = f(A1). f(A1) \qquad (o \ p_{A1}^2)$$
$$f(B1B2) = 2.f(B1). f(B2) \qquad (o \ 2p_{B1}q_{B2})$$
$$f(C1C2) = 2 f (C1. f(C2) \qquad (o \ 2p_{C1}q_{C2})$$

consecuentemente:

$$f(A1A1B1B2C1C2) = f(A1A1). f(B1B2). f(C1C2).$$

Y considerando las frecuencias alélicas ya definidas, podemos calcular:

$$f(A1A1B1B2C1C2) = 4/64 = 0.0625.$$

Podemos entonces construir el siguiente cuadro con las frecuencias genotípicas y producciones esperadas para cada uno de los genotipos representados en este grupo de animales:

Combinaciones genotípicas			Frecuencia	Valor (kg)
A1A1	B1B1	C1C1	1/64	9 600
		C1C2	2/64	9 100
		C2C2	1/64	8 600
	B1B2	C1C1	2/64	8 600
		C1C2	4/64	8 100
		C2C2	2/64	7 600
	B2B2	C1C1	1/64	7 600
		C1C2	2/64	7 100
		C2C2	1/64	6 600
A1A2	B1B1	C1C1	2/64	8 100
		C1C2	4/64	7 600
		C2C2	2/64	7 100
	B1B2	C1C1	4/64	7 100
		C1C2	8/64	6 600
		C2C2	4/64	6 100
	B2B2	C1C1	2/64	6 100
		C1C2	4/64	5 600
		C2C2	2/64	5 100
A2A2	B1B1	C1C1	1/64	6 600
		C1C2	2/64	6 100
		C2C2	1/64	5 600
	B1B2	C1C1	2/64	5 600
		C1C2	4/64	5 100
		C2C2	2/64	4 600
	B2B2	C1C1	1/64	4 600
		C1C2	2/64	4 100
		C2C2	1/64	3 600

Con base en los elementos de la tabla anterior podemos construir el siguiente gráfico, con la distribución de frecuencias de los animales según su nivel de producción.

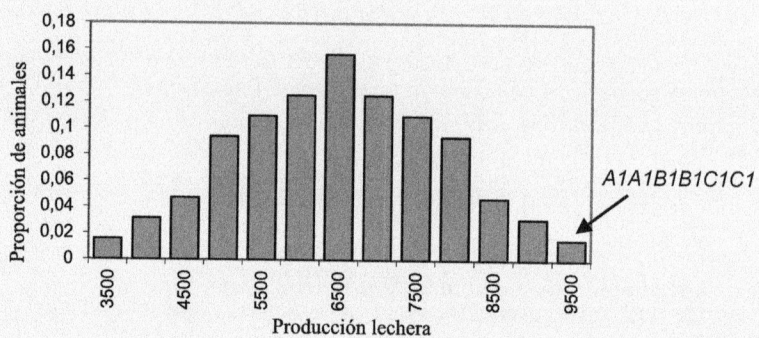

Se verifica por lo tanto que, incluso en la situación ultra simplificada que consideramos, con solo tres loci que afectan al carácter, la distribución ya está bastante cerca de la normalidad. Note que los animales en el nivel de producción más alto son los del genotipo A1A1B1B1C1C1, o sea, son los animales que agregan los alelos favorables en los tres loci.

Comparemos ahora esta distribución ficticia con la distribución real que se muestra en la siguiente figura, correspondiente a 142 711 lactancias obtenidas en vacas Holstein-Friesian.

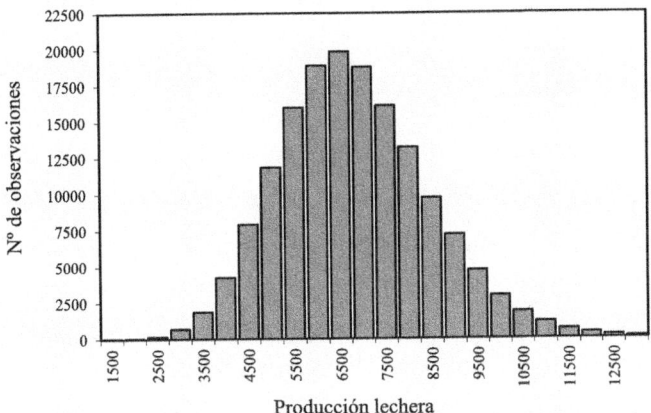

Obviamente, estos resultados no indican que la producción lechera en bovinos es afectada por solo tres loci, pero el patrón encontrado simula razonablemente la realidad, y muestra cómo, al admitir la acción conjunta de varios loci, pasamos fácilmente de un modelo cualitativo a un escenario cuantitativo, con una distribución próxima a la normalidad. Otro punto importante es que, en la simulación del Ejemplo 8.11., seleccionar los animales con el nivel de producción más alto corresponde a seleccionar los animales con alelos favorables en los tres loci.

La mayoría de los caracteres productivos de interés en producción animal (producción lechera, peso al destete, índice de conversión, ganancia media diaria, peso del vellón, etc.) tienen una distribución cercana a la normal, ya que estos caracteres se ven afectados por un gran número de loci (ciertamente más de tres), además de un importante conjunto de factores ambientales (ya sea de naturaleza sistemática o aleatoria). Estos casos encuadran bien en la simulación del efecto de multilocus que consideramos en el Ejemplo 8.11.

Otros caracteres tienen una expresión discontinua, como es el caso de la fertilidad o la mortalidad. En este caso, se admite que, subyacente a la expresión del carácter, existe una distribución continua y normal de valores genotípicos e influencias ambientales, que por encima o por debajo de un determinado umbral dan como resultado la expresión de uno u otro valor para el carácter (muerto o sobreviviente, por ejemplo) y, por tanto, también se aplica el modelo multilocus. Sin embargo, siempre se debe hacer una clara distinción entre caracteres de este tipo y otros que, aunque también presenten una expresión discontinua, se ven afectados solo por uno o muy pocos loci (por ejemplo, presencia o ausencia de cuernos), en los que el enfoque necesariamente tendrá que ser diferente.

Para saber más...

Allendorf, F.W., G. Luikart, S.N. Aitken. 2013. Conservation and the genetics of populations, 2nd Edition. John Wiley & Sons

Crow, J.F., M. Kimura. 1970. An Introduction to Population Genetics Theory. Harper and Row, Publishers, Inc.

Falconer, D.S., T.F.C. MacKay. 1996. Introduction to Quantitative Genetics, 4th Edition. Longman Group Ltd.

Frankham, R., J.D. Ballou, D.A. Briscoe. 2010. Introduction to conservation genetics. 2nd Edition. Cambridge University Press.

Hamilton, M.B. 2009. Population genetics. Wiley-Blackwell.

Hartl, D.L., A.G. Clark. 2007. Principles of Population Genetics, 4th Edition. Sinauer Associates.

Hedrick, P.W. 2005. Population Genetics 3rd Edition. Jones and Bartlett Publishers.

Lush, J.L. 1994. The Genetics of Populations. Iowa State University Press.

Rowe, G., M. Sweet, T. Beebee. 2017. An Introduction to Molecular Ecology. 3rd Edition. Oxford University Press.

IV. SISTEMAS
DE APAREAMIENTO

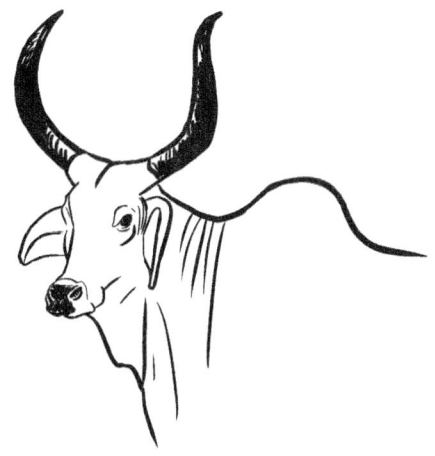

Vaca Guzerá - Brasil

En sí misma, la consanguinidad es casi universalmente considerada perjudicial, y tanto el criador como el científico normalmente procuran evitarla tanto cuanto sea posible, a menos que exista alguna razón específica para que no sea así.

D.S. Falconer *(1960). Introduction to Quantitative Genetics.*

9. Consanguinidad y parentesco

9.1. Introducción

La consanguinidad es el apareamiento de individuos emparentados, es decir, individuos que tienen ascendientes comunes entre ellos. Los efectos generalmente dañinos de la consanguinidad se conocen desde hace muchos años, y fueron traducidos sintéticamente por Charles Darwin cuando dijo que "las consecuencias del apareamiento entre individuos de parentesco próximo son, como es bien sabido, reducción de tamaño, vigor constitucional y fertilidad, a veces acompañadas por una tendencia a la ocurrencia de malformaciones"[1]. La necesidad de mantener la variabilidad genética, evitando la consanguinidad, ha llevado a varias especies de animales salvajes a desarrollar mecanismos de adaptación muy diversificados para evitar el apareamiento entre individuos emparentados, que van, por ejemplo, desde la estrategia de que un sexo abandone el grupo en el que nace para reproducirse en otro grupo, hasta la existencia de feromonas muy específicas, que conducen al rechazo del apareamiento entre individuos con parentesco próximo.

El caso extremo de la consanguinidad, que se observa en las plantas, pero no (¡al menos por ahora!) en las especies pecuarias, es la autofecundación. Supongamos, como situación límite, una población heterocigótica inicial, en la que solo se permite la autofecundación, y veamos cómo evolucionan las frecuencias génicas y genotípicas (Cuadro 9.1).

---

[1] C. Darwin. 1868. *The Variation of Animals and Plants Under Domestication.*

155

Cuadro 9.1. *Frecuencias genotípicas y génicas en una población sometida a autofecundación.*

Generac.	Genotipo			Homocigosis	f(A)
	AA	Aa	Aa		
0	0	1	0	0	0.5
1	0.25	0.5	0.25	0.50	0.5
2	0.25+ ¼ (0.5)	0.25	0.25+ ¼ (0.5)	0.75	0.5
	= 0.375		= 0.375		
3	0.375 + ¼ (0.25)	0.125	0.375 + ¼ (0.25)	0.875	0.5
	=0.4375		=0.4375		
...					
∞	0.5	0	0.5	1.0	0.5

En este ejemplo, en la primera generación tenemos la autofecundación $Aa \times Aa$, que producirá descendencia en la proporción 1/4 AA, 1/2 Aa, 1/4 aa; entonces solo permitimos la autofecundación de esta descendencia, por lo que aquellos que ya eran homocigotos solo producen descendencia homocigótica, y los heterocigotos continúan segregando.

Este caso extremo (autofecundación exclusiva) ilustra bien algunos de los efectos de la consanguinidad, a saber:

- el número de heterocigotos se redujo en cada generación, distribuyéndose equitativamente entre los dos homocigotos.

- a largo plazo, la población tiende a la homocigosis total.

- las frecuencias génicas no se alteran.

9.2. Consanguinidad y parentesco a nivel del individuo

Definamos el coeficiente de consanguinidad (F_X) de un individuo como la probabilidad de que dos alelos en el mismo locus sean iguales por descendencia, es decir, sean copias de un gen de un ancestro común a los padres del individuo X. El coeficiente de consanguinidad puede también ser encarado como la proporción de loci de un individuo que, siendo heterocigotos en individuos no consanguíneos, son homocigotos en el individuo consanguíneo.

- ### 9.2.1. Coeficiente de consanguinidad calculado por el método de Wright

Tomemos como ejemplo el caso representado en la Figura 9.1., donde un individuo X resulta del apareamiento entre un macho (B) y una hembra (C) que son medio hermanos paternos, es decir, tienen el mismo padre (A) pero tienen madres no emparentadas (D y E).

Por definición, F_X será la probabilidad de que el individuo X reciba, simultáneamente por vía materna y paterna, copias del mismo alelo del ancestro común a los progenitores (A).

Figura 9.1. *Genealogía de un individuo X, resultante del apareamiento de B y C (medio-hermanos paternos). Las líneas de trazos representan la transmisión de alelos del ascendiente común A hasta X.*

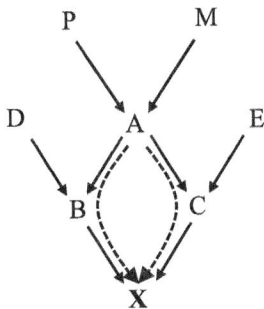

¿Cuál es el coeficiente de consanguinidad de X (F_X)? O, en otras palabras, ¿cuál es la probabilidad de que X reciba, a través de B y C, el mismo gen de A? Consideremos un locus del animal A y admitamos que el genotipo respectivo es $A_P A_M$ (siendo un alelo recibido del padre P y el otro de la madre M). Para saber cuál es F_X, solo tenemos que calcular la probabilidad de que X reciba el mismo alelo de A por parte del padre y de la madre, que corresponde a la probabilidad de que X sea $A_P A_P$ o $A_M A_M$.

$$P\,(X = A_P A_P) = P\,(\text{transmisión de } A_P \text{ por B}).\,P\,(\text{transmisión de } A_P \text{ por C})$$

$$P\,(\text{transmisión de } A_P \text{ por B}) = \left(\frac{1}{2}\right).\left(\frac{1}{2}\right) = \frac{1}{4}$$

$$P\,(\text{transmisión de } A_P \text{ por C}) = \left(\frac{1}{2}\right).\left(\frac{1}{2}\right) = \frac{1}{4}$$

por lo que la probabilidad de que X reciba A_P simultáneamente por los dos lados (esto es, por B y por C) es igual a:

$$P\,(X = A_P A_P) = \left(\frac{1}{4}\right).\left(\frac{1}{4}\right) = \frac{1}{16}$$

De la misma forma, $P\,(X = A_M A_M) = \dfrac{1}{16}$

Por lo tanto, la probabilidad de que los dos alelos en el mismo locus sean iguales (esto es, $P\,(X = A_P A_P \textbf{ o } X = A_M A_M)$) será:

$$F_X = P\,(X = A_P A_P \textbf{ o } X = A_M A_M) = \frac{1}{16} + \frac{1}{16} = \frac{1}{8}$$

Note que la consanguinidad de X es una función del número de generaciones desde el ancestro común hasta cada uno de los progenitores de X; como hay dos generaciones entre el padre y la madre de X (contadas "a través" del ascendiente común), podemos expresar F_X como:

$$F_X = \left(\frac{1}{2}\right)^{2+1} = \frac{1}{8}$$

en que 2 en el exponente representa el número de generaciones entre B y C pasando "a través" de A.

Para encontrar una expresión general que nos permita calcular F_X solo necesitamos tener en cuenta dos últimos detalles. Si A ya es consanguíneo (es decir, si los individuos P y M están emparentados), entonces es posible que $A_P=A_M$, y la probabilidad de que estos dos alelos sean iguales es igual a F_A (por definición del coeficiente de consanguinidad de A). En este caso F_X será mayor, ya que además de las dos posibilidades consideradas anteriormente (X es $A_P A_P$ o $A_M A_M$) también es necesario tener en cuenta la posibilidad de que X reciba A_P por uno de los padres y A_M por el otro, cuando $A_P=A_M$ (cuya probabilidad es F_A).

Entonces a F_X habrá en este caso que aumentar:

$$P (X = A_M A_P) F_A + P (X = A_P A_M) F_A$$

Luego:

$$F_X = P (X = A_P A_P) + P (X = A_M A_M) + P (X = A_P A_M) F_A + P (X = A_M A_P) F_A$$

$$F_X = \frac{1}{16} + \frac{1}{16} + \frac{1}{16}(F_A) + \frac{1}{16}(F_A) = \frac{1}{8} + \frac{1}{8}(F_A) = \frac{1}{8}(1 + F_A)$$

A partir del razonamiento anterior, podemos llegar a una ecuación general que permite el cálculo del coeficiente de consanguinidad (F_X) de un individuo, a partir de su pedigrí, como:

$$F_X = \left(\frac{1}{2}\right)^{n+1}(1 + F_A)$$

en que n es el número de generaciones entre el padre y la madre de X pasando por el ascendiente común, y F_A es el coeficiente de consanguinidad del ascendiente común.

En caso de que exista más de un ascendiente común entre los padres de X, F_X será el resultado de la suma de las contribuciones de los distintos ascendientes comunes (A_i), y suponiendo que existan j posibles vías de conexión entre B y C "a través" de diversos ascendientes comunes con coeficiente de consanguinidad F_{Ai}:

$$F_X = \sum_j \left[\left(\frac{1}{2}\right)^{n+1}(1 + F_{A_i})\right]$$

Las reglas para calcular F por el método que hemos estado siguiendo (comúnmente conocido como el "método de flechas") son simples:

1. Identificar todos los ascendientes comunes de los progenitores de X; note que un individuo puede funcionar como un "ascendiente" de sí mismo[2].

2. Calcule F_A para cada ascendiente común.

3. Identificar todas las conexiones posibles entre los padres de X a través del ascendiente común.

4. Establezca estas vías de conexión de tal manera que:

a. Uno de los progenitores de X está en un extremo de la vía, el otro progenitor en el otro extremo; el ascendiente común está en algún punto intermedio.

b. Entre el ascendiente común y cada progenitor, las flechas siempre van en la misma dirección.

c. El mismo individuo solo aparece a la izquierda o a la derecha del ascendiente común (es decir, la conexión entre los progenitores pasa una sola vez a través de un individuo determinado).

Consideremos un ejemplo aplicado, en que queremos calcular el coeficiente de consanguinidad de un individuo que resulta del apareamiento entre hermanos plenos (Ejemplo 9.1.).

Ejemplo 9.1. *Pedigrí de un individuo resultante del apareamiento de hermanos plenos.*

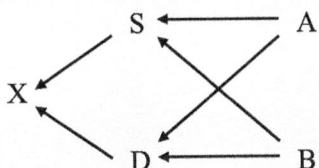

En este caso existen dos ascendientes comunes (A y B[3]) a los progenitores de X, y la aplicación de los principios generales a este pedigrí indica que hay dos vías de conexión entre S y D (pasando por A y B), que son entonces:

Conexión	*Contribución*
$S \leftarrow A \rightarrow D$	$\left(\dfrac{1}{2}\right)^3 (1+0) = \dfrac{1}{8}$
$S \leftarrow B \rightarrow D$	$\left(\dfrac{1}{2}\right)^3 (1+0) = \dfrac{1}{8}$

El coeficiente de consanguinidad resulta del sumatorio de la contribución de las dos vías:

$$F_X = \frac{1}{8} + \frac{1}{8} = \frac{1}{4}$$

---

[2] Es obvio que el individuo no es ascendiente de sí mismo, pero en la cuenta de generaciones se le considera como tal. Véase Ejemplo 9.2.

[3] Como estos ascendientes comunes no tienen genealogía conocida, admitimos que su F=0.

Consideremos ahora el ejemplo de un pedigrí más complejo (Ejemplo 9.2.), en que queremos calcular F_X.

Ejemplo 9.2. Pedigrí de animal resultante del apareamiento padre-hija, con varias otras conexiones consideradas.

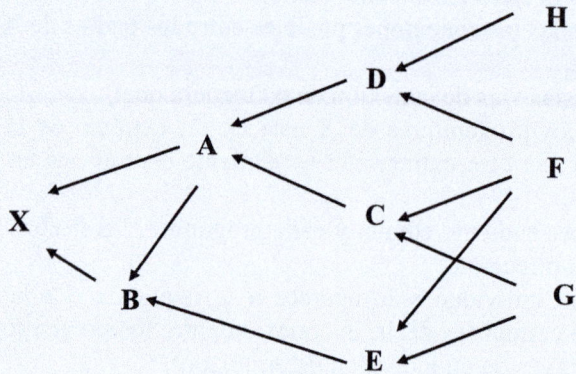

Los ascendientes comunes de A y B son A (por la regla 1, donde A actúa como "ascendiente de sí mismo"), F y G. De estos, es fácil ver que solo A tiene una consanguinidad diferente de 0, por lo que el primer paso será calcular F_A.

Cálculo de F_A

Conexión	Contribución
$D \leftarrow F \rightarrow C$	$\left(\dfrac{1}{2}\right)^{3}(1+0) = \dfrac{1}{8}$

Por lo que $F_A = \dfrac{1}{8}$.

Para el cálculo de F_X precisamos entonces saber:

Conexión	*Contribución*
$A \rightarrow B$	$\left(\dfrac{1}{2}\right)^{2}\left(1+\dfrac{1}{8}\right) = \dfrac{9}{32}$
$A \leftarrow D \leftarrow F \rightarrow E \rightarrow B$	$\left(\dfrac{1}{2}\right)^{5}(1+0) = \dfrac{1}{32}$
$A \leftarrow C \leftarrow G \rightarrow E \rightarrow B$	$\left(\dfrac{1}{2}\right)^{5}(1+0) = \dfrac{1}{32}$
$A \leftarrow C \leftarrow F \rightarrow E \rightarrow B$	$\left(\dfrac{1}{2}\right)^{5}(1+0) = \dfrac{1}{32}$

y F_x resulta del sumatorio de la contribución de las cuatro vías de conexión entre los progenitores de X:

$$F_X = \frac{9}{32} + \frac{1}{32} + \frac{1}{32} + \frac{1}{32} = \frac{12}{32} = \frac{3}{8}$$

- ### *9.2.2. Relación de parentesco*

La terminología en lo que respecta a esta materia no siempre es muy consistente de un autor a otro. Utilizamos aquí como grado de parentesco entre dos individuos (a_{ZY}) lo que Warwick y Legates[4] (1979) y Nicholas (1996)[5] llaman *relationship*, Van Vleck *et al.* (1987)[6] *additive* o *numerator relationship*, y Minville (1990)[7] *relation génétique additive.* Este valor corresponde al doble de aquello que Malécot (1948)[8] llamó *coefficient de parenté* y Falconer y Mackay (1996)[9] *coefficient of coancestry* ou *kinship* (ϕ_{ZY}) y que es frecuentemente denominado *coeficiente de coascendencia* (f_{ZY}). Adicionalmente, Wright (1922)[10] ha definido el *coefficient of relationship* (R_{ZY}) entre dos animales como siendo la correlación entre los respectivos valores genéticos. Las diferentes terminologías pueden entonces ser armonizadas como:

$$a_{ZY} = 2\ \phi_{ZY} = 2\ f_{ZY} \qquad \text{y} \qquad R_{ZY} = \frac{a_{zy}}{\sqrt{(1+F_z)(1+F_y)}}$$

En las diferentes secciones de este libro, dependiendo de las circunstancias, utilizaremos tanto el *coeficiente de coascendencia* (f_{ZY}), como el *grado de parentesco* entre dos individuos (a_{ZY}).

El grado de parentesco entre dos individuos puede, en términos simples, pensarse como la proporción de genes que comparten en común (lo que en realidad solo es cierto si ninguno de los individuos es consanguíneo). Así se encuentran los parentescos de ½ entre padre e hijo o entre hermanos plenos, ¼ entre medio hermanos, etc. Asimismo, si un individuo no es consanguíneo, la relación consigo mismo será 1.

Por definición, el grado de parentesco entre Z e Y es el doble de la probabilidad de que, en un locus dado, un alelo tomado al azar de Z y un alelo

---

[4] Warwick and Legates. 1979. Breeding and improvement of farm animals. MacGraw-Hill Book Co. New York.
[5] Nicholas, F. 1996. Introduction to Veterinary Genetics. Oxford University Press.
[6] Van Vleck, L.D., E.J. Pollack, E.A.B. Oltenacu. 1987. Genetics for the Animal Sciences. W.H. Freeman and Co., New York.
[7] Minville, F. Principes d'Amélioration Génétique des Animaux Domestiques. 1990. INRA, Les Presses de l'Université Laval.
[8] Malécot (1948). Les mathématiques de l'heredité. Mason, Paris.
[9] Falconer, D.S., T.F.C. MacKay. 1996. Introduction to Quantitative Genetics, 4th Edition. Longman Group Ltd.
[10] Wright, S. 1922. Coefficients of inbreeding and relationship. American Naturalist 56:330.

tomado al azar de Y sean iguales por descendencia (es decir, copias del mismo gen). Esto implica que, en el caso de haber consanguinidad, el grado de parentesco será superior a los valores genéricos referidos anteriormente.

- *Grado de parentesco calculado por el "método de Wright"*

Las reglas para calcular el grado de parentesco entre dos individuos son bastante similares a las que se utilizan para calcular el coeficiente de consanguinidad. En este caso, el grado de parentesco entre Z e Y se puede calcular como:

$$a_{zy} = \sum_i \left[\left(\frac{1}{2} \right)^n (1 + F_{A_i}) \right]$$

donde n es el número de generaciones entre los individuos Z e Y "a través" del ascendiente común, y F_{Ai} es el coeficiente de consanguinidad del ascendiente común.

La comparación de las expresiones utilizadas para la obtención de F_X y a_{ZY} permite fácilmente concluir que, si Z e Y fueran los progenitores de X:

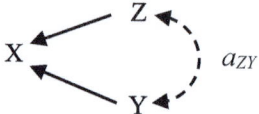

entonces:

$$F_X = \frac{1}{2} a_{ZY} \qquad \text{por lo que} \qquad F_X = f_{ZY}$$

En el caso de calcular el grado de parentesco, solo hay que tener cuidado en averiguar si los individuos cuyo grado de parentesco queremos calcular son parientes colaterales (hay ascendientes comunes) o parientes directos (uno de ellos es ascendiente del otro). En el primer caso, el sumatorio será de las diferentes vías que conectan los colaterales "a través" de los ascendientes comunes; en el segundo caso, primero se hace la suma de la vía que conecta directamente al menor con el mayor, y luego los posibles caminos adicionales a través de otros ascendientes comunes.

Para ilustrar este método, considere la genealogía del Ejemplo 9.3.

Ejemplo 9.3. *Pedigrí ejemplificador, en que pretendemos calcular el parentesco entre B y D.*

Dado que B es el padre de D, normalmente su relación sería ½, pero el hecho de que en este caso hay consanguinidad hará que el parentesco sea más elevado.

Conexión	Contribución
$\boldsymbol{B} \to D$	$\left(\dfrac{1}{2}\right)^{1}(1+0)=\dfrac{1}{2}$
$B \leftarrow A \to C \to D$	$\left(\dfrac{1}{2}\right)^{3}(1+0)=\dfrac{1}{8}$

Por lo tanto $\quad a_{BD}=\dfrac{1}{2}+\dfrac{1}{8}=\dfrac{5}{8}$

De forma semejante, en el pedigrí siguiente concluiríamos que $\quad a_{EF}=\dfrac{9}{16}$

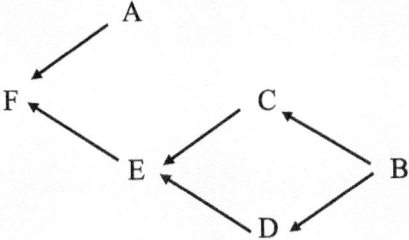

- *9.2.3. Cálculo por el método tabular*

El método de las flechas es intuitivamente bastante obvio, pero es difícil, si no imposible, de aplicar en grandes genealogías. Alternativamente, el coeficiente de consanguinidad y el grado de parentesco se pueden calcular mediante el método tabular, que es mucho más fácil de aplicar en genealogías complejas y tiene la ventaja de calcular el parentesco entre todos los individuos de la población, permitiendo así predecir cuál será la consanguinidad resultante de un apareamiento dado (útil en apareamientos programados destinados a minimizar la consanguinidad). Además, la matriz de parentesco así obtenida es, como veremos más adelante, fundamental en los esquemas de evaluación genética.

Las reglas a observar en el método tabular son relativamente simples:

1. Ordenar los individuos por fecha de nacimiento, de modo que los padres siempre aparezcan antes que los hijos.

2. Construir una matriz con tantas filas y columnas como individuos haya en la población (ver el Ejemplo 9.4).

3. Encima de la primera línea, colocar los animales en secuencia cronológica e identificar los respectivos progenitores (si uno de los

progenitores es desconocido, colocar – o ?); hacer lo mismo al lado de la primera columna.

4. Calcular secuencialmente los parentescos, comenzando en la esquina superior izquierda, avanzando hacia la derecha y hacia abajo.

5. **Calcular siempre el parentesco entre el individuo más viejo (X) y el más joven (Y)**, y no al revés, considerando las siguientes relaciones:

$$a_{XY} = \tfrac{1}{2} \, (a_{X \cdot \text{Padre de Y}} + a_{X \cdot \text{Madre de Y}})$$

$$a_{YX} = a_{XY}$$

$$F_X = \tfrac{1}{2} \, a_{(\text{Padre de X} \cdot \text{Madre de X})}$$

$$a_{XX} = 1 + F_X$$

6. Cuando el parentesco es con un desconocido, es considerado 0.

La genealogía del Ejemplo 9.4 y la matriz de parentesco resultante ilustran la aplicación de estos principios.

Ejemplo 9.4. Ejemplo de un pedigrí, representado en tres formatos. Se pretende calcular la matriz de parentesco.

Animal	Padre	Madre
B	-	-
C	B	-
D	B	-
A	C	-
E	C	D
F	A	E

El primer paso será colocar a los animales en orden cronológico en la matriz a construir, identificando a los respectivos progenitores:

	- - B	B - C	B - D	C D E	C - A	E A F
B			a_{BD}			
...					*etc.*	
F						a_{FF}

Vamos ahora a calcular los parentescos, comenzando por a_{BB}, *después* a_{BC}, a_{BD}, *etc.*

$$a_{BB} = 1 + F_B = 1 + 0 = 1$$
$$a_{BC} = \tfrac{1}{2} \, (a_{BB} + a_{B\text{-}}) = \tfrac{1}{2} \, (1 + 0) = \tfrac{1}{2}$$
$$a_{BD} = \tfrac{1}{2} \, (a_{BB} + a_{B\text{-}}) = \tfrac{1}{2} \, (1 + 0) = \tfrac{1}{2}$$
$$a_{BE} = \tfrac{1}{2} \, (a_{BC} + a_{BD}) = \tfrac{1}{2} \, (\tfrac{1}{2} + \tfrac{1}{2}) = \tfrac{1}{2}$$
$$a_{BA} = \tfrac{1}{2} \, (a_{BC} + a_{B\text{-}}) = \tfrac{1}{2} \, (\tfrac{1}{2} + 0) = \tfrac{1}{4}$$
$$a_{BF} = \tfrac{1}{2} \, (a_{BE} + a_{BA}) = \tfrac{1}{2} \, (\tfrac{1}{2} + \tfrac{1}{4}) = 3/8$$

Está así construida la primera línea de la matriz de parentesco. Ahora podemos completar la primera columna (parentescos con B), que será la transposición de la primera fila. A partir de ahora, el proceso es similar, y cada vez usamos más las relaciones ya calculadas. Por lo tanto, cualquier error que se cometa ...
Después de todas las relaciones calculadas, la matriz sería:

	B̄ B̄	B̄ C̄	B̄ D̄	C D E	C Ā	E A F
B	1	½	½	½	¼	⅜
C	½	1	¼	⅝	½	⁹⁄₁₆
D	½	¼	1	⅝	⅛	⁶⁄₁₆
E	½	⅝	⅝	1+⅛	⁵⁄₁₆	²³⁄₃₂
A	¼	½	⅛	⁵⁄₁₆	1	²¹⁄₃₂
F	⅜	⁹⁄₁₆	⁶⁄₁₆	²³⁄₃₂	²¹⁄₃₂	1+⁵⁄₃₂

La matriz de parentesco es fácil de informatizar y muy útil, ya que permite obtener directamente el coeficiente de consanguinidad de todos los individuos de la población a partir de los elementos de la diagonal de la matriz (como diferencia de 1). Por otro lado, al calcular el parentesco para todos los pares de individuos, nos permite conocer la consanguinidad esperada para un apareamiento dado y, por lo tanto, se puede utilizar para programar apareamientos con el objetivo de minimizar la consanguinidad a corto plazo. Finalmente, en la selección a menudo es necesario ponderar la información disponible por el grado de parentesco, por lo que esta matriz también es útil para este propósito.

Un punto que es importante tener en cuenta es que, tanto en consanguinidad como en parentesco, partimos siempre de una población base de individuos sin progenitores conocidos, que consideramos no consanguíneos y admitimos tener parentesco nulo entre ellos (que puede no ser necesariamente la verdad). Una posible forma de abordar parcialmente este problema es considerar a los animales nacidos en un año y rebaño determinados como representativos de este grupo, atribuyéndoles la consanguinidad media del grupo, y posiblemente también el parentesco medio. En este sentido, el uso de marcadores genéticos como los SNPs puede ayudar a complementar la información en genealogías menos profundas, al permitir la construcción y uso de la matriz genómica de parentesco.

Un último punto que nunca debe olvidarse es que la confiabilidad del cálculo del coeficiente de consanguinidad y la matriz de parentesco depende enteramente de la veracidad de la información genealógica declarada. Evidentemente, todas las validaciones de paternidad que se puedan hacer contribuyen a dar solidez y credibilidad al pedigrí declarado y a la matriz de parentesco calculada.

9.3. Consanguinidad a nivel de una población

En poblaciones cerradas la consanguinidad tiende inevitablemente a aumentar, dado que más temprano o más tarde los reproductores tienen ascendientes comunes. Podemos considerar la consanguinidad media de una población encarada esencialmente bajo dos perspectivas equivalentes:

1) coeficiente medio de consanguinidad de los individuos que la constituyen;

2) pérdida de heterocigosis en esa población, comparativamente a la población base.

Como veremos en esta sección, ambos enfoques son útiles y ayudan a comprender la evolución de la diversidad genética de una población, así como el impacto de la consanguinidad.

9.3.1. Consecuencias de la consanguinidad

9.3.1.1. Frecuencias genotípicas y génicas

Por definición, el coeficiente de consanguinidad de una población es la disminución proporcional, en relación con la población base, de la proporción de individuos heterocigotos. Supongamos que H_0 y H_t son las frecuencias de individuos heterocigotos en la población base y en la generación t, respectivamente. Entonces, por definición:

$$H_t = H_0 - F_t H_0 = (1 - F_t) H_0$$

en que F_t es el coeficiente de consanguinidad de la población en la generación t, por lo que $(1-F_t)$ es la proporción de heterocigosis inicial que todavía es mantenida en la generación t. Es por lo tanto evidente que la frecuencia de heterocigóticos tiende a disminuir cuando F_t aumenta, y $H_t \to 0$ cuando $F_t \to 1$.

Si consideramos que la población base está en equilibrio de Hardy-Weinberg, las frecuencias genotípicas después de t generaciones, considerando un locus con dos alelos, se pueden obtener sabiendo que la heterocigosis perdida se distribuye por igual entre los dos tipos de homocigotos, como se representa en el Cuadro 9.2.

Cuadro 9.2. *Frecuencias genotípicas en una población consanguínea.*

	Frecuencias genotípicas	
Genotipo	Población base (F=0)	Generación t (F=F_t)
BB	p^2	$p^2 + pqF_t$
Bb	$2pq$	$2pq - 2pqF_t$
Bb	q^2	$q^2 + pqF_t$

Una conclusión evidente de la tabla anterior es que, como consecuencia de la pérdida de heterocigosis, la frecuencia de homocigotos, incluyendo los recesivos deletéreos, puede elevarse sustancialmente cuando aumenta la consanguinidad. Suponiendo que, por ejemplo, la frecuencia del genotipo recesivo es del 1% en la generación base, se espera que alcance el 5.5% cuando F=0.5. De esto resulta el conocimiento generalizado de que la frecuencia de genotipos recesivos aumenta cuando se aparean individuos emparentados (de ahí que se diga que la consanguinidad "descubre" los genes recesivos).

Al conocer la redistribución esperada de frecuencias genotípicas en una población consanguínea nos permite estimar la consanguinidad en función de la diferencia entre la heterocigosis observada y la que se esperaría si la población estuviera en equilibrio. En este caso:

$$H_{esp} = 2pq \qquad H_{obs} = 2pq\ (1-F) \qquad \Rightarrow \qquad H_{obs} = H_{esp}\ (1-F)$$

Y resolviendo F:

$$F = 1 - \frac{H_{obs}}{H_{esp}}$$

Ejemplo 9.5. *Consideremos de nuevo los datos del Ejemplo 8.6., donde hubo una ausencia de equilibrio H-W, resultante de un déficit de heterocigosis, que eventualmente podría ser un indicador de consanguinidad.*

Recordemos que, en aquel ejemplo $\qquad H_{obs}=0.3 \qquad H_{esp}=0.375$

Consecuentemente, el nivel de consanguinidad de este efectivo podía ser calculado como:

$$F = 1 - \frac{H_{obs}}{H_{esp}} = 1 - \frac{0.3}{0.375} = 0.2$$

A pesar del cambio en las frecuencias genotípicas que ocurre cuando se acumula la consanguinidad, ¡las frecuencias génicas no cambian! Del Cuadro 9.2., las frecuencias génicas después de que la consanguinidad se ha acumulado se pueden ejemplificar para el alelo B:

$f(B) = f(BB) + \frac{1}{2} f(Bb)$

$f(B) = p^2 + pqF_t + \frac{1}{2}[2pq\ (1-F_t)] = p^2 + pqF_t + pq - pqF_t = p^2 + pq = p(p+q) = p$

es decir, las frecuencias génicas no cambiaron.

Por lo tanto, podemos concluir que la consanguinidad resulta en el mantenimiento de las frecuencias génicas y la alteración de las frecuencias genotípicas (reducción de la frecuencia de heterocigotos, con redistribución entre los dos genotipos homocigotos).

9.3.1.2. Media de la población

Otra consecuencia de lo dicho es la disminución de la productividad que frecuentemente se observa en varios caracteres cuando aumenta la consanguinidad, a lo que normalmente se da el nombre de **depresión consanguínea**.

En una situación simplificada de un locus con dos alelos, asumiendo un modelo de acción génica en el que la dominancia puede (o no) existir, la diferencia esperada entre la media de una población con consanguinidad F_t y una población no consanguínea (F_0) puede ser calculada como (véase demonstración en el Anexo 3):

$$\mu_{(Ft)} - \mu_{(F0)} = -2pqF_t d$$

en que p y q son las frecuencias de los dos alelos considerados, d es el grado de dominancia observado en el locus en cuestión para el carácter analizado (ver Sección 6.5.), y F_t es el grado de consanguinidad de la población en la generación t. Si el carácter fuera afectado por varios loci, como suele ser el caso, la depresión endogámica esperada será la suma de las acciones respectivas para cada uno de los i loci.:

$$\mu_{(Ft)} - \mu_{(F0)} = -2F_t \sum_i p_i q_i d_i$$

Estas expresiones permiten concluir que la depresión consanguínea (reducción del rendimiento medio de la población cuando la consanguinidad es F_t) resulta de la disminución en la frecuencia de heterocigotos, y es mayor cuando:

- la consanguinidad de la población aumenta
- el carácter es afectado por alguna forma de dominancia
- las frecuencias génicas son intermedias

Como veremos más adelante, esta situación es la opuesta de la heterosis, que resulta del aumento del grado de heterocigosis, y presupone también la existencia de dominancia.

En la mayoría de los rasgos de interés en la producción animal, no se conocen los genes exactos que afectan a una característica específica, pero la depresión consanguínea (disminución media de la productividad por cada 1% F) se puede estimar como la regresión del rendimiento para un carácter en el grado de consanguinidad. Cuando se habla de depresión consanguínea, particularmente en especies pecuarias, es necesario distinguir entre los efectos de la consanguinidad del individuo y los efectos de la consanguinidad de la madre. Por ejemplo, el peso al destete de un ternero puede verse afectado por el hecho de que el propio ternero es consanguíneo (efecto del genotipo del ternero sobre su capacidad de crecimiento) o si la madre es consanguínea (efecto del genotipo materno sobre sus cualidades maternas). En este caso, la depresión consanguínea puede estimarse mediante regresión múltiple del carácter de interés en la consanguinidad individual y materna (incluyendo eventualmente otros efectos importantes en el modelo), siendo la estimación dada por los coeficientes de regresión parcial en F_i (individual) y F_m (materno).

En el Cuadro 9.3. se encuentra un resumen de varios resultados publicados en los que se estudió el efecto de la consanguinidad en diferentes especies, y estos resultados resumen el efecto de un aumento del 1% en la consanguinidad individual o materna en varios caracteres productivos en diversas especies pecuarias.

Cuadro 9.3. *Depresión consanguínea para diferentes caracteres en las diversas especies pecuarias (adaptado de Pirchner, 1985), expresada en unidades del carácter por cada 1% de consanguinidad individual (F_i) o materna (F_m).*

Especie	Carácter	F_i	F_m
Bovinos lecheros	Producción lechera (kg)	-30	
	Grasa (kg)	-1	
	Proteína (kg)	-1	
	Fertilidad (%)	-0.95	-1.26
Bovinos de carne	Peso al nacimiento (kg)	-0.06	+0.02
	Peso a los 3 meses (kg)	-0.15	-0.23
	Peso al destete (kg)	-0.44	-0.30
	Peso a los 365 d (kg)	-0.69	-0.21
	Consumo alimenticio posdestete (kg)	-0.014	
	Eficiencia alimentar post destete (kg/kg)	-0.002	
	Edad al 1° parto (d)	+1.7	
	Intervalo entre partos (d)	+1.4	
	Peso destetado durante la vida (kg)	-12.4	
	Duración de la vida reproductiva (d)	-20	
Porcinos	N° lechones nacidos totales/camada	-0.03	-0.04
	N° lechones nacidos vivos/camada	0	-0.03
	N° lechones destetados/camada	-0.04	-0.03
	Peso de la camada al nacimiento (kg)	-0.02	-0.05
	Peso de la camada al destete (kg)	-0.27	-0.38
	GMD posdestete	-0.002	+0.001
	Días hasta los 100 kg	+0.30	
	Espesor de tocino (mm)	-0.15	+0.02
	Músculo en la canal (kg)	-0.11	
	Músculo en la canal (%)	-0.03	
	Área del *L. dorsi* (cm^2)	+0.05	
Ovinos	Peso del vellón (kg)	-0.017	0.005
	Longitud de la fibra (cm)	-0.008	0.002
	Diámetro de la fibra (µ)	0.004	0.032
	Peso al nacimiento (kg)	-0.013	-0.013
	Peso al destete (kg)	-0.111	-0.072
	Peso 12 meses (kg)	-0.178	0.013
	Sobrevivencia al destete (%)	-1.3	
	Fertilidad (%)		-1.5
	Prolificidad (N°)	-0.0013	-0.0003
	Fecundidad (N°)	-0.001	-0.009
	Peso destetado/oveja (kg)	-0.6	

De un modo general, existe un efecto perjudicial de la consanguinidad en prácticamente todas las características, ya que incluso aquellas en las que el efecto tiene signo positivo suelen ser características en las que se busca una reducción (intervalo entre partos, edad al primer parto, etc.).

Por otro lado, como veremos más adelante (ver Capítulo 10), en general los caracteres más afectadas por la depresión consanguínea son también los que presentan valores de heterosis más altos y tienden a tener una heredabilidad más baja, que en la práctica corresponden sobre todo a caracteres asociados con el *fitness* de la especie (reproducción, supervivencia, etc.). Estos impactos de la depresión consanguínea, heterosis y heredabilidad en rasgos vinculados a la supervivencia de la especie son un reflejo de la acción de genes con un efecto esencialmente de dominancia, al que están sujetas estas características. Por el contrario, los rasgos cuya heredabilidad es más elevada (características cualitativas, tamaño corporal, etc.) están principalmente influenciados por genes con una acción aditiva, por lo que tienden a no estar muy afectados por la depresión consanguínea ni por la heterosis.

9.3.1.3. Varianza genética

Si subdividimos una población en líneas de dimensión finita, la consanguinidad y la deriva genética resultantes conducirán a un mayor grado de uniformidad dentro de cada una de las líneas y una mayor diferenciación entre las diferentes líneas. Es decir, esperamos una reducción en la variabilidad intra-línea y un aumento en la variabilidad interlínea. De hecho, si admitimos que la varianza genética aditiva en la población base era de σ^2_{A0}, al final de t generaciones esperamos que sea la siguiente (véase demostración en el Anexo 3):

Varianza intra-línea: $(1 - F_t)\sigma^2_{A0}$

Varianza inter-línea: $(2F_t)\sigma^2_{A0}$

Varianza total: $(1 + F_t)\sigma^2_{A0}$

Se verifica así que la variabilidad genética total resulta superior que en la población base, pero dentro de cada una de las líneas consanguíneas se pierde variabilidad genética. Si consideramos una población cerrada de dimensión finita (una raza, por ejemplo), esta puede ser considerada como una línea (de varias líneas posibles), por lo que la tendencia será a la reducción de la varianza genética, que tenderá a 0 cuando $F \rightarrow 1$, es decir, cuando se alcanza la homocigosis total. Para que la selección sea eficaz, es necesaria la existencia de variabilidad genética y, para un conjunto dado de condiciones, la respuesta es mayor cuanto mayor es la varianza genética aditiva. Uno de los problemas asociados con la consanguinidad es precisamente que la varianza genética aditiva intra-línea se va a ir reduciendo, por lo que la selección practicada dentro de una línea cerrada (caso de la mayoría de las razas domésticas) será tanto menos eficiente cuanto más elevada fuera la consanguinidad. Como consecuencia de la reducción de la variabilidad genética intra-línea, la heredabilidad de un carácter en una línea con consanguinidad F (h_F^2) será:

$$h_F^2 = \frac{(1-F)h_0^2}{1 - Fh_0^2}$$

en que h_0^2 representa la heredabilidad cuando F=0.

Si es biológica y económicamente viable establecer líneas dentro de la misma población, entonces la variabilidad genética total puede incluso aumentar y, en consecuencia, la selección puede mismo ser más eficaz. Este principio se ha utilizado con éxito en el mejoramiento de las plantas (por ejemplo, líneas de maíz consanguíneas para hibridación), pero los diversos experimentos llevados a cabo con especies domésticas, quizás con la excepción de las aves, no tuvieron tanto éxito, principalmente debido a los costes involucrados en el mantenimiento de diferentes líneas consanguíneas y a la reducción de la viabilidad de los animales como consecuencia de la depresión consanguínea, que en muchos casos hizo inviable el mantenimiento de estas líneas.

9.3.2. Tasa de consanguinidad

Definamos tasa de consanguinidad (ΔF) como la proporción de heterocigosis existente, que se pierde en cada generación. Note que la pérdida es proporcional a la heterocigosis presente en un momento dado, esto es, en la generación t:

$$\Delta F = \frac{F_t - F_{t-1}}{1 - F_{t-1}}$$

en que la heterocigosis presente en la generación 0 es considerada como 1, por lo que en la generación t-1 será (1-F_{t-1}). Veamos la evolución de la consanguinidad en el tiempo, en función de ΔF (Cuadro 9.4.).

Cuadro 9.4. *Evolución de la consanguinidad a lo largo del tiempo.*

Genera-ción	Proporción de heterocigotos presentes en la generación anterior que se pierden	Proporción de heterocigotos que subsisten	Disminución, en relación con la población base, en el número de heterocigotos (F)
0	0	1	0
1	ΔF (1)	1-ΔF	1-(1-ΔF)
2	ΔF (1-ΔF)	(1-ΔF)- ΔF (1-ΔF) = (1-ΔF)^2	1-(1-ΔF)^2
3	ΔF (1-ΔF)^2	(1-ΔF)^2 - ΔF (1-ΔF)^2 =(1-ΔF)^3	1-(1-ΔF)^3
...	...	...	...
T	ΔF (1-ΔF)$^{t-1}$	(1-ΔF)^t	1-(1-ΔF)^t

Note que el cuadro es construido solo con base en la definición de ΔF. Por ejemplo, en la generación 2, aún subsiste (1-ΔF)^2 de la heterocigosis de la generación-base, y de la generación 2 para la 3 se pierden ΔF de los que subsisten, o sea ΔF(1-ΔF)^2. La tercera columna, que corresponde a la consanguinidad de la población en la generación t, no es más que la pérdida acumulada de heterocigosis, expresada proporcionalmente a la generación-base, por lo que podrá ser obtenida como (1-heterocigosis remanente en la generación t).

Los resultados de la última línea del Cuadro 9.4. permiten concluir que la consanguinidad observada en la generación t se puede expresar en función de ΔF como:

$$F_t = 1 - (1 - \Delta F)^t$$

Este resultado indica que, para ΔF constante, la consanguinidad no aumenta siempre al mismo ritmo, pero que el aumento es progresivamente menor, como se ejemplifica en la Figura 9.2.

Figura 9.2. *Evolución de la consanguinidad (F) según el valor de ΔF (0.01, 0.05 y 0.1).*

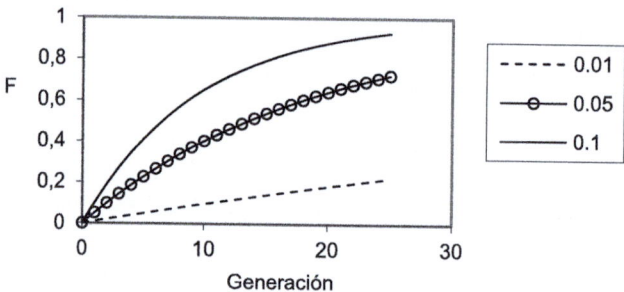

Vimos anteriormente que la variación de la frecuencia génica resultante de la deriva genética es una función de 2N, donde N es el tamaño de la población. Asimismo, en una población finita ideal (es decir, sin selección, con apareamiento aleatorio, etc.) mantenida con N individuos por generación, siendo N/2 machos y N/2 hembras, la tasa de consanguinidad es igual a:

$$\Delta F = \frac{1}{2N}$$

9.3.3. Censo efectivo de la población

Obviamente, las condiciones mencionadas anteriormente para calcular ΔF son demasiado restrictivas para ser aplicables en la práctica. Por eso la expresión *censo o tamaño efectivo de la población*[11] (normalmente abreviado como N_e), que es, para una población con una estructura no ideal, el número de individuos que daría lugar a una determinada tasa de consanguinidad si su estructura fuera la de la población ideal[12].

Así, el censo efectivo de la población se relaciona con la tasa de consanguinidad por generación como:

$$\Delta F = \frac{1}{2N_e}$$

---

[11] Puede también llamarse "efectivo genético".

[12] La población que se dice ideal es una población en la que el apareamiento es aleatorio, que tiene el mismo número de machos y hembras reproductores, que tienen la misma probabilidad de aportar descendencia a la siguiente generación, y que no está sujeta a otras fuerzas que alteren la variabilidad genética, como es el caso de mutación, migración y selección.

Se han propuesto varios enfoques para estimar el censo efectivo y la tasa de consanguinidad cuando la población no tiene una estructura óptima. Uno de los más comunes y más útiles en poblaciones de animales domésticos es el que tiene en cuenta el número desigual de machos y hembras reproductores. En este caso, el censo efectivo de la población puede aproximarse como:

$$N_e = \frac{4N_m N_h}{N_m + N_h}$$

en que, N_m y N_h representan, respectivamente, el número de machos y hembras reproductores por generación. Reordenando la expresión anterior, la tasa de consanguinidad por generación se puede obtener como:

$$\Delta F = \frac{1}{8N_m} + \frac{1}{8N_h}$$

En el Ejemplo 9.6 se considera la tasa de consanguinidad y el censo efectivo obtenidos en dos escenarios. Se ve claramente que es el sexo menos representado el que tiene el mayor impacto en el censo efectivo y, por tanto, en la tasa de consanguinidad. También es interesante notar que, cuando el número de machos y hembras es igual (caso del escenario 2), el censo efectivo es igual al número total de reproductores, lo que indica que estamos cerca de la "población ideal".

Ejemplo 9.6. *Pretendemos conocer cuál es la consanguinidad esperada dentro de 10 y 50 generaciones, y el censo efectivo correspondiente, en una población que se puede mantener en dos escenarios alternativos:*

1) 2 machos y 1 000 hembras
2) 4 machos y 4 hembras

Podemos calcular la tasa de consanguinidad por generación, y el correspondiente censo efectivo, como:

$$1) \ \Delta F = \frac{1}{8(2)} + \frac{1}{8(1\,000)} = 0.0626 \quad \Rightarrow \quad N_e = \frac{1}{2\Delta F} = \frac{1}{2(0.0626)} \approx 8$$

$$2) \ \Delta F = \frac{1}{8(4)} + \frac{1}{8(4)} = 0.0625 \quad \Rightarrow \quad N_e = \frac{1}{2\Delta F} = \frac{1}{2(0.0625)} = 8$$

Resumiendo:

Escenario	ΔF	N_e	F_{10}	F_{50}
2 ♂ 1 000 ♀	0.0626	8	0.476	0.961
4 ♂ 4 ♀	0.0625	8	0.476	0.961

Se verifica que los dos escenarios tienen un impacto igual en la diversidad genética de la población. La conclusión es entonces que el sexo con un número menor es lo que constituye el factor más limitante en la tasa de consanguinidad.

En el Ejemplo 9.7., se considera la evolución esperada de la consanguinidad en una población cerrada y el cambio en las frecuencias genotípicas que esperamos.

Ejemplo 9.7. Retomemos el escenario del Ejemplo 8.5., en el que se consideró la posible existencia de prognatismo en una población de caballos mantenidos en estado semisalvaje. Admitamos ahora que:

a) La frecuencia inicial de individuos prognáticos es del 5%.

b) La selección es aleatoria.

c) La población se mantiene cerrada, con 5 machos y 100 hembras reclutados por generación.

Pretendemos saber:

- ¿cuál es el censo efectivo de esta población?

- ¿cuál es la frecuencia esperada de prognáticos después de 10 generaciones?

1) Tasa de consanguinidad y censo efectivo de la población

$$\Delta F = \frac{1}{8(5)} + \frac{1}{8(100)} = 0.02625 \qquad\qquad N_e = \frac{1}{2\Delta F} = 19.0$$

$$F_{10} = 1 - (1 - \Delta F)^{10} = 0.2336$$

Frec. iniciales

$$q^2 = 0.05 \qquad\qquad q = 0.224 \qquad\qquad p = 0.776$$

Frec. genotipo recesivo al final de 10 generaciones en que la población está cerrada

$$f(aa) = q^2 + pqF = 0.09$$

¡Casi se duplicó la frecuencia de prognáticos!

Hay que tener en cuenta que las expresiones que hemos utilizado hasta ahora nos permiten predecir, de forma aproximada, cuál es la tasa de consanguinidad esperada en una población. Existen expresiones más elaboradas, que tienen en cuenta algunos factores de variación, como son por ejemplo las variaciones en el tamaño de la población entre generaciones, el hecho de que existan generaciones superpuestas, diferencias en el tamaño de las familias, etc. Por su mayor complejidad se suelen utilizar en casos más especiales, pudiendo encontrarse algunas de estas expresiones en el Anexo 3.

Con frecuencia, la evolución de la consanguinidad en una población se analiza de forma retrospectiva, con el fin de detectar cuellos de botella que puedan afectar la variabilidad genética. Para ello, normalmente se calcula el coeficiente de consanguinidad de todos los individuos de la población y a partir de ahí se estima la tasa de consanguinidad por generación, que se puede conseguir de varias formas. Por definición, y como ya vimos, la tasa de consanguinidad por generación puede ser obtenida considerando la consanguinidad media en la generación t (F_t) comparativamente a la de la generación t-1 (F_{t-1}), y calculando:

$$\Delta F = \frac{F_t - F_{t-1}}{1 - F_{t-1}}$$

Sin embargo, cuando existen generaciones superpuestas, no siempre es fácil definir qué animales deben considerarse pertenecientes a una determinada generación. La alternativa más común en estos casos es obtener primero la estimación de la *tasa de consanguinidad anual* por la regresión en el año de nacimiento de la consanguinidad individual en el grupo considerado. A partir de ahí, la *tasa de consanguinidad por generación* se puede calcular como:

ΔF/generación = (ΔF/año) × L

en que, L es el intervalo de generaciones para el grupo considerado (véase Sección 12.3.2.).

9.4. Análisis genealógico

La información genealógica que está disponible para muchas razas nos permite obtener un conjunto de información que es muy útil en el manejo de la diversidad genética de estas poblaciones. Desde luego, no es exagerado enfatizar la necesidad de que esta información esté correctamente validada, es decir, basarse en un sistema fiable y coherente de identificación y registro animal, y que los registros de paternidad estén debidamente comprobados. Si no es así, ¡la información genealógica tiene una utilidad muy limitada o nula!

Los datos básicos disponibles para cada animal en un registro genealógico normalmente contienen al menos la siguiente información:
- Identificación del animal
- Identificación del padre
- Identificación de la madre
- Fecha de nacimiento
- Rebaño de nacimiento
- Rebaño actual

Con base en esta información, se pueden estimar varios indicadores complementarios, específicamente, los que cubren áreas como:

1) Demografía de la raza: distribución por edades, intervalo de generaciones, eficiencia reproductiva, etc.

2) Profundidad de las genealogías: grado de llenado, número de generaciones conocidas, etc.

3) Erosión genética: consanguinidad, parentesco, censo efectivo, etc.

4) Cuellos de botella poblacionales y probabilidad de origen de los genes: contribuciones genéticas de fundadores, ancestros, rebaños, etc., para la población actual.

5) Estructura racial: origen de genes fundadores, explotaciones que producen reproductores, intercambio de animales, etc.

Un enfoque más detallado de este tema se encuentra en el Capítulo 23. En el Ejemplo 9.8. se presentan algunos indicadores reportados para la raza Holstein norteamericana, los cuales reflejan la evolución de la consanguinidad y estructura poblacional de esta raza.

Ejemplo 9.8.

Diversidad genética y consanguinidad en la raza Holstein

Con un número registrado de más de 25 millones de animales en todo el mundo, la raza Holstein probablemente tiene un censo más grande que cualquier otra raza con un programa de selección organizado. Aun así, la demografía de la raza Holstein no es tranquilizadora, siendo ejemplo de eso:

- La consanguinidad media actual de la Holstein estadounidense es de aproximadamente el 8% (véase Ejemplo 26.2).

- A principios del siglo XXI, la tasa de consanguinidad anual en la raza Holstein estadounidense era de aproximadamente el 0.25%. Como en ese momento el intervalo de generaciones medio en Holstein era de aproximadamente 5.5 años, la tasa de consanguinidad por generación era de 1.375%. En consecuencia, el censo efectivo de la raza Holstein puede no ser suficiente para alcanzar el mínimo recomendado por la FAO (Ne≥50) para mantener la diversidad genética de una raza.

- A finales de la década de 1990, de 5 000 toros probados en los principales países seleccionadores, la mitad eran descendientes de los mismos 5 toros.

- El toro Blackstar ha tenido más de 3 000 hijos puestos a prueba en todo el mundo.

- Los 10 toros más populares de los últimos años han tenido alrededor de 22 000 hijos utilizados en inseminación artificial en todo el mundo.

- Los tres toros más influyentes de la raza Holstein (Elevation, Chief e Ivanhoe) contribuyen conjuntamente con alrededor del 36% y el 40% del pool genético Holstein en Canadá y Estados Unidos, respectivamente.

- Actualmente, de los 25 toros top estadounidenses para el índice TPI, 15 son hijos del mismo toro, y de los 5 mejores hay 3 que son hijos del mismo toro y de la misma vaca.

- Más del 99% del pool genético del cromosoma Y en la American Holstein proviene de solo dos toros (Chief y Elevation).

En este ejemplo, queda claro que, incluso en razas que poseen grandes efectivos, muchas veces se observa la pérdida de variabilidad genética, como consecuencia de la estrategia de selección adoptada y las tecnologías reproductivas utilizadas. Las principales razones que llevaron al estrangulamiento en la raza Holstein, indicadas por los resultados resumidos aquí, son esencialmente las siguientes:

- la existencia de un programa de selección global con un objetivo centrado en un número reducido de características (fundamentalmente producción y tipo), que pueden ser satisfechas por un número no muy elevado de toros.

- el uso corriente de la inseminación artificial y la transferencia de embriones permite que un número muy reducido de reproductores se utilice de manera muy amplia.

- el uso de metodologías de selección que tienen en cuenta información sobre parientes (como es el caso del BLUP) da como resultado una tendencia a co-seleccionar animales emparentados.

- el uso de la selección genómica conduce a una reducción en el intervalo generacional y, por lo tanto, a una tasa de consanguinidad anual posiblemente más elevada.

Dos consecuencias ocurrieron en la última década en la raza Holstein, como resultado de este escenario (véase Capítulo 26):

- incorporación de criterios de selección que tengan en cuenta no solo el mérito genético de un toro para caracteres productivos, sino también su impacto en el parentesco y consanguinidad de la población.

- adopción de programas de cruzamientos organizados en rotación con otras razas, con el fin de romper el impacto de la consanguinidad en Holstein y llevar los beneficios de algunas otras razas para características funcionales.

Los indicadores para la raza Holstein, que debería tener una "salud genética" a prueba de cualquier amenaza, demuestran la absoluta necesidad de monitorización y control permanente de los cuellos de botella en las contribuciones de reproductores y en la evolución de la consanguinidad en cualquier raza, particularmente cuando la intensidad de selección es muy alta, so pena de alcanzar rápidamente niveles preocupantes de pérdida de diversidad genética.

9.5. Balance de la consanguinidad

Un concepto profundamente erróneo que a veces se escucha es que puede haber una relación entre la consanguinidad de un progenitor y de su hijo. En realidad, son dos cosas totalmente independientes, ya que la consanguinidad no es transmisible de padre a hijo. De hecho, es fácil aceptar que son dos cosas independientes, cuando consideramos que la consanguinidad del padre resulta de que él tiene un conjunto de loci que son, en mayor o menor medida, homocigotos por descendencia. Ahora bien, lo que él transmite al hijo no es el genotipo, sino uno de los alelos presentes en cada locus. En consecuencia, si estos loci son homocigotos en el padre, no tienen porqué ser homocigotos en el hijo. La consanguinidad del hijo depende solo de si sus padres están emparentados o no, y no de si ellos son consanguíneos. En una situación límite, podemos imaginar que apareamos un semental Purasangre Inglés con una yegua Criolla, y que ambos tienen una ¡consanguinidad superior a 0.5! Es muy probable que estos dos animales no estén emparentados entre sí, por lo que la descendencia tendrá un coeficiente de consanguinidad F=0. Por el contrario, un toro y una vaca Charolais que no son consanguíneos, pero que son medio hermanos, al aparearse ¡producirán una descendencia consanguínea!

A manera de balance, se puede decir que, genéricamente, en los programas de selección, la consanguinidad es inevitable, minimizable e indeseable. La inevitabilidad de la consanguinidad resulta del hecho de que, en una población finita, tarde o temprano los reproductores están emparentados, por lo que siempre habrá algún grado de consanguinidad que se acumulará. Sin embargo, el aumento de la consanguinidad se puede controlar manejando adecuadamente el número de reproductores, el tamaño de las familias, el grado de parentesco entre los reproductores, rotando los reproductores entre familias, utilizando información de marcadores moleculares, etc., como veremos con más detalles en el Capítulo 25. En consecuencia, el aumento de la consanguinidad puede minimizarse practicando una gestión adecuada de la diversidad genética existente.

La indeseabilidad de la consanguinidad resulta de sus inconvenientes manifiestos, que se pueden agrupar en tres categorías principales:

- aumento de la frecuencia de genotipos homocigotos, muchas veces recesivos deletéreos (normalmente mantenidos en la población a bajas frecuencias).

- depresión consanguínea, con impacto negativo en la media de muchos caracteres, particularmente los asociados a la supervivencia de la especie.

- reducción de la variabilidad genética y, en consecuencia, de la eficiencia del proceso de selección.

Este conjunto de factores da como resultado lo que a veces se llama la "espiral de extinción" asociada con la consanguinidad, que se representa en la Figura 9.3. El escenario representado en esta Figura se aplica tanto a las especies domésticas como a las silvestres, y refleja la consecuencia más grave de la consanguinidad, que es la posible extinción de una especie (o raza) cuando la consanguinidad se acumula. En resumen, lo que esta imagen traduce es que, en una población pequeña, aumentará la consanguinidad, y este aumento repercute en la adaptabilidad y supervivencia de esta población, que por tanto se hace más pequeña y frágil, etc., hasta que finalmente se extingue. Fue este ciclo el que, en circunstancias muy diversas, llevó a la desaparición de muchas especies silvestres y razas de animales domésticos, y refleja claramente la necesidad de mantener la consanguinidad bajo control, de lo contrario la especie/raza sufrirá las consecuencias.

Las posibles ventajas que se derivan de la consanguinidad son bastante reducidas, y tienen que ver principalmente con la posible detección de portadores de genes recesivos, que acaban "destapados" cuando se acumula la consanguinidad. Además, la menor variabilidad observada en poblaciones consanguíneas puede conducir a alguna fijación de tipo y mayor uniformidad en la descendencia de individuos consanguíneos. Por ejemplo, el parentesco entre un macho consanguíneo y su descendencia es $\frac{1}{2}(1 + F_{padre})$ y entre los descendientes de un padre consanguíneo la relación es $\frac{1}{4}(1 + F_{padre})$. El hecho de que estos descendientes tengan con su padre y entre sí un mayor grado de parentesco conduce a una mayor uniformidad entre ellos, cuyas ventajas no están, sin embargo, del todo claras (excepto quizás en la fase de consolidación de una raza recién formada, en la que algún grado de uniformidad puede ser deseable).

Figura 9.3. *Representación de los factores que conducen a la espiral de extinción de una población (adaptado de Reece* et al., *2011).*

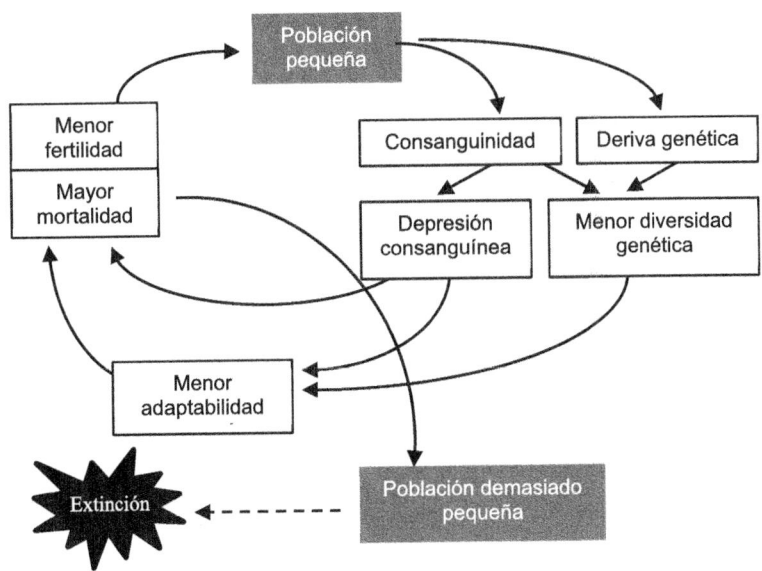

Un aspecto que no debe pasarse por alto es la posible diferencia entre la consanguinidad estimada y la consanguinidad real de un individuo. Cuando decimos que un animal tiene F=0.2, eso significa que esperamos que tenga el 20% de los loci que antes eran heterocigotos y se volvieron homocigotos. Sin embargo, esto es una probabilidad, y no hay garantía de que este animal en particular tenga realmente este grado de homocigosis. Esto significa que, sobre todo cuando la depresión consanguínea es importante, la selección (natural o artificial) puede tender, entre los individuos con una F semejante, a favorecer a aquellos que tienen una F real más baja. En estas condiciones, es posible que la consanguinidad real sea menor que la consanguinidad calculada. El uso de paneles de SNP puede ayudar a aclarar esta cuestión, al permitir comparar la consanguinidad esperada en términos probabilísticos y la homocigosis realmente observada a nivel genómico.

En términos generales, el balance resultante de la acumulación de consanguinidad en una población se considera negativo, y varios métodos de selección actualmente recomendados intentan combinar la respuesta esperada a la selección con la consanguinidad que ella genera, con el fin de mantener bajo control su posible incremento. El tema del control de la consanguinidad con el objetivo de mantener la diversidad genética a largo plazo, tanto en los programas de conservación como en los programas de selección, ha recibido una enorme atención en los últimos años y se discutirá con mayor detalle en el Capítulo 26.

Para saber más...

Boichard, B., L. Maignel, E. Verrier. 1997. The value of using probabilities of gene origin to measure genetic variability in a population. Genetics, Selection and Evolution 29: 5-23.

Caballero, A. 2017. Genética Cuantitativa. Editorial Síntesis.

Cardellino, R., J. Rovira. 1987. Mejoramiento genético animal. Editorial Agropecuaria Hemisferio Sur. Montevideo, Uruguay.

Falconer, D.S., T.F.C. MacKay. 1996. Introduction to Quantitative Genetics, 4th Edition. Longman Group Ltd.

Khatib, H. (Ed.) 2015. Molecular and Quantitative Animal Genetics. Wiley Blackwell.

Leroy, G. 2014. Inbreeding depression in livestock species: review and meta-analysis. Animal Genetics 45:618.

Minvielle, F. Principes d'Amélioration Génétique des Animaux Domestiques. 1990. INRA, Les Presses de l'Université Laval.

Ollivier, L. 2002. Éléments de Génétique Quantitative. INRA Editions.

Pirchner, F. 1983. Population Genetics in Animal Breeding. Springer.

Pirchner, F. 1985. Genetic structure of populations. 1. Closed populations or matings among related individuals. En: General and Quantitative Genetics (A. B. Chapman, Ed.). World Animal Series, A4. Elsevier Science Publishers.

Reece, J.B., L.A. Urry, M.L. Cain, S.A. Wasserman, P.V. Minorsky, R.B. Jackson. 2011. Campbell Biology. Benjamin Cummings.

Van Vleck, L.D., J. Pollak, E.A. Oltenacu.1987. Genetics for the Animal Sciences. Freeman.

10. Cruzamientos

10.1. Introducción

El cruzamiento es el apareamiento de individuos de diferentes razas[1] y representa una de las prácticas de mejora genética más aplicadas en la producción animal, esencialmente con el objetivo de explorar la variabilidad interracial.

Básicamente, hay dos razones que llevan al uso de cruzamientos en especies pecuarias:

- sacar beneficio de la heterosis o vigor híbrido.

- aprovechar la posible complementariedad entre razas, debido a diferencias en sus efectos directos y maternos para los caracteres de interés.

Este concepto de complementariedad significa que la efectividad de un cruzamiento depende no solo de las razas utilizadas, sino también de la forma en que se combinan, es decir, de la posición en la que entran en el cruzamiento. Este es el caso, por ejemplo, de los cerdos, cuando se elige como madre una raza con buena prolificidad, características maternas, etc., y como padre una raza con buena tasa de crecimiento, eficiencia de conversión de alimentos, canal, etc. En este caso, el beneficio resulta de que cada raza encaje en una posición en la que

---

[1] También se puede aplicar al apareamiento de individuos de distintas líneas o estirpes.

contribuya lo mejor posible al resultado final del cruzamiento.

El cruzamiento es probablemente la forma más rápida de mejorar el potencial genético de una población, y es una práctica sumamente útil en la producción animal, si se respetan algunos aspectos:

- las razas que entran en el cruzamiento mantienen su propia identidad (es decir, no se pondrá en riesgo su existencia).

- cada una de las razas ha sido convenientemente elegida y juega el papel más adecuado en el cruzamiento.

Todavía, hay que tener en cuenta que el cruzamiento es una ganancia que se consigue solo una vez, y que es la selección que permite un progreso continuo a lo largo del tiempo. Esto significa que, por ejemplo, en un cruzamiento de A×B podemos obtener de inmediato el beneficio de la combinación de razas, pero solo la selección continuada de A y B permitirá que se continúe obteniendo progreso a largo plazo. Dado que la selección y el cruzamiento son dos sistemas de mejoramiento que no son incompatibles, sino complementarios, en la práctica son normalmente combinados.

10.2. Parámetros de cruzamiento

Para comprender el resultado productivo de un determinado cruzamiento hay que desarrollar un modelo biológico subyacente a la característica estudiada, que traduzca los efectos de las razas que entran en el cruzamiento. Un modelo de este tipo está representado en la Figura 10.1., para el peso al destete en bovinos.

Figura 10.1. *Modelo de cruzamiento de razas A y B, considerando el peso al destete en bovinos.*

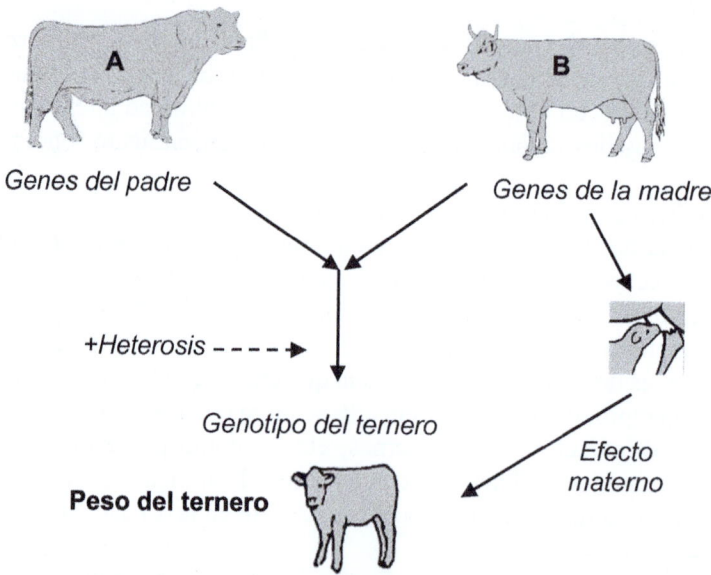

La representación en la Figura 10.1. traduce el modelo inicialmente desarrollado por Dickerson (1969), que aún se mantiene vigente y constituye la base estructural para el análisis de los diferentes tipos de cruzamientos. En el modelo de la Figura 10.1. se representan los factores genéticos que influyen en el peso al destete en el bovino, asumiendo que este peso depende de los efectos genéticos directos transmitidos por las razas A y B, de la heterosis resultante de este cruzamiento y de la influencia en el ternero resultante del efecto materno de la raza B. Como veremos más adelante, este modelo se puede naturalmente adaptar a otros tipos de cruzamientos y a otros caracteres, habiendo esencialmente que cuantificar la importancia relativa de los diferentes componentes.

10.2.1. Heterosis individual

Por heterosis (individual) se entiende la diferencia entre la performance media de dos cruzamientos recíprocos (A×B y B×A) y la media de las dos razas puras que contribuyen en el cruzamiento (A y B).

La heterosis observada, por ejemplo, en el peso al destete de terneros cruzados de las razas A y B (h_{AB}) puede calcularse como:

$$h_{AB} = \frac{\mu_{A \times B} + \mu_{B \times A}}{2} - \frac{\mu_{A \times A} + \mu_{B \times B}}{2}$$

en que $\mu_{A \times B}$ y $\mu_{B \times A}$ son las medias de los cruzamientos recíprocos, y $\mu_{A \times A}$ y $\mu_{B \times B}$ son las medias de las razas puras A y B, respectivamente. En este caso, $\mu_{A \times B}$ representa el peso medio al destete de los terneros resultantes del cruzamiento de machos A y hembras B[2], etc. Como veremos más adelante (véase efectos maternos) es importante tener en cuenta los resultados de los cruzamientos A×B y B×A, ya que en el primer caso los terneros son criados por hembras de la raza B, y en el segundo por hembras de la raza A, por lo que solo teniendo en cuenta los dos cruzamientos recíprocos se consigue una estimación correcta de la heterosis.

El resultado de la ecuación anterior nos da la estimación de la heterosis para el peso al destete, expresado en kg, cuando cruzamos las razas A y B. Frecuentemente la heterosis se expresa en porcentaje de la media de las razas puras, y puede ser obtenida como:

$$h_{\% AB} = \frac{h_{AB}}{\frac{1}{2}(A \times A + B \times B)} \times 100$$

Consideremos un caso en el que se registró el peso al destete de terneros de dos razas y sus cruzamientos recíprocos, como se muestra en el Ejemplo 10.1.

---

[2] Normalmente en las especies animales la raza del macho precede a la de la hembra cuando se especifica un cruzamiento.

Ejemplo 10.1. *Supongamos que tenemos disponibles los pesos medios al destete en dos razas bovinas (A y B) y respectivos cruzamientos, como en el cuadro siguiente.*

Padre	Madre	Peso medio al destete
A	A	184
B	B	180
A	B	195
B	A	189

Con base en estos resultados, y considerando las expresiones para estimar la heterosis, podemos calcular la heterosis individual como:

$$h_{AB} = \frac{195 + 189}{2} - \frac{184 + 180}{2} = 10 \text{ kg}$$

$$h_{\%AB} = \frac{10}{\frac{1}{2}(184 + 180)} \times 100 = 5.5\%$$

10.2.2. Base genética de la heterosis

Ya hemos visto que la heterosis corresponde a la diferencia entre la media de un grupo de animales cruzados (cruzamientos recíprocos) y la media de los animales de las razas puras que dan lugar al cruzamiento. Entonces podemos preguntarnos sobre las razones genéticas que subyacen a esta diferencia que se observa en los animales cruzados.

Consideremos un locus con dos alelos (Z y z), en dos razas (A y B) que están en equilibrio, cuyas frecuencias y valores genotípicos son los que se muestran en el Cuadro 10.1. Nótese que estamos asumiendo que las dos razas están en equilibrio H-W, que no hay efectos maternos y que consideramos los valores genotípicos expresados según el modelo general definido en la Sección 6.5.

Cuadro 10.1. *Frecuencias y valores genotípicos esperados en dos razas (A y B) y respectivo cruzamiento, admitiendo un locus con dos alelos (Z y z).*

Genotipo	Raza A $p(Z)=p_A$ $q(z)=q_A$	Raza B $p(Z)=p_B$ $q(z)=q_B$	Cruzamiento $A \times B$	Valor genotípico
ZZ	p_A^2	p_B^2	$p_A\, p_B$	a
Zz	$2p_A q_A$	$2p_B q_B$	$p_A\, q_B + p_B\, q_A$	d
Zz	q_A^2	q_B^2	$q_A\, q_B$	$-a$

Con estos supuestos (ignorando posibles efectos maternos), el rendimiento esperado para la raza A, será:

$$\mu_A = p_A^2 a + 2p_A q_A d - q_A^2 a$$

Después de realizar el cálculo para la raza B y obtener el promedio de las dos razas puras A y B, el resultado esperado será (ver demostración en el Anexo 4):

$$\frac{\mu_A + \mu_B}{2} = p_A d - p_A^2 d + p_A a + p_B d - p_B^2 d + p_B a - a$$

Del mismo modo, el rendimiento esperado para los animales cruzados será (ver Anexo 4):

$$\mu_{A \times B} = p_A d - 2 p_A p_B d + p_B d - a + p_A a + p_B a$$

En este caso simple[3] la heterosis puede obtenerse como la diferencia entre el rendimiento de los individuos cruzados y la media de las dos razas puras. Después de algunos cálculos y simplificaciones (ver Anexo 4), esta diferencia resulta en:

$$\mu_{A \times B} - \frac{\mu_A + \mu_B}{2} = (p_A - p_B)^2 d$$

Esta expresión permite concluir que, cuando se cruzan las razas A y B, solo hay heterosis para un carácter dado si:
- las dos razas difieren en frecuencias génicas para los loci que afectan al carácter.
- el carácter de interés es afectado por loci en los que se observa alguna forma de dominancia.

La heterosis observada será tanto mayor cuanto:
- mayor fuera la diferencia entre razas en lo que respecta a las frecuencias génicas (por lo que la heterosis obtenida será específica para una determinada combinación de razas).
- mayor sea el grado de dominancia en los loci que afectan al carácter (máximo si hay sobredominancia).

Note que la diferencia entre la heterocigosis (Het) en animales cruzados y la heterocigosis media de las dos razas puras corresponde a (ver demostración en el Anexo 4):

$$Het_{A \times B} - \frac{Het_A + Het_B}{2} = \left(p_A q_B + p_B q_A \right) - \left(\frac{2 p_A q_A + 2 p_B q_B}{2} \right) = \left(p_A - p_B \right)^2$$

Puede por lo tanto concluirse que $(p_A - p_B)^2$ corresponde al aumento observado en la frecuencia de heterocigotos en la población cruzada en relación con la heterocigosis media en las razas puras. De esta forma, la heterosis observada en individuos cruzados será el resultado de un aumento de la heterocigosis, ponderada por el grado de dominancia.

Se verifica así, que existe un gran paralelismo entre los conceptos de depresión consanguínea y heterosis (aunque en sentido contrario), ya que ambos resultan de

---

[3] en que ignoramos posibles efectos maternos, superando así la necesidad de usar cruzamientos recíprocos.

cambios en las frecuencias de heterocigotos y requieren la existencia de dominancia en los loci que afectan a la característica en cuestión.

10.2.3. Efectos maternos de una raza

En el Ejemplo 10.1 que presentamos anteriormente, el peso medio al destete es de 195 kg para terneros cruzados A×B y de 189 kg para terneros cruzados B×A. Dado que el genotipo de los terneros es el mismo en ambos casos (½ A y ½ B), la razón de la diferencia se puede encontrar en el hecho de que cada tipo de ternero es criado por una madre con un genotipo diferente, donde la raza materna B es claramente más beneficiosa que la raza A. Nótese que en este caso las diferencias observadas tienen causas genéticas (el genotipo de la madre), pero estas actúan como un factor ambiental en el hijo.

Por lo tanto, podemos definir la diferencia en los efectos maternos entre dos razas como la diferencia en el rendimiento medio de animales del mismo genotipo criados por diferentes madres (es decir, madres de cada una de las razas).

En nuestro ejemplo, la diferencia en los efectos maternos entre A y B podría calcularse como:

$$m_A - m_B = \mu_{B \times A} - \mu_{A \times B} = 189 - 195 = -6 \ kg$$

donde $m_A - m_B$ representa la diferencia en efectos maternos entre las razas A y B.

10.2.4. Efectos directos de una raza

Además de los efectos maternos ya mencionados, el resultado de los animales depende de su propio genotipo (es decir, de los efectos directos de la raza o razas que contribuyen a su genotipo). El efecto directo de la raza A (g_A) para una determinada característica significa el efecto genético medio transmitido a la descendencia por esa raza.

Por ejemplo, el peso medio al destete de animales de dos razas puras distintas difiere porque estos animales:
- tienen genotipos diferentes,
- son criados por madres con genotipos diferentes.

Si denominamos g_A como efecto directo de la raza A, podemos entonces decir que la media esperada para el peso al destete de terneros de la raza pura A ($\mu_{A \times A}$) puede ser considerado como el resultado de los dos componentes (efecto directo, g_A, y efecto materno, m_A):

$$\mu_{A \times A} = g_A + m_A$$

Y de igual forma para la raza B:

$$\mu_{B \times B} = g_B + m_B$$

En consecuencia, la diferencia en el rendimiento medio de los terneros de las dos razas A y B se puede expresar como:

$$\mu_{A \times A} - \mu_{B \times B} = (g_A + m_A) - (g_B + m_B) = (g_A - g_B) + (m_A - m_B)$$

y la diferencia en los efectos directos entre las razas A y B se puede obtener como:

$$g_A - g_B = (\mu_{A \times A} - \mu_{B \times B}) - (m_A - m_B)$$

es decir, obtenemos la diferencia en los efectos directos calculando la diferencia entre razas y luego deduciendo su diferencia en los efectos maternos.

En el Ejemplo 10.1 que hemos estado considerando, la diferencia entre los efectos directos de las razas A y B es entonces:

$$g_A - g_B = (184 - 180) - (-6) = 10 \ kg$$

Se verifica por lo tanto que la raza A es superior a la raza B en +10 kg en efectos directos e inferior en -6 kg en efectos maternos.

10.2.5. Heterosis materna

Así como los individuos cruzados pueden presentar diferencias en relación con las razas puras que fueron cruzadas (heterosis individual, h^i), también los descendientes de hembras cruzadas pueden presentar diferencias en relación con los descendientes de hembras puras (heterosis materna, h^m). La base genética de h^m es la misma que la de h^i, pero el efecto se mide en la descendencia (donde actúa como un efecto ambiental), ya que el hecho de que la hembra sea cruzada puede, por ejemplo, conducir a un aumento de la producción de leche y, por tanto, a un mayor peso al destete de los hijos.

La heterosis materna se puede estimar como la diferencia entre la media de la descendencia de hembras cruzadas (apareamiento recíproco) y la media de la descendencia de hembras puras de las razas que componen el cruzamiento, cuando todas se aparean con machos de una tercera raza.

Si queremos estimar la heterosis materna en la descendencia de hembras cruzadas A×B o B×A, podemos entonces calcular de la siguiente forma:

$$h_{AB}^m = \frac{\mu_{C \times AB} + \mu_{C \times BA}}{2} - \frac{\mu_{C \times A} + \mu_{C \times B}}{2}$$

en que $\mu_{C \times AB}$ es el resultado medio de los descendientes de machos C cuando son apareados con hembras cruzadas A×B, etc. La razón de incluir hembras de cruzamientos recíprocos (AB y BA) en este caso, es anular posibles efectos de la raza de la abuela de los descendientes cuyo desempeño es considerado (que sería medido como un efecto materno sobre el desempeño de la descendencia de hembras cruzadas). Por otro lado, el uso de machos de una tercera raza resulta de la necesidad de cancelar los desequilibrios en los valores maternos y directos que se producirían si se utilizaran machos A o B.

10.3. Heterosis observada para diferentes caracteres

Como se deduce de la justificación genética de la heterosis, es natural esperar que la heterosis de una característica determinada dependa del grado de dominancia observado en los loci que afectan a la característica en cuestión. El Cuadro 10.2 resume el valor medio de heterosis individual y materna reportado en la literatura para varios caracteres de importancia económica en especies ganaderas, expresado en porcentaje de la media de la característica.

Note que:

- cuanto más "compuesto" el carácter, mayor es la heterosis observada, ya que resulta de la heterosis acumulada de los diversos componentes. Por ejemplo, el "peso destetado/oveja expuesta" tiene una de las heterosis más altas, ya que se beneficia de la heterosis en fertilidad, prolificidad, supervivencia del cordero, crecimiento, etc.

- los caracteres con mayor heterosis corresponden a los que normalmente tienen menor heredabilidad (como veremos más adelante); también son los que presentan la depresión consanguínea más acentuada.

- aunque es razonable admitir que la heterosis difiere según la combinación de razas considerada, muchas veces la información disponible no es tan específica, por lo que es necesario utilizar un valor medio (como el del Cuadro 10.2.) cuando pretendemos estimar el valor esperado de un cruzamiento.

También cabe señalar que, normalmente, la heterosis es mayor cuanto más adversas son las condiciones ambientales a las que están sometidos los animales. Esta es una expresión de la interacción genotipo × ambiente que se discutirá más adelante.

10.4. Principales tipos de cruzamientos

Los cruzamientos organizados más utilizados en especies ganaderas se pueden agrupar, en términos muy generales, de la siguiente manera:

- *Cruzamientos estáticos*

- Están destinados esencialmente a la producción de animales para el matadero, siendo la producción de reproductores normalmente realizada en otro sector.

- *Cruzamientos de rotación*

- Las hembras de reemplazo son generadas por el propio sistema de rotación, y las razas paternas van entrando secuencialmente.

Cuadro 10.2. *Heterosis individual (h^i) y materna (h^m) para diferentes caracteres en las especies pecuarias, expresada en % de las razas puras*[4].

Especie	Carácter	h^i	h^m
Ovinos	Peso al nacimiento	3.2	5.1
	Peso al destete	5.0	6.3
	GMD al destete	5.3	6.0
	GMD posdestete	6.6	
	Peso adulto	5.2	5.0
	Fertilidad	2.6	8.7
	Prolificidad	2.8	3.2
	Sobrevivencia al destete	9.8	2.7
	Corderos nacidos/oveja expuesta	5.3	11.5
	Corderos criados/oveja expuesta	15.2	14.7
	Peso destetado/oveja expuesta	17.8	18.0
Porcinos	Fertilidad	3.8	
	Prolificidad	1.0	4.7
	Peso individual al nacimiento	3.1	1.5
	Tamaño de la camada a los 21 días	8.0	8.7
	Peso individual a los 21 días	3.1	3.7
	Tamaño de la camada al destete	10.1	7.7
	Peso individual al destete	4.8	8.2
	GMD posdestete	9.4	0
	Edad a los 100 kg	-6.5	-1.2
	Eficiencia alimenticia	2.3	0
	Longitud de la canal	0	0.2
	Espesor del tocino	2.5	4.4
	Área del *L. dorsi*	1.8	0.4
Bovinos de carne	Fertilidad	-0.5	8.9
	Sobrevivencia al nacimiento	0	-0.6
	Sobrevivencia al destete	3.4	1.3
	Peso al nacimiento	3.6	
	Peso al destete	5.5	7.7
	GMD posdestete	5.0	
	Peso al año	4.7	
	Área *L. dorsi*	2.9	
Bovinos lecheros	Intervalo entre partos	-1.0	
	% vacas gestantes 90 días post parto	11.5	
	% vacas gestantes 120 días post parto	7.3	
	Peso a los 12 meses	4.6	
	Peso a los 30 meses	3.5	
	Producción lechera a los 305 d (1ª lact.)	6.4	
	Producción lechera a los 305 d (2ª lact.)	3.7	
	Porcentaje de grasa	0.5	

[4] Adaptado de Hohenboken, W.D. 1985. Genetic structure of populations. 2. Matings among distantly related individuals. En: General and Quantitative Genetics (A. B. Chapman, Ed.).

- • *Cruzamientos de absorción*

- Se pretende reemplazar la raza B por la raza A, utilizando sistemáticamente machos de la raza A en la reproducción; de esta forma, la contribución de A en la composición genética del rebaño se acerca a 1.

- • *Razas de síntesis*

- Combinan proporciones preestablecidas de varias razas de origen, y se manejan a partir de entonces como si se tratara de una raza pura.

Dentro de estos grupos generales de cruzamientos existen varios tipos específicos, que combinan varias razas, de diferentes formas, como se discute a continuación.

10.4.1. Cruzamientos estáticos

Normalmente se combinan razas con características muy diferentes (por ejemplo, razas "paternas" y "maternas") para introducir en el cruzamiento en la posición más adecuada. Las hembras reproductoras se adquieren externamente, o bien la explotación tiene la dimensión adecuada para mantener los distintos segmentos. Todos los descendientes son enviados al matadero.

a) *Cruzamiento simple o terminal* (por ejemplo, cruzamiento Charolais × Retinta o Ile de France × Merino).

$$A \times B$$
$$\downarrow$$
$$\tfrac{1}{2}A\ \tfrac{1}{2}B$$

b) *Cruzamiento triple o de dos niveles* (por ejemplo, macho Pietrain y hembra F1(Large White × Landrace)).

$$A \times B$$
$$\swarrow$$
$$C \times \tfrac{1}{2}A\ \tfrac{1}{2}B$$
$$\downarrow$$
$$\tfrac{1}{2}C\ \tfrac{1}{4}A\ \tfrac{1}{4}B$$

c) *Cruzamiento cuádruple* (como el cruzamiento triple, pero usando machos cruzados; por ejemplo, macho F1 (Pietrain × Duroc) × hembra F1 (Large White × Landrace)).

$$C \times D \qquad\qquad A \times B$$
$$\searrow \qquad\qquad \swarrow$$
$$\tfrac{1}{2}C \ \tfrac{1}{2}D \ \times \ \tfrac{1}{2}A \ \tfrac{1}{2}B$$
$$\downarrow$$
$$\tfrac{1}{4}C \ \tfrac{1}{4}D \ \tfrac{1}{4}A \ \tfrac{1}{4}B$$

d) *Cruzamiento de retorno o retrocruzamiento* (como el cruzamiento triple, pero el macho es de una de las razas usadas en las hembras F1; por ejemplo, macho Large White y hembra F1 (Large White × Landrace)).

$$A \times B$$
$$\swarrow$$
$$A \ \times \ \tfrac{1}{2}A \ \tfrac{1}{2}B$$
$$\downarrow$$
$$\tfrac{3}{4} A \ \tfrac{1}{4}B$$

10.4.2. Cruzamientos de rotación

Permiten la producción de hembras de reemplazo dentro del propio rebaño. Los machos de las diferentes razas elegidas se utilizan alternativamente en generaciones consecutivas.

Partiendo de una raza pura inicial e introduciendo alternativamente los machos de las razas utilizadas en la rotación, la composición genética del rebaño tiende rápidamente a un equilibrio (ver demostración en el Anexo 4), y los coeficientes aplicables a cada raza cuando se alcanza este equilibrio se encuentran en los siguientes diagramas.

a) *Cruzamiento de rotación de dos razas* (por ejemplo, en bovinos lecheros la rotación Holstein – Jersey; los machos introducidos en el rebaño son alternativamente de estas razas, y las hembras reproductoras son obtenidas de los animales nacidos en la generación anterior).

$$\dots$$
$$A \times \tfrac{2}{3} B \ \tfrac{1}{3} A$$
$$\searrow$$
$$B \times \tfrac{1}{3} B \ \tfrac{2}{3} A$$
$$\searrow$$
$$A \times \tfrac{2}{3} B \ \tfrac{1}{3} A$$
$$\dots$$

b) *Cruzamiento de rotación de tres razas* (por ejemplo, en bovinos lecheros la rotación Holstein – Roja Escandinava – Montbeliarde; los machos introducidos en el rebaño son alternativamente de estas razas, y las hembras reproductoras son obtenidas de los animales nacidos en la generación anterior).

....

$$A \times \frac{4}{7}C \frac{2}{7}B \frac{1}{7}A$$
$$\searrow$$
$$B \times \frac{4}{7}A \frac{2}{7}C \frac{1}{7}B$$
$$\searrow$$
$$C \times \frac{4}{7}B \frac{2}{7}A \frac{1}{7}C$$

...

10.4.3. Cruzamiento de absorción

Funciona como el cruzamiento de rotación, pero la raza paterna es siempre la misma, utilizándose cuando se pretende sustituir una raza por otra. Las hembras se obtienen entre las nacidas en el rebaño en la generación anterior. En la generación t, la proporción (P) correspondiente del genotipo introducido será igual a

$$P = \frac{2^t - 1}{2^t}$$

El cruzamiento por absorción se ha utilizado históricamente para introducir una nueva raza en una población local. Este fue el caso, por ejemplo, de la introducción de genes cebú en las regiones tropicales de América, de la absorción con Merino Blanco y Merino Precoz de los rebaños ovinos negros del sur de la Península Ibérica a mediados del siglo XX, o de la introducción de la Holstein Norte Americana en los rebaños lecheros de todo el mundo.

En un cruzamiento de absorción típico, el mt-DNA que se mantiene representado es el de las hembras de la población original que fue absorbida.

10.4.4. Razas de síntesis o compuestas

Están constituidas por las contribuciones de dos o más razas, las cuales están representadas en las proporciones deseadas. Por ejemplo, para obtener una raza de síntesis ¾A ¼B, los productos de un retrocruzamiento se aparean entre sí, luego se mantienen los productos de este apareamiento, etc. Los reproductores machos y hembras se seleccionan del rebaño, que se maneja como cualquier raza pura. En este caso, parte de la heterosis observada en la generación inicial se pierde y la segregación posterior puede conducir a poblaciones más heterogéneas.

Ejemplos de razas sintéticas en la especie bovina son los diversos tipos de razas compuestas por *B. taurus* y *B. indicus* (Brangus, Braford, Girolando, etc.), o algunas razas de composición más compleja (Montana, Senepol, etc.). En ovejas, las razas Assaf (cruzamiento de Awassi y Frisona del Este) e INRA 401 (cruzamiento de Romanov y Berrichon du Cher) son ejemplos. En porcinos y aves, es una práctica común que las empresas seleccionadoras trabajen con estirpes sintéticas, que combinan genes de diferentes orígenes, para responder a la diversidad de objetivos y condiciones de producción comercial.

10.5. Resultado esperado en diferentes cruzamientos

En un cruzamiento organizado, al conocer las razas que se cruzan y cómo se combinan, podemos predecir la heterosis obtenida y el resultado productivo esperado, teniendo en cuenta los efectos directos y maternos representados, así como la heterosis esperada.

10.5.1. Heterosis esperada

La heterosis obtenida en un cruzamiento dado resulta del nivel de heterocigosis obtenido. En consecuencia, para saber cuál es la heterosis esperada en un individuo cruzado, no es suficiente saber cuál es su genotipo, sino que es necesario saber cómo se obtuvo este genotipo. Si, por ejemplo, un animal tiene un genotipo con la composición ½ A ½ B, es necesario saber si ese genotipo corresponde a un individuo F1 (resultado del apareamiento de dos animales de raza pura) o F2 (resultado del apareamiento de dos individuos F1). De manera esquemática, la situación con respecto al genotipo en diferentes loci se puede resumir como en la Figura 10.2. (donde cada columna representa una serie cromosómica recibida de uno de los progenitores).

Figura 10.2. *Contribución esperada del padre y de la madre para las series cromosómicas de individuos F1 y F2.*

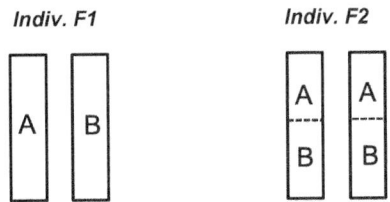

Note que el individuo F1 recibe un conjunto de cromosomas de la raza A y otro conjunto de cromosomas de la raza B, por lo que todos los loci son heterocigotos; por tanto, tiene la máxima heterosis individual. El individuo F2 recibe una serie cromosómica de cada uno de los progenitores; como estos son F1, transmiten a su descendencia, en promedio, la mitad de los cromosomas de la raza A y la mitad de la raza B. En este caso, las combinaciones esperadas en los diferentes loci serán ¼ AA, ¼ BB y ½ AB, por lo que solo la mitad de los loci son heterocigóticos (es decir, la probabilidad de que un locus sea heterocigoto es ½). En consecuencia, en el caso de la F2, la heterosis esperada es la mitad de la observada en F1.

Se puede aplicar un razonamiento similar a otros tipos de cruzamientos. Considerando que la F1 tiene la heterosis máxima (individual), es necesario calcular el grado de heterocigosis esperado en el cruzamiento de interés, en el cual la heterocigosis esperada corresponde a la probabilidad de que, en un locus, los dos alelos provengan de diferentes razas. Esta probabilidad de heterocigosis en un apareamiento dado corresponde entonces a la proporción de heterosis observada en la F1 que se espera en el cruzamiento considerado. El razonamiento es similar cuando se considera la heterosis materna, en que la hembra F1 es usada como base de referencia.

Quizás una forma más fácil de calcular la heterosis esperada, especialmente cuando hay varias razas involucradas, es pensar que la heterocigosis obtenida es igual a (1-probabilidad de que los alelos sean de la misma raza). En ese caso, podemos entonces decir que la heterocigosis esperada (y por lo tanto la heterosis como proporción de la F1) será:

$$Het = 1 - \sum \alpha_i^P \alpha_i^M$$

en que α_i^P es la proporción de genes del padre con origen en la raza i, α_i^M es la proporción de genes de la madre con origen en la raza i, y se realiza el sumatorio para las diferentes razas representadas.

La heterosis individual y materna esperada en diferentes tipos de cruzamientos, expresada proporcionalmente a la heterosis máxima (animales F1 y descendencia de hembras F1 para h^i y h^m, respectivamente), se encuentra ejemplificada en el Cuadro 10.3.

Cuadro 10.3. *Combinaciones de genotipos y heterosis individual (h^i) y materna (h^m) esperada en varios tipos de cruzamientos (expresada como proporción de la heterosis máxima, correspondiente a animales F1 o hijos de hembras F1).*

Cruzamiento	Genotipo de descendientes	Genotipo de la madre	h^i	h^m
Retrocruz. AxAB	$\frac{1}{2}AA\ \frac{1}{2}AB$	AB	$\frac{1}{2}$	1
Indiv. F1 (AxB)	AB	B	1	0
Indiv. F2	$\frac{1}{4}AA\ \frac{1}{4}BB\ \frac{1}{2}AB$	AB	$\frac{1}{2}$	1
Indiv. F3	$\frac{1}{4}AA\ \frac{1}{4}BB\ \frac{1}{2}AB$	$\frac{1}{4}AA\ \frac{1}{4}BB\ \frac{1}{2}AB$	$\frac{1}{2}$	$\frac{1}{2}$
C × (A×B)	$\frac{1}{2}CA\ \frac{1}{2}CB$	AB	1	1
C × (A × (AB))	$\frac{3}{4}CA\ \frac{1}{4}CB$	$\frac{1}{2}AA\ \frac{1}{2}AB$	1	$\frac{1}{2}$
Sintét. $\frac{3}{8}A\ \frac{5}{8}B$	$\frac{9}{64}AA\ \frac{25}{64}BB\ \frac{30}{64}AB$	$\frac{9}{64}AA\ \frac{25}{64}BB\ \frac{30}{64}AB$	$\frac{30}{64}$	$\frac{30}{64}$
Rotación A-B	$\frac{2}{3}AB\ \frac{1}{3}AA$	$\frac{2}{3}AB\ \frac{1}{3}BB$	$\frac{2}{3}$	$\frac{2}{3}$
Rotación A-B-C	$\frac{4}{7}AB\ \frac{2}{7}AC\ \frac{1}{7}BB$	$\frac{4}{7}AC\ \frac{2}{7}AB\ \frac{1}{7}AA$	$\frac{6}{7}$	$\frac{6}{7}$

Como resultado de las expresiones anteriores, la evolución de la heterosis individual y materna en una población que resulte del apareamiento de dos razas, en que después se van realizando sucesivamente apareamientos entre los descendientes (por ejemplo, para producir una raza de síntesis ½A ½B) será la que se representa en la Figura 10.3.

Figura 10.3. *Heterosis individual (hi) y materna (hm) en generaciones sucesivas de apareamientos entre individuos producidos en la generación anterior.*

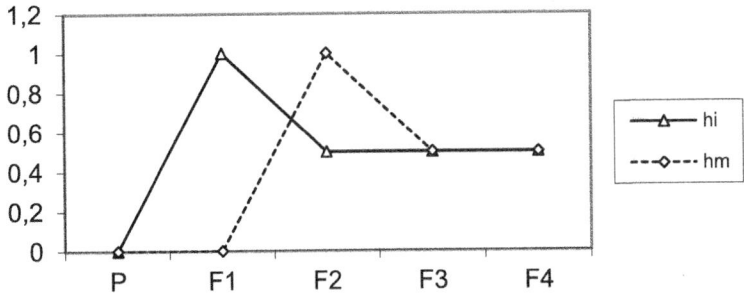

Se puede ver en esta figura que los resultados en las primeras generaciones pueden ser ilusorios, ya que la heterosis individual es máxima en los animales F1 y la heterosis materna es máxima en F2. A partir de F3, las heterosis se mantienen estables, a un valor que corresponde a la mitad del máximo observado.

10.5.2. Modelo general

La metodología que hemos estado utilizando es particularmente útil para evaluar los resultados esperados de diferentes tipos de cruzamientos. En este caso, es necesario tener en cuenta los componentes esperados del cruzamiento en consideración (efectos directos y maternos, heterosis) y usar estimaciones de estos (o aproximaciones razonables), para poder predecir lo que se espera del cruzamiento.

Por ejemplo, para las razas puras A y B el resultado esperado será:

$$\mu_{AA} = g_A + m_A$$
$$\mu_{BB} = g_B + m_B$$

En un cruzamiento simple (A×B) el resultado esperado será:

$$\mu_{A \times B} = \tfrac{1}{2}\, g_A + \tfrac{1}{2}\, g_B + m_B + h^i$$

y en un cruzamiento triple C×(AB) el resultado esperado será:

$$\mu_{C \times (AB)} = \tfrac{1}{2}\, g_C + \tfrac{1}{4}\, g_A + \tfrac{1}{4}\, g_B + \tfrac{1}{2}\, m_A + \tfrac{1}{2}\, m_B + h^i + h^m$$

En términos generales, el valor esperado de un cruzamiento resulta de las contribuciones de los efectos directos y maternos de las razas que ingresan al cruzamiento, así como de la heterosis individual y materna obtenida. La expresión general del resultado esperado de un cruzamiento se puede representar como:

$$E(cruz.) = \sum c_i g_i + \sum c_j m_j + c_k h^i + c_l h^m$$

en que, g_i es el efecto directo de la raza i y c_i es el coeficiente correspondiente; m_j es el efecto materno de la raza j y c_j es el coeficiente correspondiente; c_k y c_l son los coeficientes adecuados a la heterosis individual y materna, respectivamente.

Por ejemplo, los coeficientes a utilizar en varios tipos de cruzamientos serían los que se encuentran en el Cuadro 10.4.

Cuadro 10.4. *Coeficientes a aplicar a los efectos directos y maternos de diferentes razas y a la heterosis individual y materna, considerando varios cruzamientos.*

Macho	Hembra	g_A	g_B	g_C	m_A	m_B	m_C	h_i	h_m
F1(AB)	F2(AC)	1/2	1/4	1/4	1/2	0	1/2	3/4	1/2
Sintét. (2/5A 3/5B)	Sintét. (2/5A 3/5B)	2/5	3/5	0	2/5	3/5	0	12/25	12/25
B	Rot(A-B-C)	2/7	4/7	1/7	4/7	1/7	2/7	6/7	6/7
A	F1(AB)	3/4	1/4	0	1/2	1/2	0	1/2	1
F1(AC)	F3(BC)	1/4	1/4	1/2	0	1/2	1/2	3/4	1/2

En la práctica, el resultado esperado de un apareamiento normalmente se puede obtener basándose en la media de las razas puras y la magnitud de la diferencia en los efectos maternos. Consideremos, por ejemplo, algunos casos de cruzamientos más importantes.

- *Cruzamiento simple*

Como vimos antes, para un cruzamiento simple el resultado esperado es:
$$\mu_{A \times B} = \tfrac{1}{2} g_A + \tfrac{1}{2} g_B + m_B + h^i$$

y en función de la media de las razas puras:

$$\tfrac{1}{2} g_A + \tfrac{1}{2} g_B + m_B = \tfrac{1}{2} (\mu_{AA} + \mu_{BB}) + \tfrac{1}{2} (m_B - m_A)$$

por lo que el resultado esperado del cruzamiento A × B se puede simplificar a:

$$\mu_{A \times B} = \tfrac{1}{2} (\mu_{AA} + \mu_{BB}) + \tfrac{1}{2} (m_B - m_A) + h^i_{AB}$$

y si la heterosis fuera expresada proporcionalmente ($h^i_p = \%/100$):

$$\mu_{A \times B} = \tfrac{1}{2} (\mu_{AA} + \mu_{BB}) (1 + h^i_{pAB}) + \tfrac{1}{2} (m_B - m_A)$$

- *Cruzamiento triple*

Para simplificar, podemos pensar que un cruzamiento triple se puede "descomponer" en dos cruzamientos simples, de la siguiente manera:

$$\mu_{C \times (AB)} = \tfrac{1}{2} \mu_{CA} + \tfrac{1}{2} \mu_{CB} + h^m_{AB}$$

en que, μ_{CA} es el resultado esperado del cruzamiento C×A. Por lo tanto, sustituyendo μ_{CA} y μ_{CB} por su valor esperado, podemos concluir:

$$\mu_{C\times(AB)} = \tfrac{1}{2}\,[\tfrac{1}{2}\,(\mu_{CC} + \mu_{AA}) + \tfrac{1}{2}\,(m_A - m_C) + h^i_{AC}\,] +$$

$$+ \tfrac{1}{2}\,[\,\tfrac{1}{2}\,(\mu_{CC} + \mu_{BB}) + \tfrac{1}{2}\,(m_B - m_C) + h^i_{BC}\,] + h^m_{AB}$$

o, en el caso de que h^m sea expresada proporcionalmente (h^m_{pAB}), la primera parte de la ecuación es multiplicada por $(1+h^m_{pAB})$.

- *Retrocruzamiento*

Utilizando el mismo razonamiento aplicado en el cruzamiento triple:

$$\mu_{B\times AB} = \tfrac{1}{2}\,\mu_{BA} + \tfrac{1}{2}\,\mu_{BB} + h^m_{AB}$$

en que:

$$\mu_{BA} = \tfrac{1}{2}\,(\mu_{BB} + \mu_{AA}) + \tfrac{1}{2}\,(m_A - m_B) + h^i_{AB}$$
$$\mu_{BA} = \tfrac{1}{2}\,(\mu_{BB} + \mu_{AA})\,(1 + h^i_{pAB}) + \tfrac{1}{2}\,(m_A - m_B)$$

- *Cruzamientos de rotación*

Un aspecto importante de los cruzamientos rotacionales es que tienden rápidamente a una situación de equilibrio en términos de composición de razas, como se muestra en el Anexo 4.

Cuando una rotación de dos razas alcanza el equilibrio, la composición genética de los padres y los descendientes será entonces alternativamente:

$$A \times \tfrac{1}{3}\,A\;\tfrac{2}{3}\,B$$
$$\searrow$$
$$B \times \tfrac{2}{3}\,A\;\tfrac{1}{3}\,B$$
$$\searrow$$
$$A \times \tfrac{1}{3}\,A\;\tfrac{2}{3}\,B$$

Nótese que cuando estamos usando para la reproducción el macho de la raza B, las hembras reproductoras fueron reclutadas de la descendencia nacida en la generación anterior, por lo que tienen la proporción máxima correspondiente a la raza del padre (A). En las siguientes generaciones, las proporciones se mantienen en la relación de 1/3 : 2/3.

En una rotación de tres razas en el punto de equilibrio, la composición genética de los padres y los descendientes será, alternativamente[5]:

---

[5] Tenga en cuenta que, en la composición genética de las rotaciones, el numerador evoluciona como 1, 2, 4, etc., y el denominador es igual a la suma de los numeradores.

$$\text{....}$$
$$A \ \times \ \tfrac{4}{7}C \ \tfrac{2}{7}B \ \tfrac{1}{7}A$$
$$\searrow$$
$$B \ \times \ \tfrac{4}{7}A \ \tfrac{2}{7}C \ \tfrac{1}{7}B$$
$$\searrow$$
$$C \ \times \ \tfrac{4}{7}B \ \tfrac{2}{7}A \ \tfrac{1}{7}C$$
$$\text{....}$$

En el caso de la rotación de tres razas (A-B-C), cuando se utiliza el macho C en la reproducción, las hembras fueron reclutadas en la generación anterior, por lo que tienen la contribución máxima del padre (B), seguido del abuelo (A) y del bisabuelo (C), manteniéndose las proporciones 4/7: 2/7: 1/7.

El valor esperado de un cruzamiento rotacional es normalmente calculado para el punto de equilibrio. Si consideramos una rotación de 2 razas en equilibrio, el promedio de las dos generaciones (cuando se utilizan machos A y B), expresado en función del promedio de las razas puras A y B, se simplifica a (ver demostración en el Anexo 4):

$$\mu_{\text{rot(A-B)}} = \tfrac{1}{2}\mu_{AA} + \tfrac{1}{2}\mu_{BB} + \tfrac{2}{3}h^{i}_{AB} + \tfrac{2}{3}h^{m}_{AB}$$

o, si las heterosis fueran expresadas proporcionalmente:

$$\mu_{\text{rot(A-B)}} = \left(\tfrac{1}{2}\mu_{AA} + \tfrac{1}{2}\mu_{BB}\right)\left(1 + \tfrac{2}{3}h^{i}_{pAB}\right)\left(1 + \tfrac{2}{3}h^{m}_{pAB}\right)$$

Por lo tanto, queda claro que el resultado esperado del cruzamiento rotacional no es más que el promedio de las razas puras contribuyentes, más la heterosis individual y materna obtenidas. Entonces una rotación de 3 razas tendrá como valor esperado:

$$\mu_{\text{rot(A-B-C)}} = \left(\tfrac{1}{3}\mu_{AA} + \tfrac{1}{3}\mu_{BB} + \tfrac{1}{3}\mu_{CC}\right)\left(1 + \tfrac{6}{7}h^{i}_{p}\right)\left(1 + \tfrac{6}{7}h^{m}_{p}\right)$$

De los resultados anteriores se verifica que el valor esperado de cualquier tipo de cruzamiento se puede obtener en función de los componentes respectivos; en la práctica, casi siempre es posible expresar el resultado esperado en función de la media de las razas puras, las diferencias entre estas en los efectos maternos y la heterosis individual y materna obtenida en el cruzamiento considerado. A menudo se asume en este tipo de predicción que la heterosis es la misma para todas las combinaciones de razas, lo que puede no ser del todo correcto, pero es una aproximación aceptable que facilita bastante los cálculos.

Con base en los valores esperados de los diferentes cruzamientos y las consideraciones de naturaleza práctica que se discuten más adelante, se puede elegir objetivamente uno u otro sistema de cruzamiento. Consideremos el Ejemplo 10.2, en el que pretendemos estimar el peso medio esperado al destete en varios cruzamientos en ovinos, considerando que disponemos de tres razas.

Naturalmente, en una situación real, también deberíamos considerar el impacto esperado en otros caracteres, además del peso al destete.

Ejemplo 10.2. Supogamos que tenemos disponibles tres razas ovinas, cuyo peso medio al destete es el que se encuentra en el cuadro siguiente.

Raza	Peso medio al destete
M	22.7
C	20.5
F	29.5

De acuerdo con los datos del Cuadro 10.2., vamos a admitir que para el peso al destete en ovinos $h^i{}_\% = 5\%$ y $h^m{}_\% = 6.3\%$. En lo que respecta a los efectos maternos, no tenemos información concreta para estas razas, pero admitimos que ellos representan ½ de las diferencias entre razas.

Queremos saber cuál es el peso al destete esperado en diferentes cruzamientos cuya viabilidad estamos considerando:

- *Simple: F×M*
- *Triple: F×(MC)*
- *Rotación: C-F-M*

El primer punto es obtener las diferencias entre razas en los efectos maternos, que por los supuestos serán:

$m_M - m_F = ½ \ (22.7 - 29.5) = -3.4$

$m_C - m_F = ½ \ (20.5 - 29.5) = -4.5$

En consecuencia, podemos calcular el peso esperado en los diferentes cruzamientos de la siguiente manera

1) Cruzamiento simple: F×M

$\mu_{FM} = [½ \ (29.5 + 22.7) \ (1 + 0.05)] + ½ \ (-3.4) = 25.7$

2) Cruzamiento triple: F×(MC)

$\mu_{F(MC)} = [½ \ (\mu_{FM} + \mu_{FC}) \ (1 + h^m)]$

$\mu_{FC} = [½ \ (29.5 + 20.5) \ (1 + 0.05)] + ½ \ (-4.5) = 24.0$

$\mu_{F(MC)} = [½ \ (25.7 + 24.0) \ ] \ (1 + 0.063) = 26.4$

3) Cruzamiento de rotación C-F-M

$$\mu_{rot(C-F-M)} = \left(\frac{1}{3} \mu_{CC} + \frac{1}{3} \mu_{FF} + \frac{1}{3} \mu_{MM} \right) \left(1 + \frac{6}{7} h^i_p \right) \left(1 + \frac{6}{7} h^m_p \right)$$

$$\mu_{rot(C-F-M)} = \left(\frac{1}{3}(20.5) + \frac{1}{3}(29.5) + \frac{1}{3}(22.7) \right) \left(1 + \frac{6}{7}(0.05) \right) \left(1 + \frac{6}{7}(0.063) \right)$$

$$\mu_{rot(C-F-M)} = 26.6$$

Podemos así concluir que, en este ejemplo, el peso al destete esperado con el cruzamiento triple y con el cruzamiento de rotación de tres razas es aproximadamente el mismo. Correspondería ahora al criador decidir qué opción podría interesarle más, teniendo en cuenta otras características importantes y los aspectos logísticos inherentes a las diferentes opciones de cruzamiento.

10.6. Balance de los cruzamientos

10.6.1. Crianza en raza pura y en cruzamiento

En principio, no existe antagonismo entre la explotación en raza pura y el uso de cruzamientos. De hecho, los dos sistemas son complementarios y pueden actuar en sinergia, siempre que estén claramente delimitados y se salvaguarde la viabilidad de cada uno. La elección por un determinado esquema de cruzamiento o por la explotación de raza pura depende de la adecuación de los resultados esperados a los objetivos del criador, así como de las limitaciones a las que esté sujeto, es decir, en términos de acceso a los reproductores de la raza pretendida, facilidad de comercialización de los productos, restricciones existentes en la explotación (cercas y corrales, etc.) que permitan o no el uso de apareamientos diferenciados, riesgos sanitarios y comerciales inherentes a la adquisición de animales fuera de la explotación, etc.

Los objetivos de mejoramiento del criador suelen incluir un conjunto de caracteres, con diferente importancia económica. Por ejemplo, en el caso de los cerdos, es obvio que un lechón más por camada tendrá un peso económico mayor que un gramo adicional en la ganancia media diaria. Tanto en la selección como en el cruzamiento, será necesario, en primer lugar, definir claramente qué se pretende mejorar y la importancia económica relativa de los caracteres de interés (ver Capítulo 16). Con base en estos "pesos económicos" se puede estimar el valor esperado de los distintos caracteres de interés para cada tipo de cruzamiento y, ponderando estos valores por el respectivo peso económico, obtener una estimación del mérito global del cruzamiento, comparando el mérito de los diferentes cruzamientos posibles entre sí, y con el mérito de la raza pura.

El problema del uso de cruzamientos a menudo surge más en términos logísticos que en otros aspectos. Desde este punto de vista, la crianza en raza pura es, de partida, mucho más fácil, ya que existe un solo grupo de animales, todos del mismo genotipo, generalmente bien adaptados a las condiciones ambientales específicas en las que se explotan (aunque se puede cuestionar si las condiciones tendrán que permanecer sin cambios). El esquema de mejoramiento es, por tanto, de más fácil organización y aplicación, a pesar de la complejidad que puede implicar la selección. La mayor desventaja de la crianza de la raza pura es que no se aprovecha la heterosis ni se explotan las diferencias entre razas, por lo que la productividad puede ser menor que en el cruzamiento. Finalmente, no se debe ignorar que la existencia de razas puras es fundamental para que puedan usarse los cruzamientos, pero no es fácil en un esquema global asegurar que cada segmento que contribuye en el cruzamiento sea adecuadamente compensado. Por ejemplo, un criador que utiliza el cruzamiento simple Charolais × Retinta, hipotéticamente adquiere hembras Retintas de otro criador que solo produce esta raza. Presumiblemente, la productividad de la Retinta en pureza será menor que cuando se cruza, por lo que el precio que paga el criador que usa el cruzamiento por las novillas Retintas puras debería valer la pena para que haya otros criadores que la críen en raza pura. Este es uno de los problemas más frecuentes, que a menudo pone en peligro la supervivencia de las razas locales, en el caso de que muchos criadores opten por el cruzamiento, sin una retribución adecuada a los criadores de las razas puras que ingresan al cruzamiento. El problema puede superarse si un mismo creador es capaz de mantener rebaños separados (puros y cruzados) o, más aún, en el caso de esquemas integrados que abarquen todos los segmentos.

10.6.2. Utilización de los cruzamientos en la práctica

Suponiendo que la opción del criador es utilizar cruzamientos, la elección de un cruzamiento específico debe basarse en el resultado económico esperado (teniendo en cuenta la importancia de los caracteres de interés, la heterosis esperada y la complementariedad de las razas utilizadas) y en la compatibilidad del cruzamiento utilizado con las restricciones existentes.

A título de ejemplo, algunas posibles consideraciones en los diversos tipos de cruzamientos son las siguientes:

- *Cruzamientos estáticos*
- obtención de hembras de sustitución puede ser complicada (compra o rebaño separado); dependencia de otros criadores; riesgos sanitarios;
- cruzamiento simple aprovecha la h^i, pero no la h^m; el cruzamiento triple aprovecha la h^m, pero la producción de hembras de sustitución es particularmente complicada.

- *Razas sintéticas*
- conducidas como razas puras, por lo tanto más fáciles que otros tipos de cruzamientos; solo una parte de h^i y h^m se utiliza;
- uso reducido de diferencias entre razas, ya que no se aprovecha la complementariedad; posible heterogeneidad de la nueva raza (¿ventajosa desde el punto de vista de la selección?).

- *Cruzamientos de rotación*
- fácil producción de hembras de reemplazo; parte sustancial del h^i y h^m aprovechada;
- uso limitado de la complementariedad entre razas, ya que las razas incluidas en la rotación no pueden ser demasiado diferentes (por ejemplo, la rotación de dos razas con pesos adultos muy diferentes podría no tener sentido);
- necesaria identificación fiable y separación física de los animales durante la cubrición, o recurrir a la inseminación artificial (dado que en la misma explotación coexisten distintas generaciones);
- la heterogeneidad de los animales producidos puede ser problemática (en la rotación de 3 razas hay tres grupos distintos de animales, por ejemplo, con pesos de sacrificio posiblemente bastante diferentes, y tres grupos de hembras

con pesos adultos también diferentes); posibles problemas de marketing y mayor complejidad en el manejo.

El uso generalizado de cruzamientos estáticos, especialmente en algunas especies, ha llevado a la definición de sistemas de producción que aprovechan la complementariedad entre razas, recurriendo al uso de razas (a veces líneas) paternas y maternas especializadas. La complementariedad así obtenida permite superar posibles antagonismos entre caracteres, como los debidos a las correlaciones genéticas existentes. Por ejemplo, a menudo se pretende un sistema de producción basado en hembras con bajo peso adulto y descendientes con alta velocidad de crecimiento; si no es posible combinar estas dos características en la misma raza, debido a la fuerte correlación genética positiva que existe entre el peso adulto y la tasa de crecimiento, entonces es necesario utilizar una raza materna pequeña y cruzarla con una raza paterna que transmita buena velocidad de crecimiento a la descendencia, lo que permite superar el antagonismo entre los dos caracteres deseados. El hecho de que las dos razas tengan roles claramente diferentes en el cruzamiento, permite que se seleccionen con objetivos también diferentes, y por lo tanto con una mejor respuesta a la selección en cada uno de los caracteres que si se seleccionaran en la misma raza simultáneamente para todos los rasgos.

Globalmente, los posibles beneficios e inconvenientes de los diferentes tipos de cruzamientos se pueden resumir como en el Cuadro 10.5.

Cuadro 10.5. *Beneficios e inconvenientes de distintos cruzamientos[6].*

Cruzamiento	h^i	h^m	Complementariedad	Uniformidad	Grupos	Hembras de sustitución
Terminal	++	0	++	+	-	-
Triple	++	++	++	+	- -	- -
Rotación	+	+	±	-	- -	+ +
R. síntesis	±	±	-	-	+	+ +

La diversidad de sistemas de explotación en las distintas especies no permite una generalización de recomendaciones sobre el uso de cruzamientos. En la práctica, lo que se verifica es que existen ciertos tipos de cruzamientos más utilizados en unas especies que en otras, dependiendo principalmente del grado de intensificación y de la tasa de reproducción de la especie. E incluso lo que muchas veces se da por adquirido, de un momento para otro puede tomar un giro completamente diferente. Este fue el caso del ganado lechero donde, durante más de 50 años, la cría en pureza de la raza Holstein fue la regla indiscutible en todo el mundo. Sin embargo, por varias razones (por ejemplo, el aumento de la consanguinidad, la difusión de varios genes deletéreos, la respuesta correlacionada indeseable en algunos caracteres como la longevidad y la

---

[6] Los símbolos + e – traducen aspectos que son más o menos deseables en los cruzamientos en cuestión, respectivamente.

eficiencia reproductiva, etc.), en la última década los cruzamientos rotacionales han ganado una enorme popularidad en la producción de bovinos lecheros, cambiando por completo el paradigma aceptado hasta entonces.

En el Cuadro 10.6 se resume la situación de los cruzamientos más frecuentes en la producción comercial de las distintas especies.

Cuadro 10.6. *Aplicación de los diferentes tipos de cruzamientos en diferentes especies.*

	Raza pura	Cruz. simple	Cruz. triple	Cruz. cuádruple	Cruz. rotación	Líneas sintéticas
Bov. leche	+++	+			+++	
Bov. carne		+++			+	
Porcinos		+	+++	++	+	+++
Ovinos	+	+++	+			+++
Aves			+++	+++		

En el caso particular del ganado lechero, el cruzamiento simple indicado en el cuadro se refiere a la producción de terneros cruzados para engorde y sacrificio, producidos mediante el uso de un macho de carne en rebaños lecheros. La superioridad de la raza Holstein-Friesian en caracteres de producción lechera no dejó espacio para que, durante mucho tiempo, el cruzamiento fuera una opción en condiciones templadas, pero la situación ha cambiado mucho en los últimos años, con la adopción del cruzamiento rotacional como práctica. En algunos países tropicales se ha utilizado con cierto éxito el cruzamiento de razas locales (muchas veces *Bos indicus*) con Holstein-Friesian, utilizando hembras cruzadas en la producción lechera.

En los cerdos, el cruzamiento triple es muy común, y tanto en esta especie como en las aves se utiliza en ocasiones el cruzamiento cuádruple, utilizando machos cruzados. Esto permite ampliar la base de reclutamiento de las razas paternas y, quizás, aprovechar una posible heterosis paterna (cuya base genética es la misma que la heterosis materna). En los últimos años, la utilización de líneas sintéticas se volvió una práctica muy común en estas dos especies.

En bovinos y ovinos productores de carne, el esquema más común es el cruzamiento simple, utilizando hembras de razas locales que son después cruzadas con machos de razas especializadas en la producción de carne, y la descendencia F1 se envía al matadero.

Desde una perspectiva global, es decir, desde un punto de vista nacional o en un esquema integrado, se debe tener en cuenta que la heterosis obtenida no debe considerarse solo para los animales cruzados, sino para la población considerada como un todo, incluidas las hembras mantenidas en raza pura para soporte del esquema de cruzamientos. La situación de algunos de los principales tipos de cruzamientos en especies pecuarias se resume en la Figura 10.4, que indica la proporción de hembras cruzadas cuando el esquema de cruzamiento se considera en su globalidad[7]. Note que, en el caso de cruzamientos estáticos en especies con bajas tasas de reproducción (en el caso de los bovinos, por ejemplo), una gran proporción del rebaño de hembras debe mantenerse en raza pura para producir animales de reemplazo que permitan la viabilidad de los cruzamientos. Obviamente, esta limitación se supera en el caso de cruzamientos rotacionales en estas especies. En el caso de especies con altas tasas de reproducción (porcinos, por ejemplo), se logra una proporción muy alta de hembras cruzadas en el conjunto global del sistema productivo.

Un aspecto que puede ser importante en algunas circunstancias es la posible heterogeneidad observada en algunas poblaciones cruzadas. Este no será el caso en un F1 de las razas A y B, donde todos los individuos tienen una composición genética similar (½ A ½ B), pero en otros tipos de cruzamiento puede que no sea así. Si, por ejemplo, apareamos la hembra F1 (AB) con un macho A, la descendencia seguramente recibirá una serie de cromosomas A del padre, pero de la madre debería recibir un promedio de ½ A y ½ B, aunque el muestreo puede resultar en que reciba principalmente cromosomas de origen A o B. En consecuencia, el genotipo de la descendencia puede variar en casos extremos entre, por un lado, solo los cromosomas de origen A y, por otro lado, ½ A y ½ B. El valor medio (esperado) de este retrocruzamiento sigue siendo ¾ A ¼ B, pero esta variabilidad debe tenerse en cuenta (que, en otros tipos de cruzamientos, puede aumentar en generaciones posteriores).

---

[7] Adaptado de Gama, L.T. and C. Smith. 1993. The role of inbreeding depression in livestock production systems. Livestock Production Science 36:203.

Figura 10.4. *Porcentaje de hembras mantenidas en diferentes estratos (valores en los rectángulos en gris) en algunos de los principales tipos de cruzamientos.*

Cruzamiento terminal
Bovinos de carne

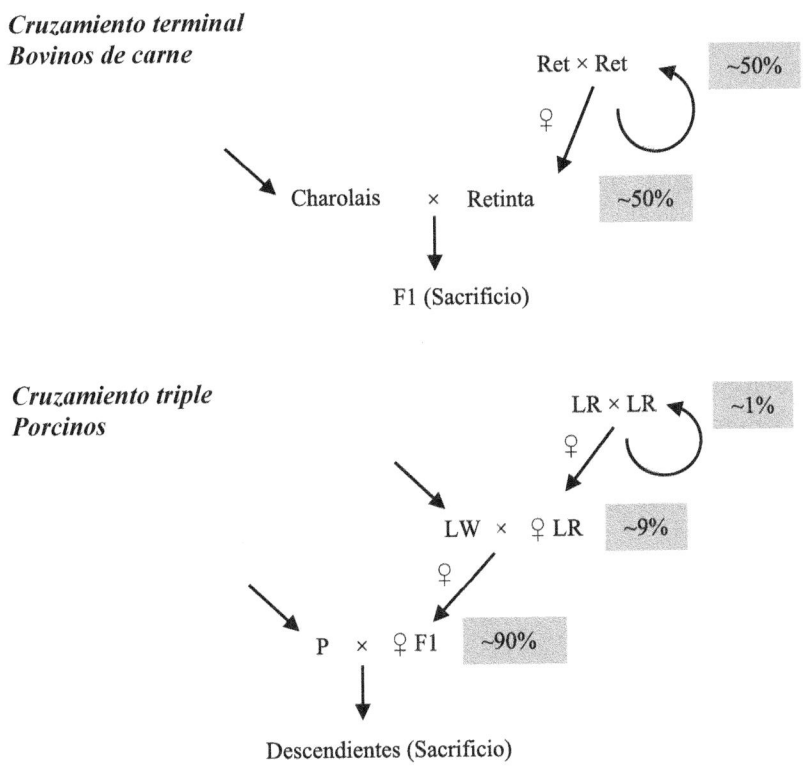

Cruzamiento triple
Porcinos

Cruzamiento de rotación
Bovinos lecheros

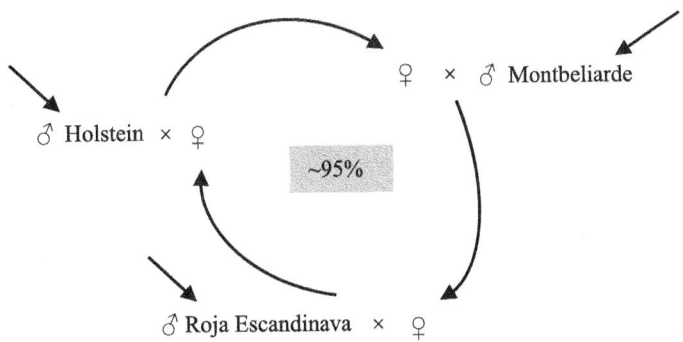

Para saber más...

Bourdon, R.M. 2014. Understanding Animal Breeding. 2nd Edition. Pearson.

Dickerson, G. E. 1969. Experimental approaches in utilizing breed resources. Anim. Breed. Abstr. 37:191-202.

FAO. 1993. Evaluation of breeds and crosses of domestic animals. FAO Animal Production and Health paper no. 108.

Hohenboken, W.D. 1985. Genetic structure of populations. 2. Matings among distantly related individuals. En: General and Quantitative Genetics (A. B. Chapman, Ed.). World Animal Series, A4. Elsevier Science Publishers.

Leroy, G., R. Baumung, P. Boettcher, B. Scherf, I. Hoffmann. 2015. Sustainability of crossbreeding in developing countries; definitely not like crossing a meadow... Animal. 10:262.

Oldenbroek, K., L. van der Waaij. 2015. Textbook Animal Breeding and Genetics for BSc Students. Centre for Genetic Resources and Animal Breeding and Genomics Group, Wageningen University and Research Centre.

V. SELECCIÓN

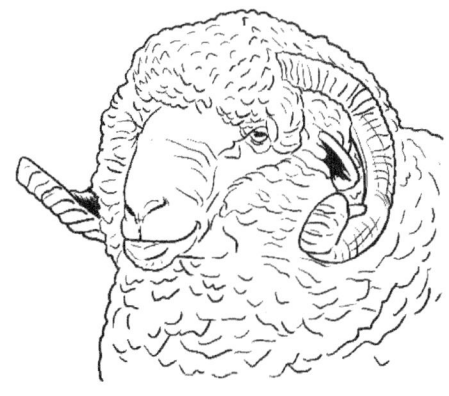

Carnero Merino - Uruguay

El mejoramiento genético conseguido por selección en un rebaño o en una raza cerrada corresponde a la razón entre la superioridad genética de los padres (en comparación con el grupo no seleccionado de donde estos provienen) y la edad media de estos padres cuando nacen sus descendientes.

G.E. Dickerson and L.N. Hazel. *(1944). Effectiveness of selection on progeny performance as a supplement to earlier culling in livestock. J. Agricultural Research. 69:459.*

11. Selección

11.1. Introducción

Anteriormente definimos la selección como el proceso mediante el cual algunos individuos producen más descendencia que otros. En la selección artificial practicada en especies ganaderas, los animales que mejor sirven a los fines del criador son normalmente seleccionados para la reproducción, siendo el resto eliminado. De esta forma se pretende incrementar la frecuencia de alelos favorables a la expresión del carácter, con el fin de obtener descendientes con mérito genético superior para los caracteres seleccionados.

El problema es que normalmente no tenemos información específica sobre los genes que poseen los candidatos a la selección, y solo tenemos información sobre el fenotipo del propio individuo o de sus parientes. En este caso, fenotipo significa cualquier característica que sea observable o medible en un individuo (producción de leche de una vaca, velocidad de carrera de un caballo, tamaño de la camada producida por una cerda, peso al destete de un ternero, etc.).

Nuestro objetivo es entonces utilizar la información fenotípica como indicador del mérito genético de cada animal, con el fin de hacer un esfuerzo por seleccionar los animales que transmitan los mejores alelos a la descendencia para el carácter que queremos mejorar. La solución a este problema se encuentra si asumimos que el fenotipo de un individuo (P) resulta de la influencia de su genotipo (G) y de las influencias ambientales (E) a las que está sujeto, es decir:

$$\text{Fenotipo} = \text{Genotipo} + \text{Ambiente} \quad \Rightarrow \quad P = G + E \qquad (1)$$

En este modelo, G es el resultado de la acción combinada de genes en muchos loci, cada uno con un efecto pequeño, y E incluye las diversas influencias no genéticas que afectan al carácter. Si nuestro objetivo es intentar que la información fenotípica de cada animal sea tan buen predictor como sea posible de su mérito genético, cuanto mejor sea nuestra capacidad para identificar/controlar influencias ambientales importantes, estas constituirán un menor ruido de fondo, que limitaría nuestra capacidad para predecir el mérito genético.

Entre las influencias ambientales, normalmente se distinguen las que son de naturaleza sistemática o macro-ambiental[1] (que afectan a todos los animales de una categoría determinada) y las que son de naturaleza intangible, no sistemática y no controlable (por ejemplo, traducidas en variabilidad entre gemelos monocigóticos sometidos a las mismas condiciones ambientales). Las influencias ambientales sistemáticas se suelen tener en cuenta mediante métodos estadísticos adecuados, por ejemplo, incluyendo los efectos correspondientes como factores fijos en el modelo estadístico de análisis, por lo que removemos así una buena parte de esta influencia ambiental. Las influencias ambientales intangibles reflejan el impacto diferenciado de factores como la alimentación, la salud, el clima, la competencia, etc., que no afectan a todos los animales por igual.

Con base en la expresión (1), el fenotipo de un individuo puede, por lo tanto, funcionar como un indicador de su valor genotípico, y la precisión de ese indicador depende de la importancia de las influencias ambientales (E), que en la medida de lo posible intentamos minimizar o tomar en cuenta en el análisis de datos. La pregunta planteada en estos términos aún no resuelve del todo el problema, porque un reproductor no transmite a la descendencia su genotipo (G), sino solo la mitad de sus genes, separados aleatoriamente durante la meiosis, en el proceso conocido como muestreo mendeliano. ¿Cómo superar esta cuestión?

11.2. Valor genético

Nuestro objetivo en la selección es elegir a los reproductores, no por lo que parecen ser, sino por lo que ellos efectivamente consiguen transmitir a su descendencia. Surge así el concepto de valor genético, que corresponde a la desviación (en realidad, el doble de la desviación) entre la media de un gran número de descendientes de un determinado animal (o genotipo) y la media de la población donde esos descendientes fueron medidos. Consideremos el Ejemplo 11.1. para ilustrar este concepto.

Ejemplo 11.1.

Supongamos que estamos trabajando con un rebaño de ovejas donde está presente el gen Booroola, que conduce a un marcado aumento de la prolificidad. Existen dos alelos (B y b), y cuando hemos genotipado un grupo de 1 000 ovejas, la prolificidad media y las frecuencias por genotipo fueron las que se muestran en el cuadro siguiente[2].

---

[1] En vacas lecheras, por ejemplo, podemos considerar efectos macro-ambientales como el establo, año, mes de parto, número de lactación, número de ordeños diarios, etc. En ganado de carne, por ejemplo, el peso al destete del ternero puede tener como efectos macro-ambientales la explotación, año, mes de nacimiento, sexo del ternero, edad de la madre, etc.

[2] Estos valores deben ser considerados meramente ejemplificativos. En este ejemplo la acción génica es de dominancia completa, pero en la realidad el gen Booroola tiene una acción de tipo aditivo.

Genotipo	Prolificidad media	Frecuencia
BB	3	0.04
Bb	3	0.32
bb	1	0.64

Note que las frecuencias por genotipo indican que el rebaño está en equilibrio H-W (no era obligatorio que así fuese), y que las frecuencias alélicas son:

$f(B)=0.2$ *y* $f(b)=0.8.$

Podemos calcular la prolificidad media del efectivo como:

$\mu = (0.04 \times 3) + (0.32 \times 3) + (0.64 \times 1) = 1.72$

Vamos ahora definir el **valor genotípico** *como siendo la media del valor observado para cada genotipo, expresado relativamente a la media de la población, como se representa en el gráfico siguiente.*

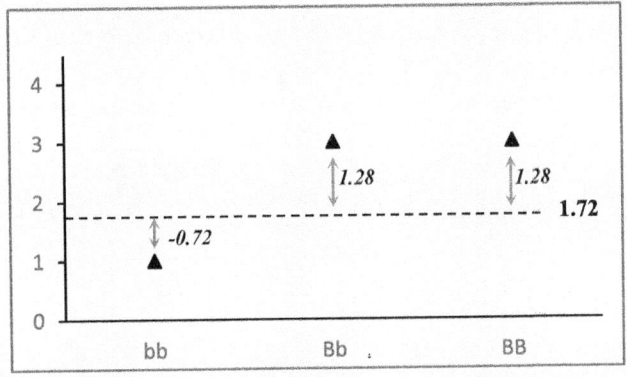

Ahora queremos saber cuál es el valor genético de cada uno de los genotipos BB, Bb y bb, es decir, cuál será la desviación (en realidad el doble de la desviación, ya que un animal solo transmite la mitad de su superioridad genética a la descendencia) de sus descendientes en relación a la media de la población. Para ello, apareemos machos representativos de cada genotipo con hembras elegidas al azar de la población y mediremos la prolificidad en la descendencia.

Por ejemplo, cuando apareamos machos del genotipo bb con hembras de la población, las frecuencias esperadas en la descendencia son:

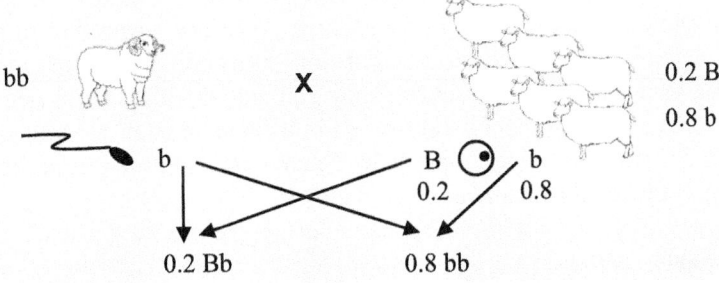

Por lo que la prolificidad esperada en las hijas de machos bb será:

$$\mu_{hijas\ de\ bb} = (0.2 \times 3) + (0.8 \times 1) = 1.4$$

y expresada como desvío de la media global $\Rightarrow$ $\mu_{hijas\ de\ bb} = 1.4 - 1.72 = -0.32$

Haciendo el mismo cálculo para las hijas de machos BB y Bb apareados con hembras representativas de la población, resultaría en los siguientes valores esperados para las frecuencias genotípicas y para la prolificidad:

- *Hijas de machos Bb*

  f(BB) = 0.1   *f(Bb) = 0.5*   *f(bb) = 0.4*

  $\mu_{hijas\ de\ Bb} = (0.1 \times 3) + (0.5 \times 3) + (0.4 \times 1) = 2.2$ $\Rightarrow$ *2.2 – 1.72 = 0.48*

- *Hijas de machos BB*

  f(BB) = 0.2   *f(Bb) = 0.8*

  $\mu_{hijas\ de\ BB} = (0.2 \times 3) + (0.8 \times 3) = 3$ $\Rightarrow$ *3 – 1.72 = 1.28*

La información relativa a cada genotipo puede entonces resumirse en el cuadro y gráfico siguientes, en que G es el valor genotípico y A el valor genético de cada uno de los genotipos. A la diferencia (G-A) se le da el nombre de **desviación de dominancia**.

Genotipo	Individuo		Descendencia			G-A
	Valor bruto	Desvío de μ (G)	Media	Desvío de μ	Doble del desvío (A)	
bb	1	-0.72	1.4	-0.32	-0.64	-0.08
Bb	3	1.28	2.2	0.48	0.96	0.32
BB	3	1.28	3	1.28	2.56	-1.28

Valor genotípico   *Valor genético*   *Desviación de dominancia*

De los resultados del Ejemplo 11.1. podemos extraer algunas conclusiones importantes:

- el valor genotípico (G) corresponde a la media de la expresión fenotípica de los animales de determinado genotipo, expresada como desvío de la media global.

- el valor genético (A) es el doble del desvío de la media de un gran número de descendientes del genotipo en cuestión, expresada como desvío de la media global. El valor genético tiene una relación lineal con el genotipo, de modo que aumenta en 1.6 unidades por cada copia adicional del alelo favorable B.

- el desvío de dominancia representa la diferencia entre el valor genotípico y el valor genético de un genotipo dado. Recibe este nombre porque solo existe si hay algún tipo de dominancia.

Los resultados del Ejemplo 11.1. pueden ser resumidos gráficamente como se representa en la Figura 11.1.

Figura 11.1. *Representación de los valores genotípico (G), genético (A) y desviación de dominancia (D) para animales de los genotipos bb, Bb y BB, correspondientes a los resultados del Ejemplo 11.1.*

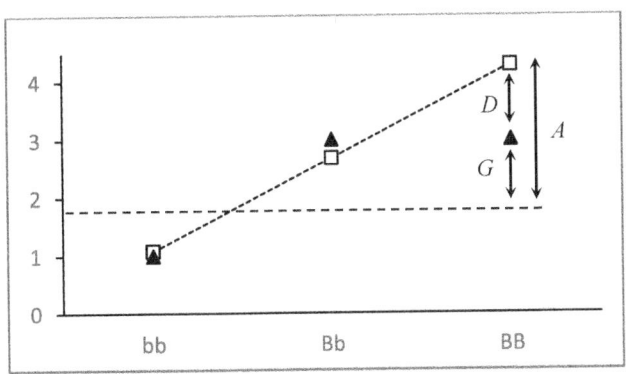

Lo que constatamos en este ejemplo es que, aunque los genotipos BB y Bb tuvieran el mismo valor genotípico, no tienen el mismo valor genético, ya que BB siempre transmite el alelo favorable a la descendencia, mientras que Bb solo transmite en la mitad de los casos. Esto resulta del hecho de que, aunque existe una combinación favorable de alelos en individuos Bb heterocigotos (como expresión de la acción de dominancia), esta combinación no es transmisible como tal, ya que lo que se transmite es solo uno de los alelos (B o b).

En este ejemplo, incluso en ausencia de cualquier influencia ambiental, observamos que el valor genotípico nos dice lo qué es genéticamente el individuo, pero no qué transmite a la descendencia, ya que esto corresponde al valor genético. También podemos considerar que el valor genético es la regresión del valor genotípico sobre el número de alelos favorables al carácter en cuestión, de tal forma que en el Ejemplo 11.1. este coeficiente de regresión es 1.6 por cada copia adicional del alelo B.

En la Figura 11.2. se resume cómo el valor genético de los diferentes genotipos varía con el tipo de acción de los genes y con las frecuencias génicas en la población. Algunos puntos que merecen ser destacados en esta figura son los siguientes:

- en el caso de la acción aditiva (y solo en este caso) el valor genético es igual al valor genotípico.

- el valor genético del heterocigoto siempre corresponde a la media del valor genético de los homocigotos.

- en el caso de acción no aditiva, para un valor genotípico dado, el valor genético depende de las frecuencias génicas (y por tanto de la media) de la población.

Se puede concluir que el valor genotípico depende de cómo se combinen los dos alelos que tiene el individuo en el locus, pero como este solo transmite a la descendencia uno de los alelos, cualquier interacción entre ellos (combinación favorable o desfavorable) se rompe. Por ejemplo, en el caso de dominancia completa, los valores genotípicos de BB y Bb serían los mismos, pero mientras que BB solo transmite alelos favorables (B) a la descendencia, Bb puede transmitir B o b, por lo que los valores genéticos son diferentes.

Figura 11.2. *Diagrama representativo de los valores genotípicos (△) y genéticos (■), admitiendo frecuencias del alelo favorable (B) de 0.2 y 0.7 y acción génica de dominancia completa (DC), dominancia incompleta (DI) y aditiva (AD).*

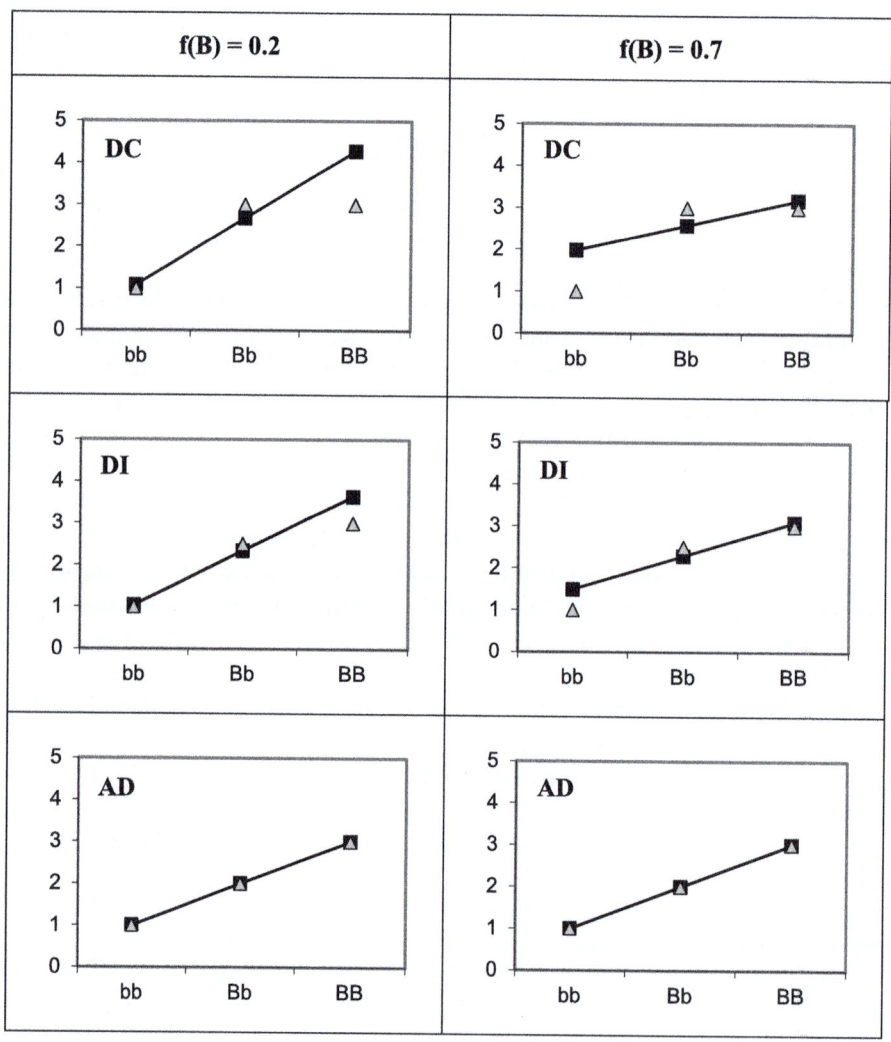

La descomposición que hicimos del valor genotípico (como desvío de la media) en valor genético (A) y desvío de dominancia (D), nos permite entonces, volver a la expresión (1) y representar el valor fenotípico de la vaca j con genotipo i como:

$$P_{ij} = \mu + A_i + D_i + E_{ij} \tag{2}$$

La extensión a varios loci se basa en los mismos principios, teniendo solo que considerarse la posible existencia de interacciones epistáticas entre loci. En este caso, expresando A y D como la suma del valor genético y la desviación de dominancia en los diferentes loci que afectan al carácter, e I como los efectos de la epistasis, la expresión anterior se convierte en:

$$P = \mu + A + D + I + E \tag{3}$$

Conjugando la expresión 3 con la discusión referente a los factores ambientales en la expresión (1), podemos entonces resumir los factores que afectan al fenotipo de un individuo como se representa en el diagrama de la Figura 11.3.

Figura 11.3. *Desagregado de factores que contribuyen a la expresión fenotípica de un carácter.*

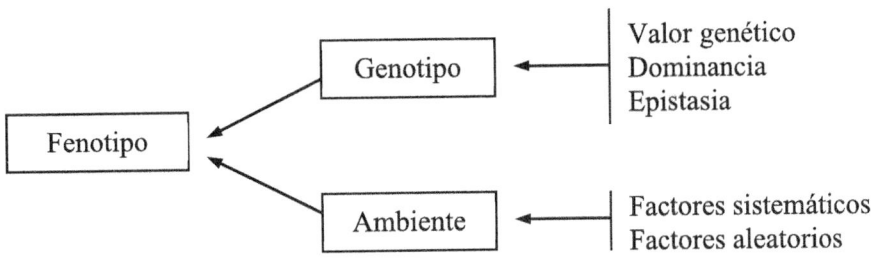

El **valor genético o valor mejorante**[3] puede entonces ser definido como el valor del individuo en un programa de selección o la suma de los efectos de cada uno de los loci/alelos que afectan el carácter de interés en un animal dado. Conceptualmente, el valor genético es el doble del desvío de una gran cantidad de descendientes (teóricamente ∞) del individuo respecto a la media de la población.

El valor genético de un animal se expresa como la diferencia relativa a la media de la población y, como quedó claro en la discusión anterior, depende de las frecuencias génicas y, por lo tanto, de la población en la que se realiza la comparación (ver Figura 11.2.). Naturalmente, el individuo tiene un valor genético para cada carácter que queramos considerar, independientemente de si

---

[3] Valor de cría, breeding value, valeur d'élevage.

el carácter es medible o no en el animal (por ejemplo, caracteres limitados a un sexo).

Note que la diferencia entre G y A se debe a que D e I son "quebrados" durante la meiosis, ya que un individuo no transmite a su descendencia las combinaciones favorables, sino solo los genes favorables que posee. Como la selección normalmente busca el aumento[4] del valor medio de la descendencia, deberá entonces basarse en la estimación del valor de cría y en la subsecuente elección de individuos que posean valores genéticos más altos. Sin embargo, cabe señalar que nunca llega a ser conocido el valor genético real de un animal; pero se puede estimar con mayor o menor precisión, dependiendo de la información disponible.

Si consideramos la expresión (3), la varianza fenotípica puede ser expresada como función de las varianzas de sus componentes, de la siguiente forma:

$$\sigma_P^2 = \sigma_A^2 + \sigma_D^2 + \sigma_I^2 + \sigma_E^2 + 2Cov(A,D) + 2Cov(A,I) + 2Cov(A,E) +$$

$$+2Cov(D,I) + 2Cov(D,E) + 2Cov(I,E)$$

Si admitimos que todas las covarianzas son iguales a cero[5], entonces tendremos:

$$\sigma_P^2 = \sigma_A^2 + \sigma_D^2 + \sigma_I^2 + \sigma_E^2 \tag{4}$$

verificándose así que la varianza fenotípica resulta del sumatorio de las varianzas de todos los efectos genéticos (valores genéticos, de dominancia y epistáticos) y ambientales que afectan al carácter.

11.3. Heredabilidad

Normalmente tenemos interés en saber cuál es la proporción de las diferencias entre animales que es transmisible a la descendencia o, en otras palabras, cuál es la proporción de la varianza fenotípica que es de naturaleza genética aditiva. La relación entre la varianza genética aditiva y la varianza fenotípica se denomina heredabilidad (h^2), esto es:

$$h^2 = \frac{\sigma_A^2}{\sigma_P^2} = \frac{\sigma_A^2}{\sigma_A^2 + \sigma_D^2 + \sigma_I^2 + \sigma_E^2} \tag{5}$$

---

[4] Como veremos adelante, en algunas características se pretende la reducción.

[5] Este supuesto es razonable, ya que en principio no hay razón para creer que, por ejemplo, un valor genético más alto esté asociado con un desvío de dominancia más bajo o más alto, etc. El supuesto de una Cov (A, E) = 0 quizás sea más discutible; si existe un trato preferencial (mejor manejo en animales con mayor valor genético) se puede generar una covarianza positiva que afectaría a los resultados. Pero admitimos, a pesar de todo, que la covarianza entre los valores genéticos y las desviaciones ambientales es igual a 0.

Como razón de dos varianzas, necesariamente positivas, $0 \le h^2 \le 1$.

A partir de esta igualdad, podemos predecir la varianza genética aditiva como:

$$\sigma_A^2 = h^2 \sigma_P^2 \tag{6}$$

Cuando practicamos la selección vamos a predecir, a partir de la información fenotípica del individuo, su valor genético. Los principios del análisis de regresión son aplicables aquí, ya que podríamos pensar que queremos predecir Y (valor genético) a partir de X (información fenotípica). El coeficiente de regresión del valor genético de un individuo en su información fenotípica (nuevamente asumiendo que las covarianzas entre A y los componentes restantes de P son iguales a 0) se puede calcular como:

$$b_{A.P} = \frac{Cov(A.P)}{\sigma_P^2} = \frac{Cov[A.(A+D+I+E)]}{\sigma_P^2} = \frac{Cov(A.A)}{\sigma_P^2} = \frac{\sigma_A^2}{\sigma_P^2} = h^2 \tag{7}$$

Verificamos así que el coeficiente de regresión del valor genético de un animal en su valor fenotípico es h^2. Esto significa que, si la h^2 del peso al destete en ovinos es, por ejemplo, igual a 0.3, cuando el peso al destete de un cordero es 1 kg por encima de la media, su valor genético está, en media, 0.3 kg por encima de la media de la población.

11.4. Valor genético estimado

Dado que la heredabilidad representa el coeficiente de regresión del valor genético (real) de un individuo en su información fenotípica, podemos entonces predecir el valor genético real obteniendo un valor genético estimado del individuo *i* a partir de su información fenotípica como:

$$\hat{A}_i = h^2 (P_i - \mu) \tag{8}$$

en que $\hat{A}_i$ representa el valor genético estimado del individuo *i* y $(P_i-\mu)$ representa el desvío del fenotipo del mismo individuo respecto a la media de la población.

Si, por ejemplo, la producción de leche de una vaca en una lactancia fue de 10 000 kg en un establecimiento lechero que tiene una media de 8 000 kg, y la heredabilidad (h^2) de la producción de leche es de 0.25, el valor genético estimado de la vaca será de 500 kg. Esto no significa que el valor genético real de esta vaca sea de 500 kg, sino que, en las vacas que en este establecimiento tengan una producción 2 000 kg superior a la media, el valor genético medio real será de 500 kg. Pero, para una vaca individual, el valor genético real puede desviarse más o menos de este valor estimado, como veremos más adelante.

Queda así la noción de que todas las vacas con determinada superioridad productiva tienen el mismo valor genético estimado ($\hat{A}$), aunque los valores genéticos reales (A) de estas vacas muestran cierta variabilidad en torno a este valor estimado, como se ilustra en la Figura 11.4. En esta Figura, los puntos corresponden a la dispersión de observaciones fenotípicas y valores genéticos reales en un grupo de animales, cuya relación es traducida en la recta de regresión que permite obtener los valores genéticos estimados (Â), cuyo declive es la h².

Figura 11.4. _Relación entre expresión fenotípica, valor genético real y valor genético estimado (Â) de un carácter._

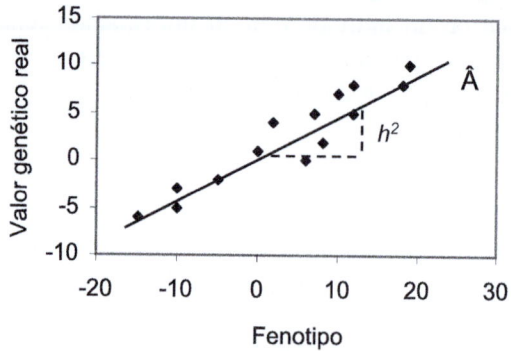

Como es evidente de la expresión (8), que permite la predicción del valor genético, el desvío fenotípico siempre "tira" hacia cero cuando se pondera por la heredabilidad, y es tanto más "tirado" cuanto más baja fuera la heredabilidad, como se encuentra representado en la Figura 11.5.

Figura 11.5. _Relación entre expresión fenotípica (P) y valor genético (A) para dos valores de h²._

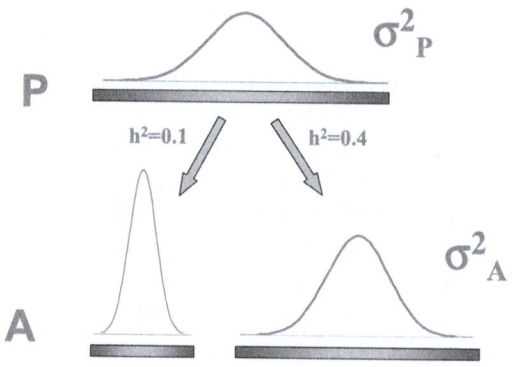

11.5. Precisión de selección

El valor genético real de un animal nunca llega a ser conocido (en el mejor de los casos, podemos obtener una buena aproximación al verdadero valor cuando tenemos información sobre muchos de los descendientes del animal). ¿Cuál es la precisión con que estimamos el valor genético de un animal o, en otras palabras, hasta qué punto el fenotipo de un individuo es un buen indicador de su valor genético? Consideremos los ejemplos representados en la Figura 11.6, considerando dos niveles de heredabilidad.

Figura 11.6. *Relación entre expresión fenotípica, valor genético real y valor genético estimado (Â) para dos niveles de heredabilidad.*

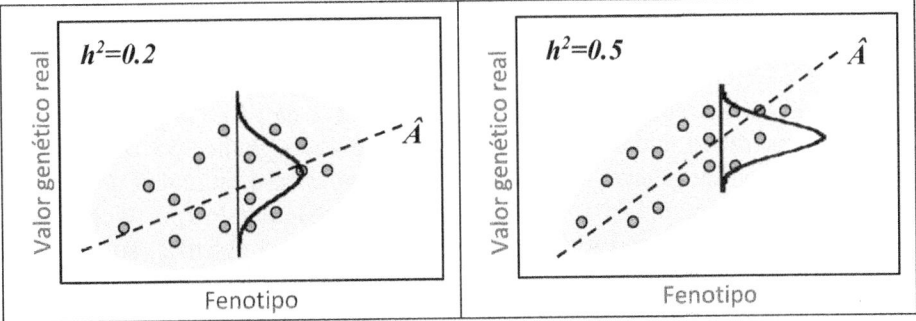

También se representa en la Figura 11.6 la distribución de observaciones alrededor del valor esperado. Una forma intuitiva de saber cuán confiable es nuestra predicción del valor genético es estimar la correlación entre el valor genético real (A) y el fenotipo del propio individuo (que estamos usando para estimar A). Cuando tenemos la información fenotípica del propio individuo, esta correlación es:

$$r_{A.P} = \frac{Cov(A.P)}{\sigma_A \sigma_P} = \frac{Cov\left[A.(A+D+I+E)\right]}{\sigma_A \sigma_P} = \frac{Cov(A.A)}{\sigma_A \sigma_P} = \frac{\sigma_A^2}{\sigma_A \sigma_P} = \frac{\sigma_A}{\sigma_P} = \sqrt{h^2} \quad (9)$$

Verificamos así que, cuando utilizamos el fenotipo de un individuo para estimar su valor genético, la precisión con que realizamos esta estimación nos será dada por la raíz cuadrada de h^2.

La precisión de selección (también llamada rigor de selección), puede ser utilizada para construir un intervalo de confianza para el valor genético real que estamos prediciendo.

Como vimos en el Capítulo 4, cuando usamos el análisis de regresión para estimar una variable Y a partir de una variable predictora X, podemos construir un intervalo de confianza para el valor estimado de Y, siendo este intervalo calculado como una función de la correlación entre X e Y[6], y de la variabilidad inicial de Y, y teniendo en cuenta el nivel de significancia deseado.

Este principio genérico se puede utilizar para calcular un intervalo de confianza (IC) para el valor genético real, de forma general:

$$IC = \hat{A} \pm t_\alpha \sqrt{(1 - r_{AP}^2)\ \sigma_A^2} \tag{10}$$

siendo r_{AP}^2 el cuadrado de la precisión de selección que estamos practicando (h^2 si fuera selección individual) y σ_A^2 es la varianza genética aditiva. En el caso de un intervalo de confianza al 95%, el valor correspondiente de t_α es t =1.96 (utilizándose frecuentemente t_α=2 como aproximación).

Note que la parte bajo la raíz cuadrada corresponde a la variabilidad residual, esto es, la variabilidad de los valores genéticos reales de individuos con el mismo valor genético estimado, representada por la distribución normal en la Figura 11.6.

Como se mencionó, esta expresión nos permite, a partir de la predicción del valor genético de un individuo y de la precisión de esta predicción, construir un intervalo de confianza para el valor genético real de ese animal. Cuanto más preciso sea el esquema de selección que estamos siguiendo (por ejemplo, si usamos pruebas de descendencia con un gran número de hijos), más estrecho será el intervalo de confianza y más se acercará el valor genético estimado al valor real.

Consideremos el Ejemplo 11.2., donde se aplican algunos de los principios de predicción del valor genético basados en la información fenotípica del individuo, y la construcción del intervalo de confianza correspondiente.

Ejemplo 11.2.

Estamos trabajando con un rebaño de ovejas lecheras cuya producción media es de 150 litros. La oveja X de este rebaño produjo 250 litros.

Sabiendo que:

$$h^2 = 0.2 \qquad \sigma_P = 30\ L$$

queremos estimar el valor genético de X y construir el correspondiente intervalo de confianza al 95%.

Sabemos que:

$$\hat{A}_i = h^2 (P_i - \mu) \qquad \Rightarrow \qquad \hat{A}_X = (0.2)\ (250\text{-}150) = +20\ L$$

La precisión de selección es calculada como

---

[6] Más precisamente del coeficiente de determinación (r^2).

$$r_{AP} = \sqrt{h^2} = \sqrt{0.20} = 0.447$$

Y la varianza genética calculada como:

$$\sigma_A^2 = (0.2)(30^2) = 180$$

El intervalo de confianza (95%) del valor genético real será:

$$IC = \hat{A} \pm t_{\alpha} \sqrt{(1 - r_{AP}^2)\ \sigma_A^2}$$

$$IC_{95\%} = 20 \pm (2)\sqrt{(1 - 0.2)\ 180} \qquad \Rightarrow \qquad IC_{95\%} = [\ -4 \qquad +44\ ]$$

11.6. Estimaciones de la heredabilidad para diferentes caracteres

Además de darnos una idea de la "transmisibilidad" de un carácter, de ser necesaria para estimar el valor genético de un individuo a partir de su información fenotípica e indicar la fiabilidad de esta estimación, la heredabilidad es, entre muchas otras aplicaciones, también necesaria para estimar la respuesta esperada a la selección (como veremos en el Capítulo 12).

Los Cuadros 11.2. a 11.5. muestran estimaciones de heredabilidad para diferentes caracteres en bovinos, ovinos y porcinos. Los valores presentados son el resultado de revisiones bibliográficas, incluyendo estimaciones obtenidas con métodos, razas, etc., muy diferentes, siendo obviamente valores medios, que deben ser vistos como tales; sin embargo, es razonable admitir que la heredabilidad de un carácter depende de la raza considerada, la uniformidad ambiental lograda, etc.

Nótese que la tendencia general es que la heredabilidad sea baja para los caracteres reproductivos, intermedia para los caracteres productivos y de crecimiento y alta para los caracteres relacionados con la composición y la calidad del producto. Los valores medios de heredabilidad presentados pueden diferir de una población a otra ya que, teniendo en cuenta la expresión (5), σ_A^2 depende de las frecuencias génicas, de la consanguinidad de la población y de haber o no selección, σ_E^2 varía con la uniformidad ambiental conseguida (correcciones efectuadas, etc.), σ_P^2 depende también de que σ_D^2 y σ_I^2 sean o no importantes para la población considerada, etc.

Como se señaló en los capítulos sobre consanguinidad y cruzamientos, existe una relación entre los niveles de depresión consanguínea y heterosis observados para un carácter y la heredabilidad respectiva, como se resume en el Cuadro 11.1.

Esta relación entre heterosis y depresión consanguínea, por un lado, y heredabilidad, por otro, resulta del hecho de que las primeras requieren alguna acción de dominancia para manifestarse, y son tanto más importantes cuanto mayor es la influencia de los loci con acción de dominancia. Por el contrario, un carácter que se vea afectado por loci donde la acción es fundamentalmente de dominancia tendrá una heredabilidad más baja, ya que buena parte de la varianza fenotípica será debida a la varianza de dominancia, aumentando así el denominador de la expresión (5) sin aumentar el numerador. Por la misma razón, cuando la heredabilidad es alta, la acción génica es fundamentalmente de naturaleza aditiva, aumentando el numerador de la expresión (5), no habiendo por lo tanto la acción de dominancia necesaria para la manifestación de depresión consanguínea y heterosis.

Cuadro 11.1. *Patrón general de relación entre heredabilidad, depresión consanguínea y heterosis.*

Caracteres	Heredabilidad	Depresión consanguínea	Heterosis
Reproductivos	Baja (<0.2)	- - -	+ + +
Crecimiento y producción	Intermedia (0.2-0.4)	- -	+ +
Composición y calidad	Elevada (>0.4)	-	+

Cuadro 11.2. *Valores medios de estimaciones de heredabilidad para diversos caracteres en* **bovinos lecheros** *(adaptado de Simm, 1998, y varios artículos publicados en* Journal of Dairy Science*).*

Grupo de caracteres	Carácter	h^2
Productivos	Producción lechera	0.25
	Cantidad de grasa	0.30
	Cantidad de proteína	0.30
	Porcentaje de grasa	0.50
	Porcentaje de proteína	0.50
Conformación	Estatura	0.48
	Angularidad	0.26
	Ancho de grupa	0.22
	Aplomos posteriores	0.19
	Profundidad de ubre	0.27
	Longitud de pezones	0.26
Otros	Días no gestante	0.05
	Nº inseminaciones/gestación	0.02
	Velocidad de ordeño	0.20
	Longevidad	0.13
	Ingestión alimenticia	0.30
	Balance energético	0.20
	Susceptibilidad a la mastitis	0.06
	Facilidad de parto	0.08
	Claudicación	0.09
	Condición corporal	0.30
	Emisiones de metano	0.20

Cuadro 11.3. *Valores medios de estimaciones de heredabilidad para diversos caracteres en* **bovinos de carne**[a] *(Adaptado de Mohiuddin, 1993, Koots* et al., *1994*[a] *y Koots* et al., *1994b, Simm, 1998).*

Grupo de caracteres	Carácter	h_a^2	h_m^2	r_{am}
Reproductivos	Edad al primer parto	0.06		
	Facilidad de parto	0.13	0.12	-0.32
	Intervalo entre partos	0.06		
	Tasa de fertilidad [b]	0.17	0.02	
	Mortalidad perinatal [b]	0.10	0.11	
	Terneros destetados (%) [b]	0.17		
Crecimiento	Peso al nacimiento	0.31	0.14	-0.35
	Eficiencia alimenticia	0.37		
	Ingestión alimenticia	0.34		
	Consumo residual de alimento	0.35		
	Ganancia de peso al destete	0.29	0.24	
	Peso al destete	0.24	0.13	-0.16
	Ganancia de peso posdestete	0.31		
	Tasa de crecimiento relativa	0.22		
	Ganancia de peso al año	0.34		
	Peso al año	0.33	0.11	-0.26
	Altura al año	0.61		
	Peso adulto	0.50		
	Área pélvica	0.63		
	Perímetro escrotal	0.51		
Canal/carne	Espesor de grasa	0.23		
	Piezas nobles (%)	0.28		
	Peso de la canal	0.20		
	Rendimiento de la canal	0.53		
	Relación músculo/hueso	0.63		
	Porcentaje de músculo	0.55		
	Marmoleado	0.27		
	Área de *L. dorsi*	0.40		
	Terneza (Warner-Bratzler)	0.29		

[a] $h^2_a = h^2$ de efectos directos; $h^2_m = h^2$ de efectos maternos; r_{AM} = correlación entre efectos genéticos directos y maternos.

[b] h^2 en la escala normal subyacente, en que $h_n^2 = h_b^2 (p(1-p))/z^2$, siendo h_n^2 en la escala normal y h_b^2 en la escala binomial, para una proporción de existencia p.

Cuadro 11.4. *Valores medios de estimaciones de heredabilidad para diversos caracteres en* **ovinos** *(adaptado de Fogarty, 1995, Safari et al., 2005)[a].*

Grupo de caracteres	Carácter	h_a^2	h_m^2	r_{am}
Reproductivos	N° corderos nacidos/ov. parida	0.13		
	N° corderos nacidos/ov. presente	0.10		
	N° corderos destetados/ov. parida	0.05		
	N° corderos destetados /ov. presente	0.07		
	Peso destetado/ov. parida	0.11		
	Peso destetado/ov. presente	0.13		
	Tasa de ovulación	0.15		
	Sobrevivencia de los corderos (c. oveja)	0.07		
	Sobrevivencia de los corderos (c. cordero)	0.03		
	Fertilidad	0.06		
	Diámetro testicular	0.21		
Crecimiento	Peso al nacimiento	0.19	0.18	-0.08
	Peso al destete	0.16	0.10	0.34
	Peso postdestete	0.28	0.04	-0.07
	Peso al año	0.30		
	Peso adulto	0.40	0.06	-0.16
	Espesor de grasa (vivo)	0.27		
	Área de *L. dorsi* (vivo)	0.18		
	Ingestión alimenticia	0.13		
	Recuento de huevos de parásitos/g	0.27		
Canal	Espesor de grasa (canal)	0.30		
	Área de *L. dorsi* (canal)	0.29		
Lana	Peso del vellón	0.35		
	Diámetro de la fibra	0.52		

[a] $h_a^2 = h^2$ de efectos directos; $h_m^2 = h^2$ de efectos maternos; r_{AM} = correlación entre efectos genéticos directos y maternos.

Cuadro 11.5. *Valores medios de estimaciones de heredabilidad para diversos caracteres en* ***porcinos*** *(adaptado de Young, 1990, Clutter, 2011).*

Grupo de caracteres	Carácter	h^2
Reproductivos	Edad a la pubertad	0.32
	Tasa de ovulación	0.39
	Prolificidad (lechones totales)	0.10
	Prolificidad (lechones vivos)	0.07
	Mortalidad hasta el destete	0.05
	Intervalo destete-celo	0.23
	Nº lechones destetados	0.06
	Peso de la camada al nacimiento	0.29
	Peso de la camada a los 21 días	0.15
Crecimiento	Ganancia media diaria	0.30
	Días hasta los 105 kg	0.25
	Espesor del tocino	0.41
	Índice de conversión	0.30
	Ingestión alimenticia diaria	0.24
Canal	Espesor de grasa	0.52
	Área del lomo	0.47
	Rendimiento de la canal	0.30
	Longitud de la canal	0.56
	Porcentaje de músculo	0.48

Para saber más...

Bourdon, R.M. 2014. Understanding Animal Breeding. 2nd Edition. Pearson.

Cardellino, R., J. Rovira. 1987. Mejoramiento genético animal. Editorial Agropecuaria Hemisferio Sur. Montevideo, Uruguay.

Clutter, A.C. 2011. Genetics of Performance Traits. En: The Genetics of the Pig, 2nd Edition. M.F. Rothschild and A. Ruvinsky (Eds.). CAB International.

Fogarty, N.M. 1995. Genetic parameters for live weight, fat and muscle measurements, wool production and reproduction in sheep: a review. Animal Breed. Abst., 63:101

Koots, K. R., J. P. Gibson e J. W. Wilton. 1994a. Analyses of published genetic parameter estimates for beef production traits. 1. Heritability. Anim. Breed. Abst. 62:309.

Koots, K. R., J. P. Gibson e J. W. Wilton. 1994b. Analyses of published genetic parameter estimates for beef production traits. 2. Phenotypic and genetic correlations. Anim. Breed. Abst. 62:825.

Mohiuddin, G. 1993. Estimates of genetic and phenotypic parameters of some performance traits in beef cattle. Anim. Breed. Abst. 61:495.

Safari, E., N.M. Fogarty, A.R. Gilmour. 2005. A review of genetic parameter estimates for wool, growth, meat and reproduction traits in sheep. Livestock Production Science 92: 271 – 289.

Simm, G. 1998. Genetic Improvement of Cattle and Sheep. Farming Press.

Van Vleck, L.D., E.J. Pollak, E.A.B. Oltenacu, 1987. Genetics for the Animal Sciences. W. H. Freeman and Co.

Young, L.D. 1990. Genetics of swine. U.S. Dept. Agriculture.

12. Respuesta a la selección

12.1. Evolución genética de una población seleccionada

Para que la selección sea efectiva, es fundamental que existan diferencias entre los individuos candidatos a la selección y que estas diferencias sean, al menos en parte, de naturaleza genética aditiva (es decir, que $\sigma_A^2 > 0$); por otro lado, es necesario que los individuos seleccionados tengan valores genéticos por encima (o por debajo, según el carácter[1]) de la media de la población.

Consideremos que la respuesta a la selección o el progreso genético por generación (ΔG) corresponde al cambio en el valor genético medio de la población de una generación a la siguiente. Si las condiciones ambientales son exactamente iguales en las dos generaciones, los cambios obtenidos en el valor genético de la población resultantes de la selección practicada se traducirán en un cambio idéntico en el valor fenotípico. Sin embargo, los cambios ambientales son frecuentes de una generación a otra, por lo que no es correcto interpretar la evolución fenotípica en el tiempo como un mero resultado del progreso genético obtenido por selección[2].

La respuesta esperada a la selección puede ser fácilmente encarada en términos del valor genético esperado de un individuo [$E(A_{ind})$], ya que tanto el padre como la madre aportan la mitad de su valor genético:

$$E(A_{ind.}) = \tfrac{1}{2} A_{padre} + \tfrac{1}{2} A_{madre} \tag{1}$$

por lo que el valor genético medio de un gran número de descendientes de un grupo de machos y hembras será:

$$E\left(\overline{A}_{desc.}\right) = \tfrac{1}{2}\left(\overline{A}_{padres}\right) + \tfrac{1}{2}\left(\overline{A}_{madres}\right) \tag{2}$$

---

[1] Por ejemplo, si nuestro objetivo es seleccionar para mejorar la producción de leche o el peso al destete, seleccionaremos animales con un valor superior a la media; pero si la selección es para reducir el intervalo entre partos o el índice de conversión alimenticia, entonces seleccionaremos animales con un valor por debajo de la media.

[2] Por ejemplo, en la población Holstein de Norteamérica, la producción de leche aumentó en unos 7 000 kg en el período comprendido entre 1960 y 2015, y aproximadamente el 50% de la evolución se debió a la mejora del valor genético de los animales.

en que $\bar{A}$ representa el valor genético medio de un grupo de individuos.

Supongamos ahora que los padres nacieron en una población con una media μ_0, y los hijos nacerán en una generación con una media μ_1, de tal forma que el progreso genético realizado corresponde a:

$$\Delta G = \mu_1 - \mu_0 \tag{3}$$

Podemos entonces decir que μ_1 es igual al valor genético medio de la generación anterior (μ_0), más la superioridad genética que tienen los padres y madres seleccionados en relación con esta población, es decir,

$$\mu_1 = \mu_0 + \frac{1}{2}\left(\bar{A}_{padres} + \bar{A}_{madres}\right) \tag{4}$$

Como vimos antes (ver Capítulo 11), el valor genético de un individuo i puede ser estimado como:

$$\hat{A}_i = h^2(P_i - \mu) \tag{5}$$

en que P_i representa su valor fenotípico y μ es la media del grupo al que pertenece. Podemos entonces generalizar para el grupo de progenitores seleccionados en la generación 0, sustituyendo:

$$\mu_1 = \mu_0 + \frac{1}{2}\left[h^2\left(\bar{P}_{padres} - \mu_0\right) + h^2\left(\bar{P}_{madres} - \mu_0\right)\right] \tag{6}$$

y, reordenando los términos, podemos expresar el progreso genético por generación como:

$$\Delta G = \mu_1 - \mu_0 = h^2\left[\frac{1}{2}\left(\bar{P}_{padres} + \bar{P}_{madres}\right) - \mu_0\right] \tag{7}$$

Vemos así que el progreso genético por generación está determinado por la superioridad fenotípica media de los padres seleccionados en relación con su población de origen, ponderada por la heredabilidad.

12.2. Diferencial e intensidad de selección

Definamos diferencial de selección (S) como la diferencia:

$$S = \left[\frac{1}{2}\left(\bar{P}_{padres} + \bar{P}_{madres}\right) - \mu_0\right] \tag{8}$$

es decir, S es la superioridad fenotípica media de los individuos seleccionados como reproductores, en relación con la población de la que provienen.

Sustituyendo en la expresión (7), podemos considerar que el progreso genético esperado por generación de selección se puede estimar como:

$$\Delta G = h^2 S \tag{9}$$

por lo que h^2 es la proporción de la superioridad fenotípica de los padres que se observa en la descendencia. En otras palabras, la heredabilidad mide la transmisibilidad del carácter en cuestión.

Si estamos trabajando con un carácter con distribución normal, y asumiendo que la selección se basa en la información del propio individuo y que se seleccionan los animales que tienen el fenotipo más alto (selección por truncamiento), la situación se puede representar gráficamente como en la Figura 12.1.

En esta figura, $\overline{X}$ es la media de los animales seleccionados, μ es la media de la población de donde provienen y S es el diferencial de selección.

Figura 12.1. *Diferencial de selección (S) cuando la selección es practicada en un carácter con distribución normal.*

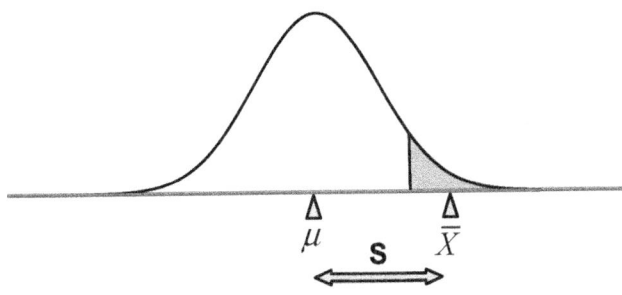

En un escenario de este tipo, se puede obtener el progreso genético por selección (diferencia entre las medias en la generación 0 y 1) como se ilustra en la Figura 12.2.

Figura 12.2. *Progreso genético (ΔG) obtenido con selección por truncamiento.*

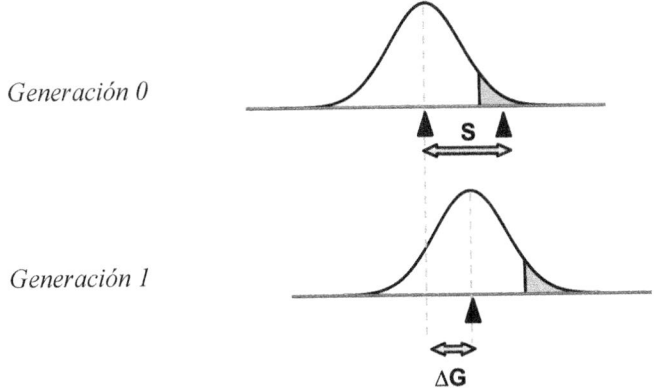

En este método de selección, estamos admitiendo que se seleccionan todos los individuos (y solo aquellos) cuyo desempeño excede un cierto valor, por lo que esto se denomina selección por truncamiento.

La expresión $\Delta G = h^2 S$ (9) es intuitiva, pero difícil de usar cuando queremos programar anticipadamente un esquema de selección. Como estamos asumiendo que la distribución es normal, generalmente es preferible expresar el diferencial de selección en unidades de desviación típica, a que llamaremos intensidad de selección (i), y que corresponde a:

$$i = \frac{S}{\sigma_P} \qquad \text{y} \qquad S = i\,\sigma_P \qquad\qquad (10)$$

Por tanto, la intensidad de selección corresponde al diferencial de selección estandarizado, y entonces se puede interpretar como la superioridad fenotípica de los individuos seleccionados, expresada en unidades de desviación típica.

Si la distribución del carácter es normal, podemos aprovechar el conocimiento existente sobre la proporción de individuos en un intervalo dado de esta distribución. Así, si seleccionamos los _p_ individuos (p=proporción seleccionada) con valores más elevados, sabemos que la media de estos se debe situar _i_ unidades de desviación típica por encima de la media de la población[3].

En el Cuadro 12.1. se encuentra una tabla que relaciona la proporción de individuos seleccionados y la intensidad de la selección, construida a partir del conocimiento de la distribución normal.

Cuadro 12.1. _Intensidad de selección (cuerpo de la tabla) en función de la proporción seleccionada (1ª columna y 1ª línea)_ [4].

	0	0.01	0.02	0.03	0.04	0.05	0.06	0.07	0.08	0.09
0	-	2.665	2.421	2.268	2.154	2.063	1.985	1.918	1.858	1.804
0.1	1.755	1.709	1.667	1.627	1.590	1.554	1.521	1.489	1.458	1.428
0.2	1.400	1.372	1.346	1.320	1.295	1.271	1.248	1.225	1.202	1.180
0.3	1.159	1.128	1.118	1.097	1.078	1.058	1.039	1.020	1.002	0.984
0.4	0.966	0.948	0.931	0.913	0.896	0.880	0.863	0.846	0.830	0.814
0.5	0.798	0.782	0.766	0.751	0.735	0.720	0.704	0.689	0.674	0.659
0.6	0.644	0.629	0.614	0.599	0.585	0.570	0.555	0.541	0.526	0.511
0.7	0.497	0.482	0.468	0.453	0.438	0.424	0.409	0.394	0.380	0.365
0.8	0.350	0.335	0.320	0.305	0.290	0.274	0.259	0.243	0.227	0.211
0.9	0.195	0.178	0.162	0.144	0.127	0.109	0.090	0.070	0.049	0.027

---

[3] En realidad, i corresponde a la relación z/p, donde z es la ordenada de la curva de distribución normal estandarizada correspondiente al punto de truncamiento que define la proporción p.

[4] La tabla está construida en un formato donde el primer decimal de la proporción seleccionada está en la columna de la izquierda y el segundo decimal en la fila superior, de modo que la intensidad correspondiente está en el cuerpo de la tabla. Si, por ejemplo, se seleccionó el 13% de los candidatos macho, la intensidad de selección correspondiente es 1.627.

Este cuadro de intensidades de selección en realidad solo es aplicable a poblaciones de grandes dimensiones. Para poblaciones más pequeñas, se puede calcular una intensidad de selección corregida (i'), como[5]:

$$i' = i - \frac{1-p}{2p\ (n+1)\ i} \tag{11}$$

donde i es la intensidad tabulada, p es la proporción seleccionada y n es el número de animales donde fue reclutado el grupo seleccionado.

El gráfico de la Figura 12.3., construido a partir de los datos del Cuadro 12.1, demuestra la relación entre la proporción seleccionada y la intensidad de selección. Note que la relación entre p e i no es lineal, aunque para valores intermedios de p la linealidad se admite a veces. También es evidente que el impacto de la proporción seleccionada es más acentuado cuando p es pequeño.

Figura 12.3. *Relación entre proporción seleccionada e intensidad de selección.*

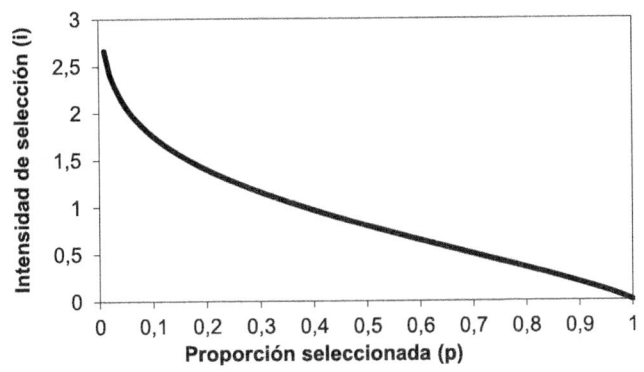

12.3. Respuesta esperada a la selección

12.3.1. Respuesta esperada a la selección individual

En función de las expresiones (9) y (10), podemos expresar la respuesta esperada por generación de selección, en el caso de la selección individual por truncamiento, como[6]:

$$\Delta G = h^2\ i\ \sigma_P \tag{12}$$

en que σ_P representa la desviación típica fenotípica del carácter e i es la intensidad de selección.

---

[5] Walsh, B., M. Lynch. 2018. Evolution and Selection of Quantitative Traits. Oxford Univ. Press.

[6] Esta, tal como las restantes expresiones que nos permiten estimar la respuesta a la selección, asume que estamos seleccionando, por ejemplo, el 20% de individuos con los valores más elevados para el carácter en cuestión, y solo esos. Si se seleccionan el 20% de los machos aleatoriamente, entonces la intensidad de selección en los machos es igual a 0.

Normalmente las proporciones seleccionadas son diferentes en machos (p_m) y hembras (p_h), con el resultado de que las intensidades de selección también son diferentes (i_m e i_h). El enfoque correcto en estos casos es, a partir de p_m obtener la correspondiente i_m y a partir de p_h obtener i_h. Después de obtener las intensidades de selección para machos y hembras, podemos obtener una intensidad de selección media como:

$$i = \frac{i_m + i_f}{2}$$

(13)

Admitiendo un escenario muy general para las distintas especies, en el siguiente cuadro se resume el número de descendientes (en % del número total producido) que normalmente se necesita para asegurar el mantenimiento del efectivo y las correspondientes intensidades de selección en machos y hembras.

Cuadro 12.2. *Porcentaje seleccionado e intensidad de selección típicos en las especies pecuarias.*

Especie	Machos		Hembras	
	%	i	%	i
Bovinos	4 − 5	2.1	40 - 50	0.9
Ovinos	2 − 3	2.4	30 - 40	1.0
Porcinos	1 − 2	2.5	10 - 15	1.6
Aves	1 − 2	2.5	10 - 15	1.6

Como es de esperar, la intensidad de selección normalmente es mucho más elevada en los machos que en las hembras y mayor en las especies con tasas de reproducción más elevadas. De hecho, cualquier proceso que permita aumentar la tasa de reproducción de una especie (inseminación artificial, transferencia de embriones) puede conducir a un aumento de la intensidad de selección y, en consecuencia, del progreso genético logrado.

12.3.2. Generalización de la respuesta esperada a la selección

Como se mencionó, a pesar de ser de gran utilidad, la expresión (12) solo es aplicable a situaciones en las que estamos practicando selección individual, es decir, cuando se mide el carácter en todos los candidatos a selección, y ellos son seleccionados según su propia información.

En muchos caracteres (limitados a un sexo, medidos después de que se ha practicado la selección, características de la canal, etc.) esto no sucede, ya que el carácter no se puede medir directamente en los individuos candidatos a la selección, sino solo en sus parientes, por lo que aquella expresión no es utilizable. Podemos, sin embargo, a partir de ella, llegar a una expresión más general aplicable a diferentes tipos de selección.

Recordando la precisión de la selección discutida en el Capítulo 11, podemos reformular la respuesta esperada por generación de selección que se definió en la expresión (12), de la siguiente manera:

$$\Delta G = i\ h^2\ \sigma_P = i\ \frac{\sigma_A^2}{\sigma_P^2}\ \sigma_P\ =\ i\ \frac{\sigma_A}{\sigma_P}\ \sigma_A\ =\ i\ \sqrt{h^2}\ \sigma_A\ =\ i\ r_{A.P}\ \sigma_A$$

siendo entonces la expresión general que traduce el progreso genético por generación en cualquier tipo de selección la siguiente:

$$\Delta G =\ i\ r_{A.P}\ \sigma_A \qquad\qquad (14)$$

De aquí se deduce que el progreso genético logrado por generación es una función de la intensidad de la selección, la precisión con la que es practicada[7] y de la desviación típica genética aditiva para el carácter considerado.

Una cuestión que surge es que estas expresiones traducen el progreso genético esperado por generación, pero en una población que está en evolución permanente y con ingreso periódico de nuevos reproductores, no está claro cómo encaja el concepto de generación. Por eso, normalmente estamos más interesados en saber cuál es el progreso genético conseguido por año, que por generación. Siendo así, la respuesta esperada anualmente a la selección en el caso de selección individual se puede obtener como[8]:

$$\Delta G\ /\ a\tilde{n}o = \frac{\Delta G}{L} = \frac{i\ h^2\ \sigma_P}{L} \qquad\qquad (15)$$

donde L es el intervalo generacional, es decir, la edad media de los padres cuando nacen los hijos que van a sustituirlos (o, de forma más general, la edad media de los reproductores).

Si se trata de la expresión general que se aplica a la respuesta esperada con cualquier tipo de selección (14), entonces el progreso esperado por generación de selección será:

$$\Delta G\ /\ a\tilde{n}o = \frac{\Delta G}{L} = \frac{i\ r_{A.P}\ \sigma_A}{L} \qquad\qquad (16)$$

Tal como sucede con la intensidad de selección, también el intervalo generacional es normalmente diferente en machos (L_m) y hembras (L_h), por lo que el intervalo generacional medio se puede obtener como:

$$L = \frac{L_m + L_h}{2} \qquad\qquad (17)$$

Los intervalos generacionales normales (y cercanos al mínimo) para machos y hembras de las diferentes especies se resumen en el Cuadro 12.3. Nótese que,

---

[7] En capítulos posteriores ya veremos cómo calcular la precisión (r_{AP}) en otras formas de selección.
[8] Esta es, algunas veces, conocida como "ecuación de los mejoradores".

en el caso del ganado bovino lechero, el intervalo generacional en los machos es mucho mayor que en otras especies, debido a la práctica corriente de la prueba de descendencia, que conduce a un alargamiento del intervalo generacional en los machos (pero que será, en principio, compensado por el aumento de precisión de selección obtenido con el test de descendencia). Este es precisamente uno de los puntos donde, como veremos, la selección genómica permite una enorme reducción del intervalo generacional, contribuyendo así a un progreso genético más acelerado.

Cuadro 12.3. *Intervalo de generaciones característico en distintas especies.*

	Machos	**Hembras**
Bovinos de carne	3 (2)	6 (3-4)
Bovinos lecheros	7 (2)	5 (3-4)
Porcinos	1.5 (1)	1.5 (1)
Ovinos	2 (1.5)	4 (1.5)
Aves	1 (1)	1 (1)

La utilización de las expresiones para predecir la respuesta esperada a la selección se ilustra en el Ejemplo 12.1.

Ejemplo 12.1.

Supongamos que un criador de cerdos quiere mejorar la tasa de crecimiento de sus animales, utilizando como criterio el número de días necesarios para alcanzar los 100 kg (D100).

Los parámetros para esta característica son los siguientes:

$$h^2 = 0.3 \qquad \sigma_P = 8 \, d$$

El efectivo de reproducción está constituido por 120 cerdas y 10 verracos. Como el criador pretende evolucionar rápidamente, los reproductores se utilizan en un solo ciclo reproductivo, siendo padres/madres cuando tienen 1 año y luego son eliminados de la reproducción. Las cerdas tienen una fertilidad del 90%, la prolificidad es de 11 lechones vivos/camada y la mortalidad/rechazo de los lechones es del 20%. Queremos saber cuál es la respuesta esperada a la selección en este efectivo.

La primera pregunta que siempre debemos hacernos es si estamos practicando o no la selección individual, es decir, si los animales están siendo seleccionados sobre la base de su propia información fenotípica (para poder utilizar la expresión 15 o no). En este caso, la selección es individual, ya que tenemos información sobre el D100 para todos los cerdos, y retenemos para la reproducción los machos y hembras que alcanzan antes el peso deseado.

Sabemos cuál es la h^2 y σ_P; también sabemos que el intervalo generacional es igual a 1 año tanto para machos como para hembras. Por lo tanto, solo necesitamos conocer la intensidad de selección. En este caso, se debe tener en cuenta que los animales que seleccionamos son los que tienen el valor más bajo para D100, por lo tanto, están en el lado izquierdo de la distribución. En consecuencia, el diferencial de selección será negativo (valor inferior a la media) y la intensidad de selección también será negativa, *como se representa en la figura (donde la cola más oscura representa el grupo de animales seleccionados).*

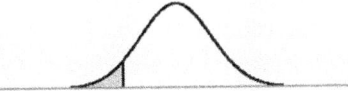

Para conocer la intensidad de selección alcanzada, calculemos el número de lechones macho y hembra producidos en cada ciclo.
Nº total de lechones:

$$120 \ cerdas \times 0.9 \ fert. \times 11 \ prolif. \times 0.8 \ sobrev. = 950 \ lechones$$

Admitiendo mitad de cada sexo:

475 machos y 475 hembras.

Proporción seleccionada (recordando que anualmente seleccionamos 10 machos y 120 hembras):

$$p_m = 10/475 = 0.02 \qquad\qquad p_h = 120/475 = 0.25$$

La intensidad de selección puede ser obtenida con estas proporciones en el Cuadro 12.1.

$$i_m = 2.421 \qquad\qquad i_h = 1.271$$

Y la intensidad media será (recordando que la intensidad es negativa):

$$i = \frac{i_m + i_h}{2} = \frac{(-2.421)+(-1.271)}{2} = -1.846$$

Sabiendo que es selección individual, la respuesta esperada anualmente puede ser obtenida como:

$$\Delta G \ / \ a\tilde{n}o = \frac{i \ h^2 \ \sigma_P}{L} = \frac{(-1.846)(0.3)(8)}{1} = -4.4 \ d/a\tilde{n}o$$

Consecuentemente, en este programa de selección (ficticio) esperamos conseguir anualmente una reducción de 4.4 días en el tiempo necesario para que cada cerdo alcance el peso deseado por el matadero.

El objetivo normal del criador será maximizar ΔG/año, lo que, teniendo en cuenta la expresión (16), se puede lograr aumentando la intensidad y precisión de la selección y manteniendo elevada la varianza genética, o disminuyendo el intervalo generacional.

En principio, la varianza genética es un parámetro de la población para cada carácter, que poco puede ser modificado. Sin embargo, debe tenerse en cuenta que la varianza genética se reduce cuando aumenta la consanguinidad, por lo que es necesario mantenerla bajo control.

La precisión de la selección puede aumentarse mediante una mayor uniformidad ambiental (incluida la corrección de factores ambientales conocidos) o mediante la inclusión de información complementaria que nos pueda dar más información sobre el mérito genético de los candidatos a selección. Este es el caso, por ejemplo, cuando decidimos incluir en las decisiones de selección registros repetidos sobre el mismo individuo, o información sobre familiares o caracteres accesorios (como veremos más adelante). Este también es el caso cuando recurrimos a información genómica para respaldar la selección, ya que esto puede darnos indicaciones más precisas sobre el valor genético del individuo.

La intensidad de la selección depende bastante del criador, ya que para incrementarla la mejor forma será medir el carácter en todos los animales disponibles y seleccionar solo el menor número posible. Este menor número, sin embargo, depende de la mayor o menor necesidad de renovar el rebaño, y también de la posibilidad de utilizar tecnologías reproductivas, que permitan a un menor número de reproductores responder a las necesidades demográficas del rebaño. Está claro que la tasa de reproducción típica de la especie/raza considerada es un fuerte determinante de la intensidad de la selección que se puede lograr, ya que, por ejemplo, en los rumiantes, alrededor de un tercio a la mitad de las hembras deben ser retenidas para reemplazo, mientras que en los cerdos y las aves el 10-15% de las hembras de reemplazo son suficientes para mantener el efectivo estable (ver Cuadro 12.2). Esto permite una intensidad de selección muy superior en cerdos y aves, lo que obviamente tiene un gran impacto en la respuesta potencial a la selección de estas especies.

El intervalo generacional se puede minimizar haciendo una rotación del efectivo tan rápido como sea posible, pero está naturalmente condicionado por las necesidades de reemplazo del propio efectivo.

Obviamente existen antagonismos entre algunos de estos factores, ejemplos de los cuales son:

- la elección de un menor número de reproductores resulta en una mayor intensidad de selección, pero también corresponderá a un mayor intervalo de generaciones, ya que la tasa de reposición del rebaño es menor.

- el aumento de la precisión de selección en el caso de las pruebas de descendencia en bovinos lecheros deberá compensar el mayor intervalo generacional y la menor intensidad de selección que implica.

- el uso de registros repetidos (por ejemplo, prolificidad en porcinos, producción de leche en caprinos, etc.) da como resultado una mejora en la precisión de la selección, pero también un aumento en el intervalo generacional.

Para cada situación concreta, será necesario considerar los diferentes escenarios alternativos, y encontrar la combinación más adecuada de los diferentes factores que inciden en la respuesta anual a la selección, con el fin de optimizarla.

A título de ejemplo, en el caso del ganado bovino lechero, donde se utiliza a menudo la prueba de progenie, obviamente no es posible someter a todos los toros a esta prueba. La intensidad de selección en el test de descendencia es por eso más reducida, ya que resulta del número de toros seleccionados en relación con el número de toros sometidos a la prueba de progenie. Pero esta menor intensidad de selección se verá compensada por una mayor precisión de evaluación, ya que el valor genético aditivo de cada toro se estima sobre la base de un gran número de hijas. Para una población de vacas que sirven de soporte al testaje y un número fijo de toros que queremos seleccionar por año, podemos investigar cuál es la combinación óptima entre el número de toros a testar y el número de hijas/toro a utilizar (ver Capítulo 15).

La combinación óptima entre la intensidad de selección y el intervalo generacional depende de la tasa de reproducción natural de la especie considerada; en consecuencia, la mejor combinación en términos de respuesta anual a la selección es obtenida retirando las hembras al final de 2, 2-3 y 5-6 partos en la cerda, oveja y vaca, respectivamente[9].

En resumen, se puede decir que no existe una solución general que sea recomendable para obtener el máximo progreso genético en todas las especies y sistemas de selección. Normalmente, se debe encontrar un compromiso razonable entre los factores en juego y las restricciones existentes, para lo cual la respuesta esperada deberá ser probada con varias combinaciones posibles. Frecuentemente, la precisión de selección puede resultar ser secundaria, en comparación con la necesidad de seleccionar y renovar intensamente el rebaño lo más rápido posible. En los últimos años, la disponibilidad de paneles de marcadores genéticos aplicables a un coste razonable ha revolucionado todos los programas de selección, ya que se ha hecho posible seleccionar animales a una edad mucho más joven y con mayor precisión, lo que podría permitir respuestas de entre el 50 y 100% superiores a las obtenidas con la selección convencional (ver Capítulo 22).

12.4. Respuestas observadas a la selección

Las expresiones anteriores permiten predecir la respuesta esperada a la selección de un determinado carácter. Sin embargo, se puede cuestionar hasta qué punto son realistas, es decir, si la selección en la práctica es realmente efectiva y si sus resultados son consistentes con las respuestas esperadas. Pueden surgir otras cuestiones como, por ejemplo, si es razonable esperar que, a largo plazo, la selección conducirá a la fijación de genes favorables al carácter seleccionado y que, en consecuencia, habrá un agotamiento de la variabilidad genética y, por lo tanto, la respuesta a la selección sea progresivamente menor.

Se han realizado experimentos de selección en las más diversas especies, con el fin de confirmar la efectividad de la selección a corto y largo plazo. Evidentemente, no es fácil realizar experimentos de selección con especies de animales domésticos, debido a los costes que implica y la dificultad de obtener un número de generaciones que permitan obtener resultados convincentes en un período de tiempo necesariamente limitado. Todavía, los resultados obtenidos con experimentos de selección en otras especies ayudan a comprender los posibles beneficios y limitaciones de la selección practicada en diferentes escenarios.

---

[9] Ollivier, L. 2002. Éléments de génétique quantitative. 2eme Édition. INRA Editions.

Uno de los ejemplos clásicos es el de la selección divergente para la cantidad de aceite en el maíz, donde después de 100 generaciones de selección, la cantidad media de aceite en la línea seleccionada para aumentar la cantidad de aceite era aproximadamente cuatro veces superior relativamente al valor medio de la línea original, sin evidencia de que se producirá una desaceleración en la respuesta (Dudley, 2007)[10]. Otro ejemplo muy esclarecedor es el de Marks (1990)[11], que seleccionó codornices por peso a los 28 días durante 100 generaciones, y la línea seleccionada alcanzó un peso aproximadamente 3.5 veces mayor que la línea control; en este caso, sin embargo, ya se ha observado cierta reducción en la respuesta a la selección en generaciones más avanzadas. Seleccionando ratones para peso a los 42 días, Renne *et al.* (2003)[12] obtuvieron animales con más del doble del peso de la línea de control después de 100 generaciones de selección, sin evidencia de respuesta reducida en generaciones posteriores. Por otro lado, Holt *et al.* (2004)[13] probaron la efectividad de la selección en un carácter de baja heredabilidad, como es la prolificidad en ratones; después de 110 generaciones de selección, la línea seleccionada tuvo una prolificidad que fue aproximadamente el doble que la línea de control.

Estos resultados experimentales normalmente implican la existencia de líneas control, como forma de medir los cambios ambientales producidos a lo largo del tiempo, y es evidente que los costes que implican estos experimentos de selección dificultan su aplicación en especies ganaderas, incluso debido a la larga duración del intervalo de generaciones inherente a ellas. Consecuentemente, por su coste más reducido y por el rápido intervalo generacional, las especies de laboratorio[14] han sido utilizadas en experiencias que permiten testar los aspectos teóricos de la selección, y más específicamente los resultados observados a largo plazo.

Una alternativa a los experimentos de selección es evaluar el progreso genético realizado en un período determinado, utilizando por ejemplo, semen recolectado en diferentes ventanas de tiempo y probando el desempeño de la descendencia de los machos actuales y de los machos muestreados en generaciones anteriores. Otra alternativa, que es la más común en la actualidad, es obtener estimaciones del mérito genético de los animales por año de nacimiento, e inferir de allí la evolución genética del rebaño para diferentes características.

En el Cuadro 12.4 se presenta un resumen adaptado de los resultados obtenidos en algunas experiencias de selección con diferentes especies animales.

---

[10] Dudley, J.W. 2007. From means to QTL: the Illinois long-term selection experiment as a case study in Quantitative Genetics. Crop Science 47: S20.

[11] Marks, H.L. 1990. Genetics of growth and meat production in other galliforms. En: Poultry Breeding and Genetics (Crawford, R. D., Ed.). Elsevier.

[12] Renne, U., M. Langhammer, E. Wytrwat, G. Dietl, L. Bünger. 2003. Genetic-statistical analysis of growth in selected and unselected mouse lines. Journal of Experimental Animal Science. 42:218.

[13] Holt, M., O Vangen, W Farstad. 2004. Components of litter size in mice after 110 generations of selection. Reproduction, 127:587.

[14] Claro que la Drosophila fue la primera especie usada a gran escala como modelo de selección en animales.

Otras experiencias podrían haber sido incluidas, pero estos resultados son suficientes para demonstrar sin margen de dudas la eficacia de la selección.

Cuadro 12.4. *Resumen adaptado de los resultados obtenidos en diferentes experiencias de selección.*

Especie	Carácter seleccionado	Período de selección		Respuesta acumulada		Ref.
		Generaciones	Años	Unidades	Proporción[f]	
Ratones	Peso a las 6 semanas	50		+ 11 g[a]	40%	[15]
Ratones	Prolificidad	50		+ 6.5 ratones[a]	80%	[16]
Porcinos	Espesor del tocino	12		+ 2.0 cm[a]	50%	[17]
Porcinos	Espesor del tocino	13		- 1.0 cm[b]	25%	[17]
Porcinos	Tasa de ovulación	10		+ 6.5 ovul.[a]	50%	[18]
Porcinos	Peso testicular	10		+ 220 g[a]	65%	[19]
Ovinos	Peso a 120 d		5	+ 8 k g[a]	25%	[20]
Ovinos	Peso del vellón		27	+ 1.2 kg[a]	40%	[21]
Bovinos	Peso al destete		14 a 22	+ 1.0 a 2.1 kg/año[d]	-	[22 23 24 25]
Bovinos	Peso a los 12 m		14 a 22	+ 1.1 a 3.5 kg/año[e]	-	[19 20 21 22]
Bovinos	Producción lechera		25	+ 3 040 kg[a]	50%	[26]
Bovinos	Tasa de gemelos		11	+ 0.18 ter./parto[c]	-	[27]
Gallinas	Nº huevos en 9 meses		30	+ 35 huevos[a]	45%	[28]
Pollos	Peso a los 21 d		44	+567 g	300%	[29]

[a] Diferencia línea alta-control
[b] Diferencia línea baja-control
[c] Estimada por modelo animal

[d] Resultados de 4 experiencias
[e] Resultados de 5 experiencias
[f] Relativa al control (valor aproximado)

[15] Roberts, R.C. 1966. Genet. Res. 8:361
[16] Bradford, G.E. 1968. Genetics 58:283.
[17] Hetzer, H.O. e R.H. Miller. 1972. J. Anim. Sci. 35:730
[18] Johnson, R.K., D.R. Zimmerman e R. Kittok. 1984. Livest. Prod. Sci. 11:541
[19] Johnson, R.K., G.E. Eckardt, T.A. Rathje e D.K. Drudik. 1994. J. Anim. Sci. 72:1978
[20] Lasslo, L.L., G.E. Bradford, D.T. Torell e B.W. Kennedy. 1985. J. Anim. Sci. 61:376
[21] Blair, H.T. 1986. Proc. 3rd WCGALP. XII:217
[22] Aaron, D.K., R.R. Frahm, D.S. Buchanan. 1986. J. Anim. Sci. 62:66.
[23] Frahm, R.R., C.G. Nichols, D.S. Buchanan. 1985. J. Anim. Sci. 60:1385.
[24] Koch, R.M., L.V. Cundiff, K.E. Gregory. 1994. J. Anim. Sci. 72:864.
[25] Parnell, P.F. e C.A. Morris. 1994. Proc. 5th WCGALP. 19:20
[26] Hansen, L.B., C.W. Young e H. Chester-Jones. 1990. Proc. 4th WCGALP. 14:74
[27] Van Vleck, L.D. e K.E. Gregory. 1994. Proc. 5th WCGALP. 19:28.
[28] Gowe, R.S. e R.W. Fairfull. 1986. Proc. 3rd WCGALP. XII:152
[29] Havenstein, G.B. 2006. Lohmann Information 41:30.

Los resultados del Cuadro 12.4. indican que la selección es indudablemente eficaz, incluso teniendo en cuenta la diversidad de especies y caracteres involucrados (con heredabilidad bastante diferente, algunos limitados a un solo sexo, etc.). Los resultados obtenidos en los programas de selección comercial también han sido notables, como puede constatarse en la reseña de Hill (2008)[30] y se discute en el Capítulo 26. El único ejemplo en el que el progreso genético aparentemente ha sido nulo es el de los caballos de carreras, donde el tiempo de los ganadores de las principales carreras se ha mantenido imbatible durante décadas, y no existe una justificación plausible para ello.

Los ejemplos experimentales presentados ilustran bien algunos de los puntos mencionados, es decir, al confirmar que la selección puede ser muy eficaz, y que la reducción de la respuesta en el tiempo no es en principio de temer, al menos en las primeras generaciones.

Globalmente, se acepta que, aunque con algunas variaciones, la respuesta anual a la selección en un programa bien realizado será alrededor del 1 al 2% de la media, como puede comprobarse por los resultados anteriores.

Las tendencias genéticas en poblaciones comerciales demuestran la efectividad de la selección, aunque en ocasiones los resultados observados son un poco más bajos de lo esperado, principalmente porque la intensidad de selección para los objetivos de mejora no siempre es la máxima posible.

12.5. Respuestas correlacionadas a la selección

En las palabras de Darwin, "en la medida que el hombre va seleccionando, y por lo tanto aumentando, determinada característica, es casi seguro que modificará inadvertidamente otras partes de la estructura, debido a las misteriosas leyes de la correlación"[31]. De hecho, admitir que la selección en un sentido podría tener consecuencias sobre otras características era una convicción corriente, pero solo cuando se entendieron los mecanismos de la herencia fue posible arrojar alguna luz sobre "las misteriosas leyes de la correlación".

Obviamente, es de suma importancia conocer qué impacto puede tener una decisión de seleccionar para una característica en particular, sobre otras características asociadas a ella, debido a las consecuencias (positivas o negativas) que pueden resultar de esto. Consideremos el Ejemplo 12.2., que resume los resultados de una experiencia de selección en pollos, que fueron seleccionados para el aumento de la velocidad de crecimiento o para el índice de conversión.

---

[30] Hill, W.G. 2008. Estimation, effectiveness and opportunities of long term genetic improvement in animals and maize. Lohmann Information 43:3.
[31] Darwin, C. 1859. The Origin of Species.

Ejemplo 12.2.

Consideremos los resultados de una experiencia clásica de selección relatada por Pym (1985)[32], en que se establecieron líneas de pollos de carne seleccionadas para ganancia de peso de 5 a 9 semanas (Peso) o por el índice de conversión (IC) y una línea control con selección aleatoria. Los resultados medios obtenidos durante 10 generaciones, expresados como desvío de la línea control, fueron adaptados y se muestran en la siguiente figura. Para cada línea, se muestra la evolución de la media del carácter que se seleccionó en esa línea, así como para el carácter correlacionado, que se seleccionó en la otra línea.

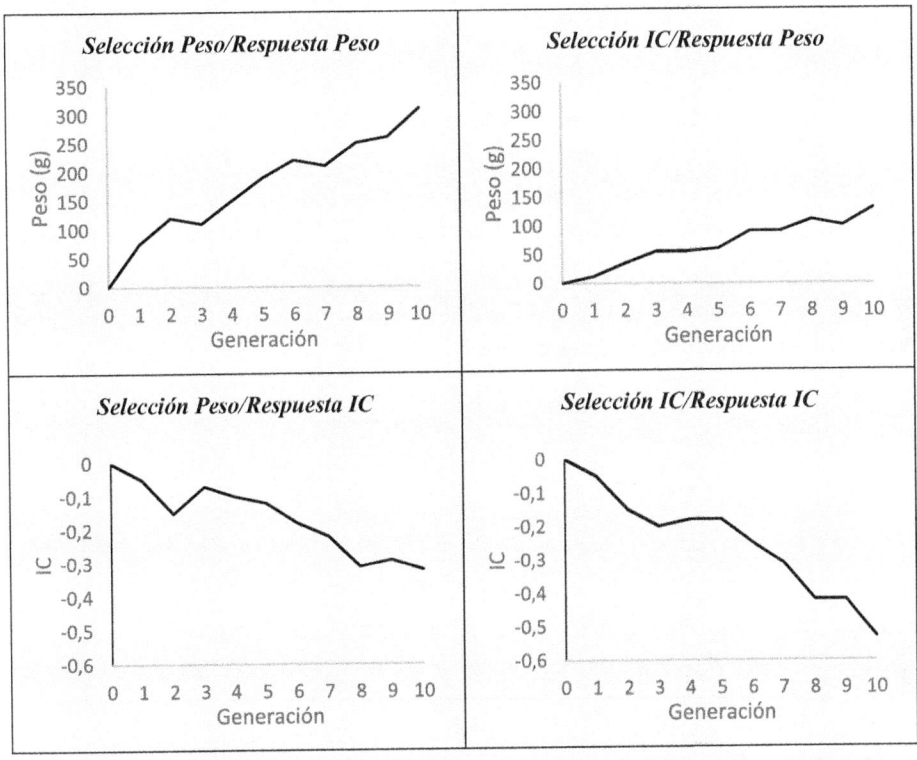

Los resultados de este experimento indican que la selección directa fue efectiva tanto en la línea seleccionada para peso, como en la línea seleccionada para IC. Pero también dejan claro que la selección por peso resultó en una mejora correlacionada en el IC, y la selección por el IC resultó en una mejora en el peso. Sin embargo, en cualquier caso, la selección indirecta fue menos efectiva que la selección directa, con una respuesta alrededor del 50% de la obtenida por selección directa.

Los resultados del Ejemplo 12.2. demuestran que cuando dos caracteres están correlacionados genéticamente, la selección de uno de ellos (X) conduce a

---

[32] Pym, R.A.E. 1985. Direct and correlated responses to selection for improved food efficiency. En: W.G. Hill, J.M. Manson, D. Hewitt. Poultry genetics and breeding. British Poultry Science, Oxford, pp 97–112.

cambios correlacionados en el otro (Y), que pueden y deben tenerse en cuenta en los programas de selección.

Vimos ya cuál es la respuesta esperada en una característica X (ΔG_X) cuando la selección es directamente para X. En este caso ΔG_X representa la respuesta genética en X cuando los individuos seleccionados tienen una superioridad fenotípica en X, que es el diferencial de selección S_X (en que $S_X = i\sigma_{Px}$), por lo que:

$$\Delta G_X = b_{Ax.Px}\, i\sigma_{Px} \tag{18}$$

en que $b_{Ax.Px}$ es el coeficiente de regresión del valor genético de X en su valor fenotípico, que corresponde a la h_x^2 (véase Ecuación 12).

Definamos ahora $\triangle\!\!\!\!\!\diagup G_Y$ como la respuesta correlacionada en el carácter Y cuando la selección es practicada para el carácter X. A semejanza de la respuesta directa representada por ΔG_X, podemos pensar en $\triangle\!\!\!\!\!\diagup G_Y$ como la respuesta genética en Y, cuando los individuos seleccionados tienen una superioridad fenotípica en X igual a S_X. En este caso:

$$\triangle\!\!\!\!\!\diagup G_Y = b_{Ay.Px}\, i\sigma_{Px} = \frac{Cov(A_Y.P_X)}{\sigma_{Px}^2}\, i\sigma_{Px} \tag{19}$$

Note que, como veremos en la Sección 13.3., podemos sustituir:

$$Cov(A_Y.P_X) = Cov(A_Y.A_X) = r_G\sigma_{Ax}\sigma_{Ay}$$

en que, r_G representa la correlación genética entre X e Y. Entonces:

$$b_{Ay.Px} = \frac{Cov(A_Y.P_X)}{\sigma_{Px}^2} = \frac{r_G\,\sigma_{Ax}\,\sigma_{Ay}}{\sigma_{Px}^2} \tag{20}$$

por lo que la expresión (19) se convierte en:

$$\triangle\!\!\!\!\!\diagup G_Y = \frac{r_G\,\sigma_{Ax}\,\sigma_{Ay}}{\sigma_{Px}}\, i = i\, r_G\, h_X\, \sigma_{Ay} \tag{21}$$

$$\triangle\!\!\!\!\!\diagup G_Y = i\, r_G\, h_X\, h_Y\, \sigma_{Py} \tag{22}$$

En términos más generales, aplicables a otros tipos de selección además de la selección individual, podemos expresar (21) como:

$$\triangle\!\!\!\!\!\diagup G_Y = i\, r_G\, r_{AP(X)}\, \sigma_{Ay} \tag{23}$$

Alternativamente, podríamos pensar que la expresión general de la respuesta directa esperada en la selección de X

$$\Delta G_X = i \, r_{AP(X)} \, \sigma_{Ax}$$

representa la superioridad genética en el carácter X en los individuos seleccionados para X. De la misma forma, la superioridad genética para el carácter Y cuando seleccionamos para X será:

$$\Delta G_Y = b_{Ay.Ax} \, \Delta G_X \tag{24}$$

en que $b_{Ay.Ax}$ es el coeficiente de regresión del valor genético de Y en el valor genético de X, que es igual a:

$$b_{Ay.Ax} = \frac{Cov(A_X.A_Y)}{\sigma^2_{Ax}} = \frac{r_G \, \sigma_{Ax} \, \sigma_{Ay}}{\sigma^2_{Ax}} = \frac{r_G \, \sigma_{Ay}}{\sigma_{Ax}} \tag{25}$$

Y sustituyendo en la Ecuación (24):

$$\Delta G_Y = \frac{Cov(A_X.A_Y)}{\sigma^2_{Ax}} i \, h_x \, \sigma_{Ax} = \frac{r_G \, \sigma_{Ax} \, \sigma_{Ay}}{\sigma_{Ax}} i \, h_x = i \, r_G \, h_x \, h_y \, \sigma_{Py}$$

que es el mismo resultado obtenido en (22).

Estas expresiones nos permiten estimar la respuesta esperada por generación en una característica correlacionada Y cuando se practica la selección para la característica X. Si queremos obtener la respuesta esperada anualmente en la característica Y, bastará con dividir por el intervalo generacional, esto es:

$$\Delta G_Y/año = \frac{i \, r_G \, h_x \, h_y \, \sigma_{Py}}{L} \tag{26}$$

En función de estas expresiones, podemos comparar la respuesta directa esperada al seleccionar directamente para el carácter Y, y la respuesta correlacionada en Y al seleccionar para X. En otras palabras, ¿bajo qué condiciones es mejor la selección indirecta que la selección directa?

$$\Delta G_Y > \Delta G_Y \quad \text{si} \quad i_x \, r_G \, r_{AP(X)} \, \sigma_{Ay} > i_y \, r_{AP(Y)} \, \sigma_{Ay}$$

Note que es importante admitir la posibilidad de $i_X \neq i_Y$, ya que es posible que uno de los caracteres pueda medirse fácilmente en todos los animales, mientras que el otro carácter no (por ejemplo, un carácter limitado a un sexo). Por lo tanto, la respuesta correlacionada por generación será mejor que la respuesta directa si:

$$\frac{i_X \; r_G \; r_{AP(X)}}{i_Y \; r_{AP(Y)}} > 1 \tag{27}$$

y, si las intensidades de selección fueran iguales, la selección indirecta es mejor que la selección directa cuando:

$$r_G \frac{r_{AP(X)}}{r_{AP(Y)}} > 1$$

Así como admitimos que las intensidades de selección pueden ser diferentes cuando se practica la selección para X o para Y, también debemos tener en cuenta si los intervalos de generación son iguales o no en los dos escenarios.

Para consolidar el tema de las respuestas correlacionadas a la selección, consideremos los Ejemplos 12.3. y 12.4.

Ejemplo 12.3.

Supongamos que un programa de selección para producción lechera (PL) en bovinos está teniendo un progreso genético de $\Delta G_{PL} = +100$ kg/año. Pretendemos saber cuál es la respuesta esperada en el intervalo entre partos (IP) sabiendo que los parámetros son los siguientes.

	h^2	σ_P	r_G
PL	0.25	1 000 kg	
IP	0.04	50 d	0.5

En este caso podemos usar directamente la expresión (24)

$$\Delta G_Y = b_{Ay.Ax} \; \Delta G_X$$

y por la expresión (25)

$$b_{Ay.Ax} = \frac{r_G \; \sigma_{Ay}}{\sigma_{Ax}} = \frac{(0.5)\sqrt{0.04}(50)}{\sqrt{0.25}(1000)} = 0.01 \text{ d/kg}$$

Por lo que, como la respuesta en la PL es de 100 kg/año:

$$\Delta G_{IP} = (0.01)(100) = + 1 \text{ día en el IP por año de selección para la PL}$$

Ejemplo 12.4.

Regresemos al Ejemplo 12.1, donde se practicó la selección individual para la tasa de crecimiento en cerdos, usando "días hasta 100 kg" (D100) como indicador. El criador ahora tiene la intención de seleccionar para el índice de conversión (IC), pero tiene dudas sobre si sería deseable practicar la selección directa para el IC, dados los costes que implica medir el consumo individual de alimento concentrado (ya sea con equipos electrónicos sofisticados o por el uso de boxes individuales, con altos costes de mano de obra). Alternativamente, teniendo en cuenta que la tasa de crecimiento y la eficiencia alimenticia están correlacionadas (ver Ejemplo 12.2.), el criador considera la posibilidad de continuar seleccionando para el D100 (cuyo coste de medición es muy bajo), asegurando así alguna mejora del IC por selección indirecta.

Admitamos que los parámetros genéticos son los siguientes:

	h^2	σ_P	r_G
IC	0.35	0.25 kg/kg	0.75
D100	0.30	8 d	

y que la estructura del efectivo (número de machos y hembras, intervalos generacionales, productividad, etc.) es la misma que en el Ejemplo 12.1.

Si la selección fuera directamente para IC, la intensidad de selección[33] y el intervalo generacional son los mismos que en el Ejemplo 12.1. ya que también estamos midiendo el carácter en todos los candidatos a la selección y la estructura de edades y la productividad del efectivo son las mismas. En consecuencia, la respuesta esperada a la selección individual directa para el IC sería:

$$\Delta G_{IC} / a\tilde{n}o = \frac{i\, h^2\, \sigma_P}{L} = \frac{(-1.846)(0.35)(0.25)}{1} = -0.16\ \frac{kg / kg}{a\tilde{n}o}$$

Ahora pretendemos estudiar la alternativa de mantener solo la selección para D100 y cuantificar la respuesta esperada en el IC. En este caso, como se ha visto en el Ejemplo 12.1., el progreso esperado anualmente en D100 será:

$$\Delta G_{D100} / ano = \frac{i\, h^2\, \sigma_P}{L} = \frac{(-1.846)(0.3)(8)}{1} = -4.4\ d/a\tilde{n}o$$

Por lo que la respuesta correlacionada esperada en el IC puede ser calculada como:

$$\Delta G_{IC} = b_{A_{IC} \cdot A_{D100}}\ \Delta G_{D100}$$

$$b_{A_{IC} \cdot A_{D100}} = \frac{r_G\ \sigma_{A_{IC}}}{\sigma_{A_{D100}}} = \frac{(0.75)\sqrt{0.35}(0.25)}{\sqrt{0.3}(8)} = 0.025\ \frac{kg / kg}{d}$$

$$\Delta G_{IC} = (0.025)\ (-4.4) = -0.11\ \frac{kg / kg}{a\tilde{n}o}$$

Alternativamente, podíamos calcular la respuesta correlacionada usando la expresión (26) como:

$$\Delta G_{IC} = \frac{i\, r_G\, h_{D100}\, h_{IC}\, \sigma_{P_{IC}}}{L} =$$

$$\Delta G_{IC} = \frac{(-1.846)(0.75)(\sqrt{0.30})(\sqrt{0.35})(0.25)}{1} = -0.11\ \frac{kg / kg}{a\tilde{n}o}$$

---

[33] Tal como en el caso de D100, también la intensidad de selección es negativa en el caso del IC, ya que pretendemos la reducción de esta característica.

En este escenario, el resultado esperado en el IC cuando se practica la selección para D100 es alrededor del 70% de la respuesta anual esperada con la selección directa para el IC. Dado que los costes son ciertamente mucho más bajos cuando la selección es para D100, será el seleccionador quien tiene que decidir qué camino le conviene más.

Durante varios años, los programas de selección de especies de ganado a menudo se centraron principalmente en aumentar la productividad, y frecuentemente se han olvidado las respuestas correlacionadas en otras características. De allí resultó que, como no siempre existe un conocimiento profundo de los mecanismos biológicos involucrados, la capacidad del animal para responder adecuadamente a las limitaciones ambientales y fisiológicas en ocasiones ha quedado comprometida, condicionando su capacidad para mantener o restaurar el equilibrio homeostático. En consecuencia, en ocasiones se producían alteraciones indeseables en el metabolismo, reproducción, morfología, salud, etc., de los animales, como respuestas correlacionadas a una selección practicada muchas veces con el único objetivo de incrementar la productividad. Inevitablemente, los criadores han tenido que modificar su estrategia de abordaje, y cada vez son más los programas que, además de la eficiencia productiva, enmarcan la funcionalidad y el bienestar de los animales dentro de sus objetivos de mejora, con el fin de minimizar el posible impacto negativo de las respuestas correlacionadas a la selección. Esta perspectiva se trata en el Capítulo 26.

Para saber más...

Becker, W.A. 1984. Manual of quantitative genetics. Academic Enterprises. 4th Edition.

Bourdon, R.M. 2014. Understanding Animal Breeding. 2nd Edition. Pearson.

Falconer, D.S., T.F.C. MacKay. 1996. Introduction to Quantitative Genetics, 4th Edition. Longman Group Ltd.

Hill, W.G. 2008. Estimation, effectiveness and opportunities of long term genetic improvement in animals and maize. Lohmann Information 43: 3-20.

Hill, W.G., M. Kirkpatrick. 2010. What animal breeding has taught us about evolution. Annual Review of Ecology, Evolution, and Systematics, 41:1-19.

Ollivier, L. 2002. Éléments de génétique quantitative. 2eme Éd. INRA Editions.

Van Vleck, L.D., E.J. Pollak, E.A.B. Oltenacu, 1987. Genetics for the Animal Sciences. W. H. Freeman and Co.

Walsh, B., M. Lynch. 2018. Evolution and Selection of Quantitative Traits. Oxford University Press.

13. Parámetros genéticos

13.1. Introducción

Estimaciones confiables de los parámetros genéticos (heredabilidad y correlaciones) son esenciales en la planificación y ejecución de cualquier programa de selección. Por ejemplo, para estimar valores genéticos o estudiar diferentes estrategias de mejora, es indispensable contar con valores fiables de la heredabilidad estimada de los caracteres bajo análisis. De la misma forma, para construir índices de selección o predecir respuestas correlacionadas, el valor estimado de las correlaciones genéticas y fenotípicas es de fundamental importancia.

Diversos métodos pueden ser usados para estimar los parámetros genéticos y fenotípicos de una población, basados en metodologías estadísticas con diferentes grados de complejidad. Sin embargo, todos estos métodos tienen en común el hecho de que estudian y cuantifican el grado de similitud entre individuos emparentados.

Consideremos, a título de ejemplo, el caso de la heredabilidad, que, como hemos visto, mide el grado de transmisibilidad de un carácter. Si el carácter en cuestión tiene una alta heredabilidad, entonces esperamos que los hijos sean muy similares a sus padres y que los hermanos sean muy similares entre sí. Por lo tanto, es razonable esperar que un toro con un peso adulto alto tenga crías que también tenderán a tener un peso adulto superior a la media (es decir, serán "parecidos" entre sí y con el padre). En caso de que el carácter tenga una heredabilidad baja, es razonable esperar que el grado de similitud entre parientes sea reducido.

La metodología general para estimar la heredabilidad de un determinado carácter se basa entonces en este principio, partiendo de la cuantificación del grado de similitud, por ejemplo, entre padres e hijos o entre medio hermanos paternos, para inferir de allí el grado de transmisibilidad del carácter.

La estimación de las correlaciones genéticas se basa en el mismo principio, es decir, se evalúa si existe una tendencia a que la transmisión de la superioridad genética para un carácter dado esté asociada a la superioridad (o inferioridad) genética para otro carácter.

13.2. Heredabilidad

Como ya vimos, la heredabilidad es sin duda el parámetro genético de mayor importancia en selección, y puede ser estimado cuantificando el grado de similitud entre individuos emparentados.

Sean **i** y **j** individuos emparentados. Entonces la covarianza entre los fenotipos de **i** y **j** (P_i y P_j) para un carácter cualquiera puede ser expresada como:

$$Cov\ (P_i,\ P_j) = Cov\ (A_i + E_i,\ A_j + E_j)$$

Si el ambiente de **i** fuera independiente del ambiente de **j**, y los valores genéticos fueran independientes de los efectos ambientales, entonces:

$$Cov\ (E_i,\ E_j) = Cov\ (A_i,\ E_j) = Cov\ (A_j,\ E_i) = 0$$

por lo que:

$$Cov\ (P_i,\ P_j) = Cov\ (A_i,\ A_j)$$

Un resultado muy importante en genética cuantitativa es que:

$$Cov\ (A_i,\ A_j) = a_{ij}\sigma_A^2 \tag{1}$$

en que a_{ij} *es* el coeficiente de parentesco entre i y j. En consecuencia:

$$Cov\ (P_i,\ P_j) = Cov\ (A_i,\ A_j) = a_{ij}\sigma_A^2 \tag{2}$$

Con base en (2) la varianza genética de un carácter X medido en los individuos i (P_{Xi}) y j (P_{Xj}) puede ser estimada como:

$$\hat{\sigma}_{Ax}^2 = \frac{Cov(P_{Xi}.P_{Xj})}{a_{ij}} \tag{3}$$

Y, para la característica X, la heredabilidad estimada será entonces:

$$\hat{h}_x^2 = \frac{\hat{\sigma}_{Ax}^2}{\hat{\sigma}_{Px}^2}$$

en que $\hat{\sigma}_{Px}^2$ es el valor estimado de la varianza fenotípica del carácter X (por lo tanto, fácil de estimar), y $\hat{\sigma}_{Ax}^2$ es el valor estimado de la varianza genética aditiva, que puede ser obtenida a partir de (3).

La cuestión entonces es cuantificar el grado de similitud entre parientes, para lo cual existen diversos métodos. Para ejemplificar, consideraremos con más detalle los métodos más convencionales de estimación de parámetros genéticos mediante análisis de regresión y análisis de varianza, y nos referiremos después brevemente a algunos métodos más recientes (pero también más complejos).

13.2.1. Análisis de la varianza

Durante muchos años, el análisis de la varianza fue el método más común para estimar los parámetros genéticos de las características productivas en todas las especies domésticas. Sin embargo, fue suplantado por otros métodos con características más deseables desde el punto de vista estadístico, pero el principio básico sigue siendo importante pues traduce la base fundamental que es cuantificar la similitud entre parientes.

Consideremos el porcentaje de proteína y la producción de leche de las hijas de dos toros, resultantes del apareamiento aleatorio de estos con un grupo de vacas. Si comparamos las distribuciones de las descendientes de los dos toros, esquemáticamente pueden suceder dos situaciones dependiendo del carácter, como se muestra en la Figura 13.1.

Figura 13.1. *Distribución de las producciones de hijas de dos toros (— y - - -), admitiendo dos niveles de heredabilidad (A y B).*

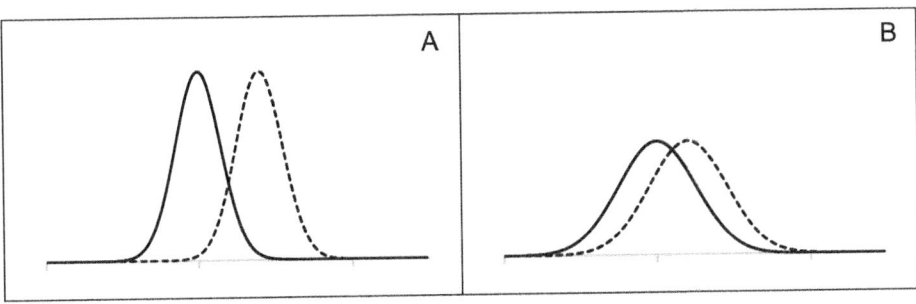

En el caso A, la variabilidad entre toros es grande en relación con la variabilidad entre descendientes del mismo toro; en el caso B sucede lo contrario. Esto quiere decir que en el caso A el grado de similitud entre las media-hermanas paternas es mayor, por lo que la heredabilidad debería ser más elevada.

Un supuesto fundamental en este tipo de análisis es que el grado de similitud de los individuos de una familia (en este caso, medio-hermanas) corresponde al componente de la varianza asociado con la fuente de variación familiar (en este caso el componente de la varianza debida a los toros), esto es:

$$Cov \ (dentro \ de \ grupos) = V \ (entre \ grupos) \qquad (4)$$

En el caso presente, admitimos entonces que:

$$Cov \ (medio-hermanas \ paternas) = V \ (entre \ toros)$$

Consideremos el Ejemplo 13.1., en que, de forma muy simplificada, se resume el resultado de un análisis de la varianza considerando la información fenotípica de los descendientes de un grupo de toros, estimándose la heredabilidad por análisis de la varianza.

Ejemplo 13.1.

Supongamos que fue obtenida información productiva sobre las hijas de 100 toros (t=100), con registros de 5 hijas por toro (n=5). Los datos obtenidos fueron sometidos a análisis de la varianza, con un modelo que incluyó los efectos del toro y residual. Los resultados del ANOVA fueron los siguientes:

Fuente de variación	g.l.	Media de cuadrados	E(MQ)
Entre toros	t-1 = 99	250	$\sigma^2 + n\sigma_T^2$
Residual (entre descendientes dentro de toros)	t(n-1) = 400	200	σ^2

En este cuadro, E(MQ) es el valor esperado de la media de cuadrados, σ_T^2 es el componente de la varianza debido a los toros y σ^2 es la varianza residual o varianza del error (esto es, la variabilidad intra -toros).

El grado de similitud de los individuos de una familia (en este caso, medio-hermanos) corresponde al componente de varianza asociado con la fuente de variación familiar (en este caso, el componente de varianza debido a los toros σ_T^2). Esto quiere decir que, si abreviáramos medio-hermanos paternos como PHS (paternal half-sibs):

$$Cov\ (PHS) = \sigma_T^2$$

podemos, a partir de los valores esperados y observados de las medias de cuadrados, estimar σ_T^2 como:

$$\hat{\sigma}_T^2 = \frac{MQ\ Toros - MQ\ Residual}{n} = \frac{250-200}{5} = 10$$

Recordando que el parentesco entre medio-hermanos paternos es $a_{PHS} = 1/4$ y, como vimos más arriba, Cov (PHS) = σ_T^2, entonces:

$$Cov(PHS) = \frac{1}{4}\sigma_A^2 = 10 \qquad \Rightarrow \qquad \hat{\sigma}_A^2 = 4(10) = 40$$

La varianza fenotípica es igual al sumatorio de los dos componentes (intra y entre toros, σ^2 y σ_T^2, respectivamente), por lo que el valor estimado será:

$$\hat{\sigma}_P^2 = \hat{\sigma}^2 + \hat{\sigma}_T^2 = 200 + 10 = 210$$

Entonces la h² puede ser estimada como:

$$\hat{h}^2 = \frac{\hat{\sigma}_A^2}{\hat{\sigma}_P^2} = \frac{40}{210} = 0.19$$

Podríamos así concluir que, para el carácter analizado, la estimación de la heredabilidad era de 0.19.

Esta forma de estimar la heredabilidad por análisis jerárquico de la varianza es normalmente conocida como "Método 3 de Henderson", refiriendo al trabajo pionero de Henderson (1953)[1] desarrollado para datos no balanceados, y que durante muchos años fue la referencia metodológica para estimar los componentes de la varianza.

13.2.2. Análisis de regresión

Otra forma de cuantificar la similitud entre parientes y, por lo tanto, de obtener estimaciones de heredabilidad, es mediante la regresión del registro del hijo en el registro del padre (o de la madre) o en la media de los progenitores[2].

Imaginemos que: A) registramos la prolificidad en un grupo de cerdas y en las respectivas hijas; B) medimos la altura a la cruz en un grupo de yeguas y en los respectivos hijos. Admitamos que los resultados fueron los que se encuentran representados en la Figura 13.2.

Figura 13.2. *Representación de la relación entre la prolificidad de madres e hijas en porcinos (A), y de la altura a la cruz de madres e hijos en caballos (B).*

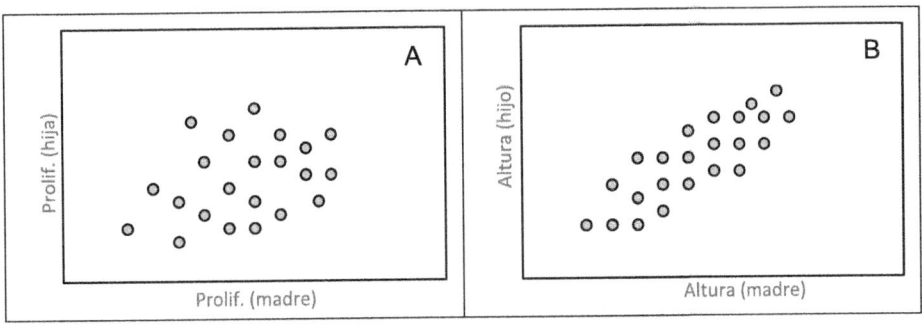

Note que en el caso de la altura a la cruz hay una fuerte similitud entre madres e hijos, en que claramente los animales más altos tienden a tener hijos más altos. Sin embargo, en el caso de la prolificidad en las cerdas, la similitud entre madres e hijas es bastante reducida, con una tendencia muy leve a que las cerdas con prolificidad más alta tengan también hijas con prolificidad más alta.

Podemos cuantificar la similitud entre padres e hijos obteniendo el coeficiente de regresión del registro del hijo en el registro del padre. El valor esperado de este coeficiente de regresión es:

$$b_{H.P} = \frac{Cov(P_H.P_P)}{\sigma^2_{P_P}} \tag{5}$$

---

[1] Henderson. C. R 1953. Estimation of variance and covariance components. Biometrics 9:226.
[2] Fue precisamente la comparación de la altura de los niños con la de los padres lo que llevó a Galton (1886) a utilizar el término *regresión* en su obra clásica. "Regression towards mediocrity in hereditary stature". Journal of the Anthropological Institute 15:246.

en que P_H y P_P representan el fenotipo del hijo y padre, respectivamente, y $\sigma^2_{P_P}$ representa la varianza fenotípica (en este caso medida en los padres). Según la expresión (2), $Cov(P_H.P_P)$ corresponde a $\frac{1}{2}\sigma^2_A$, por lo que la estimación de la heredabilidad puede ser obtenida como:

$$h^2 = 2\,b_{H.P} \tag{6}$$

Si, por ejemplo, en porcinos el coeficiente de regresión de la prolificidad de las cerdas en la prolificidad de sus madres fuera igual a 0.04, la estimación de h^2 para aquel carácter será igual a 0.08.

En el caso de obtenerse, como en este ejemplo, la regresión del registro de la hija en el registro de la madre, será importante que este coeficiente de regresión sea obtenido con el ajuste estadístico para el efecto de los progenitores masculinos, así como para otros efectos considerados importantes (año, explotación, número de parto, etc.).

13.3. Correlaciones

Consideremos los individuos i y j, con parentesco a_{ij}, y los caracteres X e Y. Admitamos que r_P y r_G representan, respectivamente, las correlaciones fenotípicas y genéticas entre X e Y, calculadas como:

$$r_{P_{XY}} = \frac{Cov(P_X.P_Y)}{\sigma_{P_X}\sigma_{P_Y}} \tag{7}$$

$$r_{G_{XY}} = \frac{Cov(A_X.A_Y)}{\sigma_{A_X}\sigma_{A_Y}} \tag{8}$$

en que $Cov(P_X.P_Y)$ representa la covarianza entre los fenotipos de X e Y, y $Cov(A_X.A_Y)$ es la covarianza entre los respectivos valores genéticos. De igual forma, σ_{P_X} y σ_{A_X} representan, respectivamente, las desviaciones típicas fenotípica y genética aditiva para la característica X.

Consecuentemente podemos sustituir:

$$Cov(P_X.P_Y) = r_{P_{XY}}\,\sigma_{P_X}\sigma_{P_Y} \tag{9}$$

$$Cov(A_X.A_Y) = r_{G_{XY}}\,\sigma_{A_X}\sigma_{A_Y} \tag{10}$$

Considerando presupuestos semejantes a los de la ecuación (2), varias situaciones pueden ocurrir:

a) Caracteres diferentes (X e Y) medidos en el mismo individuo (i)

$$Cov(X_i.Y_i) = Cov(P_X.P_Y) = r_P \sigma_{P_X} \sigma_{P_Y} \qquad (11)$$

b) Mismo carácter (X) medido en individuos diferentes (i e j): situación idéntica a la de la Ecuación 2.

$$Cov(X_i.X_j) = a_{ij} \sigma^2_{A_X} \qquad (12)$$

c) Caracteres diferentes (X e Y) medidos en individuos diferentes (i y j)

$$Cov(X_i.Y_j) = Cov(P_{X_i}.P_{Y_j}) = Cov(A_{X_i}.A_{Y_j}) \quad \Rightarrow$$

$$\Rightarrow \quad Cov(P_{X_i}.P_{Y_j}) = a_{ij} \; Cov(A_X.A_Y) = a_{ij} \; r_G \sigma_{A_X} \sigma_{A_Y} \qquad (13)$$

13.3.1. Correlación fenotípica

La correlación fenotípica es estimada como cualquier correlación (véase Capítulo 4), a partir del fenotipo para los dos caracteres (X e Y) medidos en el mismo individuo. Esta correlación fenotípica nos indica si los fenotipos para las dos características se encuentran o no asociados, y es equivalente a:

$$r_{P_{XY}} = \frac{Cov(P_X.P_Y)}{\sigma_{P_X} \sigma_{P_Y}} \qquad (14)$$

La diferencia entre la covarianza fenotípica y la covarianza genética nos da la estimación de la covarianza ambiental, y a partir de esta puede calcularse la correlación ambiental existente entre dos caracteres, esto es:

$$Cov(P_X.P_Y) = Cov(A_X.A_Y) + Cov(E_X.E_Y)$$
$$\Rightarrow \quad Cov(E_X.E_Y) = Cov(P_X.P_Y) - Cov(A_X.A_Y)$$

$$r_{E_{XY}} = \frac{Cov(E_X.E_Y)}{\sigma_{E_X} \sigma_{E_Y}}$$

13.3.2. Correlación genética

La correlación genética entre los caracteres X e Y mide si individuos con un valor genético elevado para el carácter X tienden o no a tener un valor genético elevado para el carácter Y. Esto puede deberse a pleitropía (el mismo gen o grupo de genes afectando las dos características), al ligamiento entre los genes que afectan las características o a correlaciones "automáticas" cuando, por ejemplo, un carácter es componente de otro (caso de la correlación entre el peso al nacimiento y el peso al destete).

Si dos caracteres estuvieran genéticamente correlacionados (positiva o negativamente), la correlación genética es de gran utilidad, al permitir predecir el valor genético para Y a partir del valor genético estimado para X. Por otro lado, la correlación genética nos da también la posibilidad de predecir la respuesta correlacionada en un carácter (Y) cuando seleccionamos para otro (X). Tal es el caso, por ejemplo, cuando las vacas lecheras son seleccionadas por características de tipo, en el supuesto de que estas se encuentran genéticamente correlacionadas con la longevidad productiva.

Como ya vimos en la expresión (8), podemos obtener la correlación genética como:

$$r_{G_{XY}} = \frac{Cov(A_X . A_Y)}{\sigma_{A_X} \sigma_{A_Y}}$$

en que σ_{A_X} puede ser fácilmente obtenido como $\sigma_{A_X} = \sqrt{h_X^2 \sigma_{P_X}^2}$ (lo mismo sucede para el carácter Y).

Vimos también en la expresión (13) que:

$$Cov(X_i . Y_j) = a_{ij} \; Cov(A_X . A_Y)$$

Por lo tanto, a partir de las covarianzas entre fenotipos para los dos caracteres (X e Y) medidos en individuos emparentados (i y j), podemos estimar las correlaciones genéticas. Para la obtención de las covarianzas, los principios son los mismos discutidos antes para estimar la heredabilidad, a saber:

• regresión del carácter Y de los hijos en el carácter X de uno de los progenitores:

$$\text{- estima} \left(\frac{1}{2}\right) \frac{Cov(A_X . A_Y)}{\sigma_{P_X}^2} = \left(\frac{1}{2}\right) \frac{r_{G_{XY}} \; \sigma_{A_X} \; \sigma_{A_Y}}{\sigma_{P_X}^2}$$

• análisis de covarianza utilizada como alternativa al análisis de la varianza.

- en este caso, en vez de obtener sumas de cuadrados, son obtenidas sumas de productos y el valor esperado de la media de productos para toros en el ejemplo anterior sería igual a $(\sigma_{XY} + n\sigma_{T_X . T_Y})$ en que, de forma similar al análisis de la varianza, $\sigma_{T_X . T_Y}$ corresponde a ¼ Cov(A$_X$.A$_Y$).

13.4. Métodos más recientes

Los métodos referidos hasta aquí para estimar los componentes de (co) varianza se basan en los análisis de varianza y de regresión, y se han utilizado ampliamente durante varios años. Sin embargo, los avances en la modelación estadística de registros fenotípicos, como fue la adopción de modelos mixtos como metodología general para el análisis de datos en los programas de selección, obligaron a buscar nuevas alternativas, coherentes con estos métodos.

Estas alternativas se basan fundamentalmente en el análisis de máxima verosimilitud y en el enfoque bayesiano, utilizando metodologías estadísticas bastante más avanzadas, que exceden el nivel esperado de una publicación como este libro. Por esta razón, haremos aquí solo un breve abordaje de los principios que subyacen a estos análisis, y el lector interesado en profundizar estos temas puede consultar la bibliografía recomendada al final de este capítulo.

Desde el momento en que se adoptaron los modelos mixtos, específicamente el Modelo Animal, como metodología de evaluación en prácticamente todas las especies, se hizo posible y necesario encontrar formas de estimar los parámetros genéticos que debían incorporarse a ellos. En las ecuaciones del modelo mixto, en la forma más simple de un Modelo Animal (ver Capítulo 16), es incorporado un coeficiente λ, que traduce la variabilidad genética de la característica en cuestión, bajo la forma:

$$\lambda = \frac{\sigma_e^2}{\sigma_a^2} = \frac{1\text{-}h^2}{h^2}$$

Las propias ecuaciones del Modelo Animal pueden entonces ser utilizadas para estimar estos componentes de varianza, por ejemplo, utilizando la máxima verosimilitud restringida (REML).

Para una breve discusión de la metodología REML, admitamos, como es generalmente el caso, que los datos con los que estamos trabajando siguen una distribución normal. La función de densidad de probabilidad de una distribución normal tiene una expresión bien conocida[3], que nos indica la probabilidad de ocurrencia de un valor dado de *y*, teniendo en cuenta la media (μ) y la desviación típica (σ) de la distribución. En el análisis de máxima verosimilitud, el razonamiento es hecho, de alguna manera, en forma inversa, esto es: ¿cuáles son los parámetros (μ y σ) que justifican la distribución observada de los datos? Naturalmente, la variabilidad observada puede incluir factores de variación adicionales, tanto fijos como aleatorios (además de μ y σ). Para obtener estimaciones de los parámetros, se establece una ecuación de verosimilitud que pretendemos maximizar, y que traduce hasta qué punto determinados parámetros son verosímiles, teniendo en cuenta los datos observados. Estas soluciones suelen obtenerse de forma iterativa, hasta que la función se acerca progresivamente a su máximo, y cuando esto sucede se dice que se ha alcanzado la convergencia, y esos serán los parámetros estimados. En el caso de las soluciones obtenidas por REML, la particularidad es que inicialmente se tienen en cuenta los efectos fijos, y después de este ajuste para los efectos fijos, se estiman los parámetros genéticos de una forma iterativa; cuando es alcanzada la convergencia en estos parámetros, se vuelven a estimar los efectos fijos "correctos", teniendo en cuenta las

---

[3] $f(x) = \dfrac{1}{\sigma\sqrt{2\pi}} e^{\frac{-(x-\mu)^2}{2\sigma^2}}$

soluciones REML de los parámetros genéticos. Existen varias estrategias para acelerar la búsqueda de soluciones "óptimas" durante este proceso iterativo, siendo la más popular actualmente la búsqueda sin recurrir a derivadas (derivative free). Las soluciones REML de los componentes de la varianza tienen varias propiedades muy interesantes, a saber: tienen en cuenta adecuadamente los efectos fijos; los parámetros estimados son forzados a mantenerse dentro del espacio paramétrico (por ejemplo, h^2 queda contenida entre 0 y 1); utilizan las ecuaciones del modelo mixto, por lo que la matriz de parentesco es tenida en cuenta cuando se estiman los parámetros y los efectos de la selección son también considerados; tiene la flexibilidad suficiente para incorporar diversos tipos de efectos aleatorios (efectos permanentes, efectos maternos, etc.) y, eventualmente, otras distribuciones. Por eso el REML ha sido muy utilizado, y fueron desarrollados varios paquetes de software que permiten obtener estimaciones REML de los parámetros genéticos.

Los abordajes considerados hasta aquí (análisis de la varianza, regresión y REML) utilizan aquello que se llama una perspectiva frecuentista, en la que se asume que el parámetro que estamos estimando (varianza, heredabilidad, etc.) tiene un valor fijo que intentamos estimar con la mejor precisión posible. La escuela bayesiana utiliza una perspectiva bastante diferente, en la que se supone que los parámetros en sí mismos no son fijos, sino aleatorios, y tienen una distribución propia. De esta forma, podemos incorporar *a priori* alguna información que pueda ya existir sobre los parámetros a estimar. El teorema de Bayes combina entonces en una distribución *a posteriori* las dos fuentes de información, representadas por la distribución de los datos en la muestra analizada y por la probabilidad *a priori* de la distribución de los parámetros a ser estimados. A partir de estas distribuciones se construye una ecuación de verosimilitud, y los parámetros son estimados utilizando diversas estrategias, de las cuales la "Monte Carlo – Markov Chain (MCMC)" es tal vez la estrategia más popular, específicamente en su implementación a través del algoritmo conocido como "Gibbs sampling". Resumidamente, este algoritmo permite, de forma iterativa y por muestreos sucesivos, obtener las estimaciones de cada uno de los parámetros, usando el valor estimado en aquella ronda para cada uno de los restantes parámetros. De forma muy simplificada, el proceso tiene lugar con un proceso iterativo en el que, por ejemplo, estimaremos la varianza genética teniendo en cuenta la distribución de la varianza residual y de los efectos fijos, y el proceso se lleva a cabo hasta que se alcanza la convergencia. Este proceso es reiniciado millares de veces, y en cada una de estos muestreos es obtenido un valor estimado de los parámetros en cuestión. El conjunto de estas estimaciones obtenidas de forma iterativa es después analizado para encontrar aquel que deberá ser el valor "óptimo" del parámetro a estimar (media, mediana o moda de la heredabilidad, por ejemplo).

En la Figura 13.3. se encuentra un ejemplo del muestreo de Gibbs, en que está representado el resultado de las sucesivas interacciones para obtener estimaciones de la heredabilidad, y la correspondiente distribución de estas estimaciones. A partir de aquí puede ser obtenido el valor estimado de la heredabilidad, y el correspondiente "intervalo de credibilidad" (el equivalente Bayesiano del intervalo de confianza).

Figura 13.3. Valores estimados de heredabilidad en iteraciones sucesivas realizadas bajo muestreo de Gibbs, y correspondiente distribución de la heredabilidad estimada.

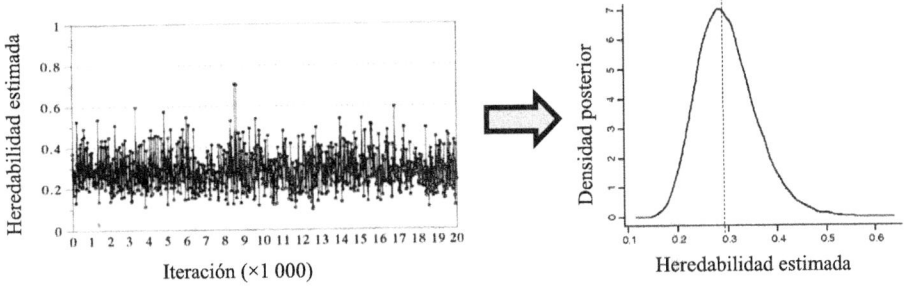

Software para estimar componentes de (co)varianza

Existen diversos programas desarrollados para estimar componentes de (co)varianza en modelos mixtos, que corren en diversas plataformas. Algunos de los más populares se encuentran listados a continuación.

ASREML

BLUPF90

MTDFREML

MTGSAM

PEST/VCE

R

SAS

WOMBAT

Para saber más...

Gianola, D., K. Hammond (Eds.). 1990. Advances in Statistical Methods for Genetic Improvement of Livestock. Springer-Verlag.

Henderson, C.R. 1953. Estimation of variance and covariance components. Biometrics. 9:226-252.

Henderson, C.R. 1984. Applications of Linear Models in Animal Breeding. University of Guelph.

Hofer, A. 1990. Variance component estimation in animal breeding: a review. J. Anim. Breed. Genet. 115: 247-265

Lee, C. 2000. Methods and Techniques for Variance Component Estimation in Animal Breeding – Review. Asian Australasian J. Anim. Sciences 13:413-422.

Mrode, R.A. 2014. Linear Models for the Prediction of Animal Breeding Values, 3rd Edition. CABI.

Searle, S.R., G. Casella, C.E. McCulloch. 2006. Variance Components. Wiley Interscience.

Visscher, P.M., W.G. Hill, N.R. Wray. 2008. Heritability in the genomics era - concepts and misconceptions. Nature Reviews – Genetics, 9:257-266.

Walsh, B., M. Lynch, 2018. Evolution and Selection of Quantitative Traits. Oxford University Press.

14. Selección con diferentes fuentes de información

14.1. Introducción

Para determinados caracteres (producción de leche por lactancia, peso del vellón, prolificidad, etc.) es posible obtener mediciones sucesivas del carácter a lo largo de la vida del mismo animal, que pueden ser útiles como indicadores adicionales de su mérito genético. En este caso, será necesario encontrar la forma más adecuada de combinar estos registros sucesivos, con el fin de obtener una estimación más precisa del valor genético del animal.

En otros casos, no es posible medir el carácter de interés en todos los individuos candidatos a la selección, siendo ejemplo de ello:

- caracteres medidos solo en un sexo: producción lechera, prolificidad, perímetro testicular, etc.

- caracteres medidos demasiado tarde en la vida del individuo: peso adulto, longevidad, etc.

- caracteres medidos *post-mortem*: composición corporal, características de carcasa, calidad de la carne, etc.

En estos casos se puede recurrir a la información sobre parientes (ascendientes, descendientes, colaterales, etc.) que permita estimar el valor genético del individuo candidato a la selección.

14.2. Abordaje general

Con el objetivo de llegar a una expresión general, aplicable a los diferentes tipos de selección, admitamos que queremos predecir el mérito genético del individuo i a partir de una fuente de información fenotípica j, como se representa en la Figura 14.1. Esta fuente de información fenotípica j puede ser el propio individuo, la madre, las medio-hermanas, las hijas, etc.

Figura 14.1. Predicción del valor genético de un individuo i a partir de una fuente de información fenotípica j, admitiendo que los registros en j poseen entre sí una determinada correlación (r$_{Pj}$).

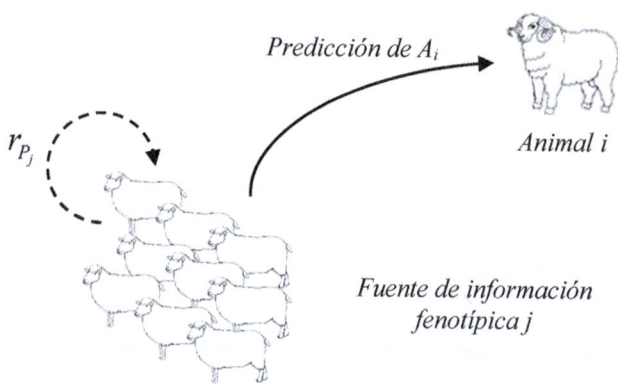

La estimación del valor genético de un individuo con base en un determinado tipo de información fenotípica puede ser obtenida como:

$$\hat{A}_i = b_{A_i.P_j}(P_j - \mu) \tag{1}$$

en que P_j representa la fuente de información fenotípica utilizada (por ejemplo, registros obtenidos en 5 medio-hermanos paternos o dos registros en la madre) y $b_{Ai.Pj}$ es el coeficiente de regresión del valor genético del individuo i en la fuente de información fenotípica j.

Admitiendo la posibilidad de que P_j pueda corresponder a varios registros (y, por lo tanto, teniendo en cuenta la varianza de una media de n registros, como fue definido en la Sección 4.8.), la forma general del coeficiente de regresión de A_i en P_j puede ser obtenida como:

$$b_{A_i.P_j} = \frac{Cov(A_i.P_j)}{V(P_j)} = \frac{a_{ij}\,\sigma_A^2}{\dfrac{1+(n-1)\,r_{Pj}}{n}\sigma_P^2} = \frac{n\,a_{ij}\,h^2}{1+(n-1)\,r_{Pj}}$$

Por lo tanto, la forma general del coeficiente de regresión a utilizar en la ecuación (1) será:

$$b_{A_i.P_j} = \frac{n\,h^2\,a_{ij}}{1+(n-1)\,r_{Pj}} \tag{2}$$

en que n representa el número de registros considerados en P_j, h^2 es la heredabilidad del carácter, a_{ij} es el parentesco entre el individuo i cuyo valor genético queremos estimar y el/los individuo(s) en la fuente de información fenotípica j, y r_{Pj} es la correlación existente entre los registros en P_j.

A partir del coeficiente de regresión anterior podemos estimar la precisión de selección como:

$$r_{AP} = \sqrt{b_{A_iP_j}\;a_{ij}} \tag{3}$$

Sabiendo la precisión de selección, podemos estimar la respuesta esperada a la selección usando la expresión general:

$$\Delta G\,/\,a\tilde{n}o = \frac{i\,r_{AP}\sigma_A}{L} \tag{4}$$

Veamos ahora la aplicación de estas expresiones a diversas situaciones en que existen disponibles, tanto registros repetidos en el propio individuo candidato a la selección, como registros únicos o repetidos en algún tipo de pariente del candidato.

14.3. Registros repetidos en el individuo

Hay muchos caracteres que se pueden medir varias veces durante la vida de un animal e, intuitivamente, cuantos más registros tengamos sobre un animal, mayor deberá ser la precisión con que podemos estimar su valor genético.

Supongamos que estamos considerando la velocidad en las diversas carreras en las que participa un caballo. Cada registro de una carrera de un caballo puede considerarse como el resultado de un conjunto de factores ligados al animal o al medio:

a) valor genético (lo que es transmisible a la descendencia).

b) efectos genéticos no aditivos (dominancia, epistasia, etc.).

c) efectos ambientales permanentes (por ejemplo, el efecto del entrenamiento, recría, jockey, etc.) que afectarán todas las carreras en que el animal participa[1].

---

[1] Por ejemplo, un mal herraje en el que un clavo quedó enclavado o arrimado puede tener un efecto a largo plazo en el rendimiento de un caballo. De la misma forma, el entrenamiento que el caballo recibió cuando joven, la habilidad del jockey que le fue asignado, etc., podrán también tener un efecto prolongado en toda su carrera deportiva.

d) efectos ambientales temporales (aquellos efectos ambientales que solo se reflejarán en una carrera determinada, por ejemplo, como resultado del estado físico o psicológico del caballo ese día, del tipo de pista, de la competencia que encuentra en esa carrera, de la posición en que se colocó en la parrilla de salida, etc.).

Cuando evaluamos un animal en función de sus registros repetidos, podemos minimizar los efectos ambientales temporales (ya que el efecto positivo en una carrera determinada tenderá a ser eventualmente anulado por el efecto negativo en otra carrera, etc.) y esto, en principio, aumentará la precisión de la selección. Sin embargo, los efectos clasificados en b) y c) siguen siendo comunes a todos los registros y, si son importantes, causan cierto "ruido de fondo" en la estimación del valor genético. El valor esperado de n registros en dos caballos en varias carreras se puede representar como en el Cuadro 14.1 (caballo i, carrera j, con efectos de dominancia y epistasis representados por D, efectos ambientales permanentes por PE y efectos ambientales temporales por TE):

Cuadro 14.1. *Valor esperado del registro j en el caballo i.*

Carrera	Caballo 1	Caballo 2
1	$P_{11} = A_1 + D_1 + PE_1 + TE_{11}$	$P_{21} = A_2 + D_2 + PE_2 + TE_{21}$
2	$P_{12} = A_1 + D_1 + PE_1 + TE_{12}$	$P_{22} = A_2 + D_2 + PE_2 + TE_{22}$
...		
n	$P_{1n} = A_1 + D_1 + PE_1 + TE_{1n}$	$P_{2n} = A_2 + D_2 + PE_2 + TE_{2n}$

Cuando obtenemos la media de n registros para el caballo 1 tenemos:

$$\bar{X}_{P1} = \frac{\sum A_1}{n} + \frac{\sum D_1}{n} + \frac{\sum PE_1}{n} + \frac{\sum TE_{1i}}{n} \qquad (5)$$

y esperamos que los efectos TE se cancelen[2], por lo que la última fracción tenderá a 0.

Sin embargo, encontramos que el resultado medio de un caballo incluye no solo su mérito genético, sino también los efectos ambientales permanentes, así como los efectos de dominancia y epistasis (que terminan constituyendo, de alguna manera, un "ruido de fondo" cuando usamos los registros repetidos para predecir el mérito genético).

14.3.1. Repetibilidad

Podemos entonces preguntarnos si un caballo con una velocidad excelente en una carrera tiende o no a tener buenos resultados en carreras subsecuentes, esto es, hasta qué punto están asociados los diferentes registros del mismo animal.

---

[2] Ya que es de esperar que en una carrera exista un efecto ambiental favorable y en otra carrera un efecto desfavorable.

Definamos *repetibilidad* como la correlación entre registros repetidos del mismo animal (o la proporción de las diferencias entre animales que es repetida de un registro a otro). Por la expresión (5), podemos considerar que la variación total entre caballos (esto es, la varianza fenotípica) puede ser descompuesta como:

$$\sigma_P^2 = \sigma_A^2 + \sigma_D^2 + \sigma_{PE}^2 + \sigma_{TE}^2$$

en que la proporción de la variación entre caballos que es repetida de un registro a otro será ($\sigma_A^2 + \sigma_D^2 + \sigma_{PE}^2$), por lo que la repetibilidad (r_e) puede ser definida como:

$$r_e = \frac{\sigma_A^2 + \sigma_D^2 + \sigma_{PE}^2}{\sigma_A^2 + \sigma_D^2 + \sigma_{PE}^2 + \sigma_{TE}^2} \tag{6}$$

Se torna así evidente que:
- la repetibilidad representa el límite superior de la h^2, esto es, $h^2 \le r_e$
- la h^2 y la r_e están tanto más próximas cuanto menor sea la importancia de σ_D^2 y σ_{PE}^2.

Aunque existen formas más elaboradas de estimar la repetibilidad, se puede obtener directamente de la correlación entre pares de registros en un mismo individuo (por ejemplo, correlación entre la producción de leche de un grupo de vacas en la primera y segunda lactancia).

14.3.2. Valor genético estimado

¿Cuál será entonces la estimación del valor genético de un individuo con n registros disponibles? Para la aplicación de las expresiones (1) y (2) a este caso nos basta saber que:
- queremos estimar A_i en el individuo en que los registros fueron obtenidos, por lo que $a_{ij}=1$.
- la correlación entre los registros en P (r_{Pj}) es la repetibilidad.
Entonces en este caso:

$$b_{A.P} = \frac{nh^2}{1+(n-1)r_e} \tag{7}$$

$$r_{AP} = \sqrt{\frac{nh^2}{1+(n-1)r_e}} \tag{8}$$

Consideremos la aplicación de este escenario al caso de vacas lecheras con varias lactaciones, como en el Ejemplo 14.1.

Ejemplo 14.1.

Supongamos que obtuvimos resultados de producción de leche en 4 vacas con registros repetidos. La producción media de leche del establo fue de 6 600 kg y la producción media de estas vacas (ajustada por el número de lactancia, mes de parto, etc.) se muestra en el cuadro siguiente, en que P representa la media de determinada vaca y n es el número de registros correspondiente. Admitamos que $h^2=0.25$ y $r_e=0.45$.

Vaca	P	n	$b_{A.P}$	$\hat{A}$	r_{AP}
B	8 100	3	0.39	585	0.62
C	8 400	1	0.25	450	0.50
D	7 200	6	0.46	276	0.68
E	5 900	8	0.48	-336	0.71

Aplicando las expresiones (7) y (8), el valor genético estimado y correspondiente precisión para la vaca B serían:

$$b_{AP} = \frac{3(0.25)}{1+(3-1)(0.45)} = 0.39$$

$$\hat{A}_B = 0.39 \ (8\ 100\text{-}6\ 600) = 585$$

$$r_{AP} = \sqrt{(1)(0.39)} = 0.62$$

Entonces podríamos hacer cálculos similares para las vacas restantes, y los valores obtenidos se muestran en el cuadro de arriba.

Con estos resultados, sería lógico elegir un descendiente de la vaca B (que tiene el valor genético estimado más alto), y no de la vaca C (a pesar de que esta haya tenido la producción más elevada).

14.3.3. Utilidad de los registros repetidos

La precisión de selección obtenida con múltiples registros nos da una indicación de sus posibles beneficios en términos de respuesta a la selección, ya que la precisión es un componente muy importante del progreso genético logrado. Naturalmente, también habrá que tener en cuenta la intensidad de selección y el intervalo generacional logrado, para tomar una decisión fundada. De cualquier forma, comenzaremos por considerar la precisión de selección, y en la Figura 14.2 se representa cómo varía la precisión de la selección en función del número de registros (n) y la repetibilidad (r_e), admitiendo un carácter cuya $h^2=0.10$.

Se verifica por la Figura 14.2 que:

- los registros adicionales siempre aumentan la precisión, aunque cada vez menos, con una ganancia máxima entre el primer y el segundo registro.

- el aumento de precisión es máximo cuando la repetibilidad está muy cerca de h^2 (por lo tanto, cuando los efectos genéticos no aditivos y los efectos ambientales permanentes son de poca importancia).

- si h^2 es baja y la repetibilidad alta, la ganancia de precisión con registros adicionales es casi nula, ya que los registros adicionales están más influenciados por efectos permanentes (ambientales, dominancia, epistasis) que por el valor genético.

En la Figura 14.3 se evalúa el impacto del aumento de n considerando valores de h^2 comprendidos entre 0.1 y 0.55, admitiendo que la repetibilidad es igual a 1.5 veces la h^2.

Figura 14.2. *Precisión de selección (r_{AP}) en función de n y r_e (0.1, 0.25, 0.5 y 0.8) para $h^2=0.1$.*

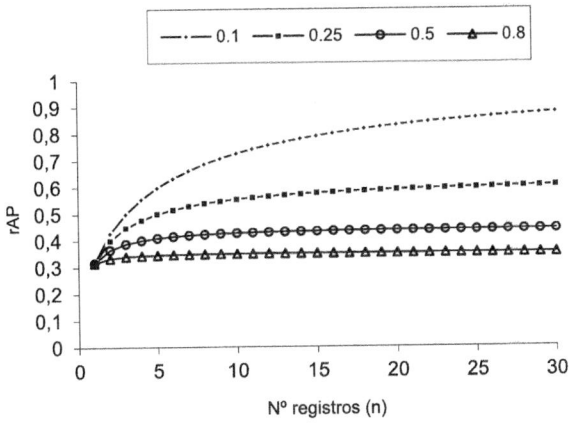

Figura 14.3. *Precisión de selección (r_{AP}) en función de n y h^2 (0.1, 0.25, 0.4 y 0.55) admitiendo $r_e=1.5 \times h^2$.*

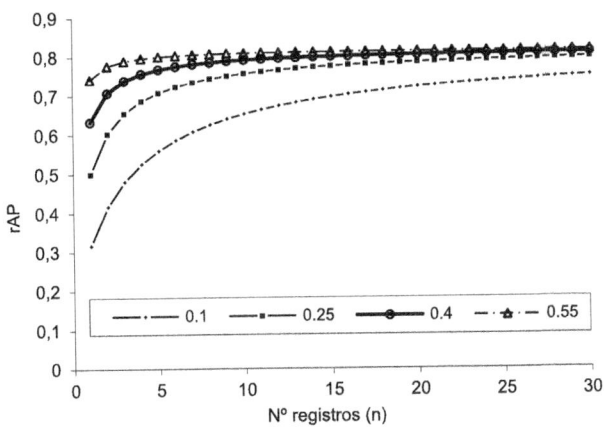

La Figura 14.3. indica que:
- la ganancia de precisión es bastante grande cuando la h^2 es baja, pero casi nula cuando h^2 es alta.

Como conclusión general puede decirse que los registros repetidos son útiles al permitir reducir el impacto de los efectos ambientales temporales, aumentando la precisión de la estimación de A, sobre todo cuando la h^2 y la repetibilidad son bajas. Los registros repetidos pueden, sin embargo, resultar en el aumento del intervalo generacional, lo que podrá comprometer el progreso genético anual, habiendo que considerar por eso la situación específica en cada caso.

14.3.4. Capacidad de producción esperada

A veces queremos predecir el registro futuro de un animal, a partir de las producciones acumuladas hasta el momento. Esto sucede principalmente cuando queremos rechazar o mantener animales en producción, y no necesariamente seleccionar descendientes para posibles reemplazos. En caso de que queramos decidirnos por mantenimiento/rechazo, queremos elegir los animales que presenten el mayor valor por los componentes genéticos (aditivos y no aditivos) y ambiental permanente, ya que esperamos que estos lleguen a expresarse en los registros futuros del animal; si la cuestión fuera elegir a los padres de los animales de sustitución (como fue el caso en el punto 14.3.2.), solo nos interesa el componente genético aditivo.

Para predecir el registro futuro de un animal sobre la base de la producción acumulada, obtendremos lo que se denomina "capacidad de producción esperada" (*expected producing ability, most probable producing ability*), que puede ser estimada con base en la media de los desvíos de producción hasta el momento, multiplicado por el coeficiente de regresión de un registro futuro en la media acumulada.

Este coeficiente de regresión puede ser obtenido como:

$$b_{P_{n+1} \cdot \bar{P}_n} = \frac{Cov(P_{n+1} \cdot \bar{P}_n)}{\sigma_P^2} = \frac{Cov(P_1 . P_2)}{\dfrac{1+(n-1)r_e}{n}\sigma_P^2} = \frac{r_e \sigma_P^2}{\dfrac{1+(n-1)r_e}{n}\sigma_P^2} = \frac{nr_e}{1+(n-1)r_e}$$

y la capacidad de producción esperada (CPE), expresada como desvío de μ, puede ser obtenida como:

$$CPE = \frac{nr_e}{1+(n-1)r_e}(\bar{P}_n - \mu) \qquad (9)$$

Así, considerando el caso de la vaca B en el Ejemplo 14.1., la CPE sería de:

$$CPE = \frac{3(0.45)}{1+2(0.45)}(1\,500) = 1\,066$$

o sea, esperamos que en lactaciones futuras esta vaca tenga una superioridad de 1 066 kg en relación a las contemporáneas.

14.4. Registros en los descendientes

Normalmente (y aunque no siempre es así), con la prueba de progenie o test de descendencia, se pretende obtener una estimación del valor genético de los machos para los caracteres expresados solo en las hembras. De esta forma es posible incrementar la precisión de selección (que tiende a 1 cuando el número de crías se acerca a ∞), pero generalmente la intensidad de selección es menor, ya que solo unos pocos machos son colocados en la prueba de descendencia[3], de los cuales una buena proporción tiene que ser seleccionada. Por otro lado, el intervalo de generaciones es más elevado, ya que hay que esperar que, por ejemplo, las hijas terminen la primera lactancia para que los machos puedan ser seleccionados o rechazados.

14.4.1. Valor genético estimado

Consideremos como ejemplo el caso de un toro que es colocado en test de descendencia, obteniéndose resultados productivos de n hijas. Estas hijas son entre sí medio-hermanas paternas (abreviado como PHS, paternal half sibs), teniendo con el toro un parentesco de ½, y entre sí un parentesco de ¼.

Para la aplicación de las expresiones (1) a (3) solo nos falta saber cuál es la correlación entre los registros de las hijas del toro (r_{Pj}). En este caso la correlación r_{Pj} corresponde a la correlación entre registros de PHS, como se representa en la Figura 14.4, en que se considera la correlación entre los fenotipos de cualquiera de dos grupos de hijas del mismo toro (grupos 1 y 2).

Figura 14.4. *Correlación existente entre los registros de hijas del mismo toro.*

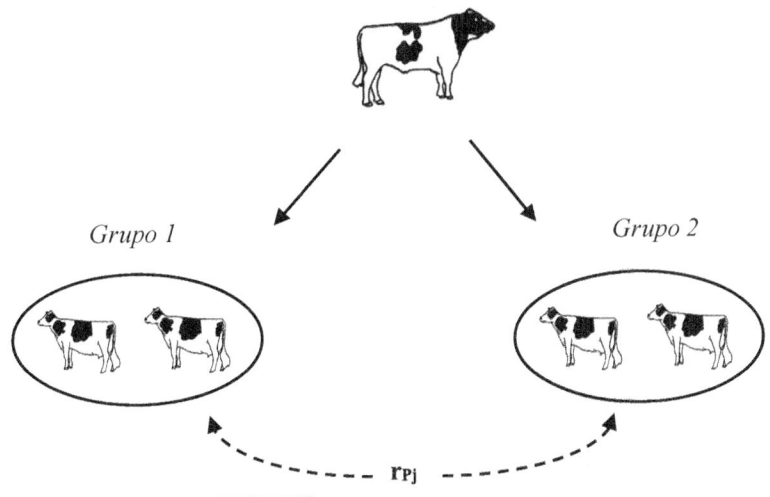

---

[3] Por razones logísticas y de costes, todos los machos que nacen no pueden someterse a la prueba de progenie, sino solo una parte de ellos. Estos machos, en principio, serán descendientes de las mejores hembras y de los mejores machos de la generación anterior (véase el Capítulo 15).

En la Figura 14.4. vamos a admitir que tenemos dos grupos aleatorios de hijas del toro, y queremos obtener la correlación entre los respectivos registros de producción (que será nuestro valor estimado de r_{Pj}). En este caso, podemos calcular la correlación entre los dos grupos como:

$$r_{Pj} = \frac{Cov(P_1.P_2)}{\sigma_{P1}.\sigma_{P2}} = \frac{a_{1,2}\sigma_A^2}{\sigma_P^2} = \frac{1}{4} \cdot \frac{\sigma_A^2}{\sigma_P^2} = \frac{1}{4}h^2 \tag{10}$$

Esta simplificación ocurre porque el numerador de la expresión es igual a $a_{ij}\sigma_A^2$ (véase expresión (2) del Capítulo 13), que en este caso corresponde a ¼ σ_A^2 ya que las novillas son PHS. Por otro lado, el denominador representa el producto de las desviaciones típicas fenotípicas de uno u otro grupo de hijas del toro, y en este caso, como no hay diferencias esperadas en la variabilidad de las hijas del toro, admitimos $\sigma_{P1}=\sigma_{P2}$.

Sabiendo que el parentesco entre el toro y las hijas es igual a 1/2, podemos entonces aplicar la expresión (2) al caso del test de descendencia, que asume la forma:

$$b_{A.P} = \frac{n\,h^2\left(\dfrac{1}{2}\right)}{1+(n\text{-}1)\left(\dfrac{1}{4}\right)h^2} \tag{11}$$

que, luego de algunas simplificaciones, puede ser expresada como:

$$b_{A.P} = \frac{2\,n\,h^2}{4+(n\text{-}1)\;h^2} \tag{12}$$

y la precisión de selección, obtenida por la expresión (3), será:

$$r_{A.P} = \sqrt{\frac{n\,h^2}{4+(n\text{-}1)\;h^2}} \tag{13}$$

Siendo así, el valor genético del toro sometido al test de descendencia puede ser estimado como:

$$\hat{A}_i = b_{A.P}(P_j - \mu) \tag{14}$$

en que $(P_j - \mu)$ es el desvío de producción de las hijas del toro relativamente a sus contemporáneas de establo.

Tal como habíamos visto en el Capítulo 11, podemos estimar un intervalo de confianza del valor genético real como:

$$IC = \hat{A} \pm t_\alpha\sqrt{(1-r_{AP}^2)\;\sigma_A^2} \tag{15}$$

Para ejemplificar, consideremos los datos de tres toros colocados en test de descendencia, como en el Ejemplo 14.2.

Ejemplo 14.2.

Se sometieron a prueba de progenie tres toros Holstein, cuyas hijas tuvieron los resultados productivos que se resumen en el siguiente cuadro (donde n representa el número de hijas/toro y la desviación de producción es la diferencia entre las medias de producción ajustada de las hijas en relación a las contemporáneas en el mismo establo y época de parto. Partimos del principio de que $h^2=0.25$ y que $\sigma_P=848.5$ kg.

Utilizando las expresiones (12) a (14), fue estimado el valor genético y la precisión para cada uno de los toros.

Toro	n	Desvío prod. hijas	b_{AP}	$\hat{A}$	r_{AP}
A	10	3 500	0.80	2 800	0.63
B	50	2 500	1.54	3 850	0.88
C	100	500	1.74	870	0.93

Por ejemplo, para el toro A los cálculos fueron:

$$b_{AP} = \frac{10(0.25)(0.5)}{1+(10-1)(0.25)(0.25)} = 0.80 \qquad \hat{A}_A = 0.8\,(3\,500) = 2\,800 \text{ kg}$$

$$r_{AP} = \sqrt{\frac{1}{2}(0.8)} = 0.63$$

Se verifica por el cuadro que el toro con mayor valor genético estimado es B, que tiene un desvío de producción de las hijas y precisión de evaluación intermedios. El toro A, a pesar de tener un desvío en la producción de las hijas más elevado, tiene pocas hijas, por lo que su valor genético acaba siendo penalizado.

Una forma posible de comparar los resultados de los tres toros es construir para cada uno de ellos un intervalo de confianza del valor genético real, aplicando la expresión (15). Para ello lo primero sería calcular la varianza genética:

$$\sigma_A^2 = (0.25)(848.5)^2 = 180\,000$$

El intervalo de confianza a 95% para el toro A sería entonces:

$$IC = 2\,800 \pm (1.96)\sqrt{(1-0.63^2)\,180\,000} = [2\,154 \qquad 3\,446]$$

La representación del IC de los 3 toros sería la que se encuentra en el gráfico siguiente, que confirma la superioridad del toro B, y la solidez de esta afirmación.

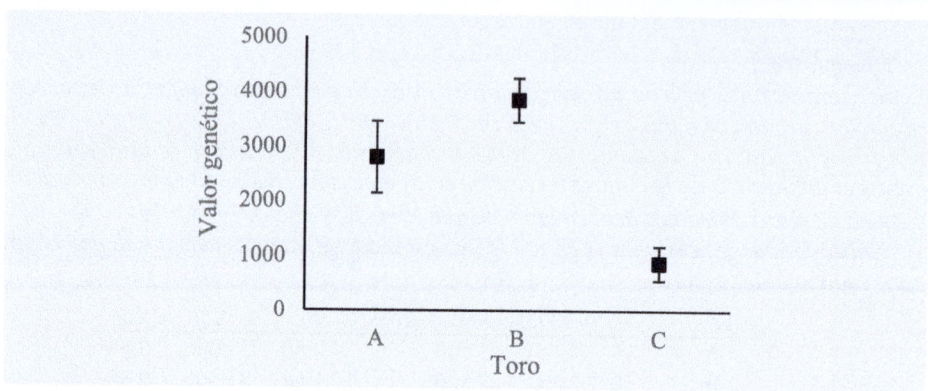

Una duda legítima es la de saber qué criterios utilizar en la elección de semen para mejorar determinada característica en un efectivo. En general, la elección del semen deberá basarse en el valor genético estimado de los toros disponibles, con poca (o eventualmente ninguna) atención dada a la precisión de evaluación. Esto resulta de:

- el valor de cría estimado del toro ya refleja la cantidad de información utilizada en su evaluación (ya que n se incluye en el cálculo de $b_{A.P}$); la precisión refleja el rigor de la evaluación (función de n y h^2), y considerar estos factores por segunda vez al elegir el semen en función de la precisión, penalizaría injustificadamente a los toros con menos información. Esto sucede porque la desviación de la producción de las hijas, está ponderada por un factor que ya toma en cuenta la cantidad de información disponible, y el valor genético estimado es más "empujado" hacia 0 cuanta menos información existe; tomar en cuenta la precisión además del valor genético es, de alguna manera, redundante.

- considerar la precisión de la evaluación de un toro en la elección de semen tiene más que ver con la aversión al riesgo que con otros factores. En esta perspectiva, un toro con baja precisión probablemente tenga un valor genético estimado más alejado de su valor genético real, por lo que es probable que con elementos adicionales (pruebas futuras) los resultados sean diferentes. Pero esta diferencia puede ser hacia arriba o hacia abajo, es decir, la probabilidad es la misma de que en la prueba futura el valor estimado sea mayor o menor que en la actual. En un toro con alta precisión de evaluación, es poco probable que en las futuras pruebas el valor estimado sea muy diferente.

14.4.2. Respuesta esperada a la selección

Con base en el conocimiento de la precisión e intensidad de selección obtenidas con un esquema de selección dado, podemos optimizar la respuesta esperada (como veremos con más detalle en el Capítulo 15). Supongamos, a modo de ejemplo, que tenemos un esquema de testaje que permite registrar anualmente las producciones de 1 000 hijas de toros en prueba, y queremos seleccionar 5 toros/año. Tenemos varias posibilidades para elegir estos toros, y podemos preguntarnos, por ejemplo, si sería preferible probar:

1) 50 toros con 20 hijas/toro
2) 20 toros con 50 hijas/toro.

Las intensidades de selección en uno u otro caso serán:

$$p_1= 5/50 \Rightarrow i=1.755 \qquad\qquad p_2= 5/20 \Rightarrow i=1.271$$

y la precisión de selección correspondiente será:

$$r_{AP_1} = \sqrt{\frac{20(0.25)}{4+19(0.25)}} = 0.756 \qquad\qquad r_{AP_2} = \sqrt{\frac{50(0.25)}{4+49(0.25)}} = 0.877$$

Podemos así concluir que el producto ($i\ r_{AP}$) sería igual a 1.327 en el primer caso y 1.115 en el segundo caso. Así, desde el punto de vista del progreso genético obtenido, sería más ventajoso el test de 50 toros con menos hijas por toro.

Naturalmente, cuanto mayor sea el número de descendientes de un macho, mayor será la precisión de selección obtenida y (ignorando el posible impacto en la intensidad de la selección y en el intervalo de generaciones) mayor será la respuesta a la selección. La Figura 14.5 muestra la relación entre el número de descendientes medidos y la precisión de selección correspondiente, admitiendo cuatro posibles valores de h².

Figura 14.5. *Evolución de la precisión de selección con el número de descendientes y h² (0.1, 0.25, 0.4 y 0.55).*

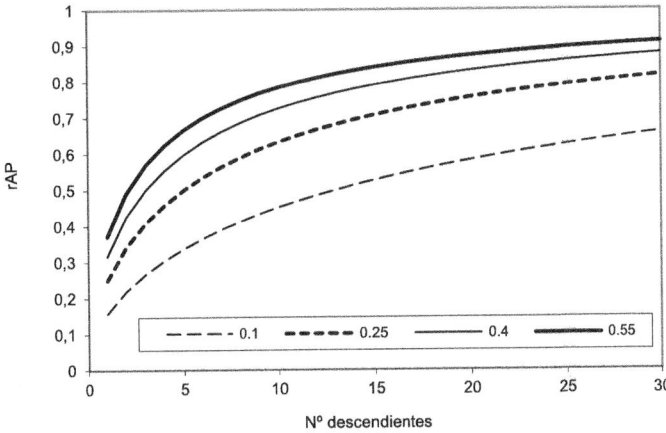

Note que cada descendiente adicional contribuye a aumentar r_{AP}, pero este aumento es proporcionalmente más elevado cuando la heredabilidad es baja.

En cuanto a la selección individual (SI), y asumiendo que la intensidad de selección y el intervalo de generaciones son idénticos (lo que generalmente no es cierto), el test de descendencia (TD) será interesante si $r_{AP(TD)} > r_{AP(SI)}$. Esto implica que, para valores h^2 de 0.1, 0.5 y 0.8, esa condición se verifica con 5, 7 y 16 descendientes, respectivamente. Así podemos concluir que, cuando la heredabilidad es alta, se necesita un mayor número de descendientes para tener interés en el test de descendencia; esto sucede porque, en este caso, el fenotipo del individuo ya es un buen indicador de su valor genético, y no existe una gran ventaja en utilizar información de la descendencia.

En caso de que un macho tenga n hijas con una media de m registros cada una, la evaluación genética debe tener en cuenta toda esta información. Para ello, tendremos que empezar por calcular lo que a veces se llama *heredabilidad de m registros*, y obteniendo después el $b_{A.P}$ correspondiente:

$$h_m^2 = \frac{m \, h^2}{1 + (m-1) \, r_e} \tag{16}$$

y vamos entonces a calcular el b_{AP} para estimar el valor genético del toro según la expresión (12) teniendo en cuenta esta "heredabilidad de m registros":

$$b_{A.P} = \frac{2 \, n \, h_m^2}{4 + (n-1) \, h_m^2} \tag{17}$$

En resumen, el test de descendencia es especialmente útil en caracteres limitados a un sexo y caracteres con baja heredabilidad. El aumento en la precisión de selección logrado con el test de descendencia deberá ser suficiente para compensar la reducción en la intensidad de selección y el aumento en el intervalo generacional que resulta de él. Este aumento en el intervalo generacional se produce principalmente en los machos sometidos a prueba y se traduce en un intervalo medio que es, en el mejor de los casos, de unos 6 años en los machos seleccionados después del test de descendencia (véase el Capítulo 20). Como veremos más adelante, la selección genómica permite seleccionar toros a una edad mucho más joven, sin necesidad de esperar a la terminación de la lactancia de las hijas, lo que permite una reducción sustancial del intervalo generacional, con un aumento del progreso genético anual.

14.4.3. Aspectos generales del test de descendencia

En principio, la estimación del valor genético de un macho, obtenida por el test de descendencia, asume que el semen del macho se utilizó al azar en una población de vacas, es decir, que no hubo apareamiento preferencial. Si el semen de un macho se usara exclusivamente en las mejores vacas del rebaño, el valor genético del toro en cuestión, naturalmente, se sobrestimaría. Este problema puede, por lo menos teóricamente, ser superado si el valor genético de las vacas se tiene en cuenta en la evaluación del toro, como es el caso en el BLUP - Modelo Animal, discutido más adelante.

Para clarificar la terminología, mencionamos que las pruebas de toros Holstein norteamericanos vienen expresadas en PTA (Predicted Transmitting Ability, igual a ½ Â), y que en algunos países esta es llamada "Diferencia Esperada en la Progenie" (DEP). La precisión de evaluación de los toros era anteriormente conocida como *repeatability* (expresión poco feliz por la confusión que genera) y fue entonces cambiada a *reliability* (que corresponde a r^2_{AP}).

Normalmente, las hijas de un toro se distribuyen de forma heterogénea en varios establos y tienen diferentes números de contemporáneas con las que se comparan en cada establo. Por eso, en la expresión para obtener el coeficiente de regresión o la precisión de evaluación de un toro, normalmente no se utiliza el número real de hijas (n) sino el número de **hijas efectivas** (N). Admitiendo que el toro tiene n_i hijas en un establo y estas tienen n_j contemporáneas con las cuales son comparadas, y los registros son obtenidos en un total de k establos, el número de hijas efectivas del toro puede ser obtenido como:

$$N = \sum_k \frac{n_i\, n_j}{n_i + n_j} \qquad (18)$$

siendo N después utilizado en el lugar de n en las expresiones que permiten obtener b_{AP} y r_{AP}. Normalmente, es preferible que el toro tenga las hijas distribuidas por muchos establos, a la alternativa de tener muchas hijas concentradas en pocos establos.

Las comparaciones legítimas entre animales con información obtenida de diferentes establos asumen que estos están conectados genéticamente, es decir, que existe el uso de toros comunes por los diferentes establecimientos. Por ello, muchas veces se utilizan toros de referencia que son usados en los diferentes establos, lo que permite establecer las correspondientes conexiones genéticas. Por ejemplo, considere el diagrama que se muestra en la Figura 14.6. En el escenario inicial, el toro A se utilizó exclusivamente en el establo 1, el toro B en el 2 y el toro C en el 3. En este caso, no sería posible establecer una comparación legítima entre el mérito genético de los tres toros, ya que cada uno de ellos está confundido con uno de los establos. El problema se resuelve cuando se introduce un toro de referencia, utilizado simultáneamente en los tres establos, que se convierte en la base de comparación entre todos los demás toros, que así se vuelven comparables.

Está claro que, estas conexiones genéticas también se pueden establecer mediante el uso de varios toros de referencia (y no solo uno), o mediante la existencia de vínculos de parentesco entre los distintos establos. El principio referido aquí en relación con los establos se aplica de manera idéntica a otras unidades de manejo (años, épocas de parto, etc.) que también deben estar genéticamente conectadas, es decir, tener toros comunes utilizados o animales emparentados en las diferentes unidades de manejo.

Figura 14.6. *Establecimiento de conexiones genéticas entre establos mediante el uso de un toro de referencia.*

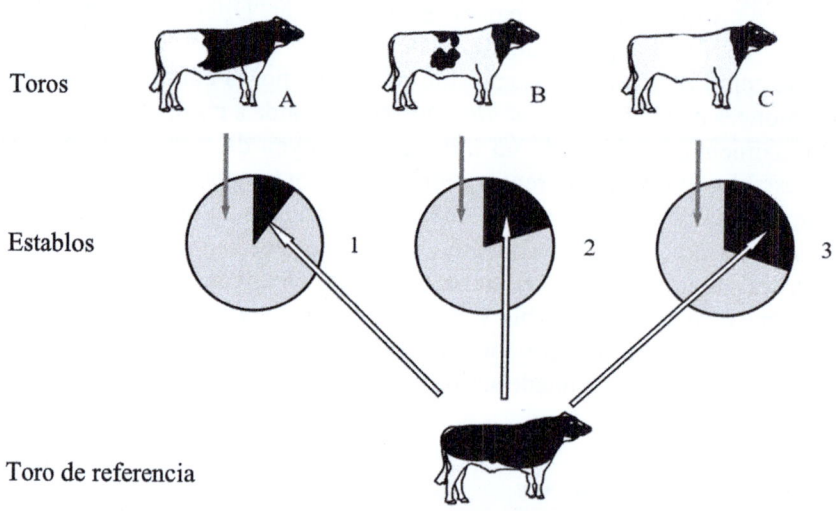

Normalmente en bovinos lecheros se asume que es necesario aplicar de 5 a 10 dosis de semen para obtener una lactancia válida en una hija de un toro (reducción gradual de los datos disponibles por fertilidad a la inseminación, mortalidad de los animales, lactancias incompletas, pérdida de información, etc.). Esto implica que un programa de pruebas de descendencia debe contar con el apoyo de un gran efectivo de soporte si se quieren lograr niveles aceptables de precisión e intensidad de selección.

14.5. Registros en los ascendientes

La selección por la ascendencia es practicada con mucha frecuencia en mejoramiento animal, aunque sea siempre menos eficiente que la selección individual. Es sin embargo útil, por ejemplo, en caracteres expresados en un solo sexo o si el animal tuviera que ser seleccionado en una fase precoz, antes de poder ser medido para la característica en cuestión.

El enfoque depende un poco de si los ascendientes que servirán de fuente de información para la selección de las crías ya tienen evaluación genética o no.

14.5.1. Ascendientes con evaluación

En este caso el valor genético del individuo puede ser obtenido como:

$$\hat{A}_{ind} = \frac{1}{2} \left(\hat{A}_{padre} + \hat{A}_{madre} \right) \tag{19}$$

y la precisión de selección correspondiente será:

$$r_{AP} = \frac{1}{2} \sqrt{r^2_{AP_{Padre}} + r^2_{AP_{Madre}}} \qquad (20)$$

En ocasiones se dispone de evaluación genética del padre y del abuelo materno (por ejemplo, en los catálogos de semen), y esta información se puede utilizar en la selección de animales todavía sin registro; tal es el caso de elegir machos jóvenes para someterlos a pruebas de descendencia en razas de bovinos lecheros. En este caso, se usa el llamado *índice de pedigrí*, de la forma:

$$\hat{A}_{ind} = \frac{1}{2} \hat{A}_{padre} + \frac{1}{4} \hat{A}_{abuelo\ paterno} \qquad (21)$$

14.5.2. Ascendientes sin evaluación

La selección basada en la ascendencia es quizás la forma más común de selección en muchos caracteres, donde el animal se elige para la reproducción en función del registro de la madre o el padre. Este es el caso, por ejemplo, cuando utilizamos la información de la madre para seleccionar animales de reemplazo en la selección para la prolificidad en los porcinos, para la producción de leche en las ovejas, para el intervalo entre partos en bovinos de carne, etc.

En esta selección por la ascendencia, se aplica directamente la expresión (2) para poder obtener b$_{AP}$. Si, por ejemplo, tuviéramos un registro en la madre, sustituyendo los valores en (2), el valor genético del hijo puede ser estimado como:

$$b_{AP} = \frac{1}{2} h^2 \qquad (22)$$

$$\hat{A}_{hijo} = \frac{1}{2} h^2 \ (P_{madre} - \mu) \qquad (23)$$

$$r_{AP} = \sqrt{\left(\frac{1}{4}\right) h^2} \qquad (24)$$

Estos resultados pueden ser usados para estimar la respuesta a la selección cuando se utiliza como fuente de información el registro en uno de los progenitores, como en el Ejemplo 14.3.

Ejemplo 14.3.
Pretendemos practicar la selección para la prolificidad en porcinos, seleccionando lechones macho y hembra nacidos en las camadas más grandes (que corresponde a un registro en la madre, ya que el tamaño de la camada en la que nace un lechón es una característica esencialmente materna).

Para la prolificidad, partimos del principio que $h^2=0.10$ y $\sigma_P=2.0$. Consideramos también, para simplicidad, que los machos y las hembras solo son usados en un ciclo, cuando tienen un año, por lo que n=1 y L=1.

Admitimos que tenemos 100 cerdas paridas/año, que producen 400 lechones de cada sexo disponibles para selección. Anualmente seleccionamos 8 machos y 120 hembras. Consecuentemente, las proporciones seleccionadas y las correspondientes intensidades de selección son:

$$p_m = 8/400 = 0.02 \qquad\qquad p_h = 120/400 = 0.3$$

$$i_m = 2.421 \qquad\qquad i_h = 1.159$$

por lo que la intensidad media será:

$$i = 1.79$$

La precisión de selección en este caso (en que vamos a seleccionar los animales con base en un único registro de la madre) puede ser obtenida como:

$$r_{AP} = \sqrt{\left(\frac{1}{2}\right)\left(\frac{1}{2}\right)(0.10)} = 0.158$$

Y la desviación típica genética como:

$$\sigma_A = \sqrt{0.10}\;(2.0) = 0.632$$

Consecuentemente, la respuesta esperada a la selección puede ser cuantificada como:

$$\Delta G / a\tilde{n}o = \frac{i r_{AP}\sigma_A}{L} = \frac{(1.79)\,(0.158)\,(0.632)}{1} = +0.18 \text{ lechones/año}$$

Por lo tanto, la selección para la prolificidad, usando como criterio el tamaño de la camada en que los lechones nacen, permitiría una respuesta anual de casi 0.2 lechones por camada.

Podríamos también explorar la opción de que las cerdas tengan partos dos veces por año, recalculando entonces ΔG/año, teniendo en cuenta las alteraciones en la r_{AP}, intensidad de selección e intervalo generacional. Naturalmente que cuando b_{AP} es calculado en función de 2 registros en la madre, habrá que considerar n=2, $a_{ij}=1/2$ y $r_{Pj}=r_e$.

14.6. Registros en los colaterales

Los principios descritos para los ascendientes también se aplican a los colaterales (hermanos plenos, medio-hermanos, etc.), pero debiendo considerar en el cálculo de b_{AP} el número de colaterales tomados en cuenta (n) y el grado de parentesco de estos con el individuo cuyo valor genético queremos estimar. Un problema que puede surgir, pero que no abordaremos aquí, es que la covarianza entre hermanos completos puede ser mayor debido a factores no solo relacionados al valor genético respectivo, sino a efectos genéticos no aditivos e influencias ambientales comunes (caso de lechones de la misma camada). En este caso la interpretación de estos efectos es, en parte, similar a la presentada para registros repetidos en el mismo animal.

Para saber más...

Cameron, N.D. 1997. Selection indices and prediction of genetic merit in animal breeding. CABI Publishing.

Turner, H.N., S.S.Y. Young. 1969. Quantitative genetics in sheep breeding. Macmillan of Australia.

Van Vleck, L.D., E.J. Pollak, E.A.B. Oltenacu. 1987. Genetics for the Animal Sciences. W. H. Freeman and Co.

Van Vleck, L.D. 1993. Selection index and introduction to mixed model methods. CRC Press.

15. Selección en esquemas más complejos

15.1. Generalización de la respuesta esperada a la selección
15.2. Consideración de diferentes vías de selección
   15.2.1. Respuesta esperada con diferentes vías de selección
15.3. Características afectadas por efectos maternos

15.1. Generalización de la respuesta esperada a la selección

En diversas situaciones, las expresiones que hasta este momento se han indicado para estimar la respuesta a la selección son demasiado simplistas, ya que no representan correctamente la selección practicada. Por ejemplo, si la precisión e intensidad de selección son diferentes en machos y hembras, la respuesta esperada se puede representar como:

$$\Delta G / a\tilde{n}o = \frac{\frac{1}{2}\left(r_{AP_m}\, i_m + r_{AP_h}\, i_h\right)\sigma_A}{\frac{1}{2}\left(L_m + L_h\right)} \tag{1}$$

Sin embargo, hay muchos casos en los que la selección se practica en diferentes niveles de un programa global de mejoramiento, con precisión, intensidad e intervalo generacional posiblemente diferentes, por lo que hay que tomar en consideración esas diferentes etapas de la selección.

15.2. Consideración de diferentes vías de selección

Consideremos el ejemplo de un test de descendencia convencional, como se practica frecuentemente en rumiantes lecheros, que se encuentra representado en la Figura 15.1. En este escenario, el programa de selección se basa en un ciclo que se inicia con el reclutamiento por ascendencia (hijos de padres y madres excepcionales) de machos para ser sometidos a test de descendencia, que luego serán indexados de acuerdo con los resultados productivos de sus hijas. En función del test de descendencia, los machos excepcionales (con mejor resultado productivo/funcional de las hijas) son reclutados para ser padres de los machos para ser colocados en test en la próxima generación, luego del apareamiento con las hembras excepcionales del grupo controlado, y el ciclo se renueva así en cada generación. Los restantes machos que son aprobados en el test de progenie serán utilizados como padres de hembras, al aparearse con hembras de mayor nivel genético (aunque no excepcional) del grupo controlado, que son seleccionadas como madres de hembras.

En este escenario tenemos que considerar cuatro posibles vías de selección (con diferente intensidad y precisión de selección), a saber:

- selección de machos que serán padres de machos de sustitución (PM)
- selección de hembras que serán madres de machos de sustitución (MM)
- selección de machos que serán padres de hembras de sustitución (PH)
- selección de hembras que serán madres de hembras de sustitución (MH)

Figura 15.1. *Diagrama representativo de un esquema de selección en rumiantes productores de leche, basado en el test de descendencia, con indicación de las etapas en que se seleccionan los padres de machos (PM), padres de hembras (PH), madres de machos (MM) y madres de hembras (MH). Las líneas continuas representan apareamientos; las líneas de puntos representan la transición de animales entre grupos; la línea de trazos representa la utilización de la información para fines de selección.*

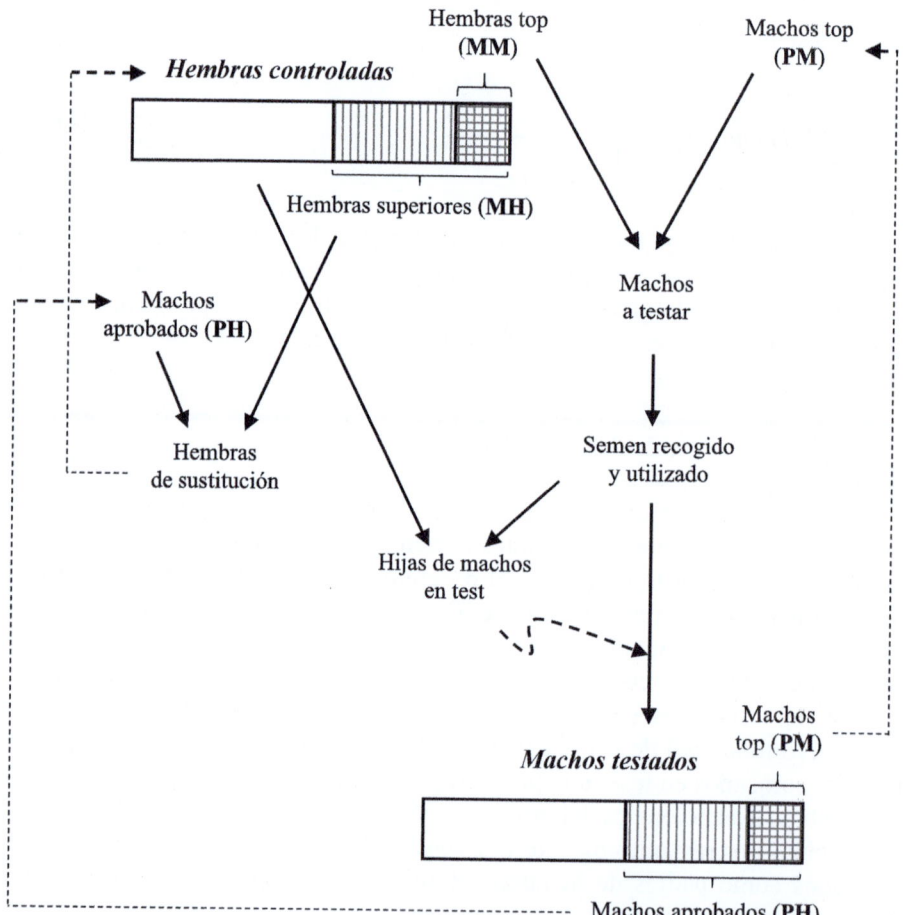

En el escenario de la Figura 15.1, hay varios puntos en el ciclo donde la selección es practicada de una forma diferente. En consecuencia, la respuesta esperada a la selección debe tener en cuenta la selección practicada en estas distintas etapas, ya que cada una de ellas tiene especificidades, por ejemplo, en relación a la intensidad y precisión de selección que se consiguen, así como al intervalo de generaciones.

15.2.1. Respuesta esperada con diferentes vías de selección

En un esquema de selección como el que se representa en la Figura 15.1, es necesario considerar los diferentes puntos del circuito donde la selección se practicará y el impacto que estos pueden tener en la respuesta global. Por ejemplo, los machos sometidos a la prueba de descendencia se seleccionan con cierta precisión (que resulta del número de hijas utilizadas en la prueba de descendencia) y, por otro lado, contribuyen a alargar el intervalo generacional, como consecuencia del número de años necesarios para obtener la información sobre la descendencia. Las hembras, por otro lado, se seleccionan en función de su propio registro, posiblemente con menos precisión de selección, pero con un intervalo generacional más corto. Por otro lado, la intensidad de selección obtenida en cada una de las cuatro etapas en las que se practica la selección es diferente, ya que la proporción seleccionada es mucho menor y, por tanto, la intensidad de selección es mayor en los PM cuando se compara con los PH, pues se necesitan menos padres para obtener machos de reemplazo que para obtener hembras de reemplazo. La situación es similar cuando comparamos MM con MH, donde constatamos la necesidad de un menor número requerido de madres de machos que de hembras.

En una situación con cuatro rutas de selección como la descrita, la respuesta esperada anualmente a la selección se puede obtener como:

$$\Delta G / a\tilde{n}o = \frac{\Delta_{PM} + \Delta_{MM} + \Delta_{PH} + \Delta_{MH}}{L_{PM} + L_{MM} + L_{PH} + L_{MH}} \tag{2}$$

en que la respuesta en cada componente puede ser obtenida en función de la intensidad y precisión de selección en ese componente, así como de la variabilidad genética. Por ejemplo, la respuesta esperada en la selección de padres de machos puede ser calculada como:

$$\Delta_{PM} = i_{PM} \, r_{AP_{PM}} \, \sigma_A \tag{3}$$

en qué i_{PM} y $r_{AP_{PM}}$ son, respectivamente, la intensidad y precisión de selección en los padres de machos de sustitución y L_{PM} es el intervalo de generaciones para los mismos individuos. El mismo principio puede ser aplicado a las restantes vías de selección.

Un aspecto que queda claro en este modelo es que los factores que pueden resultar en un aumento de la intensidad de selección en una determinada vía, en principio, conducirán a una mayor contribución de ese grupo específico al progreso genético de toda la población. Por ejemplo, una tecnología que permita tener menos hembras destinadas a producir machos y hembras de reemplazo (logrando así una mayor intensidad de selección) debería permitir un mayor progreso genético, y este es el caso si tenemos un sistema que permita tener menos hembras reservadas a la producción de embriones, que luego darán origen a animales de sustitución. Esto es lo que sucede cuando, por ejemplo, usamos la ovulación múltiple y transferencia de embriones o el sexado del semen, donde podemos tener un número menor de hembras seleccionadas para producir descendencia, y así tenemos un gran potencial para incrementar la intensidad de selección en las vías MM y MH.

De igual forma, factores que pueden contribuir a una mayor precisión de selección (mayor número de hijas de los machos, incorporación de información de parientes, información genómica, etc.) también pueden resultar en un aumento de la respuesta esperada en la vía de selección correspondiente, y lo mismo ocurre si conseguimos una reducción del intervalo generacional. Como ya hemos visto en el caso de esquemas de selección más simples, a menudo es necesario conciliar los diferentes componentes de la respuesta a la selección, ya que a menudo existe antagonismo entre los diversos factores en juego. Por ejemplo, una mayor precisión de selección en un test de descendencia puede conducir a un alargamiento del intervalo generacional, por lo que habrá que encontrar la combinación óptima entre los diferentes factores.

En el Ejemplo 15.1. se presenta el caso de un programa de selección en cabras lecheras para ilustrar cómo se pueden aplicar los principios desarrollados aquí para predecir la respuesta a la selección.

Ejemplo 15.1.

Una raza caprina tiene un rebaño de 10 000 cabras sometidas a control lechero. El programa de selección tiene como objetivo mejorar la producción de leche y utiliza la inseminación artificial y el test de descendencia.

Admitimos el siguiente escenario:

Hembras
- 10 000 cabras en control lechero, todas sometidas a IA[1]
- 20% de las inseminaciones son con semen de reproductor joven en test.
- La distribución etaria de las cabras es uniforme (2, 3, 4, 5, 6 años).
- Tasa de sustitución anual = 20% (sustitución de todas las cabras cuando alcanzan los 7 años).
- Resultados de la IA: Fertilidad = 60%; Prolificidad = 1.5.
- Sobrevivencia de los cabritos = 80%.

---

[1] Las cabras que no quedan preñadas en la IA se someten a un apareamiento natural para garantizar que parirán y producirán leche. Sin embargo, los descendientes no se seleccionan, por lo que este grupo no tiene ningún impacto en la respuesta a la selección.

Machos

- 25 machos seleccionados anualmente para entrar en el Centro de inseminación artificial (CIA); de estos, 5 son retirados[2] antes del test de descendencia (TD).

- 20 machos/año sometidos a TD, de los cuales los 5 mejores son seleccionados.

- Primera recolección de semen a los 7 meses; resultados de TD cuando el macho tiene 4 años.

- Los machos seleccionados se mantienen en el CIA durante 3 años; en total hay 15 machos seleccionados mantenidos en el CIA (con 4, 5, 6 años).

La estructura de esta población (y el respectivo flujo de animales) se muestra en la siguiente figura.

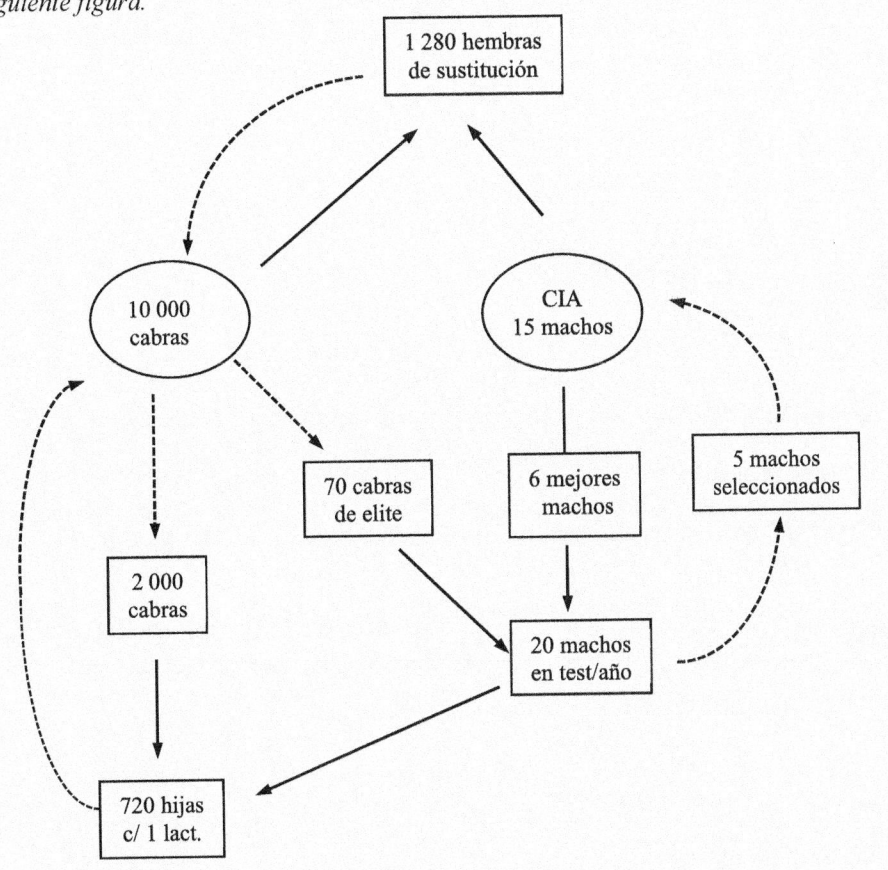

- Se admitió que el carácter seleccionado era la producción lechera, con:
  - $h^2 = 0.3$
  - $r_e = 0.4$
  - $\sigma_P = 50$ litros
  - $\sigma_A = \sqrt{0.3}\,(50) = 27.4$

---

[2] Rechazo por no cumplir con los mínimos en cuanto a características seminales, valor genético actualizado en el momento, morfología, etc.

La selección practicada en las 4 vías de selección puede resumirse como sigue.

Madres de machos

Las hembras son seleccionadas de acuerdo con la producción media en las 2 primeras lactaciones.

Queremos seleccionar las mejores cabras para producir los 25 machos que pretendemos reclutar, para elegir entre estos 20 machos/año para ser colocados en TD.

Para ello elegiremos las mejores 70 hembras del rebaño:

$$70 \times 0.6 \ (Fert.) \times 1.5 \ (Prolif.) \times 0.8 \ (Sobrev.) \times 0.5 \ (Machos) = 25$$

- Seleccionar 70 hembras entre las 6 000 cabras con 4, 5, 6 años corresponde a, anualmente, seleccionar las 24 mejores cabras de las 2 000 que terminan la segunda lactación (y que quedan a partir de entonces como madres de machos).

En estas condiciones, en la vía MM tenemos:

$$p = 24/2\,000 \qquad \Rightarrow \qquad i = 2.665$$

Como tenemos 2 lactaciones por cabra:

$$r_{AP} = \sqrt{\frac{2(0.3)}{1+(1)(.04)}} = 0.655$$

por lo que la respuesta obtenida en esta vía será:

$$\Delta_{MM} = i_{MM} \ r_{AP_{MM}} \sigma_A = (2.665)\,(0.655)\,(27.4) = 47.8$$

y la edad media de las cabras que producen los machos para TD es $L_{MM}=5$.

Padres de machos

- De los 20 machos colocados anualmente en TD, los 2 mejores son seleccionados como padres de los machos que van a ingresar a la prueba en el año siguiente

$$p = 2/20 \qquad \Rightarrow \qquad i = 1.755$$

- El semen de reproductores jóvenes se utiliza en el 20% del rebaño (2 000 cabras).

$$2\,000 \times 0.6 \times 1.5 \times 0.8 \times 0.5 = 720 \ \text{hijas nacidas de reproductor joven}$$

$$720 \ hijas/\ 20 \ machos = 36 \ hijas/\ macho \ en \ TD$$

$$r_{AP} = \sqrt{\frac{36(0.3)(0.5)}{1+(35)(0.25)(0.3)}} (0.5) = 0.86$$

En estas condiciones:

$$\Delta_{PM} = (1.755)\,(0.86)\,(27.4) = 41.35$$

Los machos activos en el CIA (padres de los machos a colocar en TD) tienen 4, 5, 6 años:

$$L_{PM} = 5$$

Padres de hembras

- Las hembras de reemplazo tienen dos orígenes:
- son hijas de machos en test (20%)

- *son hijas de machos ya testados (80%)*

- *Información para todos los machos basada en 36 hijas:*

$$r_{AP} = \sqrt{\frac{36(0.3)(0.5)}{1+(35)(0.25)(0.3)}(0.5)} = 0.86$$

- *Intensidad de selección*
  - *Padres de hembras ya testados:*

$$p = 5/20 \qquad \Rightarrow \qquad i = 1.271$$

  - *Padres de las hembras todavía siendo testados:*
    En esta etapa todavía no ha habido ninguna selección en machos, por lo que:

$$p = 20/20 \qquad \Rightarrow \qquad i = 0$$

  - *Globalmente, la intensidad de selección en esta vía es entonces:*
    $i_{PH} = (0.8)(1.271) + (0.2)(0) = 1.017$
- *En estas condiciones:*
  $\Delta_{PH} = (1.017)(0.86)(27.4) = 23.96$

- *Intervalo de generaciones:*

  Como para los casos anteriores, hay que distinguir entre los dos grupos:
  - *Machos testados - 4, 5, 6 años $\Rightarrow L = 5$*
  - *Machos en test - 1 año $\Rightarrow L = 1$*

  $L_{PH} = (0.8)(5) + (0.2)(1) = 4.2$

Madres de hembras
- *Sustitución anual de 2 000 hembras requiere 5 550 cabras inseminadas:*
  $5\,550 \times 0.6 \times 1.5 \times 0.8 \times 0.5 = 2\,000$ *cabras jóvenes*[3]

  $$p = 5\,550/10\,000 \qquad \Rightarrow \qquad i = 0.72$$
- *Cabras son evaluadas por todas las lactaciones que posean (media de 3):*

$$r_{AP} = \sqrt{\frac{3(0.3)}{1+(2)0.4}} = 0.707$$

- *En estas condiciones:*
  $\Delta_{MH} = (0.72)(0.707)(27.4) = 13.95$
  Cabras tienen 2, 3, 4, 5, 6 años:
  $L_{MH} = 4$

Los resultados pueden entonces ser resumidos como:

Vía	i	r_{AP}	Δ	L
PM	1.755	0.860	41.35	5
MM	2.665	0.655	47.80	5
PH	1.017	0.860	23.96	4.2
MH	0.720	0.707	13.95	4

---

[3] Son el resultado de hembras inseminadas por machos en test (720) y ya testados (1 280). Pero eso no cambia el resultado.

Por aplicación de la expresión (2) podemos entonces concluir que la respuesta esperada a la selección anualmente será:

$$\Delta G / \text{año} = \frac{41.35 + 47.80 + 23.96 + 13.95}{5 + 5 + 4.2 + 4} = 7.0 \text{ litros/año}$$

Note que, tanto en la situación general como en este ejemplo en particular:

- las vías PM y MM tienen el principal impacto en la respuesta conseguida a la selección.

- cualquier proceso que lleve a un aumento en la tasa de reproducción de las hembras puede resultar en una mayor intensidad y respuesta a la selección, sobre todo en la vía MM, ya que en esas circunstancias necesitamos menos hembras para producir machos para testaje (y por lo tanto estas hembras pueden tener un nivel genético superior).

- todos los cálculos son aproximados, ya que:

    - la precisión de la evaluación de los machos depende del número de hijas efectivas y no del número real.

    - esta precisión podría ser sustancialmente mayor con información de otros familiares, además de las hijas (por ejemplo, usando el BLUP - Modelo Animal).

- la incorporación de la información genómica en un esquema de selección de este tipo permite aumentar la respuesta a la selección, esencialmente por dos razones[4]:

    - reducción del intervalo generacional, particularmente en los machos.

    - aumento de la precisión de selección en los animales genotipados y en sus parientes.

El modelo de selección de cuatro vías que hemos estado utilizando en este capítulo, refleja de manera muy aceptable la selección practicada, no solo en el caso del test de descendencia, sino también en otros esquemas de selección en los que machos y hembras son seleccionados según criterios diferentes (como suele ser el caso). Este enfoque de selección de cuatro vías, aún se puede utilizar de forma retrospectiva para identificar puntos en el circuito donde la selección que se ha practicado puede no haber sido óptima, y donde exista la necesidad de introducir cambios para mejorar el progreso genético logrado.

También cabe señalar que todas las expresiones utilizadas anteriormente para estimar la respuesta a la selección son aproximadas, y corresponden al valor asintótico, es decir, el valor después de que el proceso de selección se ha

---

[4] Los resultados de la primera década de selección genómica en bovinos lecheros indican que la respuesta a la selección ha mejorado mucho y se logró principalmente por los dos factores mencionados.

estabilizado, no siendo necesariamente buenos indicadores de la respuesta esperada en las primeras generaciones de selección.

15.3. Características afectadas por efectos maternos

En la mayoría de los caracteres que hemos considerado hasta ahora, se asumió que la expresión fenotípica observada resultaba de los efectos de los genes que poseía el individuo, más los posibles efectos ambientales (temporales o permanentes) a los que estaba sujeto el carácter. Sin embargo, hay varias características, como el peso al destete, en las que hay una influencia materna importante, por ejemplo, a través de la cantidad y calidad de la leche que la madre pone a disposición de la descendencia, el instinto maternal que ella tiene, etc. Si consideramos el caso del peso al destete en bovinos, entonces podemos suponer que el peso observado de un ternero es el resultado de los genes que él posee para la capacidad de crecer (llamado efecto genético directo) y la capacidad de la vaca para proporcionarle un ambiente que favorezca o dificulte su crecimiento (llamado efecto genético materno). Naturalmente, el efecto genético materno de la vaca es el resultado de los genes que ella posee para la producción de leche, etc., pero actúa sobre el hijo como efecto ambiental, que promueve en mayor o menor grado su crecimiento.

El modelo general admitido para un carácter como, por ejemplo, el peso al destete, con efectos genéticos directos y maternos, se muestra en la Figura 15.2.

Figura 15.2. Representación de la influencia genética directa (a) y materna (m) en el peso al destete en bovinos. Las influencias ambientales están representadas por las flechas de trazos.

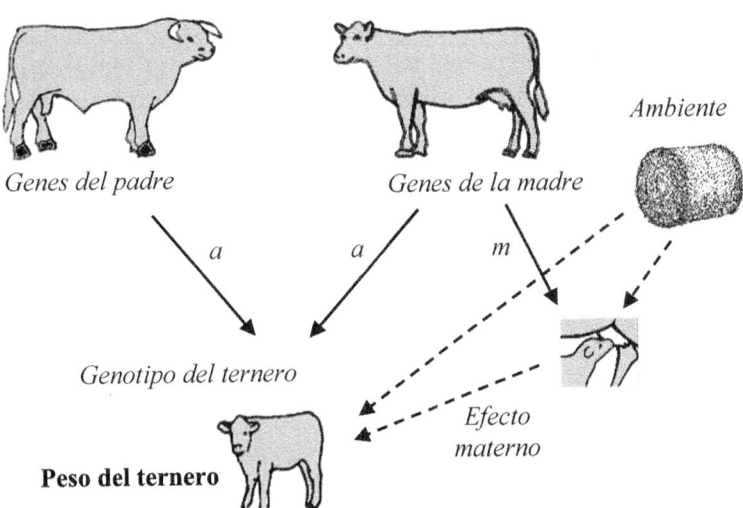

Verificamos en este ejemplo que, mientras que el padre solo contribuye al desarrollo de la cría con los genes asociados a efectos directos, la madre tiene una doble contribución, por el efecto directo que transmite a sus hijos, pero también por su capacidad genética para efectos maternos, que actúan como influencia en el ambiente que condiciona el desempeño del ternero.

Otra característica en la que se puede considerar la influencia de los efectos genéticos directos y maternos es la aparición de distocia en bovinos. En este caso, una mayor facilidad de parto se puede conseguir con un diámetro pélvico más amplio (componente materno) o con un ternero con un peso menor al nacer y una conformación menos compacta (componente directo). Aunque los dos factores contribuyen a que se produzca una mayor o menor facilidad de parto, está claro que son dos componentes muy diferentes, seguramente con diferentes influencias genéticas. En esta situación, podemos estar interesados en seleccionar toros que tengan hijas con parto fácil (el componente materno) o hijos con nacimiento fácil (el componente directo).

Como resultado de este modelo general, se admite que existe variabilidad genética para los dos componentes referidos, que puede ser cuantificada por la heredabilidad de los efectos directos (h_a^2) y maternos (h_m^2), de la siguiente forma:

$$h_a^2 = \frac{\sigma_a^2}{\sigma_p^2} \qquad (4)$$

$$h_m^2 = \frac{\sigma_m^2}{\sigma_p^2} \qquad (5)$$

en qué σ_a^2 y σ_m^2 son las varianzas genéticas para efectos directos y maternos, respectivamente, y σ_p^2 es la varianza fenotípica.

En este modelo, asumimos que los genes que afectan la capacidad de crecer (efecto directo) no son los mismos que los que afectan las características maternas (efecto materno), pero los dos grupos de genes pueden estar asociados, lo que se traduce en una correlación genética entre los dos componentes, representada como[5]:

$$r_{am} = \frac{Cov(a,m)}{\sigma_a \, \sigma_m} \qquad (6)$$

en que $Cov(a,m)$ es la covarianza entre los efectos genéticos directos y maternos.

---

[5] Esta correlación es a menudo negativa, pero no está claro hasta qué punto esto refleja un antagonismo real entre los efectos genéticos directos y maternos o es más bien el resultado de algún artificio estadístico, como consecuencia de un modelo que puede no traducir verdaderamente la realidad de los factores involucrados.

La forma en que puede desagregarse el mérito genético de un animal para los efectos genéticos directos y maternos en un caso muy simple se encuentra en el Ejemplo 15.2., donde se puede ver el peso medio de los hijos y nietos (por vía materna) de un toro (adaptado de Gama *et al.*, 2006)[6].

Ejemplo 15.2.

Supongamos que el toro Y fue apareado con un grupo grande de vacas y produjo un gran número de descendientes, que tuvieron una desviación de peso al destete de +10 kg en relación a sus contemporáneos. Las hijas del toro Y fueron después usadas en reproducción, y tuvieron un gran número de descendientes, cuyo desvío en el peso al destete en relación a los contemporáneos fue de + 8 kg.

Caso 1 *– información fenotípica sobre hijos del toro Y*

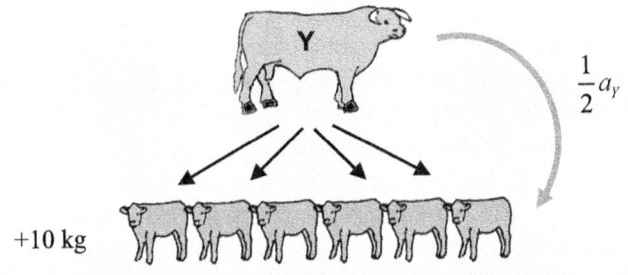

Caso 2 *– información fenotípica sobre nietos por vía materna del toro Y*

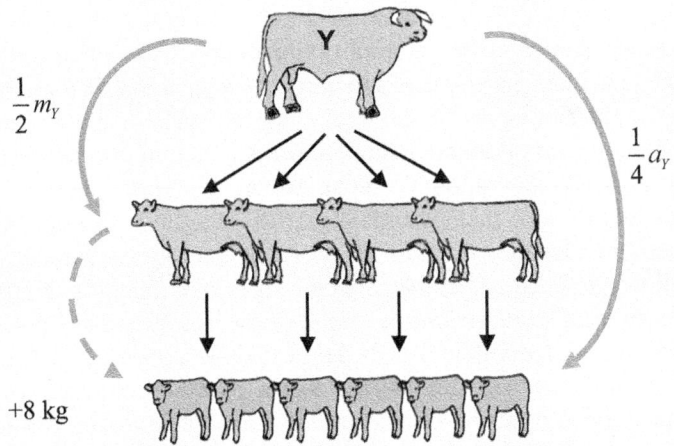

Esperamos que el toro Y transmita la mitad de su valor genético directo (a) a sus hijos y 1/4 a sus nietos. De su valor genético materno (m), esperamos que transmita 1/2 a sus hijas, quienes luego expresarán este valor materno como una influencia ambiental en sus hijos (nietos del toro Y).

---

[6] Gama, L.T., C.P. Matos, N. Carolino. 2006. Modelos Mistos em Melhoramento Animal. Direcção Geral de Veterinária.

Suponiendo que el toro Y tiene un número "muy grande" de hijos y nietos, podemos, a partir de los resultados del Caso 1, obtener una estimación de su valor genético directo, como:

$$+10 = \frac{1}{2} a_Y \qquad \Rightarrow \qquad a_Y = +20$$

Los resultados del Caso 2 permiten estimar el mérito genético de los efectos maternos (m), teniendo en cuenta lo ya calculado para los efectos directos:

$$+8 = \frac{1}{4} a_Y + \frac{1}{2} m_Y \Rightarrow 8 = \frac{1}{4}(20) + \frac{1}{2} m_Y \Rightarrow m_Y = +6$$

Concluiríamos entonces que el toro Y tiene un valor genético estimado de +20 kg para efectos directos y +6 kg para efectos maternos.

El caso muy simplificado del Ejemplo 15.2. solo pretende ilustrar cómo podemos desagregar la información obtenida en diferentes generaciones para estimar las influencias genéticas directas y maternas de un grupo de animales. Obviamente, cuando se trabaja con datos reales más completos, es necesario utilizar un modelo estadístico más elaborado, como el BLUP - Modelo Animal (ver Capítulo 16), que, además de varios efectos fijos importantes, también incorpora información del individuo y de todos sus parientes, para estimar los efectos genéticos directos y maternos.

El modelo con efectos genéticos directos y maternos que estamos considerando indica que la mejora de un carácter como, por ejemplo, el peso al destete, puede ser conseguida a través de la selección de cada uno de los componentes, y la importancia relativa atribuida a cada uno de ellos deberá ser ponderada apropiadamente. Por ejemplo, si estamos seleccionando el peso al destete en una raza que va a ser utilizada como raza paterna en un cruce terminal (por ejemplo, Limousine o Charolais), la selección deberá incidir casi exclusivamente en el componente genético directo, ya que esto se verá reflejado en los descendientes cruzados de esos toros. Por otro lado, si estamos seleccionando animales de raza pura, la importancia relativa de los componentes directos y maternos depende del número de veces que se expresará el carácter y de la variabilidad genética respectiva; sin embargo, en la mayoría de los casos de reproducción en raza pura se asume que el peso relativo dado a los efectos maternos debe ser alrededor del 50-60% del peso dado a los efectos directos[7]. Sin embargo, si se trata de una raza seleccionada para ser utilizada como línea materna en un cruce terminal, el peso atribuido a los efectos maternos debería ser más elevado.

Si estamos practicando la selección para el peso al destete y la opción es utilizar la información fenotípica del propio individuo (es decir, su peso al destete), aparentemente estamos ignorando la importancia de los efectos directos

---

[7] M. Wolfova, G. Nitter. 2004. Relative economic weights of maternal versus direct traits in breeding schemes. Livestock Production Science 88: 117–127.

y maternos, pero, de hecho, ellos están subyacentes a la selección practicada. En este caso de selección de un animal *i* por su peso al destete (P_i), la respuesta esperada por generación se puede cuantificar como:

$$\Delta G = h_T^2 \ (P_i - \mu) \tag{7}$$

en que h_T^2 es la "heredabilidad total" que corresponde a:

$$h_T^2 = \frac{\sigma_a^2 + 1.5 \ Cov(a,m) + 0.5 \ \sigma_m^2}{\sigma_p^2} \tag{8}$$

Consecuentemente, el peso al destete funciona como un "índice natural", que combina influencias genéticas directas y maternas, así como la respectiva covarianza, que, sin embargo, puede no reflejar el peso óptimo asignado a cada uno de los componentes. La recomendación generalmente aceptada es analizar la información con un modelo que incluya efectos genéticos directos y maternos, con el fin de estimar los valores genéticos respectivos para cada animal, y proceder a la selección sobre la base de estos componentes.

Para saber más…

Bourdon, R.M. 2014. Understanding animal breeding. (2nd Ed.) Pearson Education Limited.

Gama, L.T., C.P. Matos, N. Carolino. 2006. Modelos Mistos em Melhoramento Animal. Direcção Geral de Veterinária.

García-Ruiz, A., Cole, J.B., VanRaden, P.M., Wiggans, G.R., Ruiz-López, F.J., Van Tassell, C.P. 2016. Changes in genetic selection differentials and generation intervals in US dairy cattle as a result of genomic selection. Proc Natl Acad Sci. 113(28): E3995-4004

Minvielle, F. 1990. Principes d'Amélioration Génétique des Animaux Domestiques. INRA e Presses de l'Université Laval.

Rendel, J., Robertson, A., 1950. Estimation of genetic gain in milk yield by selection in a closed herd of dairy cattle. Journal of Genetics 50, 1-8

Van Tassell, C.P., Van Vleck, L.D., 1991. Estimates of genetic selection differentials and generation intervals for four paths of selection. Journal of Dairy Science 74, 1078-1086

Van Vleck, L.D. 1993. Selection Index and Introduction to Mixed Model Methods. CRC Press.

16. Índices de selección

16.1. Introducción

Hasta ahora hemos considerado situaciones en las que pretendemos mejorar un carácter, y vamos a estimar el valor genético para ese carácter y seleccionar individuos candidatos, tanto sobre la base de los registros de los propios individuos, como de sus familiares (ascendientes, descendientes, etc.).

Consideraremos ahora situaciones en las que pretendemos combinar, simultáneamente, varias fuentes de información (individuo y parientes, o incluso caracteres correlacionados), en un único índice que nos permita estimar el valor genético de un animal sobre la base de toda la información disponible.

Un índice de selección busca así combinar las diferentes fuentes de información que nos permitan predecir el mérito genético de un individuo, otorgando a cada fuente la ponderación adecuada. La metodología de los índices de selección es más fácil de desarrollar usando notación matricial, y el lector menos familiarizado con este tema puede consultar el Anexo 1, donde se presenta una breve introducción al álgebra matricial[1].

---

[1] Es también conveniente tener acceso a software que pueda ser utilizado en operaciones con matrices (Matlab, SAS/IML, Scilab, Winmat, etc.), aunque el Excel puede ser usado en situaciones muy simples.

16.2. Selección para un carácter: información sobre varios tipos de parientes

16.2.1. Metodología general de un índice de selección

Comencemos admitiendo que simultáneamente tenemos información disponible sobre el propio individuo, la madre, los medio-hermanos paternos, etc. Una forma posible (de hecho, la más adecuada) de combinar las diferentes fuentes de información es construir un **índice de selección**, de la forma general:

$$I = b_1 X_1 + b_2 X_2 + ... + b_n X_n$$

en que $X_1,..., X_n$ representan los valores fenotípicos (como desvío de la media) en las diferentes fuentes de información, y $b_1,..., b_n$ son los factores de ponderación a aplicar a cada una de esas fuentes de información.

El uso de un índice de selección como el mencionado anteriormente permite la obtención directa del valor genético estimado (es decir, $I_i = \hat{A}_i$ para el individuo i) y maximiza la probabilidad de una clasificación correcta de los individuos por su valor genético real, siempre que las ponderaciones sean correctamente calculadas y aplicadas.

El problema surge entonces en la obtención de las ponderaciones (b's) que se asignarán a cada una de las fuentes de información. Estos pesos pueden, en general, obtenerse de las siguientes expresiones, según la metodología desarrollada por Hazel (1943)[2]:

$$P b = g \implies b = P^{-1} g$$

en que:

b - vector de factores de ponderación a aplicar.

P - matriz de varianzas y covarianzas entre las fuentes de información fenotípica.

g - vector de covarianzas entre cada una de las fuentes de información fenotípica y el valor genético que queremos estimar.

Consideremos el Ejemplo 16.1., en que se representa una situación muy simple de desarrollo de las ponderaciones de un índice de selección.

Ejemplo 16.1.

Admitamos que pretendemos seleccionar para el peso de la lana en ovinos, y tenemos como fuentes de información el peso de vellón de dos borregos de un año, y el peso de vellón de las respectivas madres, según los datos resumidos en el cuadro siguiente. Queremos estimar el valor genético de cada uno de los borregos, considerando las informaciones disponibles.

Borrego	Peso del vellón		Peso del vellón	
	Individuo	Contemporáneos	Madre	Contemporáneas
A	3.0	2.8	4.0	3.2
B	3.5	2.8	3.5	3.2

---

[2] Hazel, L.N. 1943. The genetic basis for constructing selection indexes. Genetics 28: 476-490.

Queremos por lo tanto construir para cada uno de los borregos un índice de la siguiente forma:

$$I_A = b_1\,(3.0\text{-}2.8) + b_2\,(4.0\text{-}3.2)$$

$$I_B = b_1\,(3.5\text{-}2.8) + b_2\,(3.5\text{-}3.2)$$

El primer paso será la determinación de los pesos (b_1 y b_2) a aplicar a cada una de las fuentes de información. Admitamos que, para la producción de lana:

$$h^2 = 0.4 \qquad\qquad \sigma_P = 0.8$$

Comenzamos por construir la matriz P, cuyos elementos son las varianzas y covarianzas de las fuentes de información fenotípica utilizadas. En este caso tenemos información del propio individuo y de la madre, por lo que la matriz P será:

P	*Borrego* ↓	*Madre* ↓
Borrego →	σ^2_P del peso del vellón	Cov (peso del vellón del hijo. peso del vellón de la madre)
Madre →	Cov (peso del vellón del hijo. peso del vellón de la madre)	σ^2_P del peso del vellón

Los elementos de la matriz P pueden ser obtenidos sabiendo que:
- los elementos en la diagonal corresponde a la varianza fenotípica del peso del vellón en los borregos y en las madres (que en principio será igual);
- los elementos fuera de la diagonal corresponden a la covarianza entre el peso del vellón en los hijos y en las madres. Como ya vimos en el Capítulo 13, si i y j fueran individuos diferentes, con grado de parentesco a_{ij} y sin influencias ambientales comunes:

$$Cov\,(P_i.P_j) = Cov\,(A_i.A_j) = a_{ij}\,\sigma^2_A = a_{ij}\,\sigma^2_P\,h^2$$

En este caso específico:

$$Cov\,(P_i.P_j) = \tfrac{1}{2}\,(0.8)^2\,(0.4) = 0.128$$

Podemos entonces construir la matriz P como:

$$P = \begin{bmatrix} 0.64 & 0.128 \\ 0.128 & 0.64 \end{bmatrix}$$

*El vector **g** es constituido por las covarianzas entre las fuentes de información fenotípica y el valor genético que queremos estimar, y sigue principios semejantes a los definidos para P, a saber:*

g	$A_{PV(indiv.)}$ ↓
Peso del vellón del borrego →	$Cov\,(P_{PVind.} . A_{PVind.})$
Peso del vellón de la madre →	$Cov\,(P_{PVmadre} . A_{PVind.})$

En este caso:

$$Cov\ (P_{PVind.} \cdot A_{PVind.}) = a_{ij}\ Cov\ (A_i.A_j) = a_{ij}\ \sigma^2_P\ h^2.$$

Como la covarianza es del individuo consigo mismo, $a_{ij} = 1$ *y:*

$$Cov\ (P_{PVind.} \cdot A_{PVind.}) = (1)\ (0.8)^2\ (0.4) = 0.256$$

De forma semejante:

$$Cov\ (P_{PVmadre.}\ A_{PVind.}) = a_{ij}\ \sigma^2_P\ h^2 = (\tfrac{1}{2})\ (0.8)^2\ (0.4) = 0.128$$

*El vector **g** es entonces:*
$$g = \begin{bmatrix} 0.256 \\ 0.128 \end{bmatrix}$$

Podemos entonces obtener la solución como:

$$b = P^{-1}g = \begin{bmatrix} 0.64 & 0.128 \\ 0.128 & 0.64 \end{bmatrix}^{-1} \begin{bmatrix} 0.256 \\ 0.128 \end{bmatrix} = \begin{bmatrix} 1.6276 & -0.3255 \\ -0.3255 & 1.6276 \end{bmatrix} \begin{bmatrix} 0.256 \\ 0.128 \end{bmatrix} = \begin{bmatrix} 0.375 \\ 0.125 \end{bmatrix}$$

Por lo que el índice a utilizar será:

$$I = 0.375\ (PV_i - \mu_{i}) + 0.125\ (PV_m - \mu_m)$$

y el valor genético estimado (resultante del índice) para cada uno de los borregos es:

$$\hat{A}_A = 0.375\ (0.2) + 0.125\ (0.8) = 0.175$$

$$\hat{A}_B = 0.375\ (0.7) + 0.125\ (0.3) = 0.300$$

Así, el borrego B debería ser seleccionado.

En este caso tenemos una situación muy simple, en la que solo hay un registro en el individuo y un registro en la madre, por lo que tenemos el mismo tipo y cantidad de información para los dos animales candidatos a selección. Pero este no es siempre el caso.

Consideremos ahora el Ejemplo 16.2., donde se nos da a elegir entre las terneras X e Y, acerca de las cuales tenemos información en la madre y las medio-hermanas (es decir, hijas del mismo padre de cada ternera). Esta es una situación muy común en el ganado bovino lechero, donde a menudo tenemos una novilla que es hija de un toro de un centro de IA, en que existirán por lo tanto varias medio-hermanas paternas de la novilla.

Ejemplo 16.2.
Queremos escoger entre las terneras X e Y según su valor genético estimado.
La información que tenemos disponible es la siguiente:

Ternera	Madre		Padre	
	Nº lactaciones	Desvío de las contemporáneas	Nº hijas	Desvío de las contemporáneas
X	5	1 500	50	1 000
Y	4	500	30	2 000

En este ejemplo constatamos que:

1) habrá que construir un índice diferente para cada ternera, ya que la cantidad de información disponible es diferente;

2) las fuentes de información que poseemos son las producciones de la madre y de las medio-hermanas paternas (atención: ¡la información no es sobre el padre!), que puede resumirse como en el diagrama siguiente:

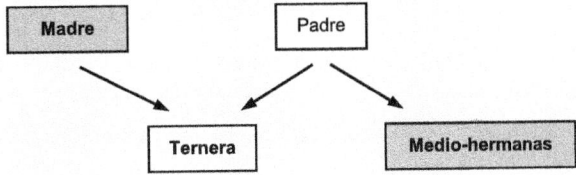

Admitamos que:

$h^2=0.25$, $r_e=0.40$ y $\sigma_P=1\ 000$ kg.

En este caso tenemos que obtener pesos del índice diferentes para cada una de las terneras, ya que la cantidad de información es diferente. Comenzando por la ternera X, y abreviando las medio-hermanas paternas como PHS[3], la matriz P será:

P	5 lact. de la madre	50 PHS
5 lact. de la madre	V(media 5 reg. en una vaca)	Cov [(media 5 reg. en la madre).(reg. en 50 PHS)]
50 PHS	Cov [(media 5 reg. en la madre).(reg. en 50 PHS)]	V(media 50 reg. en PHS)

Note que, en este caso, no hay parentesco entre la madre y las PHS de X (véase diagrama), por lo que:

Cov [(media 5 reg. en la madre). (reg. en 50 PHS)] = 0

Y como vimos en el Capítulo 14:

$Cov(PHS) = \frac{1}{4}\sigma^2_A \qquad \Rightarrow \qquad r_{PHS}= \frac{1}{4}\ h^2$

Como sabemos que la varianza de una media es: $\qquad \sigma^2_{\bar{X}} = \dfrac{1+(n-1)\ r}{n}\ \sigma^2_X$

La forma de la matriz P para la ternera X es entonces:

P	5 lact. de la madre	50 PHS
5 lact. de la madre	$\dfrac{1+(5-1)\ (0.4)}{5}(1\ 000)^2$	0
50 PHS	0	$\dfrac{1+(50-1)\ (0.25)\ (0.25)}{50}(1\ 000)^2$

---

[3] "Paternal half-sibs" en la literatura anglosajona.

Por lo que:

$$P = \begin{bmatrix} 520\,000 & 0 \\ 0 & 81\,250 \end{bmatrix}$$

Para construir **g** *seguimos los principios habituales:*

g

$$A_{ternera}$$

5 lact. de la madre	Cov [(media 5 reg. en la madre).($A_{ter.}$)	$\begin{bmatrix} \frac{1}{2}\sigma_A^2 \\ \frac{1}{4}\sigma_A^2 \end{bmatrix}$
50 PHS	Cov [(media 50 reg. en PHS).($A_{ter.}$)	=

Por lo que:

$$g = \begin{bmatrix} \dfrac{1}{2}(0.25)\,(1\,000)^2 \\ \dfrac{1}{4}(0.25)\,(1\,000)^2 \end{bmatrix} = \begin{bmatrix} 125\,000 \\ 62\,500 \end{bmatrix}$$

Podemos entonces calcular los pesos del índice para la ternera X como:

$$b = P^{-1}g = \begin{bmatrix} 0.2404 \\ 0.7693 \end{bmatrix}$$

y el valor genético estimado será:

$$\hat{A}_X = (0.2404)\,(1\,500) + (0.7693)\,(1\,000) = \textbf{1 129.9 kg}$$

●

De forma semejante, para la ternera Y:

$$P = \begin{bmatrix} \dfrac{1+(4-1)(0.4)}{4}(1\,000)^2 & 0 \\ 0 & \dfrac{1+(30-1)(0.25)(0.25)}{30}(1\,000)^2 \end{bmatrix} = \begin{bmatrix} 550\,000 & 0 \\ 0 & 93\,750 \end{bmatrix}$$

$$g = \begin{bmatrix} 125\,000 \\ 62\,500 \end{bmatrix}$$

Por lo que

$$b = \begin{bmatrix} 0.2273 \\ 0.6667 \end{bmatrix}$$

$$\hat{A}_Y = (0.2273)\,(500) + (0.6667)\,(2\,000) = \textbf{1 447.1 kg}$$

Parece por lo tanto evidente que la elección deberá recaer sobre la ternera Y, que posee la estimación del valor genético más elevada.

16.2.2. Precisión de selección con un índice

Cuando vamos a seleccionar con un índice que incluye información del propio individuo y de parientes (o solo de parientes) la precisión de selección puede ser obtenida como:

$$r_{AP} = \sqrt{\sum_j a_{ij}\, b_j}$$

en que b_j es el peso dado en el índice a la fuente de información j, a_{ij} es el parentesco entre la fuente de información j y el individuo i cuyo valor genético queremos estimar, y el producto ($a_{ij}\, b_j$) es sumado para las diferentes fuentes de información.

En términos generales, la precisión obtenida cuando se utiliza un índice de selección puede ser calculada como:

$$r_{AP} = \sqrt{\frac{V(\text{índice})}{V(\text{objetivo de mejora})}} = \sqrt{\frac{\sigma_I^2}{\sigma_H^2}}$$

en que σ_I^2 es la varianza del índice, que es obtenida como:

$$\sigma_I^2 = b'Pb$$

y σ_H^2 es la varianza del objetivo de mejoramiento, que en este caso es la varianza genética de la característica que pretendemos mejorar, esto es:

$$\sigma_H^2 = \sigma_A^2$$

Sabiendo la precisión de la selección, entonces podemos estimar la respuesta a un esquema de selección que se basa en la recopilación de un cierto tipo y cantidad de información (teniendo en cuenta, naturalmente, también los posibles cambios en la intensidad de la selección y el intervalo generacional).

Ejemplo 16.1. (cont.)

En el caso del valor genético estimado para los borregos A y B, la cantidad de información es igual, por lo que la precisión de la selección también debe ser igual para los dos animales. Esta precisión se puede obtener como:

$$r_{AP} = \sqrt{(0.375)\,(1) + (0.125)\,(0.5)} = 0.661$$

Alternativamente, podemos obtener la precisión como:

$$r_{AP} = \sqrt{\frac{\sigma_I^2}{\sigma_H^2}}$$

Sabemos que el índice de selección es:

$I = 0.375\ PV_i + 0.125\ PV_m$

Por lo tanto, la varianza del índice se puede obtener como V (0.375 PV$_{ind.}$ + 0.125 PV$_{madre}$), al que se pueden aplicar las reglas definidas inicialmente para la varianza de expresiones lineales.

Alternativamente, es más práctico obtener la V (índice) como:

$\sigma_I^2 = b'Pb$

Y en el ejemplo considerado:

$$\sigma_I^2 = b'Pb = \begin{bmatrix} 0.375 & 0.125 \end{bmatrix} \begin{bmatrix} 0.64 & 0.128 \\ 0.128 & 0.64 \end{bmatrix} \begin{bmatrix} 0.375 \\ 0.125 \end{bmatrix} = 0.112$$

El objetivo de mejora en nuestro caso es el valor genético para el peso del vellón, por lo que:

$\sigma_H^2 = \sigma_{A(PV)}^2 = 0.256.$

La precisión de selección se puede obtener entonces, como:

$$r_{AP} = \sqrt{\frac{0.112}{0.256}} = 0.661 \text{ (el mismo resultado obtenido de la forma más directa).}$$

Ejemplo 16.2. (cont.)

Después de haber estimado el valor de cría para las terneras X e Y, queremos calcular la precisión de selección correspondiente.

En el caso de la ternera X:

$\sigma_I^2 = b'Pb = 78\,125$

$\sigma_H^2 = \sigma_A^2 = 250\,000$

$$r_{AP} = \sqrt{\frac{\sigma_I^2}{\sigma_H^2}} = 0.56$$

Y para la ternera Y:

$\sigma_I^2 = b'Pb = 70\,076$

$\sigma_H^2 = \sigma_A^2 = 250\,000$

$$r_{AP} = \sqrt{\frac{\sigma_I^2}{\sigma_H^2}} = 0.53$$

16.3. Introducción al BLUP - Modelo Animal

Hemos visto en la sección anterior cómo se pueden combinar diferentes fuentes de información en un índice de selección para obtener una estimación del valor genético de un individuo. Estos índices fueron un gran avance cuando se propusieron a mediados del siglo XX, ya que permitieron combinar "de manera óptima" las diversas fuentes que podrían utilizarse para estimar el valor genético de un individuo. Sin embargo, no se podía utilizar toda la información disponible, ya que existía un límite en el tipo de parentescos que eran incorporados en el análisis[4]. Por otro lado, las ponderaciones eran calculadas específicamente para la cantidad de información existente, y difícilmente dos animales tenían exactamente el mismo número de registros en la madre o en las medio-hermanas, por ejemplo. Como resultado, las ponderaciones tenían que ser calculadas animal por animal, para obtener el índice correspondiente.

Como habrá quedado claro, el peso que se da en un índice a cada fuente de información es proporcional al grado de parentesco (a_{ij}) con el individuo cuyo valor genético queremos estimar. Parece entonces lógico considerar la información disponible sobre todos los parientes, utilizando en la ponderación la matriz de parentesco entre ellos, y este fue un paso que solo se hizo factible con los medios informáticos adecuados, y con algunos trucos que permitieron la construcción directa de la inversa de la matriz de parentesco.

Por otro lado, un tema que aún no hemos abordado se refiere a los efectos ambientales a los que está sujeto cada individuo. ¿Cuál es la mejor manera de comparar el mérito genético de dos vacas en diferentes establos? Una posibilidad es compararlas por la desviación de sus contemporáneas en el respectivo establo, ponderando por un factor adecuado; pero entonces asumimos que los dos establos tienen valores genéticos medios iguales, lo que frecuentemente no es el caso.

La solución a estos (y otros) problemas fue presentada inicialmente por Henderson, y luego desarrollada por el mismo autor y su respectiva escuela[5]. El método para estimar los valores genéticos considerando los aspectos anteriores se conoce como *Best Linear Unbiased Prediction* (**BLUP**) y lo presentamos aquí solo en líneas generales[6].

Con el BLUP - Modelo Animal se estiman simultáneamente los efectos fijos (por ejemplo, establos, efecto de la edad o época de parto, etc.) y los valores genéticos de todos los individuos de la base de datos (siempre que tengan su propia información o parentesco con individuos que poseen registros). El valor genético de cada animal se estima entonces sobre la base de la información de todos sus parientes, y tiene en cuenta los efectos fijos que afectan a los registros y los parámetros genéticos que se estimen adecuados.

Comparativamente a otras metodologías (que desde entonces han quedado obsoletas...), el BLUP tiene varias propiedades que lo hacen sumamente interesante, a saber:
- es más correcto bajo el punto de vista teórico

---

[4] Se incluyan los parientes más próximos, pero generalmente los abuelos y nietos, por ejemplo, ya no se incluyan, por las dificultades de cálculo que eso implicaba (¡en una época en que los medios informáticos eran inexistentes!).

[5] Henderson, C.R. 1984. Applications of Linear Models in Animal Breeding. University of Guelph.

[6] El lector interesado puede consultar la bibliografía indicada el final de este capítulo.

- los efectos fijos y aleatorios son estimados en simultáneo
- la selección practicada es tenida en cuenta
- se aprovecha toda la información productiva y genealógica (es decir, se estiman los valores genéticos teniendo en cuenta la información de todos los parientes, mérito de los animales apareados, etc.)
- se pueden incluir varios efectos fijos en el modelo de análisis (grupos genéticos, covariables, marcadores genéticos, etc.)
- permite comparaciones legítimas de animales de diferentes unidades de manejo (siempre que estén genéticamente conectados)
- existe una extraordinaria flexibilidad en el modelo a utilizar (análisis univariado o multivariado, registros únicos o repetidos, con o sin efectos maternos, considerando efectos de dominancia o epistasis, etc.)

Sin embargo, el BLUP no es una panacea que pueda ser utilizada indiscriminadamente, pero el riesgo de que eso suceda es real. Algunos puntos críticos a tener en cuenta cuando se procede a la evaluación genética son los siguientes:

- es indispensable la existencia de registros productivos y genealógicos completos y fiables (sin censura, recogidos a lo largo de la vida, etc.)
- la definición de las unidades de manejo es crítica (por ejemplo, cuáles son los grupos de animales contemporáneos que deben ser considerados), debiendo las mismas estar genéticamente ligadas
- la predicción de los valores genéticos depende totalmente de los presupuestos utilizados (tipo de modelo, efectos fijos incluidos, parámetros considerados, estructura de los datos, etc.).

Vamos a ejemplificar los principios básicos de BLUP, suponiendo que queremos evaluar un grupo de 5 individuos cuyos parentescos son los que se presentan en la Figura 16.1.

Figura 16.1. *Pedigrí del grupo de animales a evaluar.*

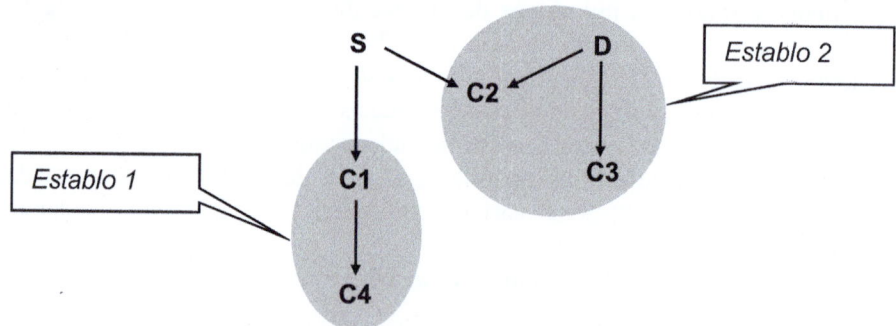

En este pequeño ejemplo partimos del principio que:
- el carácter evaluado es expresado solo en hembras
- S es un macho, siendo los restantes animales del sexo femenino.

- las hembras C1 y C4 fueron medidas en el establo 1; las hembras D, C2 y C3 fueron medidas en el establo 2.

Las producciones observadas fueron las siguientes:

Hembras	Establo	Producción
D	2	10
C1	1	11
C2	2	12
C3	2	13
C4	1	14

Admitamos que, para el carácter analizado, $h^2 = 0.25$.

Para el análisis de los datos, utilizamos un modelo lineal como el siguiente:

Producción = Ef. del establo + Ef. del valor genético del animal + Desvío residual

En notación matricial, este modelo se puede representar de la siguiente manera:

$$y = Xb + Za + e$$

en que:

      y es el vector de producciones

      b es el vector de efectos fijos (en este caso establos)

      X es la matriz de incidencia de los establos

      a es el vector de valores genéticos de los animales

      Z es la matriz de incidencia de los animales

      e es el desvío aleatorio residual.

En el presente caso pretendemos obtener soluciones BLUP para los valores genéticos de los animales y BLUE[7] para los efectos fijos de los establos.

Para obtener estas soluciones, hay que construir las ecuaciones del modelo mixto de Henderson, que en una situación simplificada como la de nuestro ejemplo se presentan de la siguiente forma:

$$\begin{bmatrix} X'X & X'Z \\ Z'X & Z'Z + A^{-1}\lambda \end{bmatrix} \begin{bmatrix} b \\ a \end{bmatrix} = \begin{bmatrix} X'y \\ Z'y \end{bmatrix}$$

Note que *A* es la matriz de parentesco entre los individuos cuyo valor genético queremos estimar (siendo A^{-1} su inversa).

---

[7] Best Linear Unbiased Estimation

Por otro lado:

$$\lambda = \frac{\sigma_e^2}{\sigma_a^2} = \frac{1\text{-}h^2}{h^2}$$

en que σ_a^2 y σ_e^2 son, respectivamente, las varianzas genética y ambiental.

Ahora, hay que construir las diversas matrices que componen las ecuaciones del modelo mixto. Aunque puedan parecer algo complejas, la lógica subyacente es relativamente simple.

Matriz X

	Establo 1 ↓	*Establo 2* ↓		
	0	1	←	*D*
	1	0	←	*C1*
	0	1	←	*C2*
	0	1	←	*C3*
	1	0	←	*C4*

Note que la matriz X va a relacionar las hembras que tienen registros con los establos donde fue hecho el respectivo registro (por eso se llama matriz de incidencia de los efectos fijos).

Matriz Z

S ↓	*D* ↓	*C1* ↓	*C2* ↓	*C3* ↓	*C4* ↓		
0	1	0	0	0	0	←	*D*
0	0	1	0	0	0	←	*C1*
0	0	0	1	0	0	←	*C2*
0	0	0	0	1	0	←	*C3*
0	0	0	0	0	1	←	*C4*

En la matriz Z relacionamos los individuos cuyos valores genéticos queremos estimar (la fila superior) con los individuos que tienen registros (la columna que se muestra a la derecha).

Vector Y

Esta matriz es solo el vector de los registros realizados:

10	←	*D*
11	←	*C1*
12	←	*C2*
13	←	*C3*
14	←	*C4*

Matriz *A*

La matriz de parentescos *A* se construye como de costumbre (ver Capítulo 9) y corresponde al parentesco entre los individuos cuyo valor genético queremos estimar:

	S	D	C1	C2	C3	C4
S	1	0	0.5	0.5	0	0.25
D	0	1	0	0.5	0.5	0
C1	0.5	0	1	0.25	0	0.5
C2	0.5	0.5	0.25	1	0.25	0.125
C3	0	0.5	0	0.25	1	0
C4	0.25	0	0.5	0.125	0	1

Matriz *A*⁻¹

Note que en las ecuaciones del modelo mixto necesitamos A^{-1}, que será la inversa de *A*, que cuando se obtiene por inversión directa será[8]:

1.833	0.5	-0.667	-1	0	0
0.5	1.833	0	-1	-0.667	0
-0.667	0	1.667	0	0	-0.667
-1	-1	0	2	0	0
0	-0.667	0	0	1.333	0
0	0	-0.667	0	0	1.333

Matriz *A*⁻¹λ

En nuestro caso en que h² = 0.25   ⇒ $\lambda = \dfrac{1-h^2}{h^2} = \dfrac{1-0.25}{0.25} = 3$

por lo que $A^{-1}\lambda$ será:

5.5	1.5	-2	-3	0	0
1.5	5.5	0	-3	-2	0
-2	0	5	0	0	-2
-3	-3	0	6	0	0
0	-2	0	0	4	0
0	0	-2	0	0	4

---

[8] En la vida real, con miles (o millones) de animales en la matriz de parentesco, su inversión no es factible. Afortunadamente, Henderson desarrolló reglas sencillas para la construcción directa de la inversa de A.

Así tenemos todos los elementos necesarios para construir las ecuaciones del modelo mixto.:

$$X'X = \begin{bmatrix} 2 & 0 \\ 0 & 3 \end{bmatrix} \qquad N^{o}\,de\ registros\,/\,establo$$

$$X'Z = \begin{bmatrix} 0 & 0 & 1 & 0 & 0 & 1 \\ 0 & 1 & 0 & 1 & 1 & 0 \end{bmatrix} \qquad Conecta\ animales\ con\ establos$$

$$Z'X = \begin{bmatrix} 0 & 0 \\ 0 & 1 \\ 1 & 0 \\ 0 & 1 \\ 0 & 1 \\ 1 & 0 \end{bmatrix} \qquad Conecta\ establos\ con\ animales$$

$$Z'Z = \begin{bmatrix} 0 & 0 & 0 & 0 & 0 & 0 \\ 0 & 1 & 0 & 0 & 0 & 0 \\ 0 & 0 & 1 & 0 & 0 & 0 \\ 0 & 0 & 0 & 1 & 0 & 0 \\ 0 & 0 & 0 & 0 & 1 & 0 \\ 0 & 0 & 0 & 0 & 0 & 1 \end{bmatrix}$$

$$Z'Z + A^{-1}\lambda = \begin{bmatrix} 5.5 & 1.5 & -2 & -3 & 0 & 0 \\ 1.5 & 6.5 & 0 & -3 & -2 & 0 \\ -2 & 0 & 6 & 0 & 0 & -2 \\ -3 & -3 & 0 & 7 & 0 & 0 \\ 0 & -2 & 0 & 0 & 5 & 0 \\ 0 & 0 & -2 & 0 & 0 & 5 \end{bmatrix} \qquad Conecta\ animales$$

$$X'y = \begin{bmatrix} 25 \\ 35 \end{bmatrix} \qquad Totales\ por\ establo$$

$$Z'y = \begin{bmatrix} 0 \\ 10 \\ 11 \\ 12 \\ 13 \\ 14 \end{bmatrix} \qquad \textit{Totales por animal}$$

Luego, podemos construir las ecuaciones del modelo mixto mediante sustitución en el sistema.:

$$\begin{bmatrix} X'X & X'Z \\ \hline Z'X & Z'Z + A^{-1}\lambda \end{bmatrix} \begin{bmatrix} b \\ a \end{bmatrix} = \begin{bmatrix} X'y \\ \hline Z'y \end{bmatrix}$$

cuyo resultado es:

$$\begin{bmatrix} 2 & 0 & 0 & 0 & 1 & 0 & 0 & 1 \\ 0 & 3 & 0 & 1 & 0 & 1 & 1 & 0 \\ \hline 0 & 0 & 5.5 & 1.5 & -2 & -3 & 0 & 0 \\ 0 & 1 & 1.5 & 6.5 & 0 & -3 & -2 & 0 \\ 1 & 0 & -2 & 0 & 6 & 0 & 0 & -2 \\ 0 & 1 & -3 & -3 & 0 & 7 & 0 & 0 \\ 0 & 1 & 0 & -2 & 0 & 0 & 5 & 0 \\ 1 & 0 & 0 & 0 & -2 & 0 & 0 & 5 \end{bmatrix} \begin{bmatrix} b_1 \\ b_2 \\ a_S \\ a_D \\ a_{C1} \\ a_{C2} \\ a_{C3} \\ a_{C4} \end{bmatrix} = \begin{bmatrix} 25 \\ 35 \\ 0 \\ 10 \\ 11 \\ 12 \\ 13 \\ 14 \end{bmatrix}$$

La solución de las ecuaciones del modelo mixto, obtenida por inversión de la matriz coeficiente[9] y multiplicación por el vector del lado derecho, es entonces:

$$\begin{bmatrix} \hat{b}_1 \\ \hat{b}_2 \\ \hat{a}_S \\ \hat{a}_D \\ \hat{a}_{C1} \\ \hat{a}_{C2} \\ \hat{a}_{C3} \\ \hat{a}_{C4} \end{bmatrix} = \begin{bmatrix} 12.48 \\ 11.73 \\ -0.048 \\ -0.246 \\ -0.185 \\ -0.087 \\ 0.156 \\ 0.230 \end{bmatrix}$$

---

[9] La solución por inversión de la matriz de coeficientes fue posible en este caso, con un número reducido de ecuaciones. En circunstancias reales, las soluciones suelen obtenerse de forma iterativa.

Note que:

•   Los valores 12.48 y 11.73 corresponden a los efectos (ambientales) de los establos donde fueron realizados los registros.

•   Los valores -0.048, -0.246, etc., son las estimaciones de los valores genéticos de los seis individuos evaluados. El animal con el valor genético más elevado (0.230) es C4; el de valor más bajo (-0.246) es D.

•   El Modelo Animal tiene numerosas ventajas en cuanto a la evaluación genética, siendo una de las principales el hecho de que, mediante la inclusión de la matriz de parentescos, el registro de cada individuo contribuye a la evaluación de todos sus parientes (con el peso adecuado dado por la matriz de parentescos).

•   Podemos de esta forma obtener estimaciones de los valores genéticos de todos los individuos, inclusive aquellos que no poseen registros (caso de S).

•   En este pequeño ejemplo, con 8 ecuaciones, fue posible invertir directamente la matriz de parentescos y la matriz de coeficientes. Esto no suele ser posible en la práctica, dada la gran cantidad de ecuaciones existentes, por lo que es necesario recurrir a procesos que permitan obtener soluciones de forma iterativa. Para la matriz de parentesco, existen varios "trucos" simples que permiten obtener A^{-1} directamente.

En términos generales, se puede decir que el Modelo Animal es bastante flexible, pues permite:

- uso de la información de todos los parientes.

- soluciones obtenidas en simultáneo para efectos fijos y aleatorios (y por lo tanto unos están ajustados para los otros).

- inclusión de toda la información (efectos fijos, marcadores genéticos, grupos genéticos, caracteres correlacionados, etc.) en un mismo modelo.

- fácil extensión a modelos más complejos (registros repetidos, caracteres con efectos maternos, análisis multivariado, inclusión de efectos no aditivos, etc.).

- inclusión de información de marcadores genéticos, en un proceso conocido como evaluación genómica (*gBLUP*).

Sin embargo, el BLUP es bastante sensible al modelo utilizado, conexiones genéticas entre efectos fijos, parámetros considerados, censura de datos, etc., y tiene el potencial inconveniente de que la consanguinidad generada al utilizar el BLUP puede ser sustancialmente superior a la obtenida en otros esquemas de selección (ver Capítulo 26)

16.4. Selección para un carácter: información sobre otros caracteres

Vimos anteriormente (Capítulo 12) que cuando seleccionamos para un carácter X, la respuesta correlacionada en otro carácter Y puede ser importante. Consecuentemente, es posible utilizar en la selección uno (o más) caracteres X que se consideran indicadores del valor genético de Y, cuando la medición directa de Y es cara o incluso imposible. Este es, por ejemplo, el caso cuando se desea seleccionar para una mayor longevidad en vacas lecheras; no es posible, obviamente, seleccionar vacas basándose en este carácter (¡el carácter se mide cuando las vacas mueren!), pero aceptando la suposición de que algunos caracteres de tipo (ubre, aplomos, etc.) están genéticamente relacionados con la longevidad, la selección para estos caracteres podría conducir a una mayor longevidad. En este caso, también es posible la selección indirecta de toros para la longevidad, utilizando la calificación morfológica de las hijas como indicador.

Como en los casos anteriores, el índice se construye obteniendo las ponderaciones:

$$b = P^{-1} g$$

en que:

b - vector de factores de ponderación a aplicar a las características que vamos a usar como indicadores fenotípicos (los criterios de selección).

P - matriz de varianzas y covarianzas entre las fuentes de información fenotípica.

g - vector de covarianzas entre cada una de las fuentes de información fenotípica y el valor genético que queremos estimar (nuestro objetivo de mejoramiento, OM).

Tal como antes, podemos obtener:

$$r_{AP} = \sqrt{\frac{\sigma_I^2}{\sigma_H^2}} \qquad \text{en que} \qquad \sigma_I^2 = b'Pb \qquad \sigma_H^2 = \sigma_{A(OM)}^2$$

Consideremos, por ejemplo, que queremos seleccionar cerdos para el aumento del porcentaje de músculo (%M). La medición directa de esta variable no es posible en animales que son candidatos a la selección, pero podemos utilizar como indicadores, por ejemplo, la velocidad de crecimiento, (medida por el número de días hasta conseguir los 100 kg, D100), y el espesor del tocino (ET). Luego, queremos construir un índice que combine D100 y ET, con el objetivo de mejorar %M, como se muestra en el Ejemplo 16.3.

Ejemplo 16.3.
Pretendemos mejorar el %M de la canal en cerdos, usando D100 y ET como indicadores. Los parámetros son los siguientes.

	h^2	σ_P	r_G com %M	$r_{P(D100.ET)}$
D100	0.30	12 d	0.1	0.2
ET	0.45	0.25 cm	-0.5	
%M	0.45	2.2 %	-	

El índice a utilizar en la selección de animales puede entonces ser construido de la forma habitual:

$$P \qquad\qquad P_{D100} \qquad\qquad P_{ET}$$

| P_{D100} | $\sigma^2_{P(D100)}$ | $Cov(P_{D100}.P_{ET})$ |
| P_{ET} | $Cov(P_{D100}.P_{ET})$ | $\sigma^2_{P(ET)}$ |

$$P = \begin{bmatrix} 12^2 & (0.2)(12)(0.25) \\ (0.2)(12)(0.25) & 0.25^2 \end{bmatrix} = \begin{bmatrix} 144 & 0.6 \\ 0.6 & 0.0625 \end{bmatrix}$$

$$g \qquad\qquad A_{\%M}$$

| P_{D100} | $Cov(P_{D100}.A_{\%M})$ |
| P_{ET} | $Cov(P_{ET}.A_{\%M})$ |

$$g = \begin{bmatrix} (0.1)(12)(\sqrt{0.3})(2.2)(\sqrt{0.45}) \\ (-0.5)(0.25)(\sqrt{0.45})(2.2)(\sqrt{0.45}) \end{bmatrix} = \begin{bmatrix} 0.970 \\ -0.12375 \end{bmatrix}$$

$$b = P^{-1}g = \begin{bmatrix} 0.0156 \\ -2.13 \end{bmatrix}$$

Por lo que el índice a utilizar en la selección de cerdos sería:

$$\hat{A}_{\%M} = 0.0156\ (P_{D100} - \mu_{D100}) - 2.13\ (P_{ET} - \mu_{ET})$$

y serían seleccionados los individuos con Â más elevado.

La precisión de la selección cuando se utiliza un índice de este tipo se puede obtener como:

$$\sigma^2_I = b'Pb = 0.2787$$

$$\sigma^2_H = \sigma^2_{A\ (\%M)} = (0.45)\ (2.2)^2 = 2.178$$

$$r_{AP} = \sqrt{\frac{0.2787}{2.178}} = 0.358$$

Si, por ejemplo, usamos un esquema de selección para aumentar el porcentaje de músculo basado en el D100 y ET de machos y hembras candidatos a la selección, la intensidad de selección media es igual a 1.79 y el intervalo de generación de 1 año (como en el Ejemplo 14.3.), la respuesta esperada anualmente sería:

$$\Delta G_{\%M} = (1.79)(0.358)(\sqrt{0.45})(2.2) = +0.95\ \%M\ /\ año$$

Hay que tener presente que, en este ejemplo, estamos utilizando como **objetivo de mejoramiento** el porcentaje de músculo y como **criterios de selección** los días hasta los 100 kg y el espesor del tocino.

En otra situación, el objetivo de mejora podría ser, por ejemplo, el índice de conversión (IC) en bovinos, utilizando como criterio de selección el propio IC y la ganancia media diaria (GMD); en este caso, el hecho de que los dos caracteres (IC y GMD) estén correlacionados genéticamente debería conducir a una mejor respuesta que la selección exclusivamente por IC.

En conclusión, los criterios de selección y los objetivos de mejora pueden o no ser los mismos. Si no lo fuesen, es obvio que los criterios de selección solo son útiles si están genéticamente correlacionados con los objetivos de mejoramiento.

16.5. Selección para varios caracteres

16.5.1. Introducción

Hasta ahora, solamente nos hemos preocupado con la selección de un solo carácter. En la práctica, siempre hay un conjunto de caracteres que inciden en la eficiencia de la especie considerada; por ejemplo, en ovinos de carne podemos considerar como importantes los caracteres reproductivos (edad a la pubertad, prolificidad, estacionalidad, características maternas, longevidad, etc.), caracteres de crecimiento y composición (peso al destete, peso y edad al sacrificio, rendimiento y características de la canal, etc.) y características laneras (peso del vellón, longitud y diámetro de la fibra, etc.). La selección debe, consecuentemente, considerar no solo uno, sino todos los caracteres con impacto en la eficiencia económica del sistema de producción, o al menos a los caracteres que más influyen en esta.

¿Cómo hacer para tener todos los caracteres importantes en consideración? Existen esencialmente tres escenarios posibles:

1) Selección alternada
En cada generación se seleccionan los animales para un carácter, y se ignoran los caracteres restantes, de tal manera que en generaciones sucesivas los caracteres se alternan. Este método es el peor de todos, ya que ignora las correlaciones entre los caracteres y su variabilidad genética, y les da a todos la misma importancia económica, lo que probablemente no sea correcto.

2) Selección por niveles independientes
En una generación, seleccionamos todos los animales que se desempeñan por encima de un límite mínimo predeterminado para los caracteres X e Y, con el fin de seleccionar la proporción deseada (como los puntos dentro de las líneas punteadas en la Figura 16.2). Aunque este método es mejor que el anterior, todavía no le da a cada carácter la importancia adecuada, ya que las ventajas de un carácter no superan las desventajas de los otros. Por otro lado, es difícil definir

el punto de truncamiento más adecuado para cada carácter, especialmente si están correlacionados.

3) Índice de selección

Es el método más adecuado de selección para varios caracteres, ya que tiene en cuenta la importancia económica relativa de los diferentes caracteres, su variabilidad y sus correlaciones.

La situación comparativa de la selección por niveles independientes y por un índice de selección se muestra en la Figura 16.2. Note que, en cualquier caso, se seleccionan cinco animales para los caracteres X e Y, pero los animales elegidos no son los mismos. En los niveles independientes se seleccionan los animales que superan un valor mínimo preestablecido para X y para Y; en el índice de selección, la pendiente de la línea que establece el punto de truncamiento depende de la importancia relativa de X e Y.

Figura 16.2. *Ilustración de la selección de animales para los caracteres X e Y por: A) niveles independientes; B) índice de selección.*

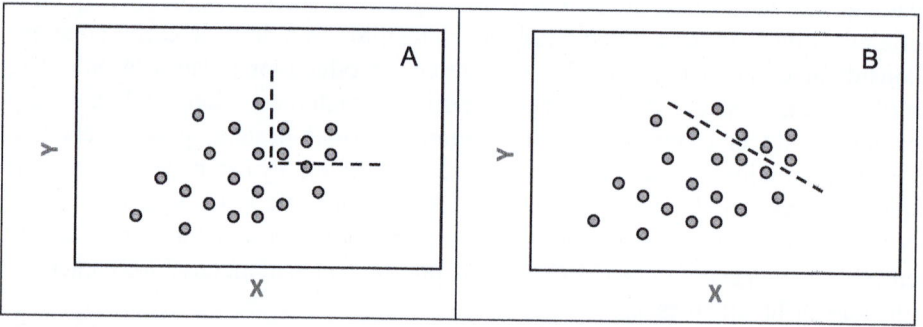

16.5.2. Valor genético agregado

La metodología de los índices de selección para varios caracteres se basa en la definición de un objetivo de mejora, constituido por el sumatorio de los valores genéticos de los caracteres que afectan la eficiencia económica del sistema considerado, ponderando cada valor genético por su respectivo **peso económico**. Este sumatorio de valores genéticos, ponderados por el peso económico respectivo, se conoce como **valor genético agregado** o **mérito global**. Si, por ejemplo, en una línea paterna de cerdos consideramos que los caracteres de importancia económica son el índice de conversión (IC), la ganancia media diaria (GMD) y el porcentaje de músculo (% M), el genotipo agregado (H) podría definirse como:

$$H = v_{IC}\, a_{IC} + v_{GMD}\, a_{GMD} + v_{\%M}\, a_{\%M}$$

en que a_k representa el valor genético para el carácter k, y v_k es el respectivo peso económico.

El objetivo pasa entonces a ser mejorar H en el efectivo; se tuviéramos estimaciones de a para los diferentes caracteres en cada uno de los animales, estos animales podrán ser seleccionados con base en H estimado (sumatorio de cada valor genético estimado ponderado por su peso económico), siendo el valor genético agregado para el animal i obtenido como:

$$\hat{H}_i = \hat{a}_i v$$

en que $\hat{a}_i$ es el vector de los valores genéticos estimados para los diferentes caracteres en el individuo i, y v es el vector de los pesos económicos.

16.5.3. Pesos económicos

Estimar el peso económico de cada carácter no es un asunto trivial, pero es intuitivo que, en un rebaño ovino, aumentar un cordero al destete tendrá un mayor impacto económico que aumentar 1 kg al destete. En términos simples, el peso económico de un carácter puede considerarse como el coeficiente de regresión del margen bruto sobre el carácter de interés (aumento del margen bruto por aumento de una unidad del carácter). Si, por ejemplo, consideramos que el índice de conversión (IC) en los cerdos se mide entre 20 y 100 kg de peso, y que cada kg menos de pienso que consume el cerdo por kg de ganancia genera un ingreso bruto adicional de 0.2 €, el peso económico del índice de conversión sería de -16 € (negativo porque un aumento de 1 unidad en el IC reduce los ingresos). De la misma forma, podríamos pensar que una reducción de 1 día en la variable "número de días para llegar a 100 kg" se traduce en un aumento del margen bruto de 1€/animal, por lo que el peso económico de esta variable sería -1 € (nuevamente negativo, porque aumentar los D100 tendría un impacto negativo, y lo que queremos entonces es la reducción).

Aproximaciones razonables de los pesos económicos son normalmente utilizadas, aunque debe tenerse en cuenta que las mismas deben diseñarse para un futuro más o menos lejano, cuando se materialicen los beneficios de las acciones de selección.

16.5.4. Solución del índice

Hemos visto cómo se puede estimar H a partir de valores genéticos estimados para los diversos caracteres y de los correspondientes pesos económicos. Alternativamente, podemos construir de raíz un índice que combine la información fenotípica para permitirnos estimar el mérito global de cada individuo, teniendo en cuenta el peso económico de los caracteres. La forma del índice será, como anteriormente:

$$I = b_1 (X_1 - \mu_1) + b_2 (X_2 - \mu_2) + ... + b_n (X_n - \mu_n)$$

en que X representa el fenotipo de un individuo para cada uno de los caracteres (1 a n). El problema, tal como antes, es determinar el peso (b) que se le dará a cada carácter. En notación matricial, pretendemos construir un índice

$$I = x'b$$

que permita maximizar la respuesta en

$$H = a'v$$

Note que, tal como se discutió anteriormente, los caracteres en H son los objetivos de mejora, mientras que los caracteres en I son los criterios de selección (que pueden o no ser los mismos que en H).

La resolución de este problema es muy similar a la encontrada anteriormente, solo que en este caso también tenemos en cuenta los pesos económicos de los caracteres. Los factores de ponderación (b) a utilizar en el índice se pueden encontrar como solución del sistema:

$$Pb = Gv$$

en que:

P = matriz de varianza y covarianzas de las fuentes de información fenotípica

b = vector de pesos cuya solución se pretende

G = covarianza entre fuentes de información fenotípica y objetivos de mejoramiento en H

v = vector de pesos económicos en H

En este caso, además de las matrices P (varianza y covarianza de fuentes de información fenotípica) y G (covarianza entre fuentes de información fenotípica y objetivos de mejora), es necesario construir una matriz C que represente las varianzas y covarianza de los objetivos de mejora. Esta matriz C es indispensable para obtener la precisión del índice.

Resumidamente, las (co)varianzas utilizadas son entonces las siguientes:

	Criterios de selección	Objetivos de mejoramiento
Criterios de selección	P	G
Objetivos de mejoramiento		C

En caso de que los objetivos de mejoramiento y los criterios de selección sean los mismos, entonces C=G.

La solución para las ponderaciones que se utilizarán en el índice se puede obtener como:

$$b = P^{-1}Gv$$

Tal como antes, la precisión de selección con el índice puede ser obtenida como:

$$r_{AP} = \sqrt{\frac{\sigma_I^2}{\sigma_H^2}}$$

en que:

$$\sigma_I^2 = b'Pb$$

y la varianza del objetivo de mejoramiento puede ser obtenida como:

$$\sigma_H^2 = v'Cv$$

En el caso particular de que los objetivos de mejoramiento y los criterios de selección fueran los mismos, entonces C=G y:

$$\sigma_H^2 = v'Gv$$

16.5.5. Respuesta a la selección

Cuando seleccionamos los animales con base a un índice de selección, generalmente nos interesa saber cuál es la respuesta esperada en el mérito global y también en cada uno de los caracteres. Para simplificar, consideraremos la respuesta por generación, pero la respuesta anual se puede obtener fácilmente considerando el intervalo generacional apropiado.

Por lo general, la respuesta en el mérito global se puede obtener como:

$$\Delta H = i\, r_{AP}\ \sigma_H \ = \ i\ \frac{\sigma_I}{\sigma_H}\ \sigma_H \ = \ i\ \sigma_I$$

La respuesta en cada carácter y puede ser obtenida como:

$$\Delta G_y = b_{Ay.I}\ \Delta H$$

Globalmente, el vector de respuestas para los distintos caracteres que constituyen el objetivo de mejoramiento puede ser obtenido como:

$$\delta G_y = \frac{G'b}{\sigma_I}\ i$$

Note que la respuesta en el mérito global $\left(\Delta H\right)$ corresponde a la respuesta en cada carácter ponderada por el respectivo peso económico, por lo que:

$$\Delta H = i\sigma_I = v'\delta G_Y$$

Consideremos un ejemplo ficticio en bovinos lecheros, en que pretendemos aumentar la producción lechera y el contenido de proteína de la leche, como se encuentra en el Ejemplo 16.4.

Ejemplo 16.4.

En un efectivo de vacas lecheras, se pretende seleccionar para la producción de leche (PL) y contenido de proteína (TP), cuyos parámetros son los que se encuentran en el cuadro siguiente.

	h^2	σ_P	μ	v	r_G	r_P
PL (kg)	0.25	600	7 500	0.05		
					-0.4	-0.5
TP (%)	0.49	0.2	3.0	35		

*Los pesos económicos v indican que un kg de leche o 1% de proteína adicional **por lactancia** genera un ingreso bruto por vaca de 0.05 y 35 €, respectivamente (recordemos que la mejora en el contenido de proteína se refleja en el total de leche producida en la lactancia).*

Sobre la base de estos elementos podemos calcular algunos valores que serán de utilidad:

$$\sigma_{A(PL)} = \sqrt{0.25} \ (600) = 300$$

$$\sigma_{A(\%P)} = \sqrt{0.49} \ (0.2) = 0.14$$

$$Cov(P_{PL}.P_{\%P}) = (-0.5)(600)(0.2) = -60$$

$$Cov(A_{PL}.A_{\%P}) = (-0.4)(300)(0.14) = -16.8$$

La forma de la matriz P es entonces:

P		P_{PL}	$P_{\%P}$
	P_{PL}	$\sigma^2_{P(PL)}$	$Cov(P_{PL}.P_{\%P})$
	$P_{\%P}$	$Cov(P_{PL}.P_{\%P})$	$\sigma^2_{P(\%P)}$

Por lo que $\quad P = \begin{bmatrix} 360\,000 & -60 \\ -60 & 0.04 \end{bmatrix}$

Y la forma de la matriz G es:

G		A_{PL}	$A_{\%P}$
	P_{PL}	$\sigma^2_{A(PL)}$	$Cov(A_{PL}.A_{\%P})$
	$P_{\%P}$	$Cov(A_{PL}.A_{\%P})$	$\sigma^2_{A(\%P)}$

Por lo que $\qquad G = \begin{bmatrix} 90\,000 & -16.8 \\ -16.8 & 0.0196 \end{bmatrix}$

Y admitimos que $\qquad v = \begin{bmatrix} 0.05 \\ 35 \end{bmatrix}$

La solución se puede entonces encontrar como $\qquad b = P^{-1}Gv = \begin{bmatrix} 0.0136 \\ 16.60 \end{bmatrix}$

Por lo que el índice será:

$$I = 0.0136\ (PL - \mu_{PL}) + 16.60\ (\%P - \mu_{\%P})$$

Una vaca que produzca 8 000 kg de leche con 3.2% proteína, en este efectivo donde las medias son 7 500 y 3.0, tendría un índice de 10.12.

La precisión de este índice podría estimarse, como vimos antes:

$$r_{AP} = \sqrt{\frac{\sigma_I^2}{\sigma_H^2}}$$

Y podemos calcular $\sigma_I^2 = b'Pb = 50.777$

Normalmente la varianza del objetivo de mejoramiento puede ser obtenida como:

$$\sigma_H^2 = v'Cv$$

pero como en este caso los objetivos de mejoramiento y criterios de selección son los mismos, entonces C=G y se pude simplificar:

$$\sigma_H^2 = v'Gv = 190.21$$

$$r_{AP} = \sqrt{\frac{\sigma_I^2}{\sigma_H^2}} = \sqrt{\frac{50.777}{190.21}} = 0.517$$

La respuesta a la selección puede ser cuantificada como:

$$\Delta H = i\ \sigma_I$$

Y si admitimos, por ejemplo, que la intensidad de selección es i=1.4, la respuesta esperada en el mérito global[10] será:

$$\Delta H = (1.4)\ \sqrt{50.777} = 9.98$$

Y la respuesta esperada en cada uno de los caracteres que componen el índice será:

$$\delta_{Gy} = \frac{G'b}{\sigma_I}\ i = \begin{bmatrix} 186.28 \\ 0.0189 \end{bmatrix}$$

---

[10] Esta respuesta será expresada en las unidades usadas para definir los pesos económicos en v (€, en este ejemplo).

Esperamos entonces que el índice que desarrollamos resulte en una respuesta por generación de +186.28 kg en producción de leche y + 0.0189% en contenido de proteína.

Note que la respuesta global (ΔH) es igual al progreso en cada carácter ponderado por el respectivo peso económico, esto es:

ΔH = (186.28) *(0.05) +(0.0189) *(35) = 9.98

Este resultado indica que, en este escenario, más de 90% del progreso en el mérito global resulta del progreso en la producción lechera.

Si quisiéramos saber la respuesta correlacionada en un carácter no incluido en el índice (por ejemplo % grasa) bastaría obtener:

$$\Delta G_{\%G} = b_{A(\%G).I} \ \Delta H$$

en que $b_{A(\%G).I}$ es el coeficiente de regresión del mérito genético para %G en el índice utilizado.
Admitiendo que los parámetros para % de grasa son:

$h^2=0.5$ $\sigma_P=0.3$ $r_{G(PL.\%G)} = -0.6$ $r_{G(\%P.\%G)} =0.6$

el índice e intensidad de selección anteriores resultarían en una respuesta de -0.044 %G/generación.

Los índices que venimos discutiendo son, con algunas variaciones, los más utilizados en la práctica de selección de diferentes especies ganaderas. Por ejemplo, los índices utilizados en la selección de bovino lechero en diferentes países (TPI, LPI, INEL, etc.) tienen normalmente, de forma muy simplificada:
- objetivos de mejoramiento: cantidad de proteína/lactación; longevidad
- criterios de selección: cantidad de leche, grasa y proteína; tipo y morfología.
Está claro que estos índices son obtenidos para la situación específica de cada país, y no son extrapolables a otras condiciones.

16.5.6. Diferentes objetivos de mejoramiento y criterios de selección

Hasta ahora, solo hemos considerado casos en los que los objetivos de mejora eran los mismos que los criterios de selección. Pero esto a menudo no es posible, porque los objetivos son difíciles o costosos de medir directamente, o incluso porque los indicadores que utilizamos como criterios de selección pueden dar lugar a respuestas más interesantes. Por otro lado, en algunos casos podemos tener criterios de selección que son medibles en los propios candidatos a la selección y otros criterios son medibles en sus parientes. La metodología del índice de selección es lo suficientemente flexible para incorporar estas situaciones, como una simple extensión de los principios que ya hemos establecido en este capítulo, como se ilustra en el Ejemplo 16.5.

Ejemplo 16.5.

Consideremos ahora un índice en una línea de cerdos donde tenemos:

- objetivos de mejoramiento: prolificidad (PR), días hasta 100 kg (D100), espesor del tocino (ET), índice de conversión (IC)

- criterios de selección: PR, D100, ET.

Note que en este caso tenemos dos situaciones que difieren de los ejemplos anteriores:

- el IC es utilizado como objetivo de mejoramiento, pero no como criterio de selección (ya que no vamos a medirlo en los candidatos a la selección); sin embargo, tenemos la expectativa que los D100 permitan una buena respuesta correlacionada en IC.

- la PR como criterio de selección corresponde al tamaño de la camada en la que nació el cerdo. Es, por tanto, un carácter que se mide en la madre y no en el propio individuo candidato a la selección.

Admitamos que los parámetros son los siguientes:

	h^2	σ_P	σ_A	v
PR	0.10	2.5	0.79	4.0
D100	0.25	12	6	-0.1
ET	0.50	0.15	0.106	-3.5
IC	0.35	0.25	0.148	-9.0

Y las correlaciones genéticas (encima de la diagonal) y fenotípicas[11] (debajo de la diagonal) son:

	PR	**D100**	**ET**	**IC**
PR	-	-0.30	0	-0.20
D100	0.10	-	-0.25	0.70
ET	0	-0.2	-	0.30
IC	-	-	-	-

Pretendemos construir un índice de selección de forma (en que m e i representan caracteres de la madre y del individuo, respectivamente):

$$I = b_1 P_{PRm} + b_2 P_{D100i} + b_3 P_{ETi}$$

para mejorar:

$$H = 4 A_{PRi} - 0.1 A_{D100i} - 3.5 A_{ETi} - 9 A_{ICi}$$

Note que en la matriz P se consideran las covarianzas con el fenotipo para la PR medida en la madre; en la matriz G se consideran las covarianzas con el valor genético para la PR en el individuo que vamos a seleccionar.

El conjunto de matrices a utilizar será entonces:

P	P_{PRm}	P_{D100i}	P_{ETi}
P_{PRm}	$\sigma^2_{P(PR)}$	$Cov(P_{PRm}.P_{Di}) =$ ½ $Cov(A_{PR}.A_D)$	$Cov(P_{PRm}.P_{ETi}) =$ ½ $Cov(A_{PR}.A_{ET})$
P_{D100i}	=	$\sigma^2_{P(D100)}$	$Cov(P_{D100}.P_{ET})$
P_{ETi}	=	=	$\sigma^2_{P(ET)}$

---

[11] Note que las correlaciones fenotípicas con IC no son obligatorias, por lo que no están incluidas.

En esta matriz P, las covarianzas entre caracteres medidos en el mismo individuo son covarianzas fenotípicas; las covarianzas entre los caracteres medidos en diferentes individuos dan lugar a covarianzas genéticas.

Consecuentemente:

$$P = \begin{bmatrix} 2.5^2 & (0.5)(-0.30)(0.79)(6) & (0.5)(0)(0.79)(0.106) \\ & 12^2 & (-0.2)(12)(0.15) \\ & & (0.15)^2 \end{bmatrix} = \begin{bmatrix} 6.25 & -0.711 & 0 \\ -0.711 & 144 & -0.36 \\ 0 & -0.36 & 0.0225 \end{bmatrix}$$

G	A_{PRi}	A_{D100i}	A_{ETi}	A_{ICi}
P_{PRm}	$\tfrac{1}{2}\,\sigma^2_{A\,(PR)}$	$\tfrac{1}{2}\,Cov(A_{PR}.A_D)$	$\tfrac{1}{2}\,Cov(A_{PR}.A_{ET})$	$\tfrac{1}{2}\,Cov(A_{PR}.A_{IC})$
P_{D100i}	$Cov(A_D.A_{PR})$	$\sigma^2_{A\,(D100)}$	$Cov(A_D.A_{ET})$	$Cov(A_D.A_{IC})$
P_{ETi}	$Cov(A_{ET}.A_{PR})$	$Cov(A_{ET}.A_D)$	$\sigma^2_{A\,(ET)}$	$Cov(A_{ET}.A_{IC})$

$$G = \begin{bmatrix} (0.5)(0.79)^2 & (0.5)(-0.30)(0.79)(6) & (0.5)(0)(0.79)(0.106) & (0.5)(-0.20)(0.79)(0.148) \\ (-0.3)(6)(0.79) & 6^2 & (-0.25)(6)(0.106) & (0.7)(6)(0.148) \\ (0)(0.106)(0.79) & (-0.25)(0.106)(6) & (0.106)^2 & (0.3)(0.106)(0.148) \end{bmatrix}$$

$$G = \begin{bmatrix} 0.312 & -0.711 & 0 & -0.0117 \\ -1.422 & 36 & -0.159 & 0.6216 \\ 0 & -0.159 & 0.0112 & 0.0047 \end{bmatrix}$$

$$v = \begin{bmatrix} 4 \\ -0.1 \\ -3.5 \\ -9 \end{bmatrix}$$

por lo que la solución es:

$$b = P^{-1}Gv = \begin{bmatrix} 0.2154 \\ -0.1101 \\ -4.6774 \end{bmatrix}$$

y el índice a utilizar será

$$I = 0.2154\ P_{PRm} - 0.1101\ P_{D100i} - 4.6774\ P_{ETi}$$

$$\sigma^2_I = b'Pb = 2.1911$$

Y si, como en el Ejemplo 14.3., admitimos i=1.79 y L=1, la respuesta esperada por año será:

$$\Delta H = \frac{i}{L}\,\sigma_I = (1.79)\sqrt{2.1911} = 2.65$$

siendo esta respuesta expresada en las unidades que hayan sido inicialmente definidas en el vector de pesos económicos (v).

Como en este caso los objetivos de mejoramiento y criterios de selección no son los mismos, para estimar la precisión de selección habrá que obtener la matriz C definida anteriormente (varianza y covarianza de los objetivos de mejoramiento):

$$C = \begin{bmatrix} 0.624 & -1.422 & 0 & -0.0234 \\ -1.422 & 36 & -0.159 & 0.6216 \\ 0 & -0.159 & 0.0112 & 0.0047 \\ -0.0234 & 0.6216 & 0.0047 & 0.0219 \end{bmatrix}$$

$$\sigma_H^2 = v\,'Cv = 16.3812$$

$$r_{AP} = \sqrt{\frac{\sigma_I^2}{\sigma_H^2}} = 0.366$$

La respuesta en cada carácter de los objetivos de mejora podrá ser obtenida como:

$$\delta = \frac{G\,'b}{\sigma_I}\frac{i}{L} = \begin{bmatrix} 0.2238 \\ -3.3736 \\ -0.0349 \\ -0.093 \end{bmatrix} \times 1.209 = \begin{bmatrix} 0.2706 \\ -4.08 \\ -0.0422 \\ -0.1124 \end{bmatrix}$$

y el beneficio económico en cada carácter se puede calcular como el cambio respectivo, ponderado por el peso económico correspondiente. Los resultados esperados con este índice de selección serían entonces:

	Ganancia anual		
	Genética	**Económica**	**% de H**
PR	0.2706	1.08	41
D100	-4.08	0.41	15
ET	-0.0422	0.15	6
IC	-0.1124	1.01	38
H		2.65	

Note que el 38% de la ganancia económica global resultante de este índice de selección es debida a la mejora del índice de conversión (que no es uno de los criterios de selección).

Este ejemplo ilustra un aspecto particularmente importante de los índices de selección, que es que debe hacerse una distinción clara entre los objetivos de mejora y los criterios de selección. Los objetivos de mejoramiento representan los caracteres que queremos mejorar y se establecen en base fundamentalmente a su importancia económica y a la existencia de suficiente variabilidad genética para asegurar que la selección sea eficaz; los criterios de selección son caracteres cuya medición es más fácil, más barata o más precoz, o que presentan mayor variabilidad genética, y que están genéticamente correlacionados con los objetivos de mejoramiento. Podemos así concluir que es posible establecer un programa de selección con el fin de mejorar un carácter sin tener que medirlo directamente. Este tema merece ser considerado porque, en muchos casos, especialmente en producciones extensivas, la posibilidad de controlar ciertos caracteres no es económicamente viable, pero esto no impide que sean considerados como objetivos de mejora, siempre que existan otros indicadores que puedan ser medidos.

16.6. Algunos casos especiales de índices de selección

16.6.1. Estandarización de un índice

Un índice no cambia si todos los coeficientes (b´s) se multiplican por el mismo valor. Esto puede ser importante en varias circunstancias, como por ejemplo si queremos forzar al índice a tener una varianza **V**.

Admitamos que el índice calculado es $I = b_1 X_1 + b_2 X_2$, cuya varianza es igual a σ_I^2. Un nuevo índice con varianza V puede obtenerse multiplicando b_1 y b_2 por la razón $z = \sqrt{\dfrac{V}{\sigma_I^2}}$; el nuevo índice pasa entonces a ser $I = zb_1 X_1 + zb_2 X_2$.

Si, por ejemplo[12], el índice obtenido fuera $I = 5\,X_1 + 2\,X_2$, con $\sigma_I^2 = 2\,380$, este índice no se altera y pasa a tener una varianza igual a 1 si asume la forma $I = 0.1025\,X_1 + 0.0410\,X_2$.

A veces, además de la estandarización de la varianza, se hace también la estandarización de la media (expresando, por ejemplo, los valores del índice como desvíos en relación a 100).

16.6.2. Índice de respuestas deseadas

A pesar de su importancia crucial en la construcción de índices de selección, no siempre la determinación de los pesos económicos es una tarea fácil. En ausencia de la información necesaria para obtener esos pesos, se puede utilizar

---

[12] Admitimos $\sigma_{X1}^2 = 100$, $\sigma_{X2}^2 = 20$ y $Cov(X1.X2) = -10$

un método que, no siendo óptimo, permita al menos que las respuestas esperadas en los diferentes caracteres se acerquen proporcionalmente a valores predeterminados.

En este caso, el índice se construye con la condición de que las respuestas en los distintos caracteres se expresen en un vector δ, de tal forma que las ponderaciones del índice serán

$$b=(G')^{-1}\delta$$

En el Ejemplo 16.6. se presenta un caso de aplicación de un índice de respuestas deseadas, que se puede adaptar a otras circunstancias y caracteres.

Ejemplo 16.6.

Supongamos, por ejemplo, que nuestro índice tiene como objetivo mejorar la prolificidad y la velocidad de crecimiento en cerdos. Los cerdos se seleccionan por el tiempo que tardan en alcanzar los 100 kg y el tamaño de la camada en la que nacieron; pretendemos una reducción simultánea de 10 días en la edad a los 100 kg y un aumento de 0.1 lechones/camada.

Queremos saber:
- cuál es el índice a utilizar,
- cuáles son los pesos económicos subyacentes al índice,
- admitiendo una razón i/L =1.79 (como en el Ejemplo 14.3.), cuántos años estimamos necesitar para alcanzar esa mejora.
Admitamos los siguientes parámetros:

	h^2	σ_P	r_P	r_G
Prolificidad (PR)	0.10	2.5	0.10	-0.20
Días hasta 100 kg (D100)	0.25	12		

Como vimos anteriormente, la respuesta esperada en cada uno de los caracteres es dada por

$$\delta = G'b\frac{1}{\sigma_I}\frac{i}{L}$$

y la respuesta que deseamos será, para la PR y D100, respectivamente, $\delta = \begin{bmatrix} 0.1 \\ 10 \end{bmatrix}$

Note que tanto la razón i/L como el desvío estándar del índice afectan solo al número de años necesarios para alcanzar las respuestas deseadas, pero son irrelevantes para la proporcionalidad de las mismas, y entonces los ignoraremos por ahora. Tenemos así que la expresión anterior puede simplificarse a (ignorando σ_I y i/L):

$$b = (G')^{-1}\delta$$

Por lo que en nuestro caso bastará encontrar G y después resolver para b.

G	A_{PRi}	A_{D100i}			
P_{PRm}	½ $\sigma^2_{A\,(PR)}$	½ Cov($A_{PR}.A_D$)	=	0.3125	-0.4745
P_{D100i}	Cov($A_D.A_{PR}$)	$\sigma^2_{A\,(D100)}$		-0.949	36

A partir de G y δ podemos entonces resolver b:

$$b = (G')^{-1}\delta = \begin{bmatrix} 0.3125 & -0.949 \\ -0.4745 & 36 \end{bmatrix}^{-1} \begin{bmatrix} 0.1 \\ 10 \end{bmatrix} = \begin{bmatrix} 1.2121 \\ 0.2938 \end{bmatrix}$$

Por lo que el índice a utilizar será I = 1.2121 PR$_{(Madre)}$ + 0.2938 D100$_{(Ind)}$.

Queremos ahora saber cuáles son los pesos económicos subyacentes al índice. Recordemos que Pb = Gv, por lo que v = G^{-1} Pb.

La matriz P tiene la forma usual, que en este caso corresponde a:

$$P = \begin{bmatrix} 6.25 & -0.4745 \\ -0.4745 & 144 \end{bmatrix}$$

Podemos así encontrar los pesos económicos subyacentes, cuya solución es:

$$v = \begin{bmatrix} v_{PR} \\ v_{D100} \end{bmatrix} = G^{-1}Pb = \begin{bmatrix} 26.62 \\ 1.86 \end{bmatrix}$$

Con base en estos elementos, podemos determinar:

$$\sigma_I^2 = b'Pb = 21.27 \qquad\qquad \sigma_H^2 = v'Gv = 275.596$$

$$r_{AP} = \sqrt{\frac{\sigma_I^2}{\sigma_H^2}} = 0.278$$

La respuesta anual en cada componente del índice, considerando la razón i/L = 1.79, será:

$$\Delta g = G'b \frac{1}{\sigma_I} \frac{i}{L} = \begin{bmatrix} 0.0388 \\ 3.88 \end{bmatrix}$$

Por lo que es de esperar que la respuesta deseada pueda ser alcanzada en (10/3.88) =2.6 años.

De esta manera, con base en las respuestas deseadas en cada componente del índice, pudimos derivar las ponderaciones respectivas y encontrar los valores económicos correspondientes. Aunque esta no es una metodología óptima, permite superar algunas dificultades que no siempre se sobrepasan fácilmente en la determinación previa de los pesos económicos.

16.6.3. *Índice de selección en retrospectiva*

Supongamos que estamos seleccionando animales durante un cierto período para los caracteres 1 y 2, y que la superioridad media de los animales seleccionados en relación con los contemporáneos fue S_1 y S_2, respectivamente. Por tanto, podemos construir un vector S de diferenciales de selección:

$$S = \begin{bmatrix} S_1 \\ S_2 \end{bmatrix}$$

En este tipo de selección está subyacente (quizás involuntariamente) un índice de la forma:

$$I = r_1 X_1 + r_2 X_2$$

en que r_1 y r_2 son los pesos atribuidos a la superioridad fenotípica para los caracteres 1 y 2 (X_1 y X_2 respectivamente). En este caso, la superioridad fenotípica esperada para el carácter 1 cuando el índice es utilizado será:

$$S_1 = b_{P1.I}\ \Delta_I = \frac{Cov(P_1.I)}{\sigma_I^2} i\ \sigma_I = Cov(P_1.I)\frac{i}{\sigma_I}$$

en que i representa la intensidad de selección para el índice y σ_I es el desvío estándar del mismo. Como ya vimos antes, la razón i/σ_I no altera los pesos del índice, por lo que vamos a ignorarla por ahora. Podemos entonces pensar que, cuando los individuos son seleccionados con base en el índice definido, tienen superioridad fenotípica para los caracteres 1 y 2 igual a:

$$\left| \begin{array}{l} S_1 = Cov\,(P_1.I) = r_1\,\sigma_{P1}^2 + r_2\,Cov\,(P_1.P_2) \\[2mm] S_2 = Cov\,(P_2.I) = r_1\,Cov\,(P_1.P_2) + r_2\,\sigma_{P2}^2 \end{array} \right| = \begin{bmatrix} \sigma_{P1}^2 & Cov(P_1.P_2) \\ Cov(P_1.P_2) & \sigma_{P2}^2 \end{bmatrix}\begin{bmatrix} r_1 \\ r_2 \end{bmatrix} = Pr$$

Estas igualdades pueden entonces ser expresadas como $S=Pr$, en que:

    S = vector de diferenciales de selección para los caracteres 1 y 2

    P = matriz de varianzas y covarianzas de las fuentes de información fenotípica

    r = vector de pesos utilizados para los caracteres 1 y 2 en el índice de selección subyacente.

Sabiendo los diferenciales de selección (i.e., superioridad fenotípica) para cada uno de los caracteres 1 y 2, y la matriz de varianzas y covarianzas de los dos caracteres (P), podemos obtener los pesos utilizados en el índice de selección subyacente (vector r) como:

$$r = P^{-1} S$$

A partir de este vector, y siempre que se conozca la matriz de varianzas y covarianzas genéticas de los dos caracteres (G), podemos estimar los pesos económicos inherentes al índice como:

$$v = G^{-1} Pr$$

Estos resultados, que se presentaron para dos caracteres pero que pueden extrapolarse fácilmente a situaciones más complejas, permiten una evaluación retrospectiva de la importancia relativa que se atribuye a diferentes caracteres en una población sometida a selección.

16.7. Balance

La teoría de los índices de selección, desarrollada a mediados del siglo XX, creó las bases que permitieron la combinación de diferentes fuentes de información con el objetivo general de promover la mejora de uno o más caracteres. Obviamente, la aplicación de estos índices estuvo fuertemente condicionada por las enormes limitaciones de procesamiento de datos que existían en ese momento. Pero, aun así, los índices de selección "clásicos" formaron las bases sobre las que se organizaron los programas de selección de todas las especies, ¡con enorme éxito! Y, aún hoy, ningún programa de selección se puede organizar sin tener en cuenta los puntos centrales de los índices de selección convencionales (definición de objetivos de mejora, ponderaciones económicas, parámetros genéticos, etc.), ¡que siguen siendo tan válidos como hace 50 años!

Estos índices permiten establecer un programa de selección que maximiza la respuesta en el conjunto de caracteres considerados, siempre que no prevalezcan criterios subjetivos en las decisiones del seleccionador; si esto sucede, la selección practicada termina condicionada por estos factores extraños, y la respuesta será sub-óptima.

En los años 70-80, Henderson y su escuela desarrollaron las bases de BLUP, que se basó en los principios de los índices de selección, llevando el proceso un paso más allá y creando un enfoque coherente que permitió combinar toda la información en la predicción de un valor genético estimado. La solidez científica y la flexibilidad de BLUP, así como su capacidad de adaptación a las nuevas circunstancias, aseguraron su adopción como metodología de selección en todas las especies animales, en las más variadas circunstancias. En los últimos años, la disponibilidad de paneles de marcadores genéticos ha permitido que varios programas de selección incorporen estos marcadores en sus esquemas de evaluación genómica, con resultados generalmente muy positivos (ver Capítulos 20 y 22).

Para resumir la información tratada en este capítulo, y siendo conscientes de que se presentaron diversos datos que, en ocasiones, pueden haber quedado algo dispersos, dejamos aquí un cuadro resumen que consolida las expresiones utilizadas en los índices de selección en las más diversas circunstancias (Cuadro 16.1).

Cuadro 16.1. Resumen de las expresiones utilizadas en índices de selección.

	Objetivo de mejoramiento	
	Un carácter	**Varios caracteres**
Ponderaciones del índice	$b = P^{-1} g$	$b = P^{-1} G v$
Varianza del índice (σ^2_I)	$b'Pb$	$b'Pb$
Varianza del objetivo de mejoramiento (σ^2_H)	σ^2_A	$v'Cv$
Precisión de selección (r_{AP})	$\dfrac{\sigma^2_I}{\sigma^2_A}$	$\dfrac{\sigma^2_I}{\sigma^2_H}$
Respuesta global (ΔH)	$\dfrac{i\, r_{AP}\, \sigma_A}{L}$	$\dfrac{i\, \sigma_I}{L}$
Respuesta en cada carácter (ΔG_y)	-	$G'b\dfrac{i}{\sigma_I}$
Respuesta en otro carácter (ΔG_z)	$b_{A_z \cdot I}\,\Delta H$	$b_{A_z \cdot I}\,\Delta H$

Para saber más...

Cameron, N.D. 1997. Selection indices and prediction of genetic merit in animal breeding. CAB International.

Gama, L.T., C.P. Matos, N. Carolino. 2006. Modelos Mistos em Melhoramento Animal. Direcção Geral de Veterinária.

Hazel, L.N., G.E. Dickerson, A.E. Freeman. 1994. The Selection Index-Then, Now, and for the Future. J Dairy Sci. 77:3236-3251

Henderson, C.R. 1984. Applications of Linear Models in Animal Breeding. University of Guelph.

Minvielle, F. 1990. Principes d'Amélioration Génétique des Animaux Domestiques. INRA et Presses de l'Université Laval.

Mrode, R.A. 2014. Linear models for the prediction of animal breeding values. 3rd Edition. CAB International.

Ronningen, K. and L.D. Van Vleck. 1985. Selection index theory with practical applications. En: General and Quantitative Genetics (A. B. Chapman, Ed.). World Animal Series, A4. Elsevier Science Publishers.

Van Vleck, L.D. 1993. Selection Index and Introduction to Mixed Model Methods. CRC Press.

Weller, J.I. 1994. Economic aspects of animal breeding. Chapman and Hall.

VI. PROGRAMAS DE MEJORAMIENTO

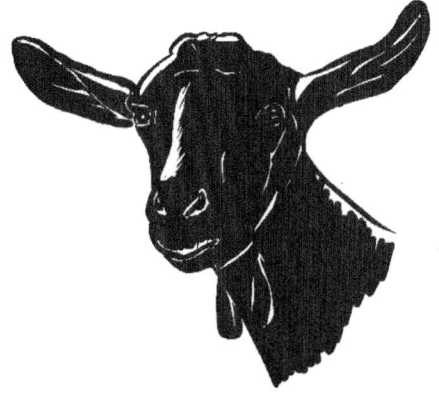

Cabra Murciana - España

Al practicar selección basada en más de un criterio, es necesario disponer de algún sistema de clasificación, esto es, un índice u otra forma sistemática de ponderar y conjugar toda la información relevante referente a cada animal.

J.L. Lush *(1947). Family merit and individual merit as bases for selection. The American Naturalist. 81:241.*

VI. PROGRAMAS DE MEJORAMIENTO

17. Organización de un programa de selección

17.1. Introducción

El éxito de cualquier programa de mejora genética se basa completamente en la recogida, con rigor e imparcialidad, de la información que servirá de base para la selección de animales que serán utilizados como progenitores de las generaciones futuras. Esta información consiste esencialmente en registros fenotípicos, genealógicos y genómicos; si estos registros no se recogieron de manera sistemática, rigurosa y uniforme, el programa está inevitablemente condenado al fracaso. Sin embargo, no es suficiente saber que un novillo pesó X kg al destete o que una vaca produjo Y kg en la primera lactancia; es fundamental contar con la información complementaria que nos permita dar el marco adecuado en el análisis de ese registro (cuándo y dónde fue recogido, en qué condiciones ocurrió, qué otros animales estuvieron presentes, etc.).

Por otro lado, la información recogida debe estar debidamente validada y, a menudo, se combina con otras fuentes de información (registros sanitarios, de matadero, datos de diferentes países, etc.) para ser de utilidad para el criador/seleccionador. En consecuencia, todo esfuerzo que se haga para organizar y articular las diferentes etapas de un programa de mejora es una contribución esencial para su éxito.

17.2. Pilares de un programa de selección

Para que un programa de mejora se ponga en práctica con las mínimas garantías de éxito, existe un conjunto de condiciones que deben garantizarse y que constituirán sus pilares o cimientos. Estos pilares, resumidos en la "Acrópolis del Mejoramiento Animal" presentada en la Figura 17.1, son efectivamente una condición necesaria (aunque no suficiente) para que el programa pueda ser correctamente delineado y conducido.

Por supuesto, no es necesario justificar la importancia de cada uno de los cinco pilares mencionados, ya que la misma será evidente para quienes pretendan poner en práctica un programa de mejora genética. Solo diremos que, si alguno de esos pilares falla, el programa de mejoramiento, definitivamente podría verse comprometido. Algunos de los aspectos más relacionados con el programa de selección en sí, como la identificación de los animales y el control de rendimientos, son discutidos con más detalle en este capítulo, ya que están más directamente vinculados a la selección propiamente dicha.

Figura 17.1. *La Acrópolis del Mejoramiento Animal.*

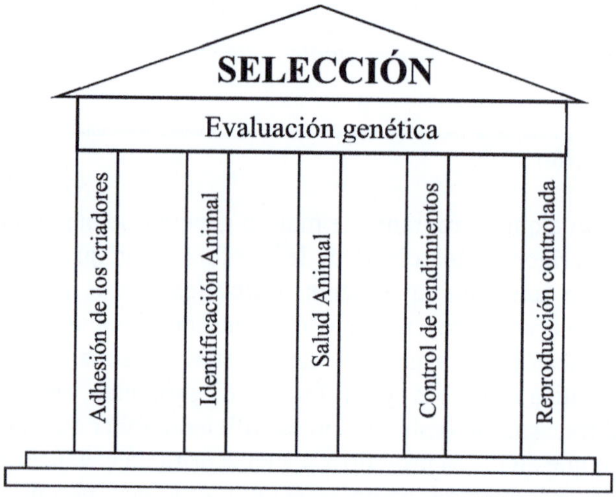

Garantizando la solidez estructural de la Acrópolis, se crean las condiciones mínimas para organizar y ejecutar un programa de mejora creíble. Este programa puede, en términos generales, considerar el flujo de acciones que se resumen en la Figura 17.2. Estas acciones tienen como objetivo, en última instancia, permitir la selección y utilización de los animales que mejor respondan a los objetivos de mejora que el criador u organización (empresa de selección, asociación de criadores, etc.) pretendan alcanzar. Para ello, se toma como punto de partida las informaciones genealógica y productiva (eventualmente también información genómica) que, tras un adecuado tratamiento, permitirán llegar a la selección de los "mejores" animales y a su uso más correcto, con el fin de generar avances que beneficien todos los estratos implicados y, en última instancia, el propio consumidor.

Figura 17.2. *Flujo de acciones en un programa de mejoramiento genético.*

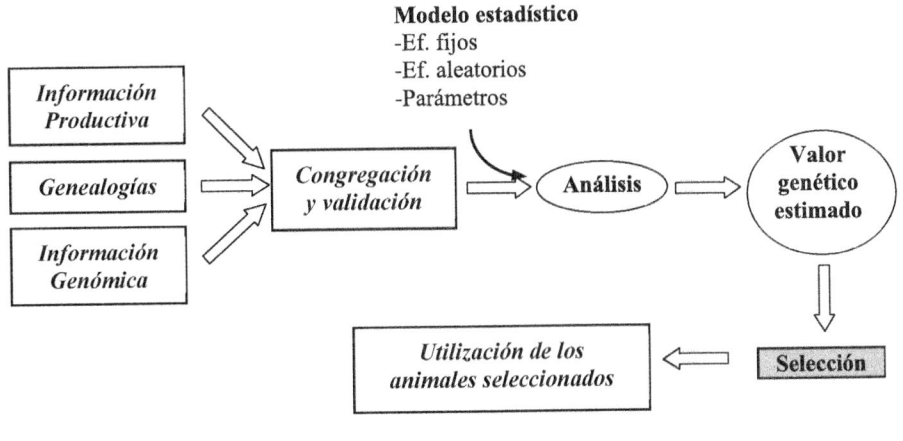

17.3. Organización de la recogida de información

17.3.1. Recomendaciones internacionales

Durante mucho tiempo (hasta los años 80-90), no existieron normativas que se aplicaran globalmente a las distintas etapas de un programa de mejoramiento, incluyendo aspectos como la identificación animal, registro y validación del control de rendimientos, pruebas de paternidad, formato de la base de datos que permita su fácil intercambio, etc. Sin embargo, las inconsistencias resultantes de la diversidad de sistemas utilizados hasta entonces en los distintos países y razas, y la necesidad de estandarización de criterios que resultó de la expansión de razas cosmopolitas (que requerían normas de registro coherentes), obligaron a la adopción de reglas que vinieron a conferir cierta uniformidad en los criterios de validación y en el formato para recopilar la información fenotípica que sirve como base para la selección. Naturalmente, la raza Holstein fue el catalizador de esta uniformidad, debido a la necesidad que tiene de reunir la información obtenida en diferentes países en el marco de un programa de selección global. Posteriormente, otras razas y especies siguieron este intento de crear regulaciones uniformes en cuanto a la recopilación y validación de información, aunque con las particularidades inherentes a los sistemas de producción y países en que se integran.

En esta misión de promover la adopción de criterios uniformes para la recogida y validación de registros, es importante enfatizar el papel jugado desde finales del siglo XX por organismos internacionales como el International Committee for Animal Recording (ICAR)[1], Interbull y FAO, que han publicado y promovido recomendaciones en diversas áreas relacionadas con la recogida y procesamiento de registros utilizados en programas de mejora animal. Algunas de estas recomendaciones se encuentran en la bibliografía indicada al final de este capítulo. Adicionalmente, en el caso particular de la Unión Europea, existen reglas generales que enmarcan y condicionan los programas de selección de las distintas especies[2].

17.3.2. Identificación animal

La pieza clave de cualquier sistema de registro es la identificación animal, ya que es esta la que permite asociar al animal con toda la información que le concierne (fecha de nacimiento, genealogía, sexo, registro de producción, criador, genotipo, etc.). En principio, la identificación es individual, pero puede haber casos concretos (por ejemplo, aves, peces, crustáceos, etc.) donde la opción sea la identificación del grupo. Naturalmente, la identificación animal es una herramienta esencial no solo para los esquemas de selección organizados, sino también para programas de control sanitario, trazabilidad de animales y productos, sistemas de certificación, etc.

El aspecto fundamental de la identificación de un animal es que debe ser única, permanente y fácil de leer. La recomendación de la FAO (2016) es que la identificación sea numérica y que no exista la posibilidad de repetirla en un período de 10 generaciones (~ 50 años en bovinos). La marca de identificación debe colocarse lo antes posible (idealmente en la primera semana de vida del animal) y obviamente la identificación debe ser única a lo largo de su vida (o al menos debe existir una forma confiable de registrar los cambios de identificación). El sistema de numeración varía mucho de un país a otro, pero existe un estándar internacional (ISO 11784) que establece las normas a utilizar en la identificación electrónica, en la que el número de animal debe incluir el código del país (3 dígitos) y el número individual (12 dígitos). Los países de la Unión Europea tienen su propia normativa en materia de identificación animal en la especie bovina[3].

Las formas en que se aplica el número de identificación a los animales varían mucho según la especie, y han evolucionado mucho, especialmente en los últimos años. Tradicionalmente se utilizaba la aplicación de una marca con el número de identificación directamente en el exterior del animal de forma visible (marcación

---

[1] Inicialmente conocido como Comité Internacional para el Control de la Productividad Lechera.
[2] Reglamento (UE) 1012/2016 del Parlamento Europeo y del Consejo.
[3] Reglamento (UE) 1760/2000 del Parlamento Europeo y del Consejo.

a fuego, frío, láser, tinta, etc.), así como muescas en las orejas, tatuaje, etc. Estos métodos tradicionales irían a ser reemplazados por el uso a gran escala de crotales de plástico de un tamaño adecuado para la especie en cuestión, y que deben tener una numeración fácilmente visible y duradera, a menudo con código de barras para facilitar la automatización de la lectura. Más recientemente, la identificación electrónica (también conocida como *radio frequency identification*, RFID) se ha convertido en la metodología de elección, a menudo simultáneamente con el crotal de plástico, ya que este es más fácil de leer. El dispositivo electrónico se conoce como transponder y puede incorporarse a un crotal o collar, aplicarse como un microchip en un implante subcutáneo o administrarse como un bolo ruminal. En cualquier caso, la lectura de la identificación electrónica requiere el uso de un lector adecuado que, a través de una onda de radio, podrá leer el número de identificación previamente programado en el transponder. La identificación electrónica tiene la gran ventaja de asegurar una lectura más rigurosa de la identificación del animal, minimizando el riesgo de error humano en la lectura y registro de la información y disminuyendo la posibilidad de fraude. Sin embargo, obliga siempre al uso de un lector y tiene costes que se deben considerar (tanto del transponder como del lector).

Un aspecto importante a tener en cuenta es asegurarse de que exista duplicación de información sobre un mismo animal (dos crotales, crotal y tatuaje, crotal y transponder, etc.) para poder afrontar el desgaste y la pérdida a lo largo del tiempo (ilegibilidad de tatuajes, pérdida de crotales o transponder, etc.) que resultarían en la pérdida de toda la información acumulada. Por otro lado, es fundamental que la identificación definitiva sea colocada tan temprano como sea posible en la vida del animal, de manera de evitar la pérdida de continuidad de la información existente.

17.3.3. *Información genealógica*

El registro de información sobre los progenitores de un individuo es una parte integrante e indispensable de cualquier programa de selección y, por lo general, es competencia del criador y de la entidad gestora del libro genealógico respectivo. Normalmente, el pedigrí del animal se establece sobre la base del registro de parto de la madre y al registro de inseminación artificial o monta natural que dio origen al producto registrado. Sin embargo, pueden existir errores de registro o información insuficiente para asignar correctamente a los progenitores, por lo que es fundamental la confirmación de las paternidades, especialmente en situaciones en las que existe sospecha de incoherencia en los registros (véase Capítulo 5).

En el caso particular de los sistemas de producción extensivos, el conocimiento de la paternidad a menudo es incierto, ya que algunas veces hay varios machos presentes con un grupo de hembras y, por lo tanto, no hay garantías sobre cuál es el verdadero padre de un individuo en particular. En ese ámbito, el uso de la información genómica, cuyo coste es cada día más bajo, puede posibilitar a corto plazo la imputación de las paternidades a partir de un panel de marcadores genéticos aplicado a los distintos intervinientes en el proceso (reproductores y descendientes).

17.3.4. Información fenotípica

Una información fenotípica confiable, precisa y objetiva es condición indispensable para el éxito de cualquier programa de mejora genética. Naturalmente, el tipo de información recogida depende mucho de la especie y característica considerada, pero hay algunos aspectos que son comunes, y que conviene subrayar:

- toda la información tiene que estar vinculada a un animal con una identificación única.
- normalmente, se requiere un conjunto de informaciones adicionales sobre el animal, que permitan enmarcar el registro en análisis posteriores (fecha de nacimiento, criador de origen, progenitores, sexo, edad de la madre, etc.).
- la recogida de información (pesaje, medición, análisis, etc.) debe realizarse con la instrumentación adecuada, para minimizar el error experimental y la interferencia humana.
- además del registro fenotípico en sí (peso, medida, etc.), es fundamental registrar la información relacionada que permite el procesamiento de los datos, por ejemplo la fecha de registro, criador/propietario, información adicional sobre la explotación (por ejemplo, número de ordeños diarios en el caso de vacas lecheras, o uso de suplementación alimentaria previo al destete en el caso de vacas de carne), etc.
- se debe definir claramente quién es el responsable de recopilar los registros fenotípicos (criador, asociación, entidad independiente, etc.) y quién supervisa esta recopilación.
- es importante que, desde el inicio, los diversos usuarios/contribuyentes de la información generada (criadores, asociaciones, organismos oficiales, responsables de la evaluación genética/genómica, etc.) tengan participación en la definición de la forma de recolección y flujo de datos, y estén conscientes de la importancia de contribuir a la base de datos con información rigurosa y confiable.

A pesar de las diferencias en el tipo de registros inherentes a la especie y al sistema de producción considerado, existen algunos temas comunes que deben incluirse en la mayoría de los sistemas de registro. A título de ejemplo, en el Cuadro 17.1. se presenta un diagrama simplificado de las características típicamente registradas en un programa de selección en bovinos de carne.

Para otras especies y modelos de producción, habrá que definir los caracteres a registrar, a fin de cumplir con los objetivos de mejora pretendidos. Por ejemplo, en ganado bovino lechero, además de los registros indicados como "todos los animales" y "vacas" en el Cuadro 17.1., existe un conjunto de otras informaciones que normalmente se registran, como se indica en el Cuadro 17.2.

Cuadro 17.1. *Ejemplos de características básicas registradas en un programa de selección en bovinos de carne.*

	Tipo de registro	Información registrada
Registro para todos los animales	Identificación	ID Oficial y particular
	Explotación	Criador de origen y movimientos
	Información individual	Fecha de nacimiento, raza, sexo
	Progenitores	Identificación del padre y de la madre
	Inscripción en Libro Genealógico	Fecha, tipo de inscripción, puntuación total y parcial
	Rechazo/mortalidad	Fecha y causa
	Información genómica	Marcadores utilizados, genotipos
Vacas	Servicios (Monta Natural o IA)	Fecha(s) y toro(s)
	Partos	Fecha, ternero (identificación), facilidad de parto
Terneros	Peso vivo	Fecha y peso a edad estándar (nacimiento, destete, al año de edad)
	Ultrasonidos	Fecha y área del *L. dorsi*, espesor de la grasa, grado de marmoleado
	Características de la canal	Fecha de sacrificio, peso, clasificación, área del *L. dorsi*, espesor de la grasa, marmoleado, peso de los cortes, etc.

Cuadro 17.2. *Ejemplos de características básicas registradas en un programa de selección en bovinos lecheros* **(además de los indicados en los ítems "todos los animales" y "vacas" en el Cuadro 17.1.)**.

	Tipo de registro	Información registrada
Vacas	Control lechero cuantitativo	Fecha, explotación, número de ordeños, producción de leche por ordeño
	Control lechero cualitativo	% grasa, % proteína, sólidos totales, células somáticas, perfil de ácidos grasos, lactosa, lactoferrina, etc.
	Clasificación morfológica	Fecha, clasificador, clasificación final, grandes regiones, caracteres descriptivos primarios, etc.
	Características reproductivas	Fecha de reinicio de la actividad cíclica, intensidad de las manifestaciones de celo, etc.
	Incidentes sanitarios	Mamitis, claudicación, infertilidad, etc.
	Características funcionales	Facilidad de ordeño, eficiencia alimenticia, emisiones de metano, comportamiento, tendencia para mamar, reacción al estrés térmico, etc.

Los avances tecnológicos han traído enormes progresos en la posibilidad de recolectar información fenotípica de una manera más rápida y eficiente (identificación electrónica, pesaje automatizado, medición del flujo de leche en el conducto de la sala de ordeño, posible lectura por NIRS de la composición de la leche, métodos auxiliares de detección de estro, etc.), con menor interferencia humana y, por tanto, con menor posibilidad de error. Sin embargo, estas tecnologías también traen nuevos desafíos en su aplicación, cuando existen estándares convencionales para medir ciertas características. Por ejemplo, la toma de muestras de leche para determinar niveles cualitativos (grasa, proteína, etc.) debe ser proporcional a la cantidad producida en los diferentes ordeños en el día del control, lo que se vuelve particularmente complicado cuando hay más de dos ordeños diarios, y sobre todo cuando un sistema robotizado permite que cada vaca pueda tener un número diferente de ordeños. También en este caso de ordeño robotizado, no es fácil agrupar a los animales en unidades de manejo más o menos homogéneas (grupos contemporáneos) para el análisis estadístico, ya que es muy posible que en diferentes días de lactancia una vaca pueda tener un número diferente de ordeños. Por lo tanto, ¡aún quedan muchos desafíos por resolver!

A menudo, existen criterios preestablecidos que se deben seguir en la recogida de información fenotípica, por ejemplo, en cuanto a la frecuencia de obtención de registros, escala a utilizar, certificación de equipos, etc., con recomendaciones del ICAR para muchos de estos temas. En el Cuadro 17.3. hay un breve resumen de algunas de estas recomendaciones, y el lector interesado puede consultar los reglamentos del ICAR para obtener información más detallada.

Cuadro 17.3. *Síntesis de algunas de las recomendaciones de ICAR relativas al control lechero, registros de producción en bovinos de carne y clasificación morfológica de bovinos.*

Control lechero: bovinos[4] y pequeños rumiantes[5]

Las recomendaciones del ICAR establecen normas en cuanto a frecuencia, intervalo máximo entre controles, número mínimo de controles/lactancia, forma de cálculo de la producción por lactancia, etc.

El método de referencia en el control lechero se conoce como A4[6], pero el método de control alternativo, conocido como AT4[7], es también muy común. La producción total de leche, grasas y proteínas (posiblemente también células somáticas, lactosa, sólidos totales, etc.) se calcula normalmente para la lactancia total y para una lactancia estándar de 305 días para los bovinos; en pequeños rumiantes, el ICAR deja a cada

---

[4] www.icar.org/Guidelines/02-Overview-Cattle-Milk-Recording.pdf
[5] www.icar.org/Guidelines/16-Dairy-Sheep-and-Goats.pdf
[6] Control realizado por una entidad independiente del criador, con una periodicidad aproximada de 4 semanas, y abarcando los distintos ordeños realizados en una vaca el día del control.
[7] Como el método A4, pero en el que el control es realizado alternadamente en el ordeño de la mañana y de la tarde a lo largo de la lactación.

organización la definición de la duración estándar que debe considerarse (a menudo se acepta una duración estándar de 150 días). La recomendación oficial del ICAR con respecto a los pequeños rumiantes es considerar que la producción de leche en la lactación corresponde solo a la producción ordeñada, ignorando así cualquier estimación de la producción de leche destinada a amamantar a la cría.

Registros de producción: Bovinos de carne[8]

Con respecto a los bovinos de carne, el ICAR tiene recomendaciones sobre diversos temas relacionados con la recopilación de información en estos animales, incluyendo características reproductivas, longevidad, control de crecimiento, evaluación visual, evaluación por ultrasonido, pruebas de rendimiento, características sanitarias, recuento de garrapatas y características de la canal y la carne. El nivel de detalle de las recomendaciones varía mucho con las características, teniendo en cuenta la diversidad de sistemas de producción y control de los bovinos de carne en todo el mundo. Por ejemplo, para las pruebas en estación de testaje, el nivel de detalle es mayor, con recomendaciones sobre el tiempo mínimo de prueba (60 días), el período de ajuste (> 21 días), el rango de edad de los animales en el mismo grupo de prueba (<90 días), etc. Las recomendaciones también incluyen cómo calcular varios índices reproductivos, cómo ajustar el peso a una edad estándar, la especificación de características que indiquen la calidad de la carne, etc.

Clasificación morfológica de bovinos y caprinos[9]

Las recomendaciones de ICAR incluyen la clasificación lineal en bovinos lecheros, bovinos de carne, razas de doble propósito y cabras lecheras. En bovinos lecheros se consideran 23 características morfológicas, en bovinos de carne 37 características y en cabras lecheras 19 características. Se recomienda utilizar una escala de 1 a 9 puntos para calificar cada característica. Un aspecto importante que se tiene en cuenta en estas recomendaciones es la necesidad de controlar la actividad de los clasificadores, concretamente con el establecimiento y aplicación de criterios de clasificación uniformes.

17.3.5. Validación y flujo de la información

La información recopilada en un programa de selección normalmente se almacena en una base de datos centralizada, organizada alrededor de algunos archivos clave, como se muestra en la Figura 17.3. La información contenida en estos archivos generalmente corresponde a los ítems presentados en los Cuadros 17.1. y 17.2. y no se puede dejar de enfatizar la necesidad de contar con software apropiado para el almacenamiento, validación y procesamiento preliminar de datos. Un sistema informático confiable y ágil es una herramienta esencial para la ejecución exitosa de cualquier programa de mejoramiento animal, funcionando como un eslabón de conexión para toda la cadena productiva de la raza (criador, asociación, entidad comercializadora, organismo de certificación, etc.). A lo largo

---

[8] www.icar.org/Guidelines/03-Beef-Cattle-Recording.pdf

[9] www.icar.org/Guidelines/05-Conformation-Recording.pdf

de este proceso, todas las entidades pueden eventualmente utilizar y registrar la información, de acuerdo con una política predefinida de accesos y permisos, garantizando el rigor y eficiencia del proceso. Estas plataformas informáticas deben también ser suficientemente versátiles para acomodar nuevos tipos de registros y formatos alternativos que van surgiendo, asegurando la capacidad de dialogar con otras plataformas, para facilitar el intercambio de información de una manera rápida y rigurosa.

Figura 17.3. *Estructura general de la base de datos en un programa de selección.*

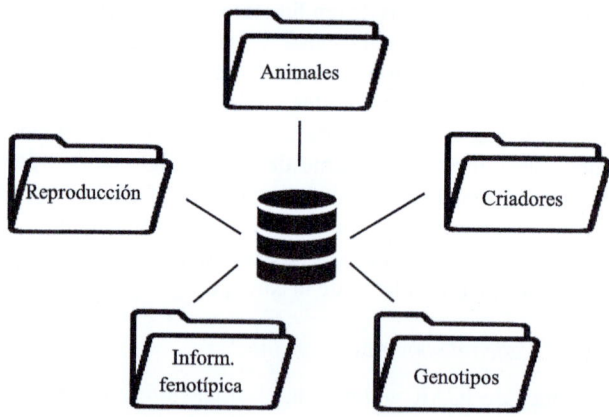

La base de datos central se alimenta de información recogida en el campo y, por muy cuidadoso que uno sea en el manejo de los animales y en la recogida de registros productivos, es inevitable que se produzcan errores de la más diversa índole en la recogida de información fenotípica. Estos errores pueden ser voluntarios o involuntarios, y pueden corresponder a fallas instrumentales o ser responsabilidad de uno de los intervinientes. Lo ideal es que la validación de los registros ocurra inmediatamente en el momento de la recogida, para que el error pueda detectarse y corregirse rápidamente. Esta validación esencialmente verifica la coherencia entre la información que se está introduciendo y aquella que ya existe en la base de datos (coherencia de identificación, sexo, fechas de parto/nacimiento, pesos, niveles de producción, etc.).

Las tecnologías de la información son actualmente una herramienta indispensable en la recopilación y transferencia de información entre la periferia y la base de datos central. Idealmente, la entrada de datos se realiza por conexión online con la base de datos, de modo que se pueda establecer inmediatamente la validación del registro, solicitando al operador que proceda con la corrección respectiva en caso de que se detecte un error. En general, los métodos que recurren a la automatización de la transferencia de datos (identificación electrónica, pesaje automatizado, medición del flujo de leche en el conducto de la sala de ordeño, robot en un laboratorio, etc.) permiten agilizar el proceso y evitar la intervención humana en el registro de la información, que muchas veces constituye la principal causa de error en los datos registrados.

Una vez realizada esta validación en cuanto a la consistencia del registro que se está lanzando, habrá que establecer otras validaciones para que este registro pueda realmente ser considerado como información confiable y adecuada para ser incorporada al programa de selección. Entre estas validaciones, se pueden considerar, entre muchas otras, las siguientes:

- prueba de paternidad con base en la compatibilidad de genotipos;
- edad mínima al primer parto para que un registro de intervalo entre partos sea tomado en consideración;
- intervalo máximo entre controles para que la lactación pueda ser considerada válida;
- amplitud de edades aceptable para que el peso de un ternero pueda ser aceptado para calcular el peso ajustado al destete;
- número mínimo de animales a considerar en un grupo contemporáneo;

Cualquiera de estos criterios puede significar que un registro, a pesar de corresponder a la realidad, no se considere válido a efectos de su incorporación en el análisis estadístico que conduzca a la predicción de valores genéticos, ya que no encaja dentro del rango tolerable de los criterios predefinidos.

Gran parte del éxito de todo el sistema de recopilación de información depende de la motivación y la actitud proactiva del criador para participar de manera comprometida y rigurosa en esta recopilación de datos. Una forma de promover esta participación es proporcionar al criador una retroalimentación indispensable sobre la información que se está recopilando y procesando, por ejemplo mostrando cómo se sitúa su explotación en relación con las demás, cuál ha sido su evolución en el tiempo, etc. Esta información puede incluir, por ejemplo, la evolución del efectivo, distribución por edades, proporción de animales puros y cruzados, desempeño reproductivo (intervalo entre partos, prolificidad, etc.), peso a diferentes edades, longevidad, etc. A partir de esta información acumulada, el criador puede, eventualmente con el apoyo de la asociación respectiva, elegir los mejores animales, descartar los menos eficientes, organizar los apareamientos teniendo en cuenta la consanguinidad generada, evaluar en retrospectiva el manejo practicado, etc.

17.4. Estructuración de un programa de selección

A partir de los principios que venimos discutiendo, podemos desarrollar un marco general de los aspectos que deben regir la estructuración de un programa de mejoramiento genético, y las diferentes etapas que lo constituyen. Empezaremos por distinguir dos tipos de situaciones que se pueden encarar:

1) razas en serio riesgo de extinción (por ejemplo, razas con menos de 1 000 hembras registradas), en que la prioridad deberá ser dada a acciones de caracterización del patrimonio existente (demografía, caracterización biológica, productiva y reproductiva, variabilidad genética estimada de diferentes formas,

etc.) y la promoción de acciones de conservación, ya sea "*in situ*" (mantenimiento de la variabilidad genética mediante el control de la consanguinidad de los rebaños) o "*ex situ*" (conservación de germoplasma). Este enfoque se trata con más detalle en el Capítulo 25.

2) razas en las que el tamaño y la estructura del efectivo justifique el establecimiento de programas de mejoramiento genético dirigidos a incrementar la eficiencia productiva, teniendo en cuenta el manejo de la consanguinidad. Serán estos programas los que trataremos en el resto de este capítulo.

Un programa de mejora genética por selección puede ser puesto en práctica aisladamente dentro de cada rebaño, o conjuntamente por los distintos criadores que constituyen la base de selección de la raza. Los resultados obtenidos por simulación indican que el uso de un programa de selección global conduce a respuestas anuales alrededor de un 40% más altas que las que se pueden obtener por selección intra rebaño, además de que la tasa de consanguinidad es menor. Por eso, existen ventajas en llevar a cabo el programa de selección para la raza como un todo, lo que presupone la conjugación de esfuerzos de los varios criadores de la raza, así como de otros intervinientes (técnicos, gestores, comerciantes, etc.) en el proceso productivo, de modo que todos los esfuerzos y medios sean encaminados con un objetivo común. Sin embargo, como veremos más adelante, la organización del programa de mejoramiento en una estructura piramidal permite enfocar la inversión de los recursos necesarios para el programa de selección (control de rendimientos, genotipado, validación de genealogía, etc.) en un grupo más restringido de animales/criadores del núcleo de selección, promoviendo un mayor progreso genético, que luego beneficiará a toda la estructura, a medida que se produzca este progreso.

El éxito de un programa de mejoramiento genético presupone que las diferentes acciones a implementar estén sistematizadas en términos de planificación y ejecución, siendo bastante esclarecedores los casos representados por la producción intensiva (bovinos lecheros, porcinos, producción avícola), en los que el éxito evidente de los programas de mejora se basó en la definición clara y objetiva de lo que se pretende mejorar, la recolección de datos de campo, el control de la reproducción y el tratamiento y uso de la información recogida, seguido de una cuidadosa selección y uso de los reproductores. En los últimos años, esta estrategia fue complementada por la incorporación de herramientas genómicas, que han permitido potenciar las respuestas observadas. En el caso de los bovinos de carne y pequeños rumiantes, la situación es algo más compleja que en las especies mencionadas, debido a la menor uniformidad que existe (diversidad de razas, sistemas de manejo, objetivos de mejora, etc.) y a la mayor dificultad de poner en práctica un sistema de control de rendimiento y de reproducción controlada, debido a los costes que implican. Sin embargo, no es imposible superar estos condicionamientos, para poder llevar a la práctica un programa eficaz de mejora genética, pero se debe ser selectivo, juicioso y objetivo en el programa a adoptar. También en estas especies la información genómica puede ser útil, pero es ilusorio pensar que esto permite prescindir de la recopilación de información fenotípica; por el contrario, el uso de herramientas genómicas solo se justifica si hay información fenotípica confiable, ¡pues si esta no existe es un desperdicio de dinero!

Las acciones sistematizadas que deberán constituir las etapas sucesivas de un programa coherente de mejoramiento genético se encuentran resumidas en el Cuadro 17.4 y en la Figura 17.4, y más adelante son discutidas con mayor detalle.

Cuadro 17.4. *Fases y etapas de un programa de mejoramiento genético.*

Fase	*Etapa*
Planeamiento	1. Descripción del sistema de producción
	2. Definición de los objetivos de mejoramiento
	3. Estimación de parámetros
	4. Elección de los criterios de selección
	5. Evaluación de esquemas alternativos
	6. Organización de los controles de rendimientos
Ejecución	7. Recogida de información
	8. Evaluación genética
	9. Selección
	10. Utilización de los animales seleccionados

Figura 17.4. *Secuencia de acciones de un programa de mejora (adaptado de Oldenbroek y van der Waaij, 2014).*

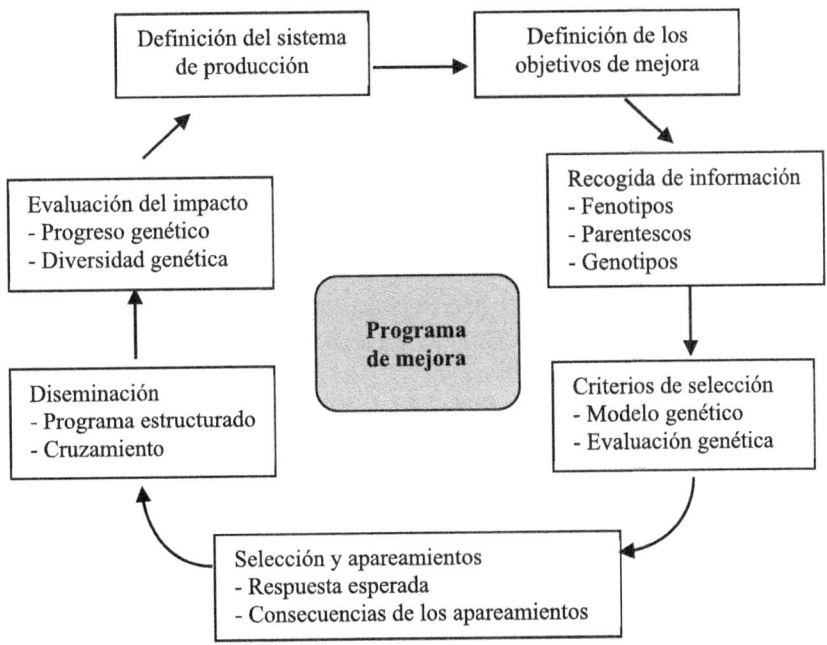

17.4.1. Descripción del sistema de producción

El primer paso de cualquier programa de mejora genética es la caracterización de la raza y de su sistema de producción, lo que presupone la integración de varias áreas, a saber:

- caracterización de las prácticas de manejo actuales, niveles de producción observados, etc.

- detección de condicionantes de naturaleza "ambiental" (dificultades en el intercambio de material genético por motivos sanitarios, restricciones alimentarias cuantitativas/cualitativas estacionales, obstáculos en términos de comercialización, condicionantes de naturaleza social y/o tecnológica, etc.).

- caracterización demográfica de la raza, considerando indicadores relacionados con la frecuencia de cruzamientos, estructura etaria del efectivo, limitantes al uso de la inseminación artificial, intercambio de animales entre explotaciones, consanguinidad, explotaciones predominantes, etc.

- caracterización genética con marcadores moleculares, para identificar el nivel de diversidad existente, existencia de clústeres/agrupamientos, subestructura de la población, relación con otras razas, etc.

- evaluación retrospectiva de los objetivos de mejora y las prácticas de selección aplicadas por los criadores.

- análisis de las fuentes de ingresos y gastos operativos de la explotación (análisis del impacto económico de diferentes caracteres).

Este primer enfoque permite desde luego detectar cuellos de botella que limiten las opciones a realizar, así como obtener una radiografía de la situación de la raza en términos de caracterización genética, demográfica, económica, biológica y productiva, asegurando así las bases sobre las que se asentarán las decisiones subsecuentes.

17.4.2. Definición de los objetivos de mejora

En esta etapa se evaluará el aporte relativo de cada carácter al beneficio económico de la explotación, por lo que se deben considerar todos los caracteres que, de una forma u otra, contribuyan a los ingresos y/o gastos. Naturalmente, esto implica, algunas veces, la consideración de un número muy elevado de caracteres, por lo que puede ser aconsejable conjugar caracteres simples en un grupo más reducido de caracteres compuestos, abordando luego de forma analítica cuál es el impacto de estos.

A partir de este análisis se establecerá la importancia económica relativa de cada carácter, para lo cual se podrán utilizar diversas metodologías. Entre estas se incluyen la construcción de modelos bioeconómicos, ecuaciones de lucro, etc., con el objetivo de establecer el cambio marginal en una determinada variable económica (por ejemplo, regresión parcial del margen bruto, del lucro, del coste de producción, de la relación ingresos/costes, etc.) por unidad del carácter. Esto presupone que los pesos económicos de los diferentes caracteres se establezcan sobre una base exclusivamente económica, y que ya tendrán en cuenta de manera cuantificada las posibles restricciones existentes. Lógicamente, el escenario económico considerado debe ser el de la situación futura en la que se espera la expresión del carácter, y no el de un presente que puede o no mantenerse en el horizonte futuro.

En la práctica, pueden surgir varios problemas en el cálculo de los pesos económicos, por ejemplo, cuando consideramos caracteres expresados varias veces durante la vida (prolificidad, producción lechera, etc.), o caracteres expresados temprano (peso al destete) o tardíamente (longevidad) en la vida del animal, en el que, por ejemplo, el interés sobre el capital invertido será más bajo para caracteres seleccionados más temprano. Estas situaciones se pueden tener en cuenta mediante el método conocido como "gene flow", que considera el número de expresiones y el tiempo de expresión de los caracteres[10]. Otras situaciones que se pueden considerar son, por ejemplo, la existencia de restricciones a la producción, como cuotas o subsidios (por animal o por kg), o situaciones en las que el impacto del carácter es no lineal. Si el escenario económico es poco conocido, se pueden obtener algunas aproximaciones, por ejemplo, preguntando las expectativas de los criadores y utilizando un índice de ganancias deseadas. Cabe destacar también que, siendo importantísima la determinación del peso económico relativo de los diferentes caracteres, estos pesos son bastante robustos, esto es, pequeños errores cometidos en su determinación acaban teniendo poco impacto en la ganancia genética en cada carácter[11].

Como es evidente, los pesos relativos de diferentes caracteres dependen del escenario considerado; por ejemplo, en los bovinos lecheros, la importancia de la cantidad de leche, grasa y proteína dependerá de la forma de pago de la leche, mientras que en los bovinos de carne la importancia relativa de los caracteres reproductivos y de crecimiento dependerá de que la raza considerada sea utilizada sobre todo en pureza o en cruzamiento, y si actúa como línea paterna o materna en este (mayor importancia de los caracteres de reproducción cuando la raza es utilizada como línea materna en el cruzamiento). Consecuentemente, los objetivos de mejoramiento y pesos económicos de diferentes caracteres deberán ser específicos para cada raza y sistema de producción.

A título de ejemplo, consideremos los objetivos de mejora a tener en cuenta en un programa de selección de bovinos de carne. Por una cuestión de sistematización, podemos distinguir los caracteres de la vaca y del ternero, como en el Cuadro 17.5.

---

[10] Ponzoni, R.W., S. Newman. 1989. Developing breeding objectives for Australian beef cattle production. Animal Production, 49: 35-47.

[11] Smith, C. 1983. Effects of changes in economic weights on the efficiency of index selection. J. Anim. Sci. 56:1057.

Cuadro 17.5. *Sistematización de los principales objetivos de mejoramiento en bovinos de carne.*

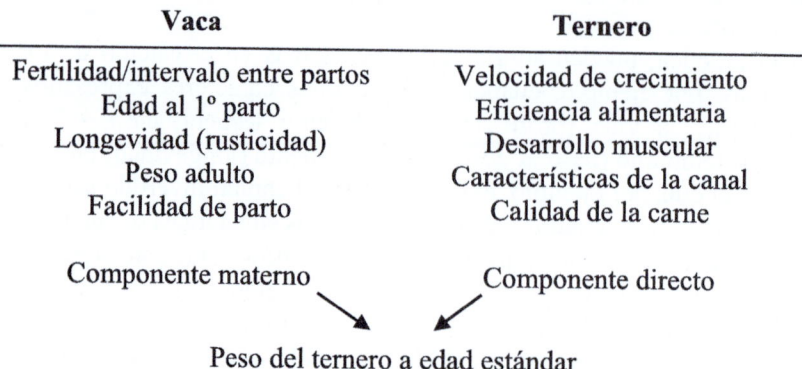

Vaca	Ternero
Fertilidad/intervalo entre partos	Velocidad de crecimiento
Edad al 1° parto	Eficiencia alimentaria
Longevidad (rusticidad)	Desarrollo muscular
Peso adulto	Características de la canal
Facilidad de parto	Calidad de la carne

Componente materno   Componente directo

Peso del ternero a edad estándar

La mayoría de los caracteres listados tienen una interpretación bastante obvia, y son de obtención directa[12], por lo que funcionan tanto como objetivos de mejora como criterios de selección. Hay, sin embargo, un caso que reviste algunas particularidades, que es el del peso del ternero a determinada edad (por ejemplo, peso al destete o peso al nacimiento). En este caso se admite que, además de las influencias ambientales, el peso del ternero es el resultado de su valor genético para el crecimiento (A_{ter}), que a su vez depende de los genes que recibe del padre y de la madre, y también del valor genético de la madre para efectos maternos ($A_{mat.(vaca)}$), por ejemplo por la influencia en la producción lechera. La cuestión de la selección de características influenciadas por efectos genéticos directos y maternos fue discutida en el Capítulo 15, por lo que no entraremos en más detalles aquí. Solo mencionaremos que, como resultado de este modelo, al practicar la selección debemos considerar la variabilidad genética para efectos genéticos maternos (h^2_m) y para efectos genéticos directos (h^2_a), y también hay que considerar que el valor genético para efectos directos puede estar asociado con el valor genético para efectos maternos (r_{am}), tal como la asociación entre los valores genéticos de cualquiera de dos caracteres puede medirse por la correlación genética respectiva. Por supuesto, la importancia relativa de la selección para efectos directos o maternos depende de si estamos trabajando con una raza que se usa como pura o cruzada y, en este caso, si ingresa al cruzamiento como una raza materna o paterna (ver Sección 15.3.).

En resumen, se puede decir que es crucial para el éxito de cualquier programa de mejora que los caracteres cuya mejora se pretende estén definidos de una forma clara y cuantificada. Sin completar esta etapa de forma clara y objetiva, no es posible definir en qué sentido pretendemos caminar.

---

[12] Excepto, posiblemente, la eficiencia alimentaria.

17.4.3. Estimación de parámetros

Para planificar y llevar a cabo un programa de selección, es fundamental el conocimiento de los parámetros genéticos y fenotípicos (variabilidad y correlaciones) de los objetivos de mejora y los criterios de selección. Para la estimación de estos parámetros, existen varias metodologías posibles, ya discutidas anteriormente (Capítulo 13), pero cualquiera de ellas presupone la existencia de bases de datos de tamaño y confiabilidad adecuados. Actualmente, la metodología estándar es el análisis de máxima verosimilitud restringida o el uso de métodos bayesianos, aplicados en un BLUP-Modelo Animal. En caso de que los datos de campo no estén disponibles o no sean confiables, una posible alternativa es utilizar parámetros obtenidos de la literatura, para situaciones y razas, en situaciones similares.

Además de parámetros como varianzas, heredabilidad y correlaciones, será indispensable evaluar previamente la influencia de factores sistemáticos (edad de la hembra, sexo, mes de parto, etc.) y la importancia de efectos como, por ejemplo, las interacciones genotipo × ambiente o la depresión consanguínea, para poder tenerlos en cuenta, si se justifica, en el modelo de análisis.

Un aspecto adicional a considerar en esta etapa es la posible incorporación de marcadores genéticos en las decisiones de selección. Admitiendo que la decisión sea utilizar un panel de SNP, será necesario considerar específicamente qué animales serán genotipados, si existe la posibilidad de que se constituya una población de referencia, cuál es el impacto predecible de los marcadores sobre la variabilidad genética observada, si la selección se practicará en una o dos etapas, etc. (ver Capítulo 22). Naturalmente, la información genómica debería ser útil para mejorar los resultados de la selección, pero hay varios aspectos que han de ser investigados y optimizados antes de poner en práctica un sistema de evaluación genómica.

17.4.4. Elección de criterios de selección

Los criterios de selección son los caracteres que se miden y en base a los cuales se seleccionarán los animales; estos criterios pueden ser (idealmente) los objetivos de mejora en sí mismos o caracteres que están correlacionados genéticamente con ellos, ya que a menudo el objetivo de mejoramiento no se puede medir directamente en individuos candidatos a la selección o en sus parientes. Este es el caso, por ejemplo, del ganado bovino lechero cuando los animales se seleccionan sobre la base de caracteres morfológicos (ubres, patas y pies, etc.) con el objetivo de mejorar la longevidad productiva de las vacas. En bovinos u ovinos de carne, la tasa de crecimiento puede ser un criterio de selección, siendo los objetivos de mejoramiento, la propia tasa de crecimiento y el índice de conversión; también en estas especies, a veces se ha utilizado el perímetro escrotal con el objetivo de mejorar el desempeño reproductivo de las hembras (aunque la evidencia experimental indica una correlación no muy fuerte entre estos caracteres).

Estos ejemplos indican que, para mejorar un carácter, no es imprescindible medirlo, teniendo sí que encontrarse caracteres genéticamente correlacionados que sean más fáciles o más baratos de medir. Por lo tanto, los criterios de selección se elegirán en función de su variabilidad genética, correlación genética con los objetivos de mejora y viabilidad de la medición (coste y facilidad de medición en los candidatos a selección o parientes, medible en uno o ambos sexos, antes de practicar la selección, posiblemente como medidas repetidas, etc.). Los principios expuestos aquí con respecto a los criterios de selección y los objetivos de mejora están estrechamente relacionados con los índices de selección y las respuestas correlacionadas, ya discutidos anteriormente.

La posibilidad de utilizar un panel de marcadores genéticos en el genotipado de los animales a seleccionar abre la posibilidad de investigar posibles asociaciones entre estos marcadores genéticos y características particularmente difíciles o caras de obtener, que normalmente solo pueden medirse en condiciones experimentales. Por lo tanto, puede ser interesante considerar la posibilidad de hacer un "fenotipado profundo" en condiciones experimentales, para encontrar marcadores genéticos asociados con caracteres difíciles de medir, y luego usar estos marcadores en condiciones de campo, sin tener que incurrir en los costes de la recolección adicional de estos datos fenotípicos.

17.4.5. Evaluación de esquemas alternativos

Antes de poner en práctica el programa de mejora, se deben considerar las posibles alternativas, teniendo en cuenta los respectivos costes y beneficios y las respuestas directas y correlacionadas esperadas, con el fin de optimizar los resultados esperados. Considerando la respuesta esperada en las cuatro vías de selección (padres y madres de machos y hembras seleccionados), se pueden probar diferentes escenarios, por ejemplo, admitiendo un núcleo cerrado o abierto, diferentes números de animales a controlar, número de machos seleccionados por año y número de crías por macho, proporción de hembras inseminadas, intervalos de generación óptimos, etc. También será fundamental comprobar la sensibilidad de los esquemas alternativos a los posibles cambios en los presupuestos (cambio en el esquema de subvenciones, edad al sacrificio, penalizaciones en el pago de los productos, etc.).

En esta investigación de esquemas alternativos, y admitiendo la posibilidad de incorporar información genómica, es importante simular diferentes escenarios de selección genómica, a saber, en una o dos etapas, la dimensión más adecuada de la población de referencia, el establecimiento de prioridades en los animales a genotipar, la posible imputación para paneles de mayor densidad, etc. Todos estos factores pueden influir en la respuesta esperada, y será necesario encontrar la relación coste-beneficio más interesante para la especie y el sistema de producción en cuestión.

Un aspecto de suma importancia en el que los marcadores genéticos también pueden ser de gran utilidad es la validación o imputación de paternidades, especialmente en el caso de producciones extensivas donde el uso de reproducción controlada es frecuentemente poco viable. Este aspecto es importante, pues la inexistencia de paternidades confiables es muchas veces un fuerte condicionamiento para la adopción de esquemas de selección más eficientes, y el uso de paneles de marcadores genéticos puede revolucionar esta limitación, no solo por la validación de las paternidades, sino también porque utiliza la matriz de relación genómica entre animales.

Un aspecto crucial que debe considerarse en esta etapa está relacionado con la necesidad de establecer comparaciones válidas entre animales de diferentes explotaciones. Al comparar el desempeño productivo de dos animales de diferentes rebaños, no es posible decir, de inmediato, cuál es mejor genéticamente, ya que el desempeño de cada uno depende de su genotipo y de las condiciones ambientales a las que está sujeto, es decir, el efecto de la explotación. Naturalmente, para que el programa sea eficaz, los animales con valor genético superior, deberán ser reclutados independientemente de su explotación de origen. Una posibilidad que se viene utilizando desde hace más de un siglo en porcinos y en bovinos y ovinos de carne es el uso de centros de prueba individual, que permiten la comparación de animales de diferentes orígenes en condiciones de manejo uniformes. Sin embargo, estos centros solo permiten la comparación de los animales en cuanto a características de crecimiento y eficiencia alimentaria, menospreciando otras características importantes, como la eficiencia reproductiva de las hembras. Por otro lado, existen varios problemas que el centro de prueba individual difícilmente puede superar (reclutamiento de animales para ingresar al centro, fenómenos de crecimiento compensatorio, posible interacción G×E cuando los padres son seleccionados por su crecimiento en régimen intensivo y luego los hijos son criados en extensivo, criterios utilizados en la elección final de los animales, etc.) y que de alguna manera se vuelven limitantes cuando se utilizan estos centros.

En el ganado bovino lechero, la dificultad de comparar el mérito genético de los animales de diferentes explotaciones está superada hace bastante tiempo, con el uso de la inseminación artificial con semen de toros de referencia, que naturalmente establece vínculos genéticos entre rebaños y permite comparaciones legítimas entre los animales sometidos a control de rendimiento en los distintos establos interconectados (Capítulo 14). Sin embargo, esta metodología depende del uso de la inseminación artificial, que todavía tiene algunas limitaciones en algunas especies y sistemas de producción. En principio, la tendencia será hacia el uso del control de rendimientos (control lechero, pesajes, etc.) y reproducción controlada (paternidad conocida) en las explotaciones, utilizando la inseminación artificial con semen de machos de referencia, para establecer las conexiones genéticas necesarias entre explotaciones, y también aprovechar para difundir el semen de los mejores machos.

17.4.6. Organización del control de rendimientos

El primer y más crucial aspecto que debe resolverse antes de implementar un programa de mejora es el de la identificación animal, que debe basarse en un sistema único, confiable y consistente, como se discutió al inicio de este capítulo. Por otro lado, será necesario asegurar la solidez de los demás supuestos (salud animal, adhesión de los criadores, reproducción controlada), para no comprometer la ejecución del programa.

Tras implementar un sistema de identificación coherente y confiable, será posible avanzar hacia la organización del control de rendimientos, definiendo qué caracteres se medirán y en qué explotaciones y qué técnicas de reproducción se pueden utilizar (IA y monta controlada). Naturalmente, los caracteres a controlar serán los que se hayan establecido como criterios de selección, debiendo definirse y aplicarse normativas que permitan la validación de los datos de campo (ver Sección 17.3.4.). Tal es, por ejemplo, el caso de las regulaciones sobre control lechero (que definen el número mínimo de controles, intervalo entre los mismos, lactancias de referencia, etc.) o sobre el control de rendimientos de campo y en centros de prueba en bovinos y ovinos (que deben definir las edades mínimas y máximas de prueba, número mínimo de pesajes, intervalo entre estos, etc.). Por otro lado, será necesario organizar un sistema uniforme de registro de inseminaciones/cubriciones y partos que se pueda tener en cuenta si pretendemos el mejoramiento de los caracteres reproductivos. La recolección de datos en el matadero (peso vivo y de la canal, características de la canal y carne) a veces se ve facilitada por el sistema oficial de recolección de información en el matadero o por los sistemas de control de la carne certificada.

En cuanto al control reproductivo, que como hemos visto, es fundamental para el control de la paternidad y la efectiva ejecución del programa, se debe programar con detalle el esquema de inseminación artificial a utilizar (qué proporción del rebaño será inseminada, cuántos machos estarán representados, si es con celo natural o inducido, con semen fresco o congelado, si hay mano de obra calificada para tal fin, etc.) y qué posibilidades hay de asegurar el control de cubriciones y conocimiento de paternidad en la parte del rebaño que no es inseminada. La reciente evolución en las aplicaciones de la genética molecular permite, en la actualidad, realizar pruebas de paternidad de una forma precisa y económica, lo que facilita enormemente el control de la reproducción.

En esta fase de programación también será importante definir qué tipo de apoyo (balanzas, equipos e instrumentos de medición, laboratorio, etc.) se necesita para las diferentes acciones, cuantificar los recursos humanos y materiales necesarios, y averiguar qué tipo de apoyos económicos (públicos, asociativos o privados) serán necesarios para su implementación. También en esta etapa, es importante definir claramente las atribuciones de competencias (quién lleva a cabo la identificación y control de los animales en las diferentes etapas, etc.) y establecer el flujo de la información recogida (responsabilidad de la informatización, validación, corrección y procesamiento preliminar de los datos) y comunicada al criador o a la respectiva organización (procesamiento global de datos, evaluación genética, etc.).

Evidentemente, el éxito del programa de control de rendimientos y de manejo reproductivo depende enteramente de la adhesión de los criadores, sin cuyo compromiso el programa estará condenado al fracaso. Por muchos apoyos económicos que el programa pueda tener disponibles, aspectos como el registro de nacimientos o el pesaje, así como la disponibilidad de animales para inseminación, implicarán siempre la motivación y disposición de los criadores a participar, y todas las acciones de sensibilización que puedan ser realizadas en este sentido deben ser apoyadas.

17.4.7. Recogida de información

Sobre la base de los criterios y estándares definidos en el punto anterior (organización del control de rendimientos), se deberá recoger la información de campo, que luego será validada, estructurada y analizada, para poder sustentar las decisiones de selección de animales dirigidas a la mejora genética de la raza.

En términos generales, la información que se va a recopilar se puede clasificar como se describe en las Secciones 17.3.4. y 17.3.5. Resumidamente, esta información incluye los registros de:
- Animales
    - Incluyendo identificación, fecha de nacimiento, genotipo, sexo, progenitores, etc.
- Criadores
    - Identificación, localización, etc.
- Información fenotípica
    - Pesos, resultados del control lechero, clasificación morfológica, etc.
- Genotipos
    - Panel utilizado, marcador, genotipo

El punto fundamental de todo el proceso de recogida de información es que un registro de información fenotípica, además del propio registro (peso, cantidad de leche, espesor de la grasa, etc.), siempre requiere detalles sobre los atributos con los que se relaciona, es decir, en qué animal se recopiló la información, la fecha en la que se llevó a cabo la recogida y el criador al que se refiere. Sin esta información adicional, ¡el registro no tendrá ningún valor!

En la base de todo el proceso de recogida de información habrá un inventario permanente y actualizado de los animales existentes en todas las explotaciones participantes, y una clara definición de las atribuciones de competencias en los distintos aspectos tanto de la recogida, como del almacenamiento y tratamiento de la información.

Cada especie y sistema de producción tiene sus propias peculiaridades, por lo que el tipo de registro y las respectivas reglas deben definirse y adaptarse caso por caso, de acuerdo con los principios establecidos por el "International Committee for Animal Recording" (ver Sección 17.3.4.).

17.4.8. Evaluación genética

La predicción de valores genéticos para los objetivos de mejoramiento es el corolario natural de todo el proceso de recogida de información productiva y genealógica, y una etapa indispensable en el proceso de selección, para que esta pueda practicarse de una manera clara y objetiva. Actualmente, el BLUP-Modelo Animal es la metodología estándar para la evaluación genética en todas las especies y tipos de producción, y los principios generales de esta metodología ya se han presentado en el Capítulo 16.

Respecto a otras metodologías, el BLUP tiene distintas propiedades que lo hacen sumamente atractivo, como vimos anteriormente. Sin embargo, el BLUP no es una "solución mágica" que pueda usarse indiscriminadamente, aunque los riesgos de que esto suceda sean reales. Algunos puntos críticos a tener en cuenta a la hora de realizar una evaluación genética son los siguientes:

- es indispensable la existencia de registros genealógicos y productivos completos y fiables (sin censura, recogidos a lo largo de la vida, etc.);
- la definición de las unidades de manejo es crítica (es decir, qué grupos de animales contemporáneos deben ser considerados), debiendo las mismas estar conectadas genéticamente;
- la predicción de los valores genéticos depende totalmente de los supuestos utilizados (tipo de modelo, efectos fijos incluidos, parámetros considerados, estructura de datos, etc.).

En términos prácticos, no es suficiente que la evaluación genética sea correctamente realizada, también es necesario garantizar que se divulgue de manera oportuna, y que esta divulgación se realiza de una forma comprensible para los usuarios potenciales. Una posible forma de divulgar los resultados de la evaluación genética es la presentación gráfica de los mismos (como suele ser el caso de los sumarios de toros de razas lecheras), como se ejemplifica en la Figura 17.5. para un toro Holstein ficticio.

Nótese que esta figura resume en texto la información disponible para el toro en cuanto a identificación (nombre, número, país de origen, etc.), número de hijas y establos, evaluación genética para caracteres de producción y tipo, etc., y luego son presentados gráficamente los valores genéticos estimados (expresados en unidades de desviación típica) para los diferentes caracteres de morfología/tipo analizados. De esta forma, es fácil ver de inmediato cuáles son las fortalezas y debilidades de cada toro, facilitando así la elección por parte del criador/usuario. En algunos casos, la publicación gráfica incluye un intervalo de confianza del valor genético para proporcionar una indicación de la confiabilidad de cada estimación.

Hasta hace algunos años, los catálogos de toros presentaban información de evaluación genética esencialmente en este formato, que a menudo se denominaba *Sire summaries*. Cada vez más, estos catálogos están disponibles on-line, con acceso a través de buscadores que permiten elegir el semen disponible según ciertos filtros, y así encontrar los machos que mejor se ajustan a las expectativas del potencial usuario.

Figura 17.5. *Ejemplo de presentación gráfica de los resultados de la evaluación genética de un toro ficticio de la raza Holstein.*

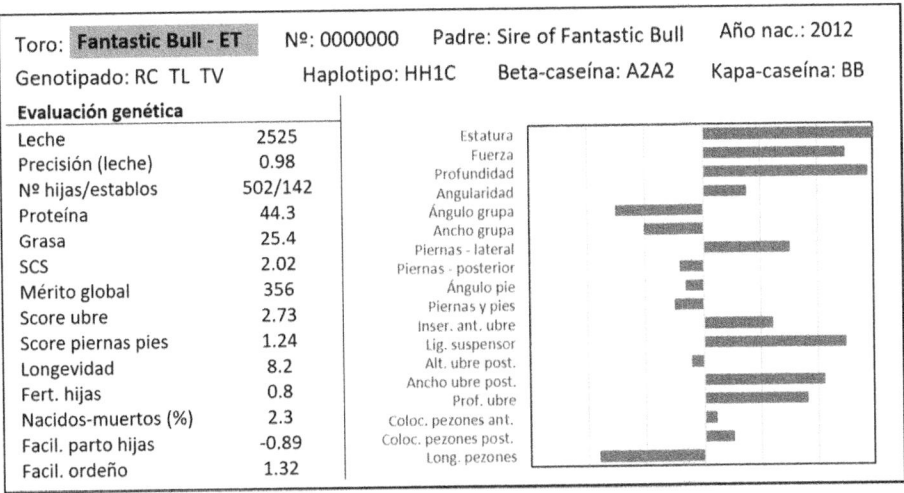

Normalmente, el valor genético estimado para determinada característica de un animal es reportado conjuntamente con un indicador de la precisión de esta estimación, pero el formato de publicación varía un poco con la especie y la tradición del país en cuestión, así como con las expectativas de los potenciales usuarios. En relación al indicador del grado de confianza que puede colocarse en la estimación del valor genético, frecuentemente se reporta la precisión de selección (r_{AP}, accuracy), calculada como ya vimos anteriormente. Alternativamente, puede reportarse el rigor de selección (r^2_{AP}), que no es más que el cuadrado de la precisión de selección y es denominado "reliability" en las evaluaciones genéticas norteamericanas y "coeficiente de determinación" en la evaluación de razas francesas. Cualquiera de estas opciones es legítima, debiendo solo dejar bien claro en los informes cuál es el indicador de confianza que se está reportando.

Un punto importante que hay que considerar en cualquier evaluación genética es que el valor genético estimado de un animal es, en sí mismo, de utilidad limitada, ya que lo que importa es esencialmente entender este valor estimado como una herramienta para comparar el mérito de diferentes animales. Aun así, la forma como se interpreta la magnitud del valor genético estimado de un determinado animal puede ser facilitada usando algunas estrategias que tornan la interpretación más perceptible, pero que no alteran en nada la jerarquización de los animales.

Consideremos, por ejemplo, el caso de un animal XYZ cuyo valor genético para producción lechera, estimado por BLUP, es de $\hat{a}_{XYZ}$=+2 400 kg. Este valor traduce la superioridad genética estimada de este animal en relación a una población-base conceptual, situada en un tiempo más o menos distante[13], por lo que la magnitud de este valor estimado depende del punto de comparación utilizado. En esta escala de comparación, el valor $\hat{a}_{XYZ}$=+2 400 kg tiene una interpretación muy difícil, ya que este animal, que parece ser genéticamente superior, hasta puede ser peor que sus contemporáneos, en el caso de que la raza esté progresando todos los años. Para aportar claridad a este punto, se establece frecuentemente una escala de comparación para expresar los resultados, a la que se da el nombre de "base genética", y cuya definición debe ser acordada entre las partes interesadas. Por ejemplo, el INTERBULL recomienda que la base genética para la raza Holstein debe cambiar cada 5 años (en años terminados en 0 o 5), y corresponder al valor genético medio de los animales nacidos en el año que da inicio al período de 5 años anterior. En el caso de la raza Holstein, esto significa que, por ejemplo, en las evaluaciones genéticas realizadas entre 2020 y 2024 la base genética corresponderá al valor genético medio de las vacas nacidas en 2015, y todos los resultados serán expresados como el diferencial de valor genético en relación a la media de este grupo de animales. A partir de 2025 la base genética será constituida por las vacas nacidas en 2020, y así sucesivamente. Sin embargo, es importante dejar claro que esta expresión de los resultados no modifica en nada la superioridad (o inferioridad) del animal XYZ en relación a los restantes animales en evaluación.

Otra forma de expresión de los resultados de la evaluación genética, que es frecuentemente utilizada, es la conversión del valor genético estimado en "valor esperado en la descendencia", frecuentemente llamado diferencia esperada en la progenie (DEP) o predicted transmitting ability (PTA). Este valor es calculado como la mitad del valor genético estimado del animal, por lo que en el ejemplo anterior:

$$DEP_{XYZ} = 1/2 \; \hat{a}_{XYZ} = 1\,200 \text{ kg}$$

Se pretende en este caso dar una indicación directa al potencial utilizador de aquello que es esperable en la descendencia del animal en cuestión.

Una otra forma de presentación de los resultados que es utilizada en algunos países (Francia, por ejemplo) es la estandarización de los valores genéticos estimados, con el objetivo de facilitar su interpretación. En este caso, los valores estimados en la evaluación genética son transformados, por ejemplo, de manera que pasen a tener una media igual a 100 y una desviación típica igual a 10 (véase Sección 16.6.1.), y estos valores estandarizados son reportados a los usuarios. En el caso, por ejemplo, de que un toro tenga un valor genético estimado

---

[13] Dependiendo de las restricciones usadas en el BLUP, el grupo con mérito genético igual a 0 puede corresponder al total de los animales que componen la población evaluada, o a una población-base constituida por los animales que, en la matriz de parentesco, representan los fundadores del grupo evaluado.

(estandarizado) igual a 121, significa que él estará, probablemente, en los mejores 2.5% del grupo evaluado[14].

La disponibilidad de paneles de marcadores SNP de densidad variable permitió considerar la posibilidad de incorporar estos SNP en una evaluación genómica, complementando el BLUP convencional. La utilidad de estos SNP radica en que: 1) permiten una estimación más rigurosa del grado de semejanza entre individuos emparentados, y la matriz de parentesco refleja la proporción del genoma que es efectivamente común entre dos individuos y no la proporción de semejanza esperada por la genealogía; 2) el efecto de los distintos SNP sobre el carácter en cuestión es tenido en consideración. La evaluación genómica ha venido a ser adoptada como forma de estimar el mérito genético de los animales de una manera más precisa y a una edad más precoz, y ha permitido aumentos substanciales en la respuesta a la selección. Los detalles de la evaluación genómica son presentados en el Capítulo 22.

17.4.9. Selección

En el contexto que discutimos aquí, la selección se entiende como la elección de los animales que producirán la próxima generación y, en última instancia, quien va a seleccionar los animales será el propietario, según los criterios que estime más adecuados. En las empresas de selección organizadas, la elección de los animales suele realizarse sobre la base del mérito genético de cada animal para los objetivos de mejoramiento que se han definido, y el proceso es muy homogéneo y estructurado. En esquemas de selección más difusos, en los que los criadores mantienen sus rebaños individualmente, trabajando con un objetivo común, la situación suele ser menos estructurada, debido al margen de subjetividad que a veces le es inherente. Es precisamente en este ámbito donde la entidad encargada de llevar a cabo el programa de mejoramiento (Asociación de Criadores, etc.) tendrá un papel impulsor fundamental, en un esfuerzo para que todos los criadores se muevan en la misma dirección, es decir, que los objetivos de mejoramiento sean, en la medida de lo posible, comunes y adoptadas por todos los seleccionadores involucrados en el programa. De lo contrario, si cada criador comienza a seleccionar en una dirección diferente, es posible que la raza como un todo no evolucione en absoluto.

Normalmente, la elección deberá incidir en animales que, obedeciendo al estándar de la raza (es decir, están registrados en el Libro Genealógico) y no teniendo defectos que impidan su utilización como reproductores, tienen valores genéticos estimados más altos para los caracteres definidos en los objetivos de mejoramiento. Admitiendo que el objetivo de mejora está claramente definido y cuantificado (ver Capítulo 16), la forma más adecuada de combinar los diversos caracteres componentes será en un genotipo agregado o mérito global (H) de la forma:

---

[14] Admitiendo que la distribución es normal.

$$H = v_1 \hat{a}_1 + v_2 \hat{a}_2 + ... + v_n \hat{a}_n$$

en que los valores genéticos estimados ($\hat{a}_i$) para los diferentes caracteres son ponderados por el correspondiente peso económico (v_i). Obviamente, este mérito global debe incluir no solo caracteres productivos con un impacto económico cuantificable, sino también caracteres funcionales que reflejen la robustez y adaptabilidad del animal, y que se traducen en beneficios no productivos. De la misma forma, deberá ser incluido el impacto de cada carácter en el entorno social, ambiental, etc., que podría condicionar la evolución genética del efectivo (ver Capítulo 26).

La decisión más correcta en un programa conjunto de selección será entonces elegir los animales exclusivamente con base en su mérito global estimado, pero es natural que en algunas circunstancias existan factores legítimos que puedan ser condicionantes de esta selección. Este es el caso si, por ejemplo, la selección tiene que realizarse en más de una etapa (por ejemplo, en el caso de bovinos de carne, en que algún rechazo se puede practicar al destete, con selección definitiva cuando los animales alcanzan 1 año de edad), si el criador no quiere correr riesgos y decide tener en cuenta la precisión de la evaluación genética, si hay problemas de consanguinidad demasiado elevada y los reproductores fueran elegidos no solo por su mérito genético sino también por su grado de parentesco con la población, etc.

Sin embargo, debe tenerse en cuenta que cualquier restricción impuesta a la selección por mérito global, en principio, reducirá el progreso genético posible, pero puede ser aconsejable si las condiciones del sistema de producción así lo requieren. Lo que realmente no tiene sentido es introducir factores adicionales de selección/rechazo de los animales que no tengan una justificación biológica o económica plausible (por ejemplo, factores de naturaleza estética), es decir, que no están incluidos en los objetivos y restricciones del programa de mejoramiento. Inevitablemente, estos elementos condicionantes injustificados serán un factor de retraso en el progreso genético que podría lograrse.

17.4.10. Utilización de los animales seleccionados

La última etapa de todo el proceso de selección es la utilización juiciosa de los animales que fueron seleccionados. Algunos aspectos clave a tener en consideración son la maximización (de forma ponderada) del uso de animales superiores y la utilización de apareamientos programados para producir los reproductores de la generación siguiente.

Después del esfuerzo realizado en todas las etapas anteriores del programa de selección, es evidente la necesidad de aprovechar al máximo los animales con mérito genético superior. En definitiva, le corresponde al criador elegir qué animales utilizará, por lo que su implicación directa en el programa de mejoramiento es fundamental, y le corresponde a la entidad responsable de llevar a cabo el programa (según las circunstancias, con o sin fines de lucro) la promoción del uso de animales que mejor se ajusten a los objetivos de mejoramiento que se han definido.

Desde un punto de vista teórico, el máximo progreso a corto plazo se logra utilizando un número mínimo de animales genéticamente superiores, pero en la práctica esta opción deberá conciliarse, por un lado, con el aumento tolerable de la consanguinidad en la población y, por otro, con el riesgo que los productores están dispuestos a correr, por ejemplo, apostando todo a un solo toro. Naturalmente, esta no es ciertamente la estrategia más recomendable, y se debe encontrar un equilibrio entre maximizar la respuesta y la pérdida de diversidad genética resultante de la consanguinidad generada, o el riesgo aceptable de efectuar una elección menos correcta.

En la práctica, y en una perspectiva a corto plazo, las tecnologías que resultan en un aumento en el número de descendientes de animales de mérito genético superior (inseminación artificial y MOET) permiten maximizar la difusión del progreso genético y hacer así el mejor uso de la selección practicada.

En un horizonte de medio plazo, y con el objetivo de garantizar la continuidad del proceso de selección, se deberán canalizar todos los esfuerzos a que los mejores machos de un ciclo de selección sean apareados con las mejores hembras disponibles (apareamientos programados), para producir el ciclo siguiente de machos para ser probados, etc. De esta forma, se consigue maximizar el diferencial de selección y, por tanto, garantizar que el progreso genético sea optimizado.

En una perspectiva a más largo plazo, se debe asegurar que los aspectos problemáticos resultantes de la consanguinidad (esencialmente depresión consanguínea, pérdida de variabilidad genética y posibles efectos fundadores) no se vean agravados por la selección practicada y por una mala utilización de los reproductores. En este sentido, será necesario ampliar la gama de animales seleccionados, evitar el apareamiento de individuos con parentescos muy cercanos y, eventualmente, promover la rotación de machos entre familias (véase Capítulo 25).

Para saber más…

Beef Improvement Federation. 2018. Guidelines for uniform beef improvement programs (www.beefimprovement.org).

FAO. 2016. Development of integrated multipurpose animal recording systems. FAO Animal Production and Health Guidelines. No. 19. Rome.

FAO. 2012. Phenotypic characterization of animal genetic resources. FAO Animal Production and Health Guidelines No. 11. Rome.

ICAR. 2018. ICAR Recording Guidelines (https://www.icar.org/index.php/icar-recording-guidelines).

Interbull. 2012. Interbull Guidelines. (journal.interbull.org/index.php/ib/issue/view/17).

Oldenbroek, K., L. van der Waaij. 2014. Animal breeding and genetics for BSc students. Centre for Genetic Resources and Animal Breeding and Genomics Group, Wageningen University and Research Centre, the Netherlands.

Weller, J.I. 1994. Economic aspects of animal breeding. Chapman and Hall.

18. Programas de mejoramiento estructurados

18.1. Bases de un programa de mejoramiento

El principal objetivo de la gran mayoría de los programas de mejoramiento en especies domésticas es incrementar la eficiencia productiva, teniendo en cuenta las limitaciones derivadas de los factores económicos, sociales, ambientales, etc., inherentes al sistema productivo en el que se produce esta mejora, así como el posible impacto en la diversidad genética de la población en cuestión. Naturalmente, para quienes ejercen la selección, el objetivo principal es incrementar el beneficio económico en un marco temporal determinado, por lo que inevitablemente el objetivo de mejora tiene una base económica, en la que el peso que se le atribuye a cada carácter resulta de su impacto en el margen bruto dentro de un determinado sistema de producción (ver Capítulo 16). De cualquier forma, en una economía competitiva, el aumento de la eficiencia productiva deberá reflejarse en una reducción del coste de producción y, en última instancia, traducirse en un beneficio también para el consumidor.

Un programa de mejoramiento organizado resulta de la actividad conjunta de diferentes estratos o categorías genéticas, que interactúan entre sí y en que el núcleo de selección es el motor que impulsa todo el sistema. Sin embargo, es legítimo que todos los estratos quieran recibir una compensación adecuada, por lo que es necesario encontrar un equilibrio justo, en el que los diferentes niveles puedan contribuir a generar y difundir la evolución genética, recibiendo la recompensa adecuada. Naturalmente, esto es más fácil de conseguir en los sistemas integrados, ya que en los sistemas menos estructurados es necesaria cierta evolución y ajuste, hasta que los diferentes niveles alcancen un punto de equilibrio, en el que todos estén debidamente compensados.

Una vez definidos los objetivos de mejora, se debe asegurar la base estructural del programa, estableciendo normas e identificando quién es el responsable de las actividades básicas de identificación, control reproductivo, recogida de información fenotípica, etc., así como quién es el responsable del tratamiento y difusión de datos con fines de selección (ver Capítulo 17). En esta etapa, todavía es posible cuestionar cómo el uso de diferentes herramientas, como por ejemplo la genómica, puede ayudarnos a mejorar la respuesta a la selección.

Sin embargo, dependiendo de las circunstancias, habrá que definir si el camino a seguir es la selección en pureza racial o el uso de cruzamientos (y de qué tipo deben ser). Naturalmente, la opción del cruzamiento puede aprovechar la complementariedad entre las razas implicadas y establecer sinergias entre ellas, contribuyendo a estimular la existencia de programas de selección distintos en cada una de las razas intervinientes.

18.2. Selección estructurada

En términos generales, las formas de organización de los criadores en un programa de selección se pueden clasificar en las siguientes grandes categorías:

- *estructura piramidal cerrada:* una organización de selección es propietaria y gestora del núcleo de selección, teniendo a su cargo el liderazgo de todo el proceso de selección; los ingresos de la empresa provienen de la venta de reproductores o semen, y el usuario final es el productor comercial independiente, que se encuentra en la base de la pirámide. Este es el sistema típico en cerdos y aves.

- *integración vertical:* la pirámide de selección también es cerrada, pero todo el proceso de selección, así como la producción en sí misma, tal como la producción de alimentos para animales, sacrificio y procesamiento, etc., son propiedad de la misma empresa. Esta es una situación común en la producción integrada en Estados Unidos, especialmente para los cerdos y aves de corral (sistemas integrados Hormel, Cargill, etc.).

- *estructura piramidal abierta difusa:* la organización de la selección es propietaria de los machos existentes en un centro de inseminación artificial, y sus ingresos provienen esencialmente de la venta de semen. Las hembras seleccionadas son normalmente propiedad de criadores privados y las empresas de selección las subcontratan para producir embriones, que más tarde podrán incorporarse como machos en el centro de inseminación artificial. Este es el sistema típico en el ganado bovino lechero.

- *sistema cooperativo:* en este caso, los criadores se unen para establecer un programa de selección conjunta, a través de una cooperativa o asociación, que se encarga de testar los animales, recoger y procesar el semen, etc.; dependiendo de los casos, la propiedad de los machos seleccionados puede ser transferida a la cooperativa o conservada por el criador original (que, sin embargo, prescinde del uso exclusivo de estos animales). Este tipo de organización corresponde generalmente a una estructura piramidal abierta, y es un sistema típico de la selección de bovinos de carne y pequeños rumiantes en algunos países europeos, como Francia.

- *sistema independiente:* no existe una organización formal de los distintos criadores, que practican la selección de acuerdo con sus propios objetivos y estrategias. En este caso, puede haber una organización conjunta (asociación, por ejemplo) que recopila y procesa información fenotípica y genealógica, pero la propiedad de los animales y las decisiones de selección quedan exclusivamente en manos de los criadores, y no existe una estrategia de selección común. Para que un criador se beneficie del progreso realizado por otros, tendrá que adquirir animales o germoplasma de aquellos. Este es un sistema utilizado, por ejemplo, en bovinos de carne y pequeños rumiantes, en el continente americano y en varios países europeos.

En el caso del esquema de selección organizado basado en una estructura piramidal, existe un núcleo de selección que difunde los avances genéticos realizados a los productores comerciales de la raza, existiendo o no una etapa intermedia de multiplicadores. Este formato se puede mantener como una sola pirámide, en el caso de cría de raza pura o, en el caso de cruzamiento, abarcando varias pirámides de selección simultáneamente (ver Figura 18.1.).

Figura 18.1. *Representación esquemática de un esquema de mejoramiento piramidal de una raza pura A y de un cruzamiento triple C × AB.*

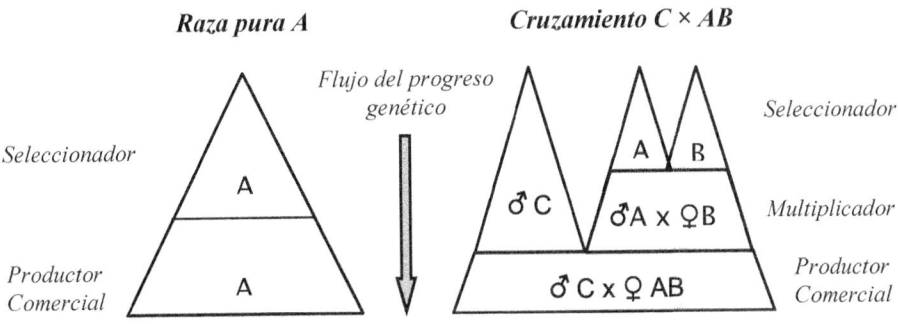

No obstante, obsérvese que el esquema de selección en el caso del cruzamiento triple no es más que la superposición de varios esquemas piramidales simples que funcionan de forma independiente y que luego se complementan entre sí en el cruzamiento. En el caso de la estructura piramidal en raza pura, por simplicidad en la Figura 18.1. solo se representan dos niveles, pero nada impide que exista también un nivel intermedio de multiplicación.

En general, hay dos tipos de esquemas de selección piramidal que se utilizan comúnmente, conocidos como núcleo cerrado y núcleo abierto, como se muestra en la Figura 18.2. En la pirámide del lado izquierdo de la Figura 18.2. se ilustra un esquema de selección de núcleo cerrado, en el que el flujo de genes se produce exclusivamente de arriba hacia abajo, y nunca al revés. Ejemplos de esto son la mayoría de los esquemas comerciales de selección de cerdos y aves, como se muestra en el triple cruzamiento de la Figura 18.1. (donde los diferentes estratos a veces se conocen como padres, abuelos, etc.). Frecuentemente en los multiplicadores, y después en la base, se da la "unión" de las distintas pirámides (una para cada raza/línea) con la producción de animales cruzados, como se ilustra en la Figura 18.1.

Figura 18.2. *Flujo de animales en un esquema piramidal de selección cerrado y abierto.*

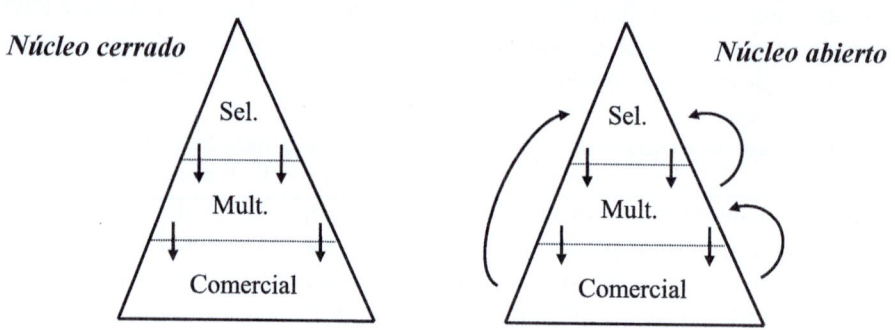

En la pirámide del lado derecho de la Figura 18.2. se ilustra el caso de un núcleo abierto, en el que el flujo de genes puede ser de arriba hacia abajo o de abajo hacia arriba. En este caso, el núcleo de selección está formado por los mejores animales, que pueden ser reclutados de cualquier estrato de la pirámide. Un ejemplo de núcleo abierto es el esquema de selección que se practica en bovinos lecheros de raza pura, en el que los seleccionadores reclutarán vacas excepcionales donde sea que estén (y que pueden mantenerse en su explotación de origen), y luego se obtendrán embriones que darán origen a los machos que serán puestos a prueba en el ciclo siguiente. Este es también el caso de los bovinos y ovinos de carne, cuando una explotación de dimensión razonable mantiene un grupo dinámico de los mejores animales que son considerados como pertenecientes al núcleo de selección; este núcleo de selección produce los reproductores que se utilizarán en toda la explotación, y se renueva anualmente con los mejores animales de la explotación, que tanto pueden provenir del núcleo de selección como del rebaño general. El mismo principio puede aplicarse a una raza en su conjunto, y este es el caso, por ejemplo, de las razas bovinas francesas productoras de carne, donde se reclutan animales excepcionales en cualquier nivel de la pirámide y se incorporan al núcleo de selección.

La forma como se practica la selección y se obtiene y difunde el progreso genético difiere en los dos sistemas piramidales, como se discute a continuación.

18.3. Estructura piramidal cerrada

Para simplificar, considere una pirámide cerrada como la de la Figura 18.2., pero con solo dos niveles S y C. La evolución del mérito genético en S y C se ilustra en la Figura 18.3., admitiendo que el productor comercial va a practicar o no alguna selección de los animales de reemplazo.

En este caso, asumimos que el núcleo S está practicando selección, con un progreso genético anual igual a ΔG (como en a en la Figura 18.3.), y que el productor comercial en C compra machos a S y selecciona sus propias hembras.

En un primer abordaje b), admitimos que C selecciona aleatoriamente los machos y hembras reproductores entre el grupo a que pertenecen, con mérito genético representado por *, de lo que resultan descendientes con mérito genético representado por **o**. En un segundo abordaje c), y con la perspectiva de tener animales mejores, el productor comercial C compra a S machos seleccionados, que tienen en relación con sus contemporáneos una superioridad genética *m*, y selecciona en su explotación hembras que tienen una superioridad genética *h* en relación con sus contemporáneas, de lo que resultan los descendientes con la media representada por **o**.

Figura 18.3. *Evolución del mérito genético en los niveles de selección (S) y comercial (C), sin y con selección en C, en que * es el diferencial de selección para machos (m) y hembras (h) y* **o** *es la media de los descendientes en la generación siguiente.*

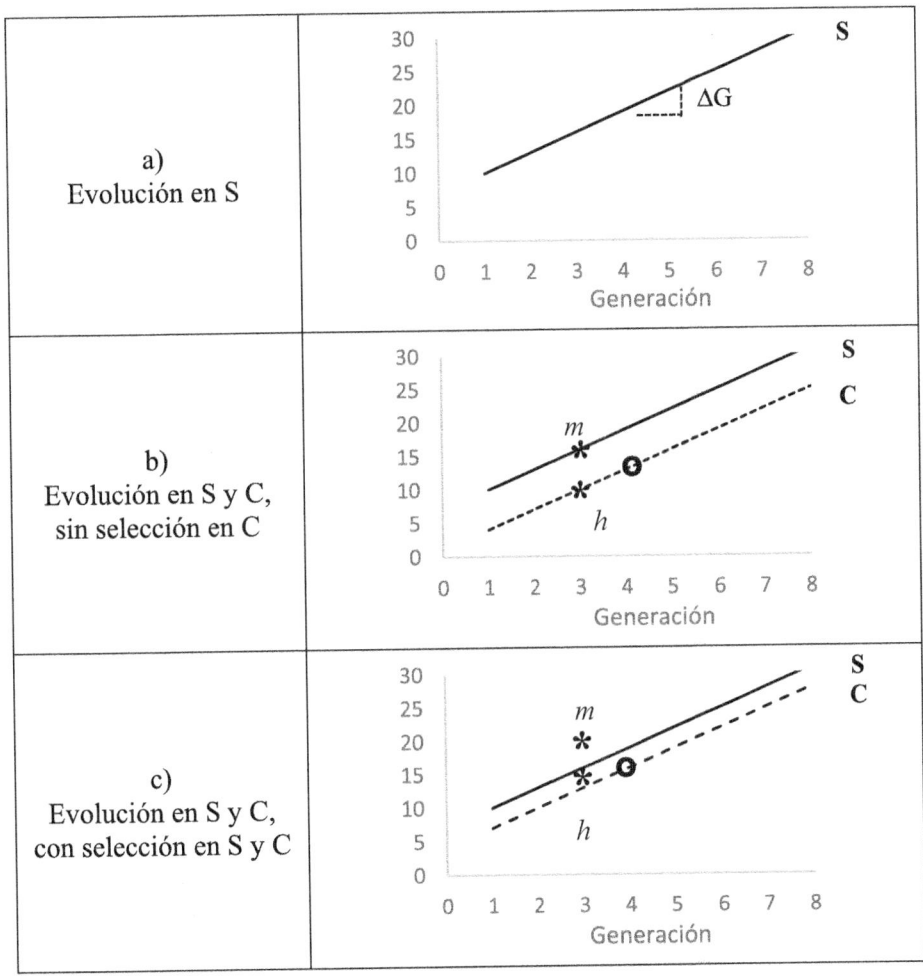

Partiendo del principio de que el mérito genético inicial es 0 en los dos niveles S y C, y que S va a obtener un progreso por generación igual a Δ, el Cuadro 18.1 permite evaluar cómo va evolucionando el mérito genético de los dos estratos.

Cuadro 18.1. *Evolución del mérito genético en los niveles de selección (S) y comercial (C), admitiendo que S va a obtener un progreso por generación igual a Δ y C selecciona machos y hembras con superioridad genética m y h, respectivamente.*

Gen.	Mérito genético en S	Mérito genético en C		
		Machos	Hembras	Descendientes
0	0	0	0	0
1	Δ	$0+m$	$0+h$	$\dfrac{m+h}{2}$
2	2Δ	$\Delta+m$	$\dfrac{m+h}{2}+h$	$\dfrac{1}{2}\Delta+\dfrac{3}{4}m+\dfrac{3}{4}h$
3	3Δ	$2\Delta+m$	$\dfrac{1}{2}\Delta+\dfrac{3}{4}m+\dfrac{3}{4}h+h$	$\Delta+\dfrac{1}{4}\Delta+\dfrac{7}{8}m+\dfrac{7}{8}h$
4	4Δ	$3\Delta+m$	$\Delta+\dfrac{1}{4}\Delta+\dfrac{7}{8}m+\dfrac{7}{8}h+h$	$2\Delta+\dfrac{1}{8}\Delta+\dfrac{15}{16}m+\dfrac{15}{16}h$
5	5Δ	$4\Delta+m$	$2\Delta+\dfrac{1}{8}\Delta+\dfrac{15}{16}m+\dfrac{15}{16}h+h$	$3\Delta+\dfrac{1}{16}\Delta+\dfrac{31}{32}m+\dfrac{31}{32}h$
...	...	...	...	...
t	$t\Delta$	$(t-1)\,\Delta+m$	$(t-3)\,\Delta+m+2h$	$(t-2)\,\Delta+m+h$

Los resultados del cuadro anterior indican que la diferencia entre los descendientes nacidos en S y C en una determinada generación tiende rápidamente a un valor asintótico (constante). Cuando se alcanza este valor asintótico en la generación t, el valor esperado de S_t y C_t es igual a:

Mérito genético de $S_t = t\,\Delta$

Mérito genético de $C_t = (t-2)\,\Delta + m + h$

y la diferencia entre la media de los dos estratos puede obtenerse como:

$$D = S_t - C_t = 2\Delta - m - h$$

Si admitimos que C no practica cualquier tipo de selección, tanto en los animales que produce como en los que compra (esto es, $m=0$ y $h=0$), cuando las diferencias se estabilizan el retraso genético del productor comercial en relación con el núcleo de selección es igual a 2Δ (esto es, dos generaciones de selección de retraso de C en relación a S). Si C adquiriese directamente de S los machos y hembras de reemplazo, aquel retraso genético se reduciría a 1Δ.

Podemos entonces preguntarnos sobre el posible impacto de las decisiones de S y de C en relación con la diferencia esperada en su mérito genético, y los gráficos de la Figura 18.4. ilustran algunas aplicaciones del resultado anterior.

Figura 18.4. *Evolución del mérito genético en los niveles de selección (S) y comercial (C), admitiendo que S va a obtener progreso (Δ>0) o no (Δ=0) y C usa diferenciales de selección de 0 o 0.5 para machos (m) y hembras (h).*

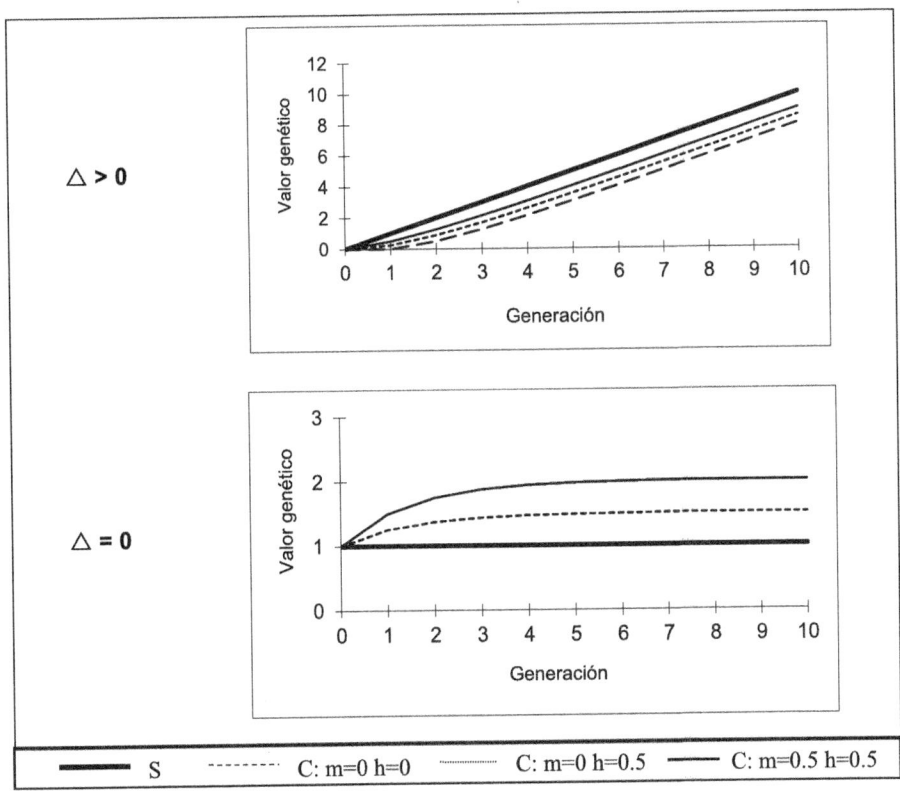

Los resultados de la Figura 18.4. permiten extraer algunas conclusiones de gran importancia:

- a largo plazo, la tasa de progreso genético por generación es igual en los niveles S y C, y está determinada únicamente por la respuesta a la selección obtenida en S. Si el progreso genético en S es nulo, el estrato C tampoco progresará (aunque intente seleccionar sus reproductores).

- la selección practicada en C solo permite reducir su retraso genético en relación con S en una generación determinada, pero a largo plazo acaba teniendo relativamente poco impacto. Si C está practicando la selección en m y h y, por cualquier razón, deja de hacerlo, terminará por volver a la situación representada por la línea de trazos (inferior) en el primer gráfico.

- siempre que C adquiera reproductores de uno de los sexos a S, estará totalmente dependiente de este, y el progreso que C puede lograr por generación al seleccionar entre los animales que produce del otro sexo, no resultará en un mayor progreso genético anual de lo que es obtenido en S (solo podrá reducir el retraso de C en relación con S).

Por lo tanto, es evidente que será mucho más importante utilizar esquemas de selección que permitan incrementar Δ en S (del que se benefician todos los estratos inferiores), que hacer un esfuerzo para seleccionar animales de reemplazo en C. Entonces, desde el punto de vista nacional o de un esquema de selección integrado, es más lógico invertir recursos en S para aumentar la respuesta a la selección, que invertir en C, ya que en este caso solo se consigue reducir su retraso genético. Este es un tema de gran relevancia, por ejemplo, en la selección genómica, y está claro que es mucho más importante invertir recursos en el genotipado del núcleo de selección, con el fin de incrementar el progreso genético[1] (que beneficia todos los estratos inferiores), que en el genotipado de animales del estrato comercial, que solo puede tener como objetivo acercarse al nivel del núcleo de selección, pero no lograr un progreso genético superior al del núcleo. Un punto importante para tener en cuenta es que esta reducción en la diferencia entre C y S solo se mantendrá si C continúa siempre genotipando y seleccionando sus animales.

Los principios expuestos hasta ahora, en los que hemos considerado un caso simple en el que C compra machos a S y selecciona sus propias hembras, pueden aplicarse a esquemas más complejos. Guy y Smith (1981)[2] describieron un método general aplicable a un esquema piramidal cerrado con diferentes estratos y diferentes generaciones, que permite calcular el retraso genético entre el núcleo de selección y la producción comercial en varios escenarios.

18.3.1. Dimensión del efectivo

Un aspecto importante en cualquier programa de mejoramiento es la estructuración y programación del número de animales en los diferentes estratos, de forma que el efectivo se mantenga en una dimensión constante. En términos simples, pretendemos saber cuántas hembras hay que mantener en el centro de selección para mantener estable un determinado número de hembras en el nivel comercial, lo que naturalmente depende de la estructura piramidal utilizada, y si el sistema está basado solo en la selección o también en cruzamientos.

---

[1] por aumento de la precisión de selección y reducción del intervalo de generaciones.
[2] Guy, D.R., C. Smith. 1981. Derivation of improvement lags in a livestock industry. Anim. Prod., 32:333-336

En un esquema piramidal, el número de hembras necesarias en el nivel j para producir animales de reemplazo para los niveles j y j+1 se puede obtener como (Gama y Smith, 1993)[3]:

$$N_j = N_{j+1} \frac{r_{j+1}}{s\, n_{j+1} - r_j} \tag{1}$$

en que:
- N_j = n° de hembras necesarias en j para producir animales de sustitución para j y j+1
- N_{j+1} = n° de hembras existentes en j+1
- r_{j+1} = tasa de sustitución anual en j+1 para el sexo producido por j para sustituir j+1
- r_j = tasa de sustitución en j para el mismo sexo
- n_{j+1} = n° de animales producidos en j por hembra/año, del sexo usado para sustituir j+1
- s = n° hembras reproductoras/macho si j produce machos para j+1; s=1 si j produce hembras para j+1

Obviamente, para este tipo de cálculos hay que asumir algunos supuestos en cuanto a la tasa de reproducción de la especie/raza en cuestión y, en el Ejemplo 18.1., está representado un ejemplo admitiendo un cruzamiento triple en cerdos.

Ejemplo 18.1.

Admitamos un cruzamiento triple en cerdos, en el que, en la etapa final, se cruzan machos Pietrain con hembras F1 Large White × Landrace [cruce P × (LR×LW)]. Los productores comerciales poseen 25 000 cerdas F1, compradas a multiplicadores, y compran machos P directamente al seleccionador. El sistema se puede representar de la siguiente forma[4]*:*

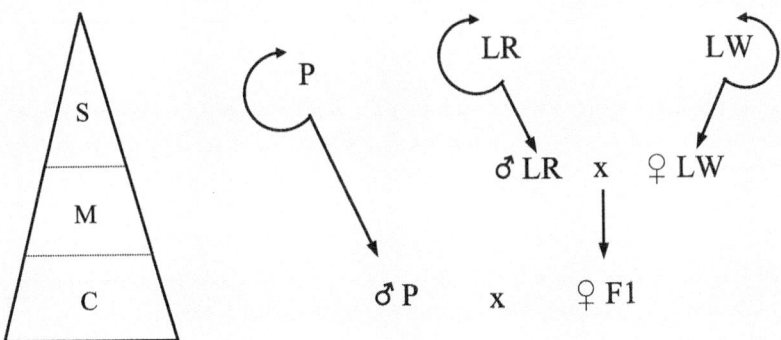

---

[3] Gama, L.T. y C. Smith. 1993. The role of inbreeding depression in livestock production systems. Livest. Prod. Sci., 36:203.
[4] Podrían naturalmente considerarse varias pirámides, como en la Figura 18.1., pero aquí intentaremos mantener un esquema más simple.

Partamos del principio de que el productor comercial solo renueva la mitad de su rebaño anualmente, mientras que el seleccionador y los multiplicadores realizan el reemplazo total cada año.

Pretendemos saber cuál es el tamaño de los núcleos puros P, LR y LW necesario para sustentar el triple cruzamiento que nos proponemos realizar. Admitamos que los parámetros reproductivos son los siguientes:

	LW y LR	P
Nº lechones destetados/cerda/parto	8	6
Nº camadas/cerda/año	2	2
Proporción utilizable para reproducción	0.75	0.75
Proporción de machos (o hembras)	0.5	0.5
Nº hembras reproductoras/macho reproductor	10	10
Tasa de sustitución anual en S y M	1	1
Tasa de sustitución anual en C	1/2	1/2

En estas condiciones, la producción de hembras para reemplazo por cerda/año es de 4.5 en la raza P y de 6 en las razas LR y LW.

Para empezar, vamos a calcular el número de hembras P que debe mantener el núcleo de selección ($N_{S(P)}$) para producir machos de sustitución para sí mismo y para los productores comerciales. Aplicando la expresión (1):

$$N_{S(P)} = 25\,000\,\frac{\dfrac{1}{2}}{(10)(4.5)-(1)} = 284$$

Aplicando ahora el mismo principio para la raza LW, vamos a hacer el cálculo en dos pasos (número de animales en el multiplicador y en el seleccionador). Recordemos que el multiplicador no produce su propia sustitución, por lo que $r_j=0$, para este nivel:

$$N_{M(LW)} = 25\,000\,\frac{\dfrac{1}{2}}{(1)(6)-(0)} = 2\,083$$

y para el nivel de selección:

$$N_{S(LW)} = 2\,083\,\frac{1}{(1)(6)-(1)} = 417$$

En lo que respecta a la raza LR, el principio es similar. Recordemos que M tiene 2 083 hembras LW que deben ser cubiertas por machos LR, por lo que en el núcleo de selección debe haber:

$$N_{S(LR)} = 2\,083\,\frac{1}{(10)(6)-(1)} = 35$$

Podemos así concluir que, para mantener el esquema en funcionamiento con 25 000 ♀ F1 en los productores comerciales, el núcleo de selección deberá poseer:

- *417 hembras de la raza LW*
- *284 hembras de la raza P*
- *35 hembras de la raza LR*

y en los multiplicadores se mantienen 2 083 hembras LW para ser cruzadas con machos LR.

Un principio similar al de este ejemplo se puede aplicar a otras especies o esquemas de selección, donde solo hay que hacer ajustes a los supuestos que se utilizarán. También es posible programar el tamaño del núcleo que permita garantizar una determinada intensidad de selección.

18.4. Estructura piramidal abierta

En la estructura piramidal que vimos anteriormente, el núcleo de selección era considerado cerrado, ya que el flujo de genes siempre era de arriba hacia abajo, y no al revés. Consideremos ahora un esquema de selección en el que el núcleo de selección está abierto, es decir, existe la posibilidad de entrada al núcleo de animales provenientes de la base. Un ejemplo típico de esta situación es la selección practicada en bovinos lecheros, donde son seleccionadas como madres de toros las vacas excepcionales para el objetivo de selección, independientemente de que hayan nacido dentro o fuera del núcleo. De la misma forma, en bovinos y ovinos de carne, es común en las explotaciones bien dimensionadas definir el grupo de animales con mérito genético superior como grupo élite, que es utilizado para obtener reproductores para todo el efectivo. En este grupo, son incorporados en cada generación los animales que tuvieron mejores resultados en el efectivo como un todo, por lo que el núcleo de selección permanece abierto a la entrada de nuevos animales.

Al ampliar la base de selección más allá del núcleo restringido, se puede lograr un mayor progreso genético en el núcleo y, al mismo tiempo, una menor acumulación de consanguinidad. Por otro lado, pueden existir mayores riesgos sanitarios con la entrada de animales del exterior en el núcleo de selección (minimizados por la introducción de embriones) y se presupone que tanto el núcleo como la base están sujetos a un esquema común de control de rendimientos que permita la detección de animales superiores en los niveles núcleo y base (lo que tendrá mayores costes en comparación con una situación en la que solo se controla el núcleo de selección).

Consideremos ahora la respuesta esperada a la selección en un núcleo abierto, y supongamos que la población tiene dos estratos –núcleo (N) y base (B)– con una proporción p de individuos en N y $1-p$ en B, y que la situación en términos de flujo de genes, es la que se encuentra esquematizada en la Figura 18.5. Siguiendo la metodología clásica de James (1977)[5], se admite en el escenario de la Figura 18.5 que los mejores machos y hembras nacidos tanto en N como en B son reclutados para ser utilizados como reproductores en N. Podemos así definir que, de los machos usados en el núcleo, **v** son oriundos de B y **(1-v)** de N; de los machos usados en la base, **w** nacerán en N y **(1-w)** en B. De forma semejante, de las hembras seleccionadas para uso en N, **x** provienen de B y **(1-x)** de N, y de las hembras seleccionadas para uso en B, **y** provienen de N y **(1-y)** de B.

---

[5] James, J. 1977. Open nucleus breeding systems. Anim. Prod. 24:287.

Figura 18.5. *Flujo de genes en machos y hembras en un sistema piramidal abierto, constituido por núcleo de selección (N) y base (B).*

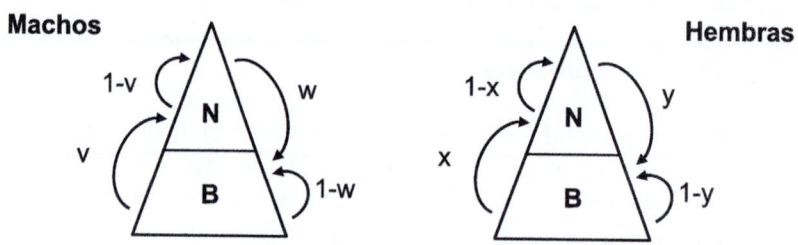

Para calcular las respuestas esperadas en un esquema de selección de este tipo, hay que considerar los diferenciales de selección aplicados en los diversos niveles, esquematizados en la Figura 18.6., en que m_N y m_B representan el mérito genético medio de los animales nacidos en N y B, respectivamente.

Figura 18.6. *Distribución del mérito genético de machos y hembras del núcleo y de la base en un esquema piramidal abierto. Las líneas verticales de trazos representan los puntos de truncamiento para seleccionar machos y hembras destinados a entrar en el núcleo o en la base.*

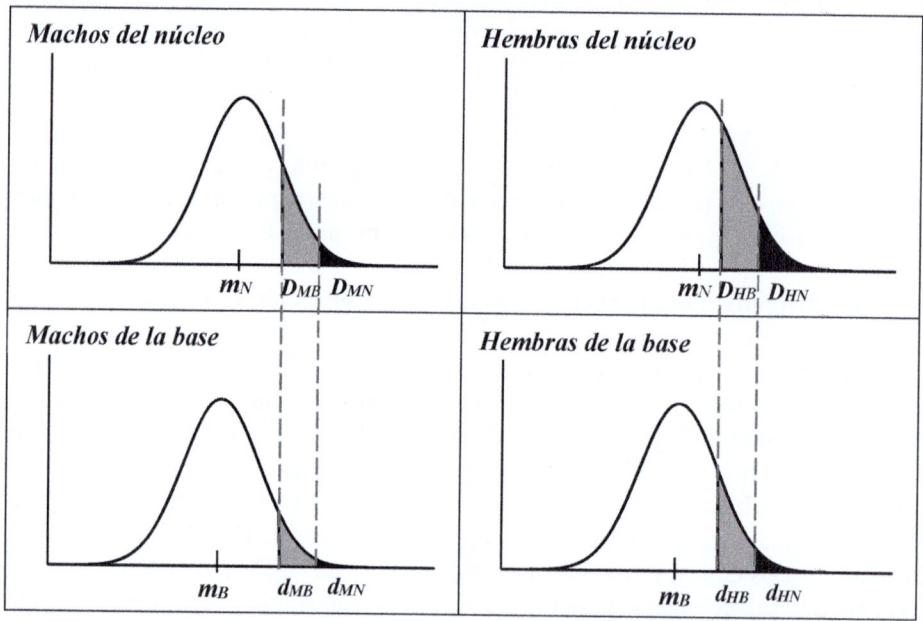

En la Figura 18.6., los diferenciales de selección (genéticos) son representados por **D** para los animales nacidos en el núcleo y **d** para los nacidos en la base; los símbolos M y H representan los machos y hembras, mientras N y B representan el estrato de utilización de los animales seleccionados. Por ejemplo, d_{HN} representa el diferencial de selección de hembras nacidas en la base y usadas en el núcleo, cuyo valor genético medio será $m_B + d_{HN}$.

La diferencia entre el mérito genético medio del núcleo y de la base será:

$$A = m_N - m_B$$

y el progreso genético **anual** en la fase de equilibrio (G*) será igual en el núcleo y en la base, y es obtenido como:

$$G* = \frac{(w+y)S_N + (v+x)S_B}{(w+y)L_N + (v+x)L_B}$$

siendo el retraso genético de la base relativamente al núcleo en la fase de equilibrio (A*)

$$A* = \frac{2(L_B S_N - L_N S_B)}{(w+y)L_N + (v+x)L_B}$$

en que L_N y L_B representan la edad media de los padres usados en el núcleo y en la base, respectivamente, y S_N y S_B son los diferenciales de selección medios para cada uno de los casos, expresados como el diferencial de cada grupo en relación con la población donde nació, ponderado por la respectiva frecuencia. Estos diferenciales de selección (S_N y S_B) pueden ser obtenidos utilizando las variables definidas en las Figuras 18.5. y 18.6., como:

$$S_N = \frac{1}{2}\left[(1-v)D_{MN} + vd_{MN} + (1-x)D_{HN} + xd_{HN}\right] ,$$

$$S_B = \frac{1}{2}\left[(1-w)d_{MB} + wD_{MB} + (1-y)d_{HB} + yD_{HB}\right]$$

en que, por ejemplo, d_{MN} representa el diferencial de selección, en relación con m_B, de los machos nacidos en B y usados en N. De la misma forma que los diferenciales de selección, también las edades L_N y L_B son obtenidas como la media de las edades de los machos y hembras usados en N y B, ponderadas por la respectiva frecuencia.

Resumidamente, la respuesta obtenida en un núcleo de selección abierto depende de los diferenciales de selección aplicados en cada estrato y de las tasas de migración; en la fase inicial del establecimiento del núcleo, la respuesta depende también de la diferencia entre el mérito genético de los animales en el núcleo y en la base. Los resultados del trabajo de James (1977), basados en las expresiones anteriores, y Roden (1994), indican que, en un núcleo abierto, el progreso genético puede ser un 10-15% mayor que en un núcleo cerrado, y que la tasa de consanguinidad es aproximadamente la mitad en el primer caso en comparación con el segundo. Las respuestas más altas, considerando el caso de las especies ovina y bovina, se obtienen cuando la proporción de animales en el núcleo es alrededor del 5-10% de la población total. Sin embargo, si fuera posible conseguir una mayor precisión de selección en el núcleo, o si se tienen en cuenta los efectos de la consanguinidad, el valor óptimo de esta proporción tenderá a ser mayor. Los mejores resultados en términos de respuesta se obtienen cuando la proporción de hembras utilizadas en el núcleo originadas en la base (x en la Figura 18.5) es de cerca del 50%.

18.5. Un programa o varios programas

En un programa de mejoramiento con una estructura organizativa vertical fuerte, el núcleo de selección es el motor de todo el progreso genético, del que se beneficiarán los estratos subsecuentes. Este es el caso típico de los programas de selección en cerdos, aves y bovinos lecheros. En estos casos, la empresa de selección define los objetivos de mejora (naturalmente, de acuerdo con los productores comerciales) y todo el proceso de selección se realiza de una forma objetiva y dirigida, aprovechando las tecnologías disponibles, y sin gran margen para desvíos de la estrategia establecida. Esto significa que todo el sistema está configurado de manera disciplinada, con un objetivo común, que naturalmente potencia los resultados que se pueden obtener.

Una alternativa menos eficaz es dejar a cada criador/seleccionador que trabaja con la raza la posibilidad de decidir los objetivos a perseguir. Es evidente que los criadores tienen todo el derecho de seleccionar a sus animales, ¡como mejor les parezca! Sin embargo, si no existe una estrategia conjunta, es natural que cada criador tenga sus objetivos más particulares, y la raza dejará de funcionar y evolucionar como un todo armonioso. En estas circunstancias, la evolución de la raza se convierte en el resultado de las decisiones más o menos heterogéneas de los distintos criadores, como se muestra en la Figura 18.7.

Figura 18.7. Representación de dos escenarios en que los diferentes criadores de una raza (representados por las bolas de diferentes colores) seleccionan todos en el mismo sentido (escenario A) o en sentidos diferentes (escenario B).

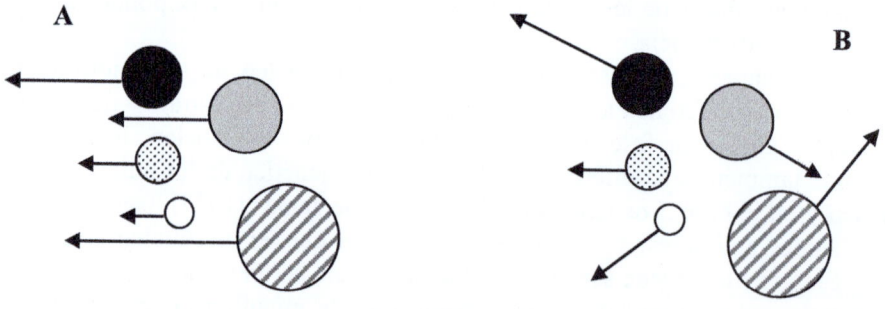

La posible divergencia de objetivos de diferentes criadores/seleccionadores es, posiblemente, una de las principales causas de ineficiencia de muchos programas de mejoramiento, ya que es probable que el progreso general de la raza sea nulo cuando cada uno se dirige en una dirección diferente. Esta cuestión organizativa no tiene una solución fácil, pero hay que afrontarla y resolverla, de lo contrario la raza no evolucionará.

Existen varias estrategias posibles para intentar armonizar los objetivos de los criadores, que pueden ser adaptadas a diferentes circunstancias. El primer enfoque, y ciertamente el más sensato, es involucrar desde el inicio a los criadores en la definición conjunta de los objetivos y la estrategia de selección (el llamado programa de mejoramiento participativo), para que sus pretensiones sean efectivamente incorporadas en el programa adoptado y puesto en marcha. Por otro lado, esto permite que los propios criadores comprendan y acepten que son parte integrante de un programa global, en el que todos se benefician de tener un enfoque conjunto y disciplinado.

Otra posibilidad que se ha utilizado con éxito es la segmentación de la raza en subgrupos con distintos objetivos de mejora, en que cada subgrupo pasará a funcionar de forma independiente y engloba a los criadores que tienen objetivos comunes. Esta fue la opción seguida, por ejemplo, por la raza equina KWPN de Holanda, que en la década de 1990 optó por la especialización, reconociendo líneas seleccionadas para salto de obstáculos o para doma, que se han ido progresivamente distanciando del origen común que han tenido. Naturalmente, esta opción es factible si hay un gran número de animales y un número reducido de líneas seleccionadas por separado, pero puede resultar en alguna pérdida de diversidad genética dentro de cada línea.

Otra alternativa es definir muy claramente cuáles son los criadores que forman o no parte del núcleo de selección, ya que las reglas serán diferentes para un seleccionador y un productor comercial. Tomemos el caso de la raza Holstein como un ejemplo, y consideremos el esquema de selección discutido en el Capítulo 15. Supongamos que, en este caso, un criador tiene una vaca excepcional, según los criterios definidos en el programa de selección, que engloban varias características y varias fuentes de información (fenotípicas, genealógicas, genómicas, etc.). Esta vaca, por su mérito excepcional, estará reservada para ser madre de toros (en el caso de producir un macho), y el programa presupone la existencia de apareamientos programados. En consecuencia, esta vaca excepcional será contratada para ser fecundada con semen sexado de un toro excepcional, según los criterios definidos por el programa de selección. El punto importante es que el criador no tiene influencia en esta elección del macho a utilizar (esta elección pertenece a la empresa que contrató el servicio), de forma tal que permita maximizar la respuesta conjunta en el programa de selección.

Consideremos ahora el caso de un productor comercial de Holstein, que tiene una vaca que pretende inseminar y que, legítimamente, elegirá el toro que crea más adecuado. En este caso, probablemente elegirá un toro que pueda aportar beneficios en ciertos caracteres productivos y reproductivos de su efectivo, y que posiblemente también contribuya a la mejora de algunos caracteres de tipo/morfología (el llamado apareamiento correctivo). En este caso, el criador comercial intentará mejorar ciertos caracteres que pueden traducirse en un beneficio para su finca, pero no necesariamente contribuirán al progreso genético de la raza en su conjunto. De ahí la conveniencia de mantener separados los dos grupos (selección y comercial), aunque puedan coexistir en los mismos establecimientos animales asignados a uno y otro sector.

La experiencia de las últimas décadas indica que, sin duda, los programas de mejoramiento más organizados y estructurados son los que, hasta el momento, han tenido más éxito en términos de progreso genético conseguido, y que tienen una mejor capacidad para responder rápidamente a cambios en los condicionantes de la producción (adopción de nuevas tecnologías, cambios de mercado, restricciones sociales y ambientales, etc.).

Para saber más...

Bichard, M., 1971. Dissemination of genetic improvement through a livestock industry. Anim. Prod., 13: 401-411.

Griffon, L., P. Boulesteix, A. Delpeuch, A. Govignon-Gion, J. Guerrier, O. Leudet, S. Miller, R. Saintilan, E. Venot, T. Tribout. 2017. La sélection génétique des races bovines allaitantes en France: un dispositif et des outils innovants au service des filières viande. INRA Prod. Anim. 30 (2), 107-124.

James, J. 1977. Open nucleus breeding systems. Anim. Prod. 24:287.

Jussieau, R., A. Papet, J. Rigal, E. Zanchi. 2013. Amélioration génétique des animaux d'élevage. Educagri Editions.

Minvielle, F. 1990. Principes d'Amélioration Génétique des Animaux Domestiques. INRA et Presses de l'Université Laval.

Oldenbroek, K., L. van der Waaij, 2015. Textbook Animal Breeding and Genetics for BSc students. Centre for Genetic Resources The Netherlands and Animal Breeding and Genomics Centre, 2015.

Roden, J.A. 1994. Review of the theory of open nucleus breeding systems. Anim. Breed. Abst. 62:151.

Shepherd, R.K., B.P. Kinghorn. 1992. Optimising Multi-Tier Open Nucleus Breeding Schemes. Theor Appl Genet. 85 :372-378.

Webb, A.J. 1989. Animal Breeding Practice. En: W.G. Hill and T.F.C. MacKay (Eds.). Evolution and Animal Breeding. C.A.B. International.

19. Interacciones Genotipo-Ambiente

19.1. Introducción

Una interacción genotipo-ambiente (G×E) ocurre cuando las diferencias fenotípicas (nivel de producción, capacidad de sobrevivencia, tasa de reproducción, etc.) entre genotipos dependen del ambiente donde esos genotipos se expresan. Un ejemplo paradigmático de esta situación es la mejor adaptación del oso polar a climas polares, mientras que el oso pardo se adapta mejor a climas templados, ya que cada una de las especies tiene mejor capacidad de supervivencia en el ambiente donde se desarrolló.

Este principio puede también ser aplicado a características cuantitativas, como la velocidad de crecimiento, la producción de leche, etc. Consideremos el ejemplo en la Figura 19.1., en que se encuentra representado el nivel de producción de tres genotipos (A, B y C) en tres climas (húmedo, templado y seco). Note que la interacción representada en la figura indica una alteración en la jerarquía de los genotipos según las condiciones ambientales. Eso implica que, para cada ambiente específico, habría un genotipo más adecuado. Así, en el clima húmedo el genotipo A sería el más adecuado, mientras en el clima árido sería el genotipo C; en el clima templado, los tres genotipos tienen niveles de producción bastante semejantes.

En el caso de este ejemplo, se verifica que, para cada ambiente existe una raza más adecuada, y esto refleja una situación bien conocida a la hora de evaluar la diversidad de un conjunto de razas de una determinada especie. De hecho, la diversidad de razas domésticas desarrolladas en el pasado es un claro ejemplo de la importancia de las interacciones G×E, ya que ciertas razas se han ido diferenciando y desarrollando debido a su mejor encuadre y adaptación a las condiciones ambientales específicas de una región determinada. Naturalmente, el concepto de ambiente es bastante amplio aquí, abarcando factores o limitaciones climáticos, nutricionales, sanitarios, humanas, comerciales, etc.

Figura 19.1. *Niveles de producción de tres genotipos (A, B y C) en tres climas diferentes.*

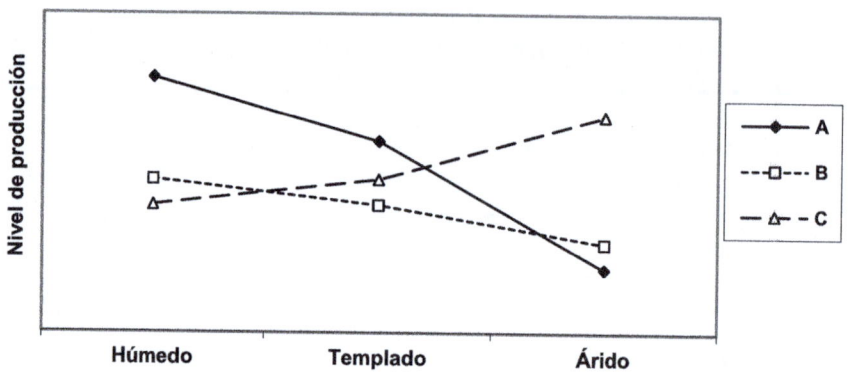

Por ejemplo, el concepto de adaptación y rusticidad, inherente a muchas razas autóctonas, es una expresión de esta interacción G×E, reflejando la capacidad de ciertos animales (o razas) para producir donde otros no siempre pueden sobrevivir. Naturalmente, cuando las condiciones se intensifican, las restricciones ambientales pueden dejar de ser limitantes, y los genotipos autóctonos que se han ido adaptando a las restricciones de un determinado espacio pueden tener dificultades para competir con otras razas, ya que la ventaja competitiva resultante de su mayor rusticidad puede dejar de ser importante.

Algunos ejemplos de situaciones en que las interacciones G×E son importantes son los siguientes:

- predominancia de la raza bovina N'Dama en África Central, debido a su gran resistencia a la tripanosomiasis;

- preferencia por animales de menor corpulencia, instinto gregario y facilidad de caminar en zonas montañosas;

- expansión de razas cebuinas en los climas tropicales, por su mejor adaptación a las condiciones de temperatura y humedad, así como resistencia a las parasitosis;

- importancia de los ovinos del tipo Merino en zonas donde la lana tiene (o tuvo) un mayor impacto económico;

- desaparición (o sustitución progresiva) de razas utilizadas para trabajo, a medida que se procedió a la mecanización e intensificación de los sistemas de producción.

Además de estos ejemplos más obvios, existen otras situaciones en las que se deben tener en cuenta las interacciones G×E, incluso si su impacto es menos visible. Por ejemplo, dentro de una misma raza puede haber toros que produzcan crías mejor adaptadas a un determinado ambiente, y esto puede tener consecuencias para el diseño del programa de selección.

19.2. Significado e interpretación de las interacciones genotipo-ambiente

En el escenario más simple que desarrollamos en el Capítulo 11, definimos un modelo lineal en el que el fenotipo de un individuo para un carácter dado depende de su genotipo y del ambiente en el que se expresa, esto es:

$$P = G + E$$

Pasamos ahora a admitir que puede existir una interacción, esto es que el efecto de G depende del nivel de E que estamos considerando (y viceversa), por lo que el modelo pasará a ser:

$$P = G + E + G \times E$$

El concepto de interacción G×E no implica necesariamente que haya un cambio en la jerarquía de genotipos en diferentes ambientes (como en la Figura 19.1), ya que la interacción puede ser significativa solo porque hay un cambio en la magnitud de las diferencias entre genotipos, sin cambiar su jerarquía, como se ilustra en los gráficos de la Figura 19.2.

Figura 19.2. *Niveles de producción de dos genotipos (△ y ◆) en dos ambientes (A y B), admitiendo cuatro escenarios posibles.*

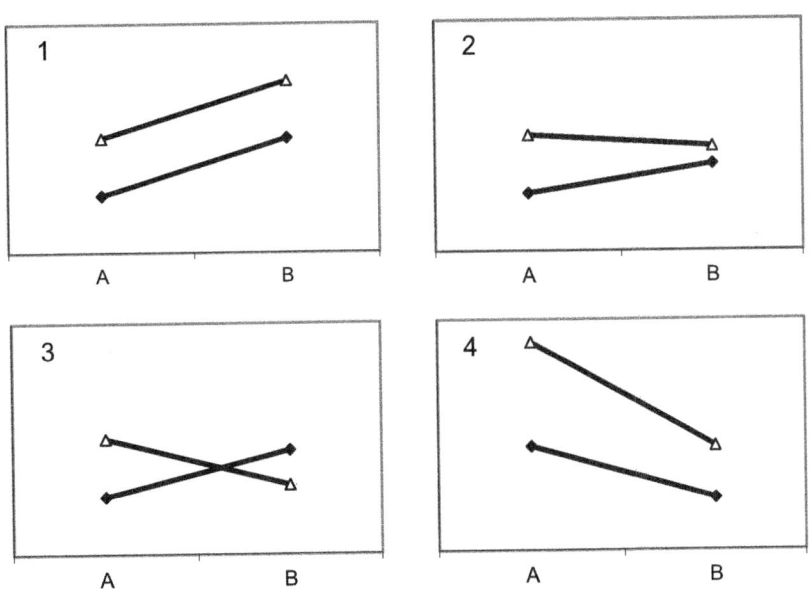

En el caso 1 de la Figura 19.2. no hay interacción G×E, ya que la diferencia entre los dos genotipos es la misma en ambos ambientes. En los casos 2, 3 y 4

existe interacción, ya que las diferencias entre genotipos dependen de si el ambiente considerado es A o B. Sin embargo, solo en el escenario 3 hay un cambio en la jerarquía de genotipos en los ambientes A y B. Es obvio que en los escenarios 2 y 4 (así como en el escenario 1) siempre hubo una raza que fue mejor en los dos ambientes considerados, lo que facilitó la elección. Sin embargo, esto no sucedió en el escenario 3, donde la elección de genotipos debe ser específica para cada ambiente.

En el enfoque de las interacciones G×E, el planteamiento debe ser bastante amplio, aplicando el concepto de genotipo a razas, líneas, animales, etc., así como el concepto de ambiente también puede tener una interpretación muy amplia y diversificada. Siguiendo esta perspectiva, en el Cuadro 19.1. se presentan algunos ejemplos de posibles situaciones de interacción G×E.

Cuadro 19.1. *Ejemplos de genotipos y factores ambientales involucrados en diferentes situaciones de interacción G×E.*

Especie	Genotipo considerado	Factor ambiental condicionante
Porcinos	Raza	Penalización (o no) por la cantidad de grasa en la canal
Porcinos	Tipo de cruzamiento	Producción intensiva o en montanera
Bovinos lecheros	Toros	Producción a base de pasturas o de concentrado
Bovinos lecheros	Raza	Penalización por nivel de proteína insuficiente
Bovinos de carne	Grupo *taurus* o *indicus*	Prevalencia de ectoparásitos

En términos prácticos, será importante distinguir entre los factores ambientales, lo que podríamos considerar el ambiente físico (clima, instalaciones, gestión, etc.) y el ambiente comercial. En las especies criadas intensivamente, el ambiente físico es cada vez más similar en todo el mundo, por lo que las interacciones G×E de esta naturaleza pueden no ser demasiado importantes. En este caso, las interacciones con el ambiente comercial serán más importantes, ya que existen grandes diferencias entre países/regiones en cuanto, por ejemplo, a las condiciones de comercialización (pago de leche por calidad o no, cuotas, penalización por grasa de canal en cerdos, peso de sacrificio típico en corderos, etc.). La importancia de este tipo de interacción implica que las empresas de selección pueden verse obligadas a mantener diferentes programas orientados a la competitividad de su material genético en mercados específicos.

Por ejemplo, en ganado bovino lechero es posible tener una interacción toro × establo o toro × región, lo que posiblemente refleja una mejor adaptación de las hijas de ciertos toros a condiciones ambientales específicas; por razones similares, al considerar datos de varios países que están utilizando el mismo lote de toros, es posible admitir la existencia de interacciones toro × país. Si existieran interacciones de este tipo, especialmente si corresponden a cambios en la jerarquía de los toros, los programas de selección se vuelven más complejos, ya que implican que para cada país/región los animales seleccionados deberán ser diferentes.

En las especies mantenidas en régimen extensivo, las restricciones impuestas por el medio físico son normalmente más importantes y no siempre son fáciles de superar. En estos casos, el concepto de adaptabilidad a las condiciones ambientales es primordial y presupone la elección de razas/animales que mejor se adapten a las limitaciones existentes. Es fundamentalmente en estas situaciones donde las interacciones G×E adquieren mayor importancia y deben ser consideradas adecuadamente.

19.3. Planteamiento de las interacciones genotipo-ambiente

La forma de encarar las interacciones G×E depende esencialmente del tipo de ambientes y genotipos que estemos considerando, y de los supuestos teóricos que se pretendan asumir. Dependiendo del escenario considerado, la perspectiva y la forma de manejar las interacciones G×E es diferente y debe ser debidamente ponderada. Sin entrar en muchos detalles, abordaremos aquí brevemente aquellos que son los principales enfoques que se utilizan actualmente.

19.3.1. Pocos niveles ambientales, considerados como factores fijos de naturaleza discontinua

Este es probablemente el enfoque más común para las interacciones G×E y se refleja en los ejemplos incluidos en el Cuadro 19.1, en el que se admite un número limitado de niveles ambientales bien definidos. En esta forma común de abordar las interacciones G×E en esquemas de selección, se supone que cuando se mide el mismo carácter, por ejemplo, en dos ambientes distintos (A y B), se puede interpretar como la medición de dos caracteres distintos. Desde esta perspectiva, existe una cierta correlación genética entre los dos caracteres, y cada uno de ellos tiene su propia heredabilidad.

En esta perspectiva de considerar un número limitado de ambientes de naturaleza discontinua, estamos considerando la interacción G×E como si se estuviera midiendo un animal (o una raza) para dos caracteres diferentes. Este será el caso si, por ejemplo, estamos analizando el crecimiento de bovinos en pastoreo o en régimen intensivo, ya que pueden ser considerados biológicamente como dos caracteres distintos. Admitamos, por ejemplo, que los toros de la raza X tienen grupos de descendientes medidos en condiciones intensivas (I) y extensivas (E). Para cada toro podemos obtener una estimación del valor genético en función de la descendencia en I, y otra en función de la descendencia en E. Si la correlación genética entre estos dos "caracteres" es alta, significa que no hay interacción. Por el contrario, en caso de que la correlación sea baja, hay interacción, y esto significa que la selección realizada en uno de los sistemas no dará como resultado una respuesta del mismo orden en el otro sistema. El mismo razonamiento podría usarse para diferentes países, condiciones comerciales, etc.

En consecuencia, cuando practicamos la selección en un ambiente, podemos predecir cuál es la respuesta esperada en el otro ambiente, utilizando los principios de respuestas correlacionadas a la selección, como se ha indicado en el Capítulo 12 (expresión 26). Suponiendo que la selección se practica en el ambiente I, la respuesta esperada en el ambiente E sería entonces:

$$\triangle G_E = \frac{i_I \; r_G \; \sqrt{h_I^2} \; \sqrt{h_E^2} \; \sigma_{P_E}}{L}$$

en qué h_I^2 y h_E^2 representan la heredabilidad de la característica en el ambiente I y E, respectivamente, y r_G es la correspondiente correlación genética. Es fácil concluir de esta expresión que, para que la selección realizada en un ambiente tenga buenos resultados en el otro, la correlación genética entre el carácter medido en los dos ambientes debe ser alta.

Un escenario en el que inevitablemente se tiene en cuenta el tema de las interacciones G×E es la selección de bovinos lecheros a nivel mundial. En este caso, los mismos toros tienen hijas con producciones en diferentes países del mundo, y luego la información de producción se combina en una evaluación conjunta[1]. La primera etapa de esta evaluación conjunta es estimar las correlaciones genéticas entre las pruebas de los mismos toros en diferentes países, verificándose que la correlación tiende a ser bastante alta (> 0.85) para los caracteres productivos medidos en países con sistemas de producción similares, como es el caso de países de clima templado con producción intensiva. Sin embargo, la correlación genética tiende a ser un poco menor para características de tipo y funcionales, lo que indica la necesidad de una mayor uniformidad en los criterios utilizados en cada país en la obtención de estas informaciones.

En una extensión del enfoque que venimos siguiendo, podemos utilizar la metodología de modelos mixtos, enmarcando la interacción G×E en un análisis con un modelo mixto bivariado, en el que cada carácter corresponde a la producción registrada en cada uno de los ambientes considerados. En este caso, un animal dado tendrá estimado su mérito genético para cada uno de los ambientes considerados, y esta ha sido la opción de la evaluación internacional de bovinos lecheros, en la que cada toro tiene su mérito estimado para el ambiente de cada país, tomando en cuenta la información de las hijas distribuidas por todos los países.

Por otro lado, una pregunta que surge con frecuencia en la selección de bovinos lecheros es si los mejores toros en regímenes de producción basados en concentrados, también serán los mejores cuando la producción se basa en pasturas. Los resultados experimentales obtenidos en varios países indican que,

---

[1] Esta evaluación es realizada por el INTERBULL (interbull.org).

si bien la interacción G×E puede ser significativa, la jerarquía de los toros generalmente no cambia, por lo que la selección practicada en un ambiente también debe ser efectiva en el otro.

En la selección de bovinos de carne encontramos una situación análoga, en que frecuentemente los programas de selección suelen tener lugar de forma intensiva, a pesar de que la producción comercial muchas veces es de tipo extensivo. Idealmente, la selección debería practicarse en el régimen en el que se utilizarán posteriormente los descendientes de los animales seleccionados, pero esto no siempre es posible. Aun así, se ha verificado que, cuando se practica la selección de machos para velocidad de crecimiento en sistema intensivo, los resultados de la selección también se manifiestan en buena proporción cuando los descendientes son posteriormente criados en sistema extensivo; sin embargo, en este caso la superioridad de la descendencia de los machos seleccionados en sistema intensivo es más elevada en este tipo de sistema que en el extensivo. En consecuencia, aunque la interacción G×E puede ser significativa, también en este caso es posible seleccionar en un ambiente y obtener beneficios en el otro.

19.3.2. Muchos niveles ambientales, considerados como factores aleatorios de naturaleza discontinua

Una forma alternativa de considerar las interacciones G×E, se aplica cuando existe un gran número de niveles ambientales discontinuos (por ejemplo, establos), que son tratados como factores aleatorios en el modelo. En el caso de los bovinos lecheros, la interacción toro-establo a veces es considerada en el modelo, admitiendo que tanto los toros como los establos son factores aleatorios y que, esta interacción puede justificar una parte de la variabilidad fenotípica. En este caso, al incorporar este efecto en el modelo lineal, el valor genético estimado de los toros acaba por traducir su mérito global en el conjunto de los diversos establos considerados, e incorporar la interacción toro-establo en el modelo de análisis equivale a admitir que existe una correlación entre los desvíos residuales de las hijas de un toro en el mismo establo (cuantificada como c^2). Una consecuencia de este modelo es que la precisión con que se estiman los valores genéticos es normalmente más baja en relación al modelo sin interacción, pero implícitamente en el modelo mixto con interacción toro-establo, los establos con muchas observaciones recibirán proporcionalmente una ponderación menor que la habitual, para evitar que tengan un impacto excesivo en el valor genético estimado del toro.

19.3.3. Varios niveles ambientales, considerados como factores de naturaleza continua

Otra posibilidad de encarar los factores ambientales es considerarlos como niveles continuos que reflejan el grado en que se produce una determinada influencia, y en los que no hay forma de establecer segmentaciones rígidas, ya que la influencia ambiental tiene una cuantificación continua. Este es el caso, por ejemplo, si consideramos como factor continuo la altitud a que se encuentra la finca, el nivel de suplementación utilizado, el índice medio anual de temperatura-humedad, el nivel de parasitismo (traducido en el número de huevos por gramo en las heces), etc.

En estos casos, el medio ambiente se considera como un factor continuo, y vamos a investigar cómo se comporta un determinado genotipo (raza, toro, etc.) a diferentes niveles del factor ambiental en estudio. A este abordaje se da el nombre de *norma de reacción*, y traduce la evolución de la respuesta de un determinado genotipo ante el gradiente de niveles del factor ambiental en estudio, en que la evolución puede ser lineal, curvilínea, en ascenso/descenso, etc. Por ejemplo, si estamos evaluando toros Holstein bajo varias condiciones de temperatura-humedad ambiental (Figura 19.3.) y asumimos que la relación es lineal, cada toro tendrá una línea recta estimada que refleja cómo se comportan las hijas de ese toro a varios niveles de temperatura-humedad y, naturalmente, diferentes toros pueden tener una recta de regresión diferente. En este ejemplo, parece haber una interacción, en la que el toro C tiene una mayor capacidad para responder positivamente al aumento del índice TH.

Figura 19.3. *Normas de reacción de cinco toros (A hasta E), traduciendo la relación del mérito genético para la producción lechera con el índice de temperatura-humedad (TH).*

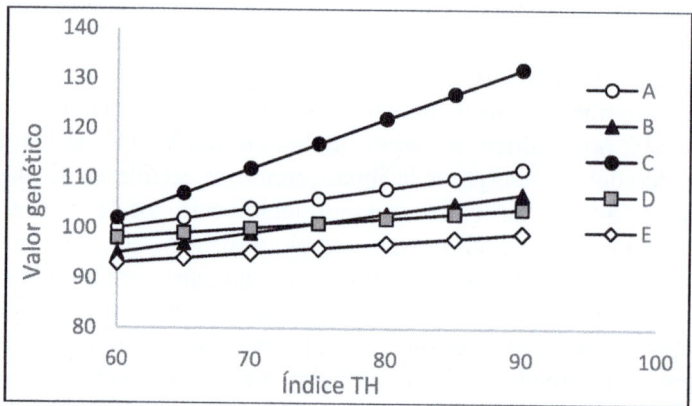

Esta metodología corresponde a la utilización de un análisis de regresión aleatorio, en el que para cada animal existe una ecuación de regresión que refleja su respuesta a los diversos grados del factor ambiental en estudio. En la práctica, si las líneas rectas de los distintos toros son paralelas, se considera que no hay indicación de interacción G×E; en cambio, si las rectas no son paralelas, y especialmente si se cruzan, entonces ya existe una indicación de interacción G×E, revelando que la sensibilidad a las condiciones ambientales cambiantes no es la misma para los distintos toros. En el ejemplo de la Figura 19.3., aunque hay alguna evidencia de interacción (uno de los toros difiere de los otros en su respuesta al índice TH), esta interacción G×E no debería ser muy fuerte ya que las líneas son esencialmente paralelas.

En algunos casos, puede no existir información específica inmediata que permita cuantificar los distintos niveles del factor ambiental en estudio (por ejemplo, índice temperatura-humedad), por lo que, alternativamente, en ocasiones se utilizan varios indicadores fenotípicos como aproximación. Por ejemplo, en bovinos lecheros y de carne, la influencia del efecto fijo "rebaño-año" en el nivel productivo puede usarse como un indicador del grado (continuo) de intensificación del nivel de manejo. Otras variables (tiempo para alcanzar el pico de lactancia, persistencia de la lactancia, proporción de grasa:proteínas, etc.) se pueden utilizar como indicadores de otros factores ambientales.

Sin embargo, cuando se utilizan las normas de reacción, el objetivo de selección puede no ser el nivel de respuesta de un genotipo dado en los diversos ambientes, sino la robustez que presenta (es decir, con una pendiente mínima de la recta para un determinado individuo) o la plasticidad con la que este genotipo logra ajustarse a los diferentes ambientes a los que está sometido (pendiente más acentuada). En otras palabras, la norma de reacción refleja la adaptabilidad de un genotipo dado a diferentes condiciones y posiblemente su resiliencia en condiciones ambientales extremas. En el caso de la Figura 19.3, la mayoría de los toros presentan una gran robustez (lo que se traduce en una respuesta mínima a los cambios ambientales), pero el toro C tiene una mayor plasticidad y, por lo tanto, es más sensible a los cambios ambientales.

19.4. Implicaciones de las interacciones genotipo-ambiente

La significancia de una posible interacción G×E trae consigo dos aspectos diferentes que se encuentran interconectados, pero que pueden ser abordados de forma independiente: por un lado, la existencia de una interacción G×E torna posible entender los mecanismos genéticos y fisiológicos subyacentes a la mejor adecuación de un genotipo a determinado ambiente; por otro lado, el seleccionador tiene que concebir opciones en cuanto a la mejor estrategia a seguir, tomando en cuenta la necesidad de considerar, o no (dándole el encuadre adecuado), estas interacciones en su programa de mejoramiento. Es esencialmente con esta última cuestión que los seleccionadores se preocupan, ya que si las interacciones G×E son importantes, la selección practicada en un ambiente puede no conducir a resultados idénticos en otro. En consecuencia, es importante evaluar y encuadrar las interacciones G×E en los esquemas de selección, pero no existe una regla general que pueda adoptarse en cuanto a la mejor forma de manejarlas en los programas de mejoramiento animal. Naturalmente, las interacciones G×E son más importantes cuando estamos considerando ambientes muy diferentes (por ejemplo, clima templado *vs.* tropical) y razas muy diferentes (por ejemplo, taurina *vs.* cebuinas), ya que en estos casos se espera que las interacciones G×E sean muy importantes.

Cuando las condiciones ambientales son menos diferenciadas (regiones dentro de la misma área geográfica o del mismo país, por ejemplo), las interacciones G×E suelen ser menos evidentes, y se ha encontrado que, en condiciones geográficas que no son demasiado heterogéneas, la correlación genética entre los resultados en diferentes entornos es superior a 0.8. Esto indica que, en la mayoría de los casos en los que los ambientes no son demasiado distintos, las interacciones G×E no deberían ser motivo de preocupación excesiva en los programas de mejora. Sin embargo, cuando los ambientes son muy diferentes, estas interacciones ya pueden tener una mayor importancia.

Sin subestimar la importancia de las interacciones G×E, se debe reconocer que su impacto a veces está sobrevalorado. Por ejemplo, en bovinos lecheros, algunos argumentan que los animales seleccionados en regímenes altamente intensificados no muestran la misma superioridad si las condiciones ambientales (por ejemplo, tipo de alimentación) no son óptimas. Sin embargo, los resultados experimentales indican que esto no es efectivamente así, y que la superioridad genética se manifiesta tanto en dietas a base de concentrado como en la producción a base de pasturas, es decir, que los animales genéticamente superiores para la producción de leche manifiestan su superioridad tanto en dietas óptimas como en condiciones más restringidas. Esto constituye un indicio de que la existencia de condiciones ambientales no siempre adecuadas no invalida la posibilidad de seleccionar animales con éxito. Sin embargo, también hay que reconocer que el bovino lechero normalmente se selecciona en países de clima templado, y que los mejores animales en estas condiciones no son necesariamente los mejores en climas tropicales, por lo que deberá tenerse en consideración la posible ocurrencia de interacciones G×E.

El principio básico a seguir al considerar las interacciones G×E es que, siempre que sea posible, la selección debe tener lugar en el ambiente donde se llevará a cabo la producción comercial. Si esta posibilidad no fuera viable, será necesario investigar cuál es la correlación existente entre los resultados obtenidos en los diferentes ambientes investigados. Ya hemos visto que los resultados experimentales en bovinos de carne y lecheros indican que, cuando la selección es en sistema intensivo, la respuesta obtenida también se manifiesta parcialmente en el sistema extensivo, aunque con menor superioridad de los animales seleccionados. Sin embargo, experiencias con animales de laboratorio (selección para crecimiento en alimentación *ad libitum vs.* restringida) indican que la selección practicada en el peor ambiente se expresa en ambientes buenos y malos, mientras que la selección practicada en un ambiente bueno generalmente solo se expresa en este.

La estrategia de considerar las interacciones G×E puede entonces resumirse de la siguiente forma:

- analizar la importancia real de las mismas, y definir qué tipo de restricciones ambientales son realmente importantes (y si son superables o no). Generalmente, se puede considerar que si la correlación genética entre los resultados obtenidos en diferentes ambientes es mayor de 0.6-0.7, entonces existen indicios de que la interacción G×E no es demasiado relevante.

- en caso de que las interacciones G×E sean importantes, averiguar si corresponden a una alteración en la jerarquía de los genotipos o solo a una alteración en sus diferencias relativas (ya que, en este último caso, a pesar de que la interacción sea significativa, los mejores animales serán los mismos en los distintos ambientes).

- definir si los ambientes considerados pueden, en términos estadísticos, ser considerados de naturaleza fija (países, sistemas de explotación o de comercialización) o aleatorios (por ejemplo, establos).

- en caso de que exista interacción con factores aleatorios, la opción más adecuada es probar los genotipos en el mayor número posible de ambientes, eligiendo el genotipo que tenga el mejor resultado global. Esta es la solución adoptada por la mayoría de empresas de selección dedicadas al mercado mundial.

- si hay interacción con factores de naturaleza fija, entonces la selección podrá/deberá practicarse en el ambiente que prevalece en las condiciones ambientales/comerciales en las que se utilizarán los genotipos; eventualmente será necesario recurrir a genotipos (razas, animales) y diferentes programas de selección para cada ambiente[2]. Por ejemplo, las empresas de selección de carne de cerdo y pollo, que tienen que abastecer un mercado mundial muy diverso, a veces tienen programas de selección dirigidos específicamente a un mercado determinado. Este es el caso, por ejemplo, de la selección de la raza Duroc, en la que algunas empresas seleccionan líneas con mayor infiltración de grasa intramuscular, específicamente diseñadas para ser utilizadas en cruzamiento con el Cerdo Ibérico.

Una cuestión muy ligada a la ocurrencia de interacciones G×E es la de la adaptabilidad y robustez de cada genotipo ante posibles alteraciones de las condiciones ambientales, que es un aspecto fundamental que debe tenerse en cuenta en todos los programas de selección. Cuando se considera solo un carácter productivo (por ejemplo, producción de leche o tasa de crecimiento), incluso puede suceder que no haya interacción G×E. Pero la perspectiva e interpretación de los resultados tiene que ser más amplia, teniendo en cuenta cómo otros caracteres (fertilidad, longevidad, etc.) pueden verse afectados por los cambios ambientales. Esto es particularmente importante considerando que suele existir cierto antagonismo entre producción y adaptación, de tal manera que los animales seleccionados para mayor productividad tienden a tener una mayor sensibilidad ambiental en los caracteres de adaptación. En consecuencia, la interpretación de las interacciones G×E debe ser integral y tener en cuenta el mérito global del animal, es decir, las características de adaptación y funcionales que reflejan su capacidad efectiva para mantenerse en producción en condiciones ambientales que pueden constituir un desafío.

---

[2] Esta estrategia tiene la ventaja de promover el mantenimiento de la diversidad genética a largo plazo.

Para saber más...

Hammami, H., B. Rekik, N. Gengler. 2009. Genotype by environment interaction in dairy cattle. Biotechnol. Agron. Soc. Environ. 2009 13(1): 155-164.

Hayes, B.J., H.D. Daetwyler, M.E. Goddard. 2016. Models for Genome x Environment Interaction: Examples in Livestock. Crop Sci. 56:1–9.

Hohenboken, W.D. 1985. Genotype x Environment interaction. En: General and Quantitative Genetics (A. B. Chapman, Ed.). World Animal Series, A4. Elsevier Science Publishers.

Oldenbroek, K., L. van der Waaij. 2015. Textbook Animal Breeding and Genetics for BSc Students. Centre for Genetic Resources and Animal Breeding and Genomics Group, Wageningen University and Research Centre.

Rauw, W., L. Gomez-Raya. 2015. Genotype by environment interaction and breeding for robustness in livestock. Front. Genet. 6:310.

Van der Werf, J., H.-U. Graser, R. Frankham, C. Gondro (Eds.). 2009. Adaptation and Fitness in Animal Populations. Springer.

20. Líneas generales de los programas de mejoramiento genético en las principales especies domésticas

20.1. Introducción

La definición de los objetivos de mejoramiento es la primera etapa de cualquier programa de selección, y tiene obviamente que considerar las particularidades inherentes a la especie y tipo de producción en cuestión. En la mayoría de los casos, el objetivo fundamental es el aumento de la eficiencia productiva, que en última instancia puede llevar luego a una mejor eficiencia económica (traduciéndose, por ejemplo, en una reducción de los costes de producción). En este sentido, la posible incorporación de la calidad del producto (carne, leche, lana, huevos, etc.) en los objetivos de mejoramiento del productor será justificable, esencialmente si de allí resulta una mejoría del valor comercial del producto o de su eficiencia biológica.

Además de los aspectos inmediatamente evidentes en cuanto a las diversas características productivas que son el foco esencial de selección en diferentes especies (gallinas ponedoras, vacas lecheras, ovinos de lana, caballos de carreras, etc.), incluso en una característica como la producción de carne hay diferencias muy importantes en el abordaje a adoptar en diferentes especies. Consideremos, por ejemplo, las necesidades energéticas para producir 1 kg de músculo en bovinos, cerdos y pollos de carne, admitiendo parámetros productivos típicos de cada una de estas especies. En el Cuadro 20.1. se comparan las necesidades energéticas para producir 1 kg de músculo en cada especie, y la forma en que la energía se reparte entre los gastos para mantener el efectivo reproductor (incluyendo hembras adultas y efectivo de reemplazo) y las necesidades de los animales en crecimiento. De este cuadro se pueden destacar algunos puntos importantes, con consecuencias en el estabelecimiento de los objetivos de mejoramiento en cada especie:

- tomando como referencia los bovinos, el coste energético para producir 1 kg de músculo es de cerca de 37% en la producción de carne porcina y de 20% en la producción de carne de pollo[1];

- el coste energético necesario para mantener el efectivo reproductor, relativamente al coste energético total inherente a la producción de carne, representa cerca de 60% en los bovinos, 35% en los cerdos y 5% en los pollos.

Cuadro 20.1. *Requerimientos energéticos para producir 1 kg de músculo en bovinos, porcinos y pollos, y distribución porcentual entre el gasto energético para mantener el efectivo reproductor y el gasto en el animal de matadero* [2].

	Gasto energético (MJ/kg)	Necesidades de la hembra reproductora (%)	Necesidades del animal de matadero (%)
Bovinos	1 900	60	40
Porcinos	700	35	65
Pollos de carne	370	5	95

Este escenario indica que, como resultado de las grandes diferencias en la tasa de reproducción de las especies en cuestión, el coste inherente al mantenimiento del efectivo reproductor es mucho más alto en los bovinos de carne en comparación con los cerdos y las aves. En consecuencia, esto implica que la mejora de la tasa de reproducción (es decir, el número de descendientes/hembra por unidad de tiempo) permite diluir los costes del efectivo reproductor, y tendrá un impacto muy grande en los bovinos de carne, pero este impacto es más reducido en los cerdos y prácticamente nulo en las aves. Obviamente, esto tiene importantes implicaciones en la definición de los objetivos de mejora de cada especie.

Además de que los objetivos de mejora son bastante diferentes de una especie a otra, la viabilidad de recolectar y validar registros tampoco es la misma, lo que se traduce en una mayor o menor dificultad para tener disponible la información adecuada para la selección. Por ejemplo, el registro de fertilización es mucho más fácil en un sistema intensivo, donde se practica la inseminación artificial, que en un sistema extensivo, donde a menudo no es práctico usar la monta natural en lotes con un único macho (comprometiendo así el conocimiento confiable de la paternidad). Por otro lado, la capacidad de cubrir los costes de obtención de registros también difiere entre especies. Por ejemplo, los costes de una prueba de validación de paternidad son esencialmente los mismos en todas las especies, pero obviamente el margen para pagar este coste es menor en una oveja que en un equino, dada la diferencia de valor de los animales. De manera similar, el coste

---

[1] Obviamente, hay que tener en cuenta que el bovino tiene la capacidad de utilizar de forma productiva alimentos fibrosos que los monogástricos no consiguen valorizar.

[2] Adaptado de Dickerson, G.E. 1978. Animal size and efficiency: basic concepts. Anim. Prod. 27: 367-379.

de un registro de control lechero no debe ser muy diferente entre una vaca y una cabra lechera, pero por supuesto el valor del producto obtenido por hembra controlada es bastante diferente y, por lo tanto, el coste del control por litro producido también es diferente. En las especies productoras de carne, la obtención de registros de pesaje es ciertamente más fácil para los animales mantenidos en una explotación intensiva, donde el acceso a una manga y una balanza es más fácil, que para los animales mantenidos en un régimen extensivo, donde el acceso a los medios de control normalmente es más difícil.

Naturalmente, también existen marcadas diferencias entre especies en la estructuración de sus programas de mejoramiento genético, como resultado de su diversidad inherente, en particular los respectivos condicionamientos biológicos, sistemas de producción, objetivos de mejora, frecuencia de cruzamientos, aplicabilidad de tecnologías reproductivas, etc. Sin embargo, a pesar de las diferencias entre especies, existen algunos principios generales que deben incorporarse a la estrategia seguida en todos los programas de mejoramiento, que luego se pueden ajustar a cada caso particular. Las líneas fundamentales de esta estrategia se discutieron con más detalle en el Capítulo 17, y las principales etapas de un programa de mejoramiento genético se pueden entonces resumir de la siguiente manera:

- Organización de la estructura racial/cruzamiento y flujo genético más adecuados
- Definición de objetivos de mejoramiento y criterios de selección para cada sector
- Recolección de información fenotípica, genealógica y genómica
- Evaluación genética/genómica y selección de los mejores animales
- Difusión de los animales seleccionados de acuerdo con la estrategia de apareamientos programada.

Este capítulo proporciona un enfoque general de las distintas etapas, considerando un programa típico de mejoramiento genético en cada una de las principales especies. Evidentemente, no es posible profundizar en detalle las particularidades de todas las especies en todos los sistemas de producción, por lo que intentaremos abordar las líneas generales, especialmente considerando el caso de los programas organizados, en el supuesto de que el programa de selección de determinada raza se basa normalmente en un enfoque común de los objetivos y gestión genética, por el conjunto de sus criadores. Solo así es posible estructurar el programa con la implicación de los distintos actores, organizados en una estructura global (asociación, producción integrada, etc.) y con una trayectoria conjunta. Pero no siempre es así, y la forma en que los criadores se organizan en un programa de mejoramiento depende mucho de la especie considerada, la tradición de organización conjunta, la región del mundo, etc.

Las estructuras más comunes en los esquemas de selección organizada ya se han abordado en el Capítulo 18 y abarcan la mayoría de las situaciones de razas y sistemas de selección cosmopolitas, que son el foco principal de abordaje del presente capítulo. En el caso particular de las razas locales existen algunas diferencias importantes, ya que su producción es normalmente extensiva, a menudo en regiones marginales, y esto plantea un desafío a varios niveles. Desde luego, posiblemente habrá que reconsiderar los objetivos de mejoramiento en las razas locales, dando una mayor ponderación a las características no productivas, es decir, las asociadas a la adaptación y resiliencia, e intentando mejorar las características productivas sin comprometer la rusticidad de los animales. Por otro lado, en el caso de las razas locales, existen mayores dificultades para estructurar el programa de selección (control de rendimientos, reproducción controlada, etc.), lo que sin duda obligará a repensarlo en un formato diferente. Esto podrá implicar, por ejemplo, sistemas alternativos de recolección de información fenotípica (que pueden ser más simplificados o aprovechar las nuevas tecnologías) y beneficiarse de las posibilidades abiertas por la utilización de la información genómica (por ejemplo, permitir la imputación de paternidades en sistemas donde la reproducción controlada no es fácil). En una perspectiva general, las particularidades y dificultades inherentes a los programas de selección de razas locales constituyen desafíos diferentes, pero que pueden superarse, y que no deben comprometer la viabilidad de sus programas de mejoramiento, como se verá con mayor detalle en la Sección 26.3.3.

Una cuestión transversal a todos los programas de selección es la necesidad de garantizar el mantenimiento de la diversidad genética a largo plazo, lo que implica asegurar la existencia de un número adecuado de reproductores y su utilización de forma equilibrada. Este tema se aborda con mayor detalle en el Capítulo 26, que también presenta una revisión de la evolución de los programas de selección de diferentes especies, concretamente en la posible redefinición de sus objetivos de mejora, con el objetivo de asegurar la sostenibilidad del progreso genético realizado.

20.2. Bovinos lecheros

Durante muchos años, el mejoramiento genético del ganado bovino lechero en todo el mundo se basó fundamentalmente en la selección practicada en la raza Holstein en América del Norte. Este programa tuvo un gran éxito en el aumento de la producción de leche, grasa y proteína por lactación, pero también tuvo algunas consecuencias menos favorables, a saber, las respuestas correlacionadas negativas en la eficiencia reproductiva y en la longevidad, así como cierta pérdida de diversidad genética a lo largo del tiempo. Estos aspectos, y la forma en que se ha reformulado el programa de selección de bovinos lecheros, se analizan con más detalle en el Capítulo 26.

En efecto, la necesidad de hacer los programas de mejoramiento más sostenibles y basados en animales con mayor robustez y resiliencia, así como la disponibilidad de herramientas genómicas cada vez más eficientes, llevaron a alteraciones profundas en el mejoramiento que se practica en el ganado bovino lechero, fundamentalmente desde principios del siglo XXI. Estos cambios se basaron esencialmente en el replanteamiento de los objetivos de mejoramiento, en la adopción de la selección genómica como un instrumento de enorme potencial en el programa de mejoramiento genético y en el uso del cruzamiento como una práctica común en vacas lecheras.

Los objetivos de mejoramiento de bovinos lecheros han ido cambiando con el tiempo, reflejando cambios en la estrategia de sus respectivos programas de selección (ver el ejemplo de América del Norte en la Figura 26.2.). Por otro lado, existen claras distinciones entre países, que reflejan diferentes preocupaciones en cuanto a la ponderación que se le debe dar a las características de producción, funcionalidad y salud. En el Cuadro 20.2. se presenta una versión simplificada del peso relativo atribuido actualmente a diferentes objetivos de mejoramiento en algunos de los principales países seleccionadores de bovinos lecheros.

Cuadro 20.2. *Peso relativo (en %) atribuido a diferentes objetivos de mejoramiento en los programas de selección de bovinos lecheros en diferentes países (adaptado de Cole y Van Raden, 2018*[3]*).*

Objetivo de mejoramiento	País*						
	CAN	ESC	EUA	FRA	PBA	IRL	ITA
Producción lechera			2			12	
Grasa + Proteína (kg)	44		52	22	28	25	49
Grasa + Proteína (%)				18			5
Fertilidad	14	21	10	20	15	27	11
Células somáticas		24	8	13	8	2	10
Salud de la ubre	7	11		5	7	1	14
Parto y sobrev. de terneros		22	7		5	10	
Patas y pies		12	3	3	18	1	
Peso corporal			8			8	
Clasif. morfológica	35	3	9	1	16		4
Facilidad de ordeño		6		2		2	
Temperamento						2	
Salud de la vaca				15			6
Otros					2	9	

* CAN: Canadá; ESC: Países Escandinavos (Dinamarca, Finlandia y Suecia); EUA: Estados Unidos de América; FRA: Francia; PBA: Países Bajos; IRL: Irlanda; ITA: Italia.

De este cuadro, pueden destacarse algunos elementos importantes:
- existen grandes diferencias entre países en el peso atribuido a los diferentes caracteres;
- globalmente, en los Estados Unidos, Canadá e Italia, las características productivas representan cerca del 50% del peso atribuido en los objetivos de mejoramiento; en los Países Bajos, Francia e Irlanda, los caracteres productivos representan entre 20 y 40% de los objetivos de mejoramiento;

---

[3] Cole, J.B., P.M. VanRaden. 2018. Possibilities in an age of genomics: The future of selection indices. J. Dairy Sci. 101:3686–3701

- la producción de grasa y proteína representa el principal objetivo de mejora en casi todos los países (a excepción de los países escandinavos);

- en los países escandinavos, predominan en el índice las características de eficiencia reproductiva y salud;

- en sí misma, la producción de leche no forma parte de los objetivos de mejora en la mayoría de los países (excepto Irlanda y, en menor medida, Estados Unidos);

- todos los países consideran la fertilidad, el recuento de células somáticas y la salud de la ubre como las principales características funcionales a seleccionar;

- en los países considerados, no se atribuye importancia a la eficiencia alimentaria, y se da poco énfasis al temperamento y facilidad de ordeño.

La información fenotípica básica recopilada para la selección del ganado bovino lechero es la resultante del control lechero (medición periódica de la cantidad de leche, grasa, proteína y células somáticas producidas), registros reproductivos (inseminación y parto), clasificación morfológica (clasificación lineal según criterios uniformes) y longevidad. Poco a poco, algunos programas de selección están incorporando nuevos caracteres, con el objetivo de promover una producción láctea más sostenible, basada en animales y sistemas de producción más robustos y resilientes (ver Capítulo 26).

Desde la perspectiva convencional, un programa de selección organizado en bovinos lecheros, como el que fue discutido genéricamente en el Capítulo 15, se basa esencialmente en la producción de un grupo de toros jóvenes que ingresan anualmente al circuito de prueba, como se representa en la Figura 20.1. Estos toros jóvenes resultan del apareamiento programado de las mejores vacas y de los mejores toros disponibles, y van más tarde a entrar en una central de prueba, donde su semen es recogido y distribuido[4], para posteriormente ser recogida la información fenotípica (productiva y morfológica) de sus hijas.

Considerando el escenario global representado en la Figura 20.1., se verifica que la selección de los mejores animales puede ocurrir en cuatro vías de selección, a saber:

- Padres de toros (PT)
- Madres de toros (MT)
- Padres de vacas (PV)
- Madres de vacas (MV)

La selección de PT y MT normalmente la realizan las empresas de selección, que promueven contratos de apareamiento para producir los toros que serán sometidos a prueba en el futuro. A su vez, la selección de PV la realiza el criador privado, quien elige el semen de los toros testados/aprobados que más le convienen para inseminar sus vacas, con miras a producir novillas de reemplazo,

---

[4] Para que la evaluación de estos toros jóvenes se pueda realizar de forma no sesgada, es importante que su semen se distribuya aleatoriamente en el efectivo, para que no estén destinados principalmente a hembras de mérito inferior. Aun así, el BLUP podrá obviar este problema, ya que en principio tiene en cuenta el mérito de la hembra en la que se utiliza el semen del macho.

y lo mismo sucede con la elección de las MV, que son las madres de estas novillas.

Figura 20.1. *Esquema ejemplificador de un programa de selección en bovinos lecheros utilizando la prueba de descendencia. El flujo de animales entre las diferentes etapas de selección está representado por las líneas discontinuas y los progenitores de cada grupo están representados por las líneas continuas. Las curvas de distribución representan el mérito genético de los reproductores, donde se eligen los padres de toros (PT) y vacas (PV), así como las madres de toros (MT) y vacas (MV).*

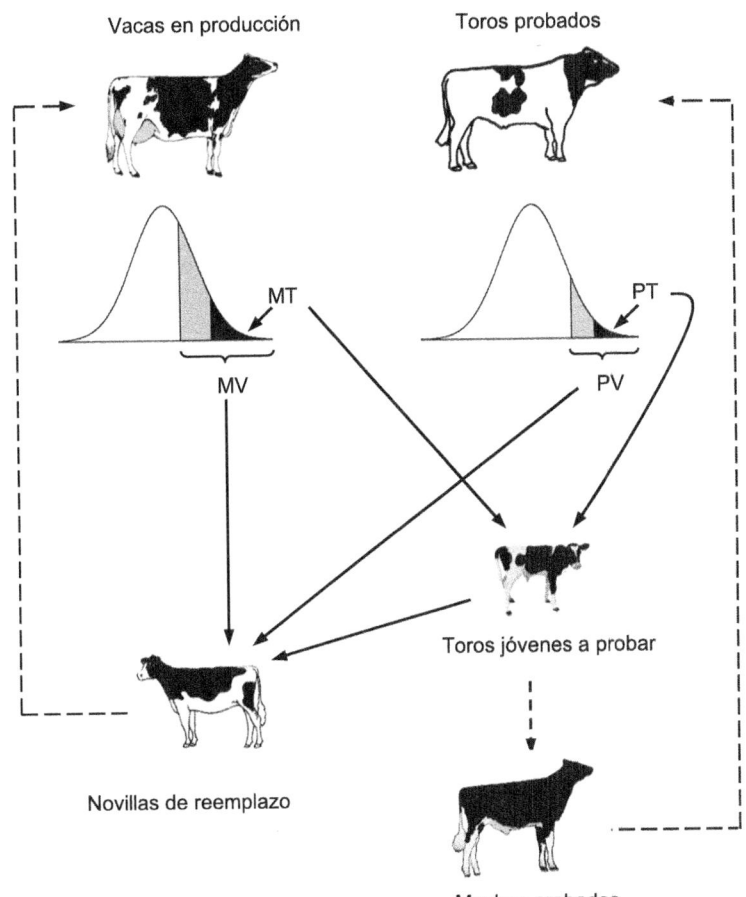

En la estructura de selección organizada que estamos considerando, el diferencial de selección más alto se consigue en la vía de PT, seguido de MT y PV, y es mucho menor para MV. Pero, como ya hemos visto, no solo importa el diferencial de selección, ya que el intervalo generacional también condiciona el progreso genético logrado por unidad de tiempo, y en una prueba de descendencia convencional uno de los principales problemas es el alargamiento del intervalo generacional, que resulta del tiempo necesario para utilizar el semen de los toros sometidos a prueba y obtener información sobre las hijas. Efectivamente, la prueba de progenie convencional permite seleccionar toros con gran precisión (resultado de un número de hijas que puede ser muy elevado), pero el tiempo necesario para obtener información sobre la progenie conduce a una extensión del intervalo generacional, como se deduce de la cronología resumida en el Cuadro 20.3. Estos resultados indican que, en un escenario de prueba de descendencia, en la hipótesis más optimista, un toro tiene los primeros resultados de la prueba cuando llega a los 6 años, y luego se le da luz verde para su utilización libre.

Cuadro 20.3. *Evolución en el tiempo del test de descendencia en bovinos.*

Año	Evento
0	Macho nace
1	Macho entra a la central de prueba
2	Semen del macho es utilizado
3	Nacen primeras hijas del macho
5	Paren las hijas del macho en test
6	Hijas del macho en test terminan lactación

Este alargamiento del intervalo generacional obviamente tiene un impacto marcado en el programa de selección, por lo que una reducción en el intervalo generacional, especialmente en las vías de selección de PT y PV, puede tener consecuencias muy importantes sobre el progreso genético logrado. Esta es una de las grandes ventajas de la selección genómica que, como veremos más adelante, permite seleccionar a los toros a una edad mucho más temprana en función de su información genómica, sin necesidad de esperar a que finalice la lactación de las hijas, lo que lleva a una reducción sustancial del intervalo generacional.

Como en cualquier otro programa de selección, la información fenotípica recopilada de las vacas lecheras normalmente se somete a análisis estadístico para predecir los valores genéticos para los diferentes caracteres seleccionados. En el caso particular de los resultados del control lechero, los registros de los distintos controles se utilizan normalmente en una etapa inicial para calcular la producción de leche acumulada, tanto para la lactación total como para un período estándar (305 d en el caso de bovinos). Alternativamente, a veces se usa el análisis de la curva de lactación, ya sea con un modelo de regresión aleatoria o recurriendo a un "modelo día de control"[5].

El análisis estadístico para predicción del mérito genético para las características seleccionadas (producción, morfología-tipo, eficiencia reproductiva, etc.) es normalmente realizado con un modelo mixto, utilizando el BLUP-Modelo Animal, que engloba la información fenotípica y genealógica para

---

[5] Test-day model.

el grupo en análisis. De hecho, fue con los bovinos lecheros en mente que el BLUP fue desarrollado inicialmente por Henderson en la década de 1970, y solo unos años más tarde llegó a ser utilizado en otras especies.

La dispersión mundial de la raza Holstein, la homogeneidad de los caracteres seleccionados y el hecho de que se utilicen los mismos toros en prácticamente todos los países, abrió la posibilidad de reunir en una única evaluación genética el conjunto de información generado a nivel mundial.[6] Esta estrategia de abordaje se tradujo en la creación de una organización internacional llamada Interbull, cuya responsabilidad es combinar la información productiva y genealógica (y más recientemente genómica) de todos los países participantes, en una evaluación genética conjunta. Esta evaluación conjunta tiene algunas particularidades interesantes, ya que permite que un toro que solo haya sido testado en el país A tenga su mérito genético estimado también en el país B, teniendo en cuenta las diferencias de escala en cada país adherente y la correlación genética entre los registros obtenidos en cada par de países. La evaluación incluye características productivas, reproductivas, morfológicas y funcionales, y abarca seis razas lecheras (o grupos de razas). En la actualidad, también incorpora información genómica y en la evaluación se incluyen más de 150 000 toros de todo el mundo.

En los últimos años, la disponibilidad de paneles de marcadores genéticos de densidad variable ha permitido el desarrollo de varias metodologías de selección que incorporan la información genómica (ver Capítulo 22). Es así como los principales programas de selección de la raza Holstein adoptaron la selección genómica tan pronto como estos paneles de SNPs estuvieron disponibles (a partir de 2009-2010), logrando un aumento prácticamente para el doble en el progreso genético anual, en parte debido a la reducción lograda en el intervalo de generaciones. Por ejemplo, el intervalo generacional medio de los toros, que era de aproximadamente 6 a 7 años en los programas estadounidense y holandés, se redujo a aproximadamente 2.5 años después de adoptarse la selección genómica (García-Ruiz et al., 2016[7], Doekes et al., 2018[8]).

La selección muy intensa que se practicó a lo largo de los años en la raza Holstein, y la correspondiente tendencia para la co-selección de individuos de una misma familia, generó una cierta preocupación por el aumento observado en la consanguinidad, con la correspondiente pérdida de diversidad genética. Además de la consanguinidad, también se observaron respuestas negativas correlacionadas en eficiencia reproductiva, longevidad, salud, supervivencia de los terneros, etc., que no se atendieron adecuadamente cuando el objetivo principal de la selección era aumentar la producción de leche y sólidos. Este

---

[6] Multiple trait across-country evaluation (MACE).

[7] García-Ruiz, A., J.B. Cole, P.M. VanRaden, G.R. Wiggans, F.J. Ruiz-López, C. P. Van Tassell. 2016. Changes in genetic selection differentials and generation intervals in US Holstein dairy cattle as a result of genomic selection. Proc. National Academy of Sciences 113 (28), E3995-E4004.

[8] Doekes , H.P., R.F. Veerkamp, P. Bijma, S.J. Hiemstra, J.J. Windig. 2018. Trends in genome-wide and region-specific genetic diversity in the Dutch-Flemish Holstein-Friesian breeding program from 1986 to 2015. Genet Sel Evol. 50(1):15.

conjunto de situaciones obligó a reconsiderar el formato en el que se estaba orientando el programa de selección, adoptándose modificaciones en los objetivos de mejora e introduciendo restricciones al uso excesivo de determinados toros (ver Capítulo 26). En una perspectiva totalmente distinta, varios criadores de vacas lecheras optaron en los últimos años por el uso de cruzamientos, con el objetivo de obtener animales que puedan tener una mejor funcionalidad y sin los inconvenientes de la depresión consanguínea. Estos cruzamientos normalmente involucran la rotación de la raza Holstein con otras razas que, a pesar de tener un menor potencial productivo, pueden mejorar la funcionalidad, como es el caso, por ejemplo, de las razas Norwegian Red (o Swedish Red), Montbeliarde, Jersey, Brown Swiss, etc. Dependiendo de las circunstancias, y asumiendo que la Holstein es insuperable en cuanto a producción de leche, cada una de estas razas puede contribuir a mejorar características como, por ejemplo, sólidos de la leche, aplomos, resistencia a mastitis, supervivencia neonatal, fertilidad, salud, producción de carne, etc., además de anular los efectos indeseables de la consanguinidad.

En regiones con clima tropical, la producción de leche bovina tiene sus propias limitaciones, con las dificultades productivas que resultan del rigor del clima cálido y húmedo, y los riesgos sanitarios inherentes. La raza Holstein suele tener dificultades para adaptarse a las condiciones de temperatura y humedad de los climas tropicales, así como a los altos niveles de ecto y endoparásitos, que son comunes en estas áreas. En consecuencia, en las regiones tropicales se buscaron alternativas que permiten combinar por cruzamiento la alta capacidad productiva de la raza Holstein con la rusticidad y resistencia de los animales del grupo *indicus*, los cuales tienen una mejor capacidad de adaptación cuando son confrontados con altos niveles de temperatura y humedad, así como altas cargas parasitarias, típicos de los climas tropicales. Estos cruzamientos también se benefician del alto nivel de heterosis que se obtiene cuando se cruzan animales de los tipos *indicus* y *taurus*, como resultado de la gran distancia genética entre estos dos grupos. Por ejemplo, en zonas tropicales de Brasil se desarrolló una raza sintética denominada Girolando, resultado del cruzamiento de Holstein con Gir (raza perteneciente al grupo *indicus*), y que ha demostrado ser una alternativa muy interesante para la producción lechera en estas regiones.

20.3. Ovinos y caprinos lecheros

Los programas de selección en ovinos y caprinos lecheros han sido muy inspirados en los implementados en bovinos lecheros, aunque en pequeños rumiantes sin duda hay mayores dificultades a superar. Estas dificultades incluyen:

- los costes por animal del control de rendimientos (identificación, control lechero, clasificación morfológica, etc.) son prácticamente iguales en bovinos y pequeños rumiantes; sin embargo, la amortización de estos costes teniendo en cuenta el valor unitario (de un animal o de una lactación) es más favorable para los bovinos.

- los costes de la inseminación artificial son más elevados en los pequeños rumiantes, ya que casi siempre requieren la sincronización del celo. Además, en ovinos la inseminación con semen congelado tiene generalmente resultados de fertilidad bajos (a menos que se utilice la inseminación intrauterina, que obviamente tiene costes muy altos).

- las condiciones de manejo de las distintas fincas son relativamente uniformes en el caso de los bovinos lecheros, por lo que los objetivos de mejora y las condiciones para la implementación del programa de selección no deberían ser muy diferentes entre fincas (o al menos existe la posibilidad de organizar grupos homogéneos de explotaciones). En los pequeños rumiantes existen grandes diferencias en los sistemas de producción y las condiciones de manejo que se practican en las distintas fincas, por lo que es más difícil considerar un modelo de producción razonablemente uniforme, haciendo este enfoque más susceptible a la posible existencia de interacciones genotipo-ambiente.

- en los bovinos, la leche se vende para consumo en fresco o para su transformación; en ovinos y caprinos, la leche producida casi siempre se destina a la transformación doméstica o a la industria quesera (aunque el pago no siempre valoriza suficientemente la calidad de la leche).

En consecuencia, en comparación con el bovino, queda claro que en ovinos y caprinos es más difícil definir objetivos de mejoramiento comunes para los diferentes criadores y los costes de organización del programa de selección son necesariamente mayores (por unidad de producto). A pesar de ello, existen programas de selección en ovinos y caprinos lecheros que han tenido muy buenos resultados, siendo ejemplos de ello los casos de las razas caprinas Saanen y Alpina en Francia y Murciano-Granadina en España, y de las razas ovinas Lacaune en Francia y Assaf en España.

En la actualidad, los objetivos de mejora en los pequeños rumiantes productores de leche son bastante más sencillos que en los bovinos, y apuntan sobre todo a mejorar la producción de leche (cuantitativa y cualitativa), la morfología mamaria y los indicadores de mastitis. Por ejemplo, en la raza Lacaune[9] el peso relativo atribuido en el programa de selección es de cerca de 1/2 para las características productivas (producción de leche, porcentajes de grasa y proteína), 1/4 para el número de células somáticas y 1/4 para la puntuación de la glándula mamaria. En los caprinos de la raza Alpina[10], los objetivos de mejoramiento atribuyen una ponderación de cerca de 2/3 a la producción (sobre todo cantidad de materia proteica y porcentaje de proteína) y 1/3 a la morfología de la glándula mamaria. Obviamente, estos pesos relativos serán diferentes para otras razas con diferentes características productivas, en diferentes escenarios

---

[9] http://idele.fr/?eID=cmis_download&oID=workspace: //SpacesStore/ff6c3b63-12e8-40f6-879d-962b5a134000

[10] https://www.capgenes.com/wp-content/uploads/2017/11/GrilleQualif_Final_nov2012.pdf

productivos; pero sobre todo no son directamente transferibles ya que la escala de medición (por ejemplo, la puntuación de la glándula mamaria) puede ser muy diferente de un caso a otro. Sin embargo, estos valores pueden servir de guía para otros programas de selección, en cuanto a los caracteres considerados como objetivos de mejora e indicadores de su importancia relativa.

El tema de los costes de control lechero en pequeños rumiantes no es irrelevante y ha llevado a la búsqueda de soluciones que permitan reducir los costes, sin comprometer excesivamente la confiabilidad de los resultados. Las posibilidades existentes incluyen, por ejemplo, el uso de un control más ligero (con menos mediciones a lo largo de la lactación), o en el que solo se miden las hembras que están en la primera y segunda lactación, o en el que la medición cualitativa abarque solo una parte de los controles cuantitativos, etc.

La estructura del programa de selección en ovinos y caprinos productores de leche no difiere mucho de la que fue delineada genéricamente para rumiantes lecheros en la Figura 15.1 y que se especificó para un ejemplo en caprinos en la Figura 15.2. Por otro lado, al igual que en bovinos, también en ovinos y caprinos se utilizan paneles de SNP, que permiten recurrir a la selección genómica, resultando en una reducción del intervalo generacional y un aumento en la precisión de la selección.

Desde la perspectiva de integrar las diferentes etapas del circuito en un programa de selección en caprinos, la Figura 20.2. (basada en una adaptación del esquema de selección seguido en Francia[11]) traduce la secuencia de eventos y el número aproximado de machos que llegan a los diferentes niveles del programa de selección. Con las adaptaciones necesarias, el escenario representado en la Figura 20.2. también puede ser equiparado para ovinos lecheros.

La etapa 1 del programa de selección corresponde a la realización de apareamientos programados entre los mejores machos y las mejores hembras existentes en el núcleo de selección, con el fin de producir los machos jóvenes que ingresarán anualmente al circuito de selección. Estos machos son genotipados inmediatamente después del nacimiento y, después de la evaluación genómica, solo se retiene el 40% mejor para ingresar al centro de pruebas (etapa 2). En el centro de pruebas, los machos son evaluados sucesivamente por salud y conformación (etapa 3), y por crecimiento y calidad del semen (etapa 4), eliminando los no satisfactorios. De aquí resulta el grupo final de machos a someter a la prueba de progenie, que corresponde a algo más del 20% de los machos inicialmente producidos como resultado de los apareamientos programados. Como estos machos ya tienen semen disponible y han pasado el tamiz de la evaluación genómica, su semen puede comenzar a usarse no solo con fines de prueba, sino también como machos mejoradores en el centro de selección y en productores comerciales. El último eslabón del circuito es la prueba de progenie (etapa 5) donde, sobre la base de la información de las hijas, se

---

[11] https://www.capgenes.com/activites/schemas-de-selection/schema-de-selection-races-laitieres/

seleccionan los mejores machos (aproximadamente 1/3 de los machos colocados en la prueba de progenie).

Figura 20.2. *Representación de un programa de selección en caprinos lecheros, con utilización de selección genómica y del test de descendencia (adaptado del programa francés Capgenes). Los números representan la cantidad de machos en cada etapa del programa.*

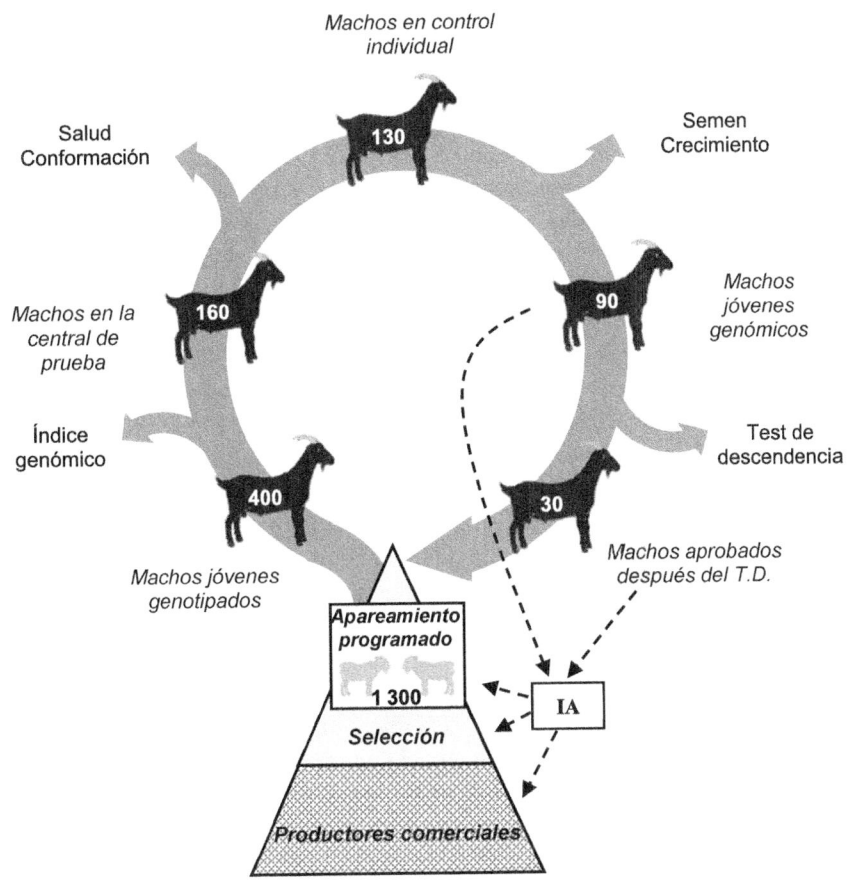

En un programa convencional basado en pruebas de progenie, el objetivo es obtener información productiva sobre unas 30-40 hijas por macho; en el caso de los caprinos, esta información se obtiene cuando los machos tienen alrededor de 4 años. Evidentemente, esto tiene unos costes elevados, que habrá que compensar con el progreso genético conseguido. En el modelo de selección representado en la Figura 20.2., que combina selección genómica y pruebas de progenie, es posible obtener un mayor progreso genético, logrado por una mayor precisión de selección (por el uso de información genómica), una intensidad de selección más elevada (por la posibilidad de tener un número inicial de machos jóvenes más elevado, siendo estos luego eliminados con base en la evaluación genómica y, por lo tanto, sin sobrecargar el centro de pruebas) y un intervalo generacional más bajo (debido al uso temprano de machos genómicos).

En los ovinos lecheros, el gran reto es optimizar el uso de la inseminación artificial, ya que en esta especie los niveles de fertilidad en ocasiones son insuficientes, especialmente cuando se utiliza semen congelado. Sin embargo, el uso de la inseminación artificial es fundamental para el éxito del programa de selección, por lo que se deben hacer todos los esfuerzos posibles para optimizar sus resultados, ya que el impacto de la inseminación artificial se produce no solo al hacer viable la prueba de progenie, sino también al permitir el uso expandido de machos superiores y la creación de conexiones genéticas entre rebaños.

En el caso de la raza Lacaune en Francia, el éxito del programa de selección se logró principalmente mediante el uso de inseminación artificial (más de 400 000 inseminaciones/año, esencialmente con semen fresco) con el objetivo de la prueba de progenie, y el amplio uso de machos seleccionados. Como resultado, el avance genético anual en la raza Lacaune ha sido superior a 5 litros/lactación/año, con un incremento en la producción de leche de unos 200 litros/lactación en el período comprendido entre 1980 y 2015[12]. En la raza Assaf en España, que también apostó claramente por la inseminación artificial, el incremento medio de producción logrado entre 1993 y 2015 fue alrededor de unos 200 litros/lactación[13]. Obviamente, estos valores reflejan la evolución genética y ambiental durante este período, pero hay una clara evidencia de que la mayor parte del progreso se logró gracias al mejoramiento genético.

Además de la cantidad y calidad de la leche producida, la selección en ovinos y caprinos lecheros debe tener en cuenta otros caracteres, incluyendo las características morfológicas de la glándula mamaria (que puede facilitar el ordeño y reducir la incidencia de mastitis), aspectos morfológicos y estructurales del animal que lo hacen más robusto, la longevidad productiva, la posibilidad de ordeñar solo una vez al día, el perfil de ácidos grasos de la leche, etc. Además, en la especie ovina, se debe tener en cuenta el genotipo en el locus PrP, para asegurar que el rebaño sea genéticamente resistente al scrapie clásico.

El programa de selección que comentamos ejemplifica la situación de una raza ovina o caprina seleccionada para la producción lechera, cuyo régimen de producción puede ser más o menos intensivo. El punto central de este escenario es que presupone la gestión genética de la raza como un todo, basado en una estructura consolidada de recolección de información, reproducción controlada y participación directa de los criadores en un programa conjunto. Este enfoque también es factible de ser implementado en razas locales, incluso si se mantienen en regímenes de producción no intensivos. Un ejemplo de ello es la raza Murciano-Granadina en España, que mantiene desde hace varios años un exitoso

---

[12] https://slideplayer.fr/slide/14441817/
[13] https://www.assafe.es/pagRaza/id/es/m/3/p/106/o/7

programa de selección, basado en principios similares a los comentados en este apartado, a pesar de ser una raza autóctona, mantenida en un régimen de producción esencialmente extensivo por una buena parte de las explotaciones.

20.4. Bovinos de carne

Al contrario de lo que ocurre en los bovinos lecheros, porcinos y aves, donde normalmente existe un número relativamente reducido de empresas seleccionadoras con fuerte influencia en el proceso de mejora genética, en los bovinos de carne los programas de selección están normalmente en manos de un gran número de criadores/seleccionadores, que pueden o no trabajar en conjunto. En principio, el beneficio global debería ser mayor si los criadores trabajan conjuntamente en un sistema piramidal de selección abierta, en el que los diferentes actores convergen en un programa común, que les permite aprovechar los mejores animales, independientemente de su explotación de origen. La solución alternativa de un programa de selección en el que los criadores/seleccionadores trabajan de forma competitiva, cada uno desarrollando su actividad de forma independiente, normalmente es menos eficaz, tanto en términos del progreso genético que se puede lograr como en la difusión a gran escala de animales de mérito genético superior. Sin embargo, este último escenario puede ser más eficaz si algunos criadores logran niveles muy altos de progreso genético, por ejemplo, al invertir en tecnologías de punta (selección genómica, etc.), que les permita así catalizar el progreso genético de toda la raza. El primer escenario (selección conjunta) lo practican típicamente las asociaciones de criadores en los países europeos, mientras que el segundo escenario (selección independiente en cada efectivo) es una práctica más común en América del Norte.

Como en todos los demás casos, la primera cuestión a resolver a la hora de estructurar un programa de selección de bovinos de carne es la definición de los objetivos de mejora, teniendo en cuenta que, en esta especie, existe una gran diversidad de situaciones, tanto en el modo de producción como en la forma de utilización de las razas existentes (ya sea en línea pura o en sistemas de cruzamiento). Dependiendo del papel que la raza desempeña en el cruzamiento, el foco del programa de selección podrá ser distinto. Por ejemplo, en el caso de un cruzamiento terminal, las razas paternas suelen ser razas exóticas especializadas (por ejemplo, Charolais, Limousine, Angus, Blonde d'Aquitaine, etc.) mientras que las razas maternas suelen ser razas locales con sus propias particularidades, en que la capacidad materna y la rusticidad (traducida en capacidad de adaptación a condiciones adversas) son a menudo los principales objetivos. En una situación algo intermedia se encuentran las razas mantenidas en una línea pura, en que se pretende una mejora global del conjunto de características que inciden en el beneficio de la explotación.

En el Cuadro 20.4. se presenta una breve lista de los principales objetivos de mejoramiento en razas bovinas de diferentes grupos. Es deseable que a los objetivos de mejora estén asociados de manera cuantificada los respectivos pesos económicos, pero estos varían mucho según el país, clima, escenario productivo considerado, restricciones económicas y sociales, etc., por lo que deberán ser estimados caso a caso. Claramente, de acuerdo con el Cuadro 20.4., tanto en las razas maternas como en las razas mantenidas en línea pura, las características reproductivas y la supervivencia de los terneros son los caracteres de mayor impacto, y por lo tanto deben ser privilegiados en la selección. En las razas utilizadas como línea paterna, las características prioritarias son las relacionadas con el crecimiento, la eficiencia alimentaria, las características de la canal y la calidad de la carne. Como veremos en el Capítulo 26, las características relacionadas con la funcionalidad han merecido cada vez más atención por parte de los seleccionadores, desde una perspectiva de desarrollo sostenible y de los principios que le son inherentes.

Los caracteres utilizados como criterio de selección en los bovinos de carne (peso a diferentes edades, eficiencia reproductiva, información ecográfica, etc.) pueden, en muchos casos, obtenerse directamente en las fincas de origen de los animales. Esto implica que el control en la granja debe incluir registros de identificación individual, apareamiento/IA, parto, supervivencia, pesaje periódico, clasificación morfológica, etc. Por otro lado, las características de la canal se pueden evaluar *in vivo*, utilizando como indicadores la conformación del animal y medidas de espesor de grasa subcutánea, área de *L. dorsi*, marmoleado, etc., obtenidas con equipos de ultrasonido. Por lo general, la calidad de la canal y la carne solo se pueden evaluar directamente *post mortem*, pero la inclusión progresiva de la información del matadero en la base de datos global (posiblemente nacional) permite estimar el mérito genético de los animales en función de la información de sus parientes sacrificados.

La comparación con rigor aceptable de animales de diferentes explotaciones es una de las grandes dificultades de todos los programas de selección, particularmente en bovinos de carne, en que las formas de explotación son muy heterogéneas y dificultan la identificación de animales genéticamente superiores. Esta dificultad se puede superar (o al menos minimizar) fundamentalmente de dos formas: 1) estableciendo conexiones genéticas entre explotaciones, fundamentalmente mediante el uso de machos comunes, por medio de la IA, que funcionan como base para comparar animales de diferentes explotaciones; 2) utilizando centros de prueba donde se comparan animales de diferentes explotaciones de origen. Los dos métodos no son exclusivos, y deben complementarse entre sí, teniendo en cuenta que los centros de prueba solo aportan información sobre características de crecimiento, eficiencia alimentaria y conformación; en algunos casos, también información ultrasonográfica.

Cuadro 20.4. *Principales objetivos de mejoramiento en diferentes razas bovinas productoras de carne, considerando varios grupos de caracteres y situaciones con una posible influencia genética directa (D) y materna (M).*

Objetivos de mejoramiento	Raza en línea pura	Razas en cruzamiento	
		Raza paterna	Raza materna
Reproducción			
Fertilidad (intervalo entre partos)	+++		+++
Edad al primer parto	+		+
Facilidad de parto – D	+	++	+
Facilidad de parto – M	++		++
Sobrevivencia del ternero – D	++	+++	+
Sobrevivencia del ternero – M	+++		+++
Perímetro testicular	++		++
Crecimiento			
Peso al nacimiento – D	+	+++	+
Peso al nacimiento – M	++		++
Peso al destete – D	+++	+++	+
Peso al destete – M	+++		+++
Crecimiento posdestete – D	++	+++	+
Crecimiento posdestete – M	++		++
Eficiencia alimentaria	+	+++	+
Funcionalidad			
Morfología y conformación	++	+++	+
Nº partos en X años	++		++
Longevidad productiva	+++		+++
Comportamiento	++	++	++
Restricción del peso adulto	+++		+++
Necesidades de mantenimiento	++		++
Resiliencia y adaptación	+++		+++
Resistencia a enfermedades	++		++
Emisiones de metano	+++	+	+++
Canal y carne			
Peso y rendimiento de la canal	++	+++	+
Rendimiento de piezas nobles	++	+++	+
Marmoleado (grasa i.m.)	++	+++	+
Grasa de cobertura	++	+++	+
Área del *L. dorsi*	++	+++	+
Características físico-quím. de la carne	++	+++	+
Calidad sensorial de la carne	++	+++	+
Perfil lipídico de la grasa i.m.	++	+++	+

La organización del programa de mejora depende obviamente de cómo se utilizará la raza (línea pura o cruzada), aunque hay reglas generales que se pueden delinear. Algunos principios generales a tener en cuenta son los siguientes:

- el control de paternidad utilizando lotes de cubrición con un solo macho puede ser factible en explotaciones pequeñas, pero en rebaños más grandes mantenidos en condiciones extensivas, esta separación es difícil y costosa, por lo que normalmente se forman dentro de cada explotación, núcleos de selección más pequeños (donde se procede al control de paternidades, recogida de información fenotípica más detallada, inseminación artificial, etc.).

- a pesar de algunas dificultades que implica su uso en sistemas extensivos, la inseminación artificial es una herramienta casi siempre indispensable, ya que permite el establecimiento de conexiones genéticas entre explotaciones (y por lo tanto posibilita la comparación de animales de diferentes orígenes), permite la introducción de nuevos reproductores en cada generación y asegura la difusión de animales superiores en los distintos rebaños.

- en coordinación con un centro de inseminación artificial, muchas veces existe un centro de prueba donde se agrupan animales de diferentes explotaciones y se miden determinadas características fenotípicas postdestete (crecimiento, eficiencia alimentaria, morfología, características seminales, etc.).

Frecuentemente, un programa de selección en ganado de carne se basa en la constitución de núcleos de selección en cada una de las explotaciones participantes. Estos núcleos de selección están formados por los animales considerados superiores en cada explotación, reclutados del "efectivo general" después de un cribado de acuerdo con las características que se consideran importantes (por ejemplo, fertilidad, crecimiento, conformación, etc.), y es en los animales de este núcleo de selección que se utilizan las tecnologías reproductivas más adecuadas y se recoge la información fenotípica más detallada.

Dadas estas limitaciones, la estructura general de un programa de selección organizado en bovinos de carne se puede delinear como se encuentra representado en la Figura 20.3. En general, el programa se desarrolla con base en un grupo de criadores adheridos, en que cada uno mantiene un núcleo de selección que agrupa los animales de mérito genético superior para las características seleccionadas. En este núcleo de selección se realizan los controles más rigurosos y se utiliza la inseminación artificial. De los terneros nacidos de apareamientos programados realizados en los núcleos de selección, los más prometedores son seleccionados al destete para ingresar al centro de pruebas individual, donde se controla el crecimiento, eficiencia alimentaria, morfología global, características seminales, calidad de la canal (ultrasonidos), etc. Los animales con la mejor evaluación pasan luego al centro de inseminación artificial, y el semen se distribuye a los criadores adheridos para: 1) obtener información adicional sobre la descendencia de los machos en prueba; 2) establecer conexiones genéticas entre explotaciones; 3) difundir animales con mérito genético superior. Los mejores machos se utilizan con hembras de mérito superior de los criadores adheridos, para producir el siguiente grupo de machos que se someterán a prueba, y el ciclo se repite en cada generación. A lo largo de todo el ciclo se realizan evaluaciones genéticas periódicas, habitualmente con el BLUP. La incorporación a la base de datos de información adicional a lo largo del tiempo (resultante del sacrificio de descendientes, reproducción de hijas, etc.) va ocurriendo naturalmente, de manera que cada macho puede ser evaluado con más rigor para un número progresivamente mayor de caracteres.

Un programa de selección de este tipo ha sido utilizado con éxito en diferentes razas. Por ejemplo, la selección de las principales razas bovinas francesas se basa en este modelo general, y permitió en el período entre 2000 y 2015 un aumento del mérito genético directo para el peso a los 7 meses alrededor de 16 kg en la raza Limousine y 11 kg en la raza Charolais[14].

Figura 20.3. *Representación del flujo de genes en el programa de selección de una raza bovina de carne distribuida en un conjunto de criadores, en que cada criador tiene su propio núcleo de selección (NS) y el programa conjunto utiliza un centro de prueba individual y un centro de inseminación artificial.*

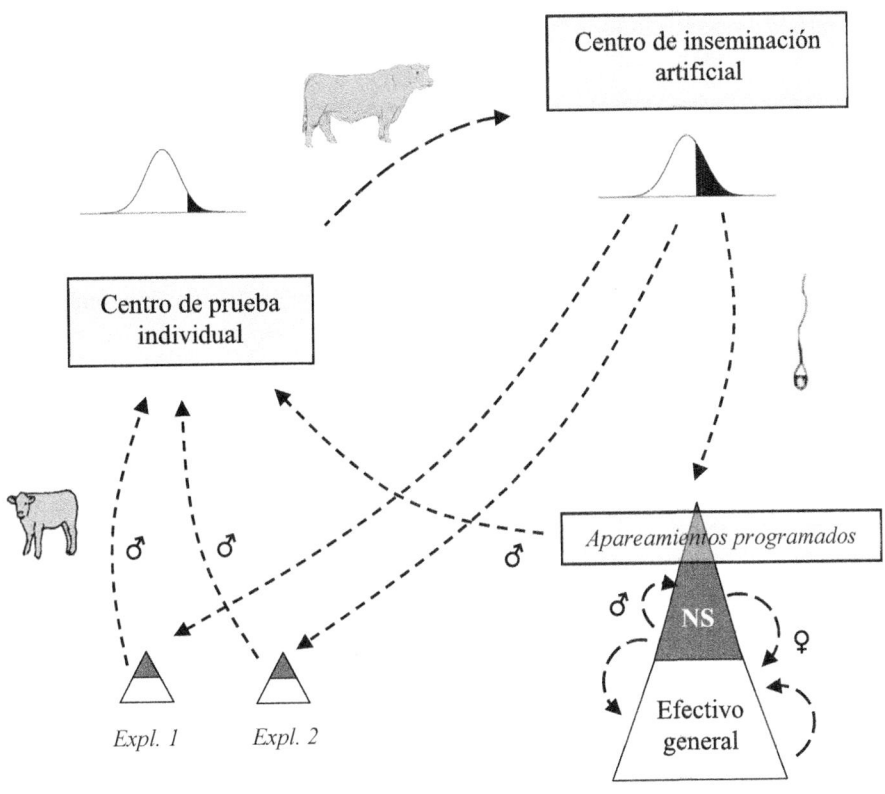

---

[14] Griffon, L., P. Boulesteix, A. Delpeuch, A. Govignon-Gion, J. Guerrier, O. Leudet, S. Miller, R. Saintilan, E. Venot, T. Tribout. 2017. La sélection génétique des races bovines allaitantes en France: un dispositif et des outils innovants au service des filières viande. INRA Prod. Anim., 30:107-124.

La selección genómica en bovinos de carne es factible y se basa en los mismos principios definidos para otras especies y ya adoptados durante más de una década en la selección de bovinos de leche. Sin embargo, la aplicación a los bovinos productores de carne tiene ciertamente mayores dificultades, ya que hay un número significativo de caracteres que se pretende mejorar, lo que resulta en una mayor necesidad de recopilar información fenotípica en una población de referencia más amplia, con el fin de establecer una base sólida de relación entre marcadores genéticos y caracteres productivos. La información genómica se convierte así en una herramienta muy importante, especialmente para la selección de características difíciles de medir, pero de gran importancia en el bovino de carne (calidad de la carne, adaptación a las restricciones ambientales, emisiones de gases de efecto invernadero, eficiencia alimentaria, etc.), permitiendo además acelerar el progreso genético al posibilitar una reducción del intervalo generacional. Este es, sin duda, el camino del futuro, y varias razas bovinas de carne ya están utilizando la información genómica como herramienta esencial en los programas de selección.

20.5. Ovinos y caprinos de carne

Los programas de selección en ovinos de carne tienen varias similitudes con los de bovinos de carne, pero con algunas diferencias importantes. Desde luego, el control de la reproducción en ovinos es más difícil, lo que tiene implicaciones para el progreso genético logrado. Entre estas dificultades se encuentran las limitaciones en el uso de la inseminación artificial en ovinos, por la necesidad de sincronización del estro y la baja fertilidad obtenida con semen congelado. Por otro lado, los costes por animal inherentes a los diferentes controles en ovinos (identificación, pruebas de paternidad, pesaje, genotipado, etc.) no difieren mucho de los valores individuales que son normales en bovinos, lo que obviamente resulta en mayores costes por unidad de producto. Sin embargo, existen buenos ejemplos de programas de selección de ovinos de carne en los que se han superado estas limitaciones (por ejemplo, mediante la inseminación con semen fresco) y las respuestas conseguidas han sido muy positivas.

Como en todos los demás casos, la primera cuestión a resolver a la hora de estructurar un programa de mejora para los ovinos de carne es la definición de objetivos de mejora, teniendo en cuenta que, en esta especie, existe una gran diversidad de situaciones, tanto en los sistemas de producción como en la forma de utilización de las razas existentes (ya sea en línea pura o en sistemas de cruzamiento). En los ovinos de carne, es frecuente el uso del cruzamiento terminal, donde las hembras son de razas locales y los machos son normalmente de razas exóticas especializadas (por ejemplo, Ile de France, Suffolk, Texel, etc.). Sin embargo, las razas locales de ovinos y caprinos tienen sus propias peculiaridades y a menudo se mantienen en zonas marginales, donde la rusticidad (traducida en la capacidad de adaptarse a condiciones adversas) es muchas veces la principal limitación, dificultando la posible producción de genotipos cruzados más exigentes.

En las razas utilizadas como línea paterna, las características prioritarias son las relacionadas con el crecimiento, la eficiencia alimentaria, las características de la canal y la calidad de la carne. En las razas locales utilizadas como línea materna, el objetivo es esencialmente mejorar la eficiencia reproductiva, aunque se debe tener el cuidado de restringir posibles alteraciones en el peso adulto. Este aumento de la eficiencia reproductiva implica mejorar la fertilidad y aumentar la prolificidad (siempre que las restricciones ambientales lo permitan), así como aumentar la supervivencia de los corderos. En el caso de los ovinos, también es necesario mejorar las características maternas que afectan el peso de los corderos a la edad estándar y considerar la necesidad de reducir la estacionalidad reproductiva, con el fin de flexibilizar las épocas principales de reproducción.

Los caracteres utilizados como criterio de selección en los ovinos de carne (pesos, reproducción, etc.) pueden, en la mayoría de los casos, medirse directamente en animales candidatos a la selección o en sus parientes. Por otro lado, las características de la canal se pueden evaluar *in vivo*, utilizando como indicadores la conformación del animal y medidas del grosor de la grasa subcutánea y área del *L. dorsi* con equipos de ultrasonido.

La estructura general de un programa de selección organizado en ovinos para carne es muy similar a la delineada para bovinos de carne, que se encuentra representada en la Figura 20.3. La gran dificultad en el caso del ovino es, sin duda, la organización logística que es necesaria para hacer factible el uso de la inseminación artificial, especialmente cuando se practica con semen fresco.

La selección genómica en ovino de carne es factible y se basa en los mismos principios definidos anteriormente para ovinos y caprinos lecheros y para los bovinos de carne. En el caso particular de los ovinos de carne, se han identificado algunos genes simples con importancia productiva (genes asociados a mayor prolificidad, hipertrofia muscular, resistencia a parásitos gastrointestinales, proteínas de la leche, etc.) que se han incorporado a los programas de selección de algunas razas.

Una limitación importante en los programas de mejoramiento para muchas razas ovinas, particularmente en los países de la Unión Europea, es la incorporación en las decisiones de selección del genotipo de susceptibilidad/resistencia a la encefalopatía espongiforme de los ovinos. Desde 2004, la selección de animales resistentes al scrapie forma parte de la estrategia de abordaje en la Unión Europea, inicialmente con carácter obligatorio y, desde 2007, con carácter opcional. En todo caso, esta estrategia, impuesta por razones sanitarias, se sobrepone a la selección para caracteres productivos y condiciona el peso que efectivamente se le puede atribuir a estos caracteres en los objetivos de mejoramiento. Sin embargo, la situación ha ido perdiendo relevancia, a medida que han sido eliminados en muchas razas los animales portadores de alelos que confieren mayor susceptibilidad al scrapie.

En varias razas de ovinos productores de carne, la producción de lana tiene también alguna relevancia, aunque su peso económico es muy pequeño en comparación con lo que fue en el pasado. En cualquier caso, la selección para mejorar las características de la lana (color, peso del vellón, finura de la lana, longitud de la fibra, resistencia, etc.) constituye uno de los escenarios más favorables desde el punto de vista de la selección, ya que son características de medición fácil y económica, con alta heredabilidad, medibles varias veces durante la vida y observables en machos y hembras. Por lo tanto, si efectivamente fuera justificable la inclusión de las características laneras dentro de los objetivos de mejoramiento, estas pueden fácilmente ser incorporadas y es esperable conseguir una buena respuesta a la selección.

En las cabras, la selección para la producción de carne es menos común que en los ovinos, esencialmente porque muchas razas caprinas se explotan principalmente para la producción de leche. Por otro lado, los cabritos se venden a una edad muy temprana, donde se puede tener poco impacto con la selección, por ejemplo, para la velocidad de crecimiento, la eficiencia alimentaria o las características de la canal. En consecuencia, el objetivo fundamental en las cabras productoras de carne es generalmente aumentar la tasa de reproducción y mejorar las características maternas. En los últimos años ha ganado popularidad el cruzamiento con razas caprinas utilizadas como líneas paternas, como la raza Boer de origen sudafricano, que se caracteriza por su alto potencial de crecimiento y buena conformación de la canal; su uso en cruzamientos puede justificarse, especialmente si los cabritos se sacrifican a una edad mayor que la del sacrificio convencional (poco después del destete).

20.6. Porcinos

A nivel mundial, la producción porcina se basa fundamentalmente en sistemas de producción intensiva, en los que un reducido número de empresas de selección juega un papel preponderante. Estas empresas han venido impulsando, con gran éxito, la mejora de la productividad y la eficiencia productiva en la producción de carne de cerdo (ver Cuadro 26.1.), en gran parte debido a la alta tasa de reproducción y el corto intervalo generacional típico de esta especie. Pero el éxito de la selección porcina es también el resultado de programas de selección muy estructurados, con cruces organizados, recogida sistemática de información a gran escala, selección objetiva de animales, incorporación de información genómica, etc. Esta estrategia ha permitido, por ejemplo, que la prolificidad en las líneas maternas de PIC (una de las mayores empresas del sector de selección porcina) se haya incrementado en 4.5 lechones/camada entre 2006 y 2019[15], y

---

[15] M.D. Tokach, M.B. Menegat, K.M. Gourley, R.D. Goodband. 2019 Nutrient requirements of the modern high-producing lactating sow, with an emphasis on amino acid requirements Animal, 13: 2967-2977.

que el índice de conversión de las líneas paternas de la misma empresa haya bajado cerca de 0.3 kg entre 2001 y 2010[16].

La organización de una empresa de selección porcina suele estar estructurada en un esquema piramidal, como el que se comenta en el Capítulo 18. En el caso particular de los porcinos hay algunas particularidades a tener en cuenta:

- la inseminación artificial era poco común hasta finales del siglo XX, pero sin embargo su eficacia ha aumentado mucho y la inseminación a gran escala es ahora una práctica común.

- por razones esencialmente sanitarias, la pirámide de selección es cerrada, y solo en casos excepcionales se incorporan animales de la base al núcleo de selección.

El esquema organizado de selección y cruzamiento en cerdos generalmente se basa en el uso de líneas maternas y paternas bien diferenciadas, utilizando un cruzamiento cuádruple en el que las hembras F1 se aparean con un macho F1 que normalmente combina dos líneas paternas, como se muestra en la Figura 20.4. En este escenario, la cúspide de cada pirámide es el respectivo núcleo de selección, donde se aplican los objetivos de mejora y los criterios de selección predefinidos; sin embargo, la información fenotípica utilizada para seleccionar el núcleo puede provenir de cualquiera de los estratos. En la mayoría de los casos, los grupos maternos más utilizados son linajes de Landrace y Large White (o Yorkshire), que luego se cruzan entre sí para producir hembras F1. En ocasiones, las razas chinas también se incorporan en la producción de líneas maternas sintéticas de alta prolificidad. En las líneas paternas, las razas más frecuentemente incorporadas son Pietrain, Duroc y, en menor medida, Hampshire. Este esquema permite combinar las ventajas de diferentes razas para optimizar la producción en el nivel del productor comercial, en términos cuantitativos y cualitativos.

Naturalmente, los objetivos de mejoramiento no son los mismos en las líneas maternas y paternas que después serán cruzadas ya que, por ejemplo, la eficiencia reproductiva de las cerdas solo será, obviamente, seleccionada en las líneas maternas. Sin embargo, hay varios caracteres que son comunes a los objetivos de mejoramiento de los dos grupos de razas. En la Figura 20.5. se presenta una lista de los diferentes caracteres que se tienen en cuenta como objetivos de mejora en la selección de líneas maternas y paternas en el programa de selección de Topigs[17].

---

[16] slideshare.net/trufflemedia/dr-noel-williams-feed-efficiency-potential-for-pigs-and-poultry

[17] Oldenbroek, K., L. van der Waaij. 2014. Textbook Animal Breeding - Animal breeding and genetics for BSc students. Centre for Genetic Resources and Animal Breeding and Genomics Group, Wageningen University and Research Centre, the Netherlands.

Figura 20.4. *Estructura piramidal de selección en porcinos con un cruzamiento cuádruple.*

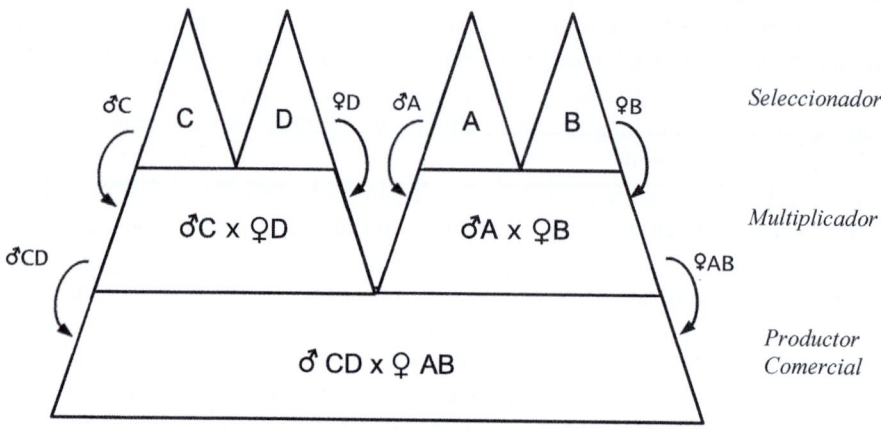

Figura 20.5. *Caracteres considerados como objetivos de mejoramiento en las líneas maternas y paternas del programa Topigs.*

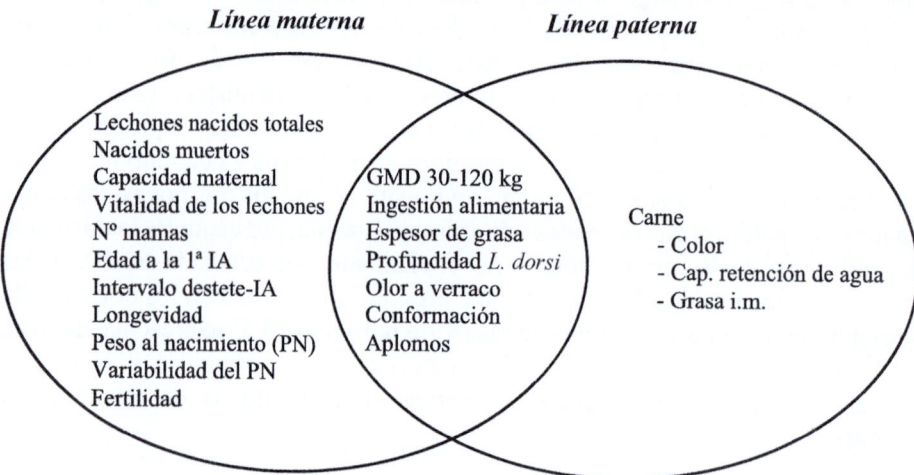

En la Figura 20.6. se resume la ponderación atribuida a los objetivos de mejora en las líneas paterna y materna seleccionadas en algunos de los principales programas de selección en porcinos. De este conjunto de información se concluye que, con frecuencia, características como la velocidad de crecimiento, la eficiencia alimentaria o la calidad de la canal y la carne constituyen objetivos de mejoramiento en los grupos de razas paternas y maternas, aunque reciben mayor peso en el caso de las razas paternas (ya que en las líneas maternas también se debe tener en cuenta la eficiencia reproductiva de la hembra).

Figura 20.6. *Ponderación (%) atribuida a los diferentes objetivos de mejora en líneas maternas y paternas de algunos programas de selección en porcinos.*

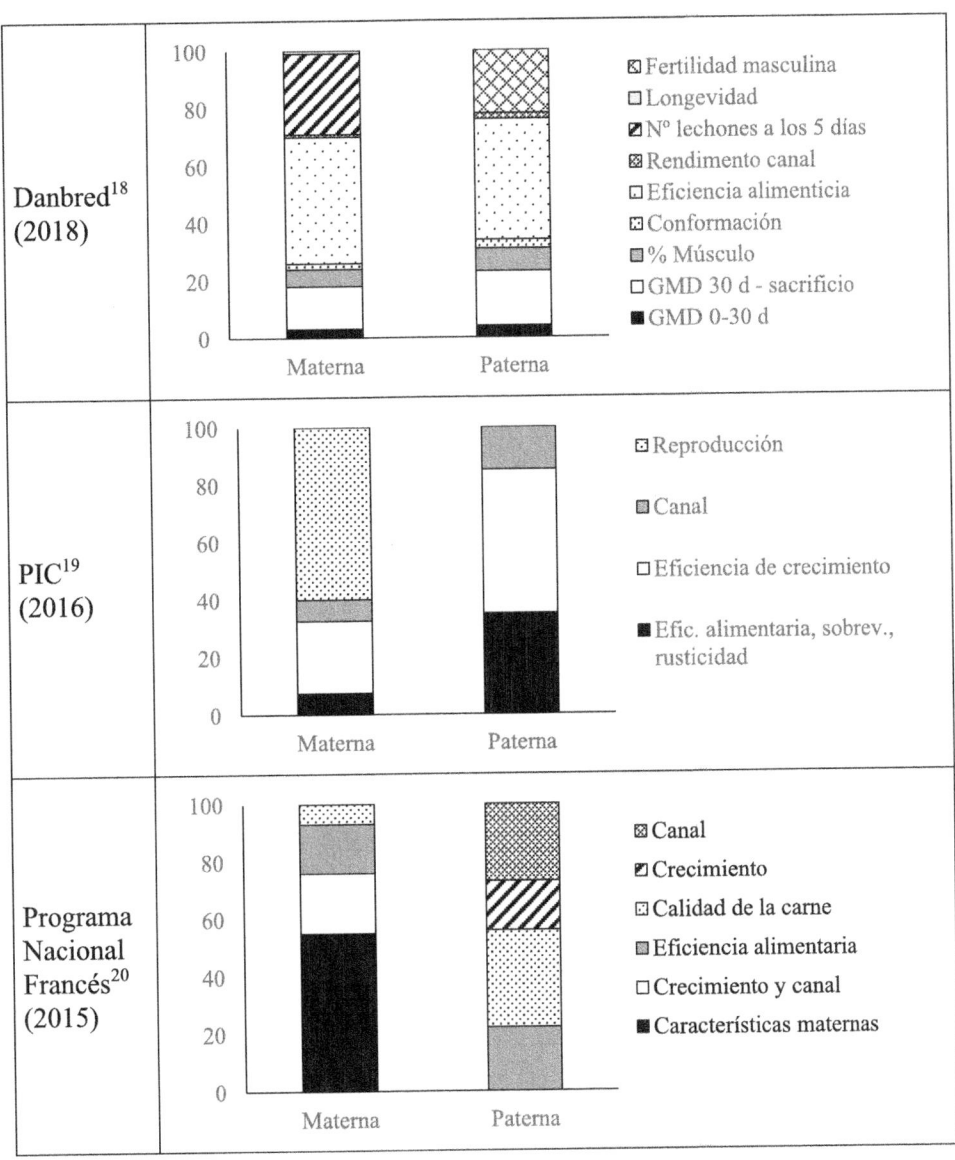

---

[18] Adaptado de https://danbred.com/en/new-danbred-breeding-goals-on-the-way
[19] Adaptado de https://www.slideshare.net/trufflemedia/dr-william-herring-genetic-influences-on-robustness-of-weaned-pigs
[20] Adaptado de www.researchgate.net/publication/299747270_Outils_et_leviers_pour_favoriser_le_developpement_d%27une_genetique_animale_adaptee_aux_enjeux_de_l%27agro-ecologie

Como ocurre con otras especies, la definición de objetivos de mejora en porcinos es dinámica y debe ser revisada periódicamente, teniendo en cuenta la realidad cambiante del escenario productivo. En el caso particular de los cerdos, como se comenta en el Capítulo 26, los programas de selección se están reformulando actualmente con miras a asegurar la sostenibilidad, es decir, teniendo en cuenta aspectos relacionados con la ética de la producción, el bienestar y la salud animal, el impacto ambiental, la calidad de los productos, el mantenimiento de la diversidad genética, etc. En consecuencia, se están incorporando cada vez más características nuevas en los objetivos de mejora y se cambian las ponderaciones utilizadas.

En los programas organizados, los animales se seleccionan sobre la base de su mérito genético estimado para el conjunto de caracteres que constituyen el objetivo global de selección, y la especie porcina fue la primera en la que fueron aplicados los principios de los índices de selección en los años 40. Ya en los años 80 y 90, el desarrollo de análisis con modelos mixtos permitió un progreso muy importante, convirtiendo al BLUP en la metodología estándar de evaluación genética en los porcinos, tal como en otras especies. La adopción del BLUP permitió un avance notable en la respuesta a la selección, especialmente en los caracteres de baja heredabilidad, y esto se notó claramente, por ejemplo, en la evolución observada en prolificidad en la mayoría de los programas de selección. En la Figura 20.7. se presenta el ejemplo de la evolución del mérito genético para la prolificidad en la raza Large White en Francia, que ilustra precisamente cómo la situación cambió radicalmente después de 1995.

Figura 20.7. *Evolución del mérito genético medio para la prolificidad ($\hat{a}_{N^o\,lechones}$) en la raza Large White en Francia*[21].

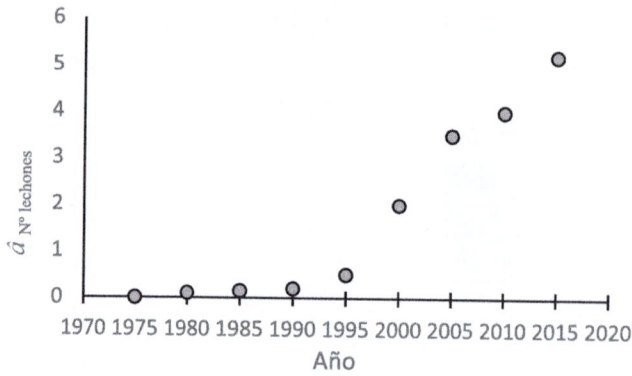

[21] Adaptado de Bidanel, J.P. *et al.,* 2018. Fifty years of pig breeding in France: outcomes and perspectives. https://www.researchgate.net/publication/323316600_Fifty_years_of_pig_breeding_in_France_outcomes_and_perspectives

Como en otras especies, el potencial generado por la disponibilidad de información genómica en la especie porcina alteró profundamente los programas de selección, que rápidamente adoptaron el uso de paneles de SNP en la selección genómica. Sin embargo, debe reconocerse que, a pesar de los beneficios derivados del uso de información genómica en la selección porcina, su impacto será previsiblemente más modesto que en los bovinos lecheros. Las principales razones para esto son que, en ganado bovino lechero, los caracteres seleccionados están fundamentalmente ligados a un sexo y el intervalo generacional es normalmente muy largo, por lo que la información genómica permite superar en gran medida estas dos limitaciones en la selección de toros. En los cerdos, la situación es menos limitante y la selección genómica da como resultado principalmente un aumento de la precisión de selección, lo que obviamente es importante para mejorar la respuesta a la selección. Sin embargo, la información genómica es de gran utilidad para seleccionar caracteres difíciles de medir (calidad de la carne, resistencia a enfermedades, eficiencia alimentaria, etc.), o caracteres medibles después de que la selección tuvo lugar (prolificidad, caracteres maternos, longevidad, etc.). En la práctica, la mejora de la precisión con la selección genómica en cerdos es alrededor de 50 a 100%, por lo que sus beneficios son incuestionables.

La especie porcina fue una de las primeras en incorporar herramientas tecnológicas en la recolección de información fenotípica, incluyendo, por ejemplo, el uso de equipos de ultrasonido para medir el espesor de la grasa dorsal y el área de *L. dorsi*, lo que permitió cambios notables en la composición corporal de los cerdos, como resultado de la selección practicada. Más recientemente, equipos como la tomografía axial computarizada y la resonancia magnética se han probado a nivel experimental, como formas de evaluar la composición tisular de los animales candidatos a la selección, lo que previsiblemente traerá nuevos beneficios.

Genéricamente, la alimentación representa cerca de 2/3 de los costes de producción de la carne porcina, por lo que el mejoramiento de la eficiencia alimentaria permite un beneficio directo en la reducción de su coste de producción y un beneficio indirecto en términos, por ejemplo, de un menor impacto ambiental. Sin embargo, la selección para reducir el índice de conversión implica la medición diaria individual del consumo de alimentos, que tiene costes que pueden resultar inaccesibles en diferentes circunstancias. En los últimos años, los desarrollos en el área de identificación y control electrónicos han permitido el desarrollo de equipos conocidos como FIRE (Feed Intake Recording Equipment) que son sumamente útiles para medir con precisión el consumo individual de alimento concentrado por los cerdos en crecimiento, y también da indicaciones sobre su comportamiento en relación con el ritmo de ingestión de alimentos. Actualmente, se están desarrollando otras tecnologías de precisión en diferentes áreas, que pueden incorporarse a los programas de selección para potenciar sus respuestas (véase Capítulo 28).

Un desafío importante para las empresas seleccionadoras que operan a nivel mundial es la necesidad de dar respuesta a las diferentes condiciones ambientales (clima, alimentación, instalaciones, mercado, etc.) en las que se desarrolla la producción en los distintos países y regiones donde se comercializará su material genético. Esta es, obviamente, una situación en la que deben considerarse las interacciones G×E y en la que a veces es necesario desarrollar líneas seleccionadas específicamente para condiciones ambientales más diferenciadas. Por otro lado, este es un caso en el que la plasticidad y adaptabilidad del material genético seleccionado también puede asumir una importancia creciente, por lo que los seleccionadores deben considerar las diferentes estrategias de abordaje.

Si bien es cierto que en los países más industrializados la producción y selección de cerdos se basa en los principios descritos (selección basada en un número reducido de razas, estructura piramidal, empresas de selección muy activas), también existen muchos ejemplos de razas locales con características bien diferenciadas, que no pueden ser ignoradas, sino que deben recibir un encuadramiento diferente, que les permita aprovechar y potenciar sus particularidades. Un ejemplo de una raza con características únicas es la de los cerdos del tronco ibérico, que en Portugal están representados por la raza porcina Alentejana y que en España tiene diversas estirpes reconocidas (Retinto, Lampiño, Torbiscal, etc.). La raza Ibérica es reconocida por sus características únicas, dando lugar a productos de altísima calidad, fruto de los atributos de la propia raza y del sistema de cría, engorde y terminación en montanera a base de hierba y bellota, que le confieren unas propiedades organolépticas únicas. Después de un período de recesión a lo largo de la segunda mitad del siglo XX, el cerdo Ibérico consiguió afirmarse con éxito debido a la enorme calidad de sus productos. Este caso podrá servir de ejemplo a otras razas locales de porcinos, que tendrán que encontrar su nicho de mercado con base en la calidad de los productos o características más diferenciadas, y a partir de allí establecer sus programas de selección, con características y limitaciones muy diferentes de aquellas que se encuentran en los esquemas de producción/selección intensivos.

En el caso particular del cerdo Ibérico y Alentejano, los objetivos de mejoramiento son obviamente muy diferentes de aquellos que se aplican en razas mantenidas en sistema intensivo. La primera preocupación es garantizar que la excelente calidad de la carne de estos animales no se deteriore como consecuencia de las decisiones de selección tomadas. Esto implica un conocimiento profundo de las correlaciones entre la calidad de la carne y las características que posiblemente van a ser seleccionadas, para asegurar la manutención de la calidad de la carne y de los productos transformados. Con esta consideración, hay dos grupos de características que merecen ser consideradas en los objetivos de mejoramiento de los porcinos del tronco Ibérico:

- la prolificidad es normalmente muy baja (media de cerca de 6-7 lechones/camada), por lo que la eficiencia reproductiva deberá ser una de las características a ser considerada prioritaria en el programa de selección;

- el depósito de un nivel adecuado de grasa intramuscular es, sin duda, fundamental para la calidad de la carne de los porcinos del grupo Ibérico. Sin embargo, la cantidad de grasa subcutánea es muy elevada, y tiene un coste energético de deposito alto, pero un rendimiento económico reducido. Si bien es cierto que los depósitos de grasa subcutánea e intramuscular están correlacionados, esta correlación es de cerca de 0.4[22], por lo que es posible seleccionar animales con menor depósito de grasa subcutánea, entre aquellos que tienen niveles deseables de grasa intramuscular.

Otros caracteres que podrían ser importantes en la selección de porcinos del grupo Ibérico, y posiblemente de otras razas locales, incluyen la robustez, eficiencia alimentaria, porcentaje de piezas nobles en la canal, calidad de la carne, perfil lipídico de la grasa intramuscular, etc.

20.7. Aves

El sector avícola fue, sin dudas, aquel en que la selección organizada permitió una respuesta más notable a lo largo de las últimas décadas. Por ejemplo, un pollo de carne típico en 1957 alcanzaba un peso de cerca de 600 g a los 42 días, con un índice de conversión de 2.8, mientras que un pollo actual alcanza 2.9 kg a la misma edad, con un índice de conversión de 1.7[23]. En las gallinas ponedoras, la producción pasó de cerca de 120 huevos/gallina en la década de 1950 a cerca de 300 huevos/gallina actualmente[24]; el índice de conversión en ponedoras (kg alimento/kg huevo) pasó de 3 kg en 1970 a 2.1 kg en 2015[25]. Las tendencias genéticas para ponedoras y pollos de carne en los Estados Unidos[26] apuntan a una mejora genética de la eficiencia productiva en los pollos de carne de cerca de 2-3%/año, como resultado de un progreso genético anual de -0.74 días para alcanzar el peso vivo de 2.27 kg, -0.025 en el índice de conversión y +0.5% en el rendimiento de músculo de la pechuga; para gallinas ponedoras, la tendencia genética anual ha sido de +1 huevo/gallina en 60 semanas, -0.01 en el índice de conversión y +0.12% en la sobrevivencia.

---

[22] Ros-Freixedes, R., J. Reixach, L. Bosch, M. Tor, J. Estany. 2014. Genetic correlations of intramuscular fat content and fatty acid composition among muscles and with subcutaneous fat in Duroc pigs. J. Anim. Sci. 92:5417–5425.

[23] Tavárez, M.A., F. Solis de los Santos. 2016. Impact of genetics and breeding on broiler production performance: a look into the past, present, and future of the industry. Animal Frontiers 6 (4): 37–41.

[24] Wolc, A., J. Arango, J. E. Fulton. 2020. Genetics and genomics of egg production traits in poultry species. En: Aggrey, S.E., H. Zhou, M. Tixier-Boichard, D.D. Rhoads, (Eds.) Advances in poultry genetics and genomics. Burleigh Dodds Science Publishing.

[25] Leenstra, F., J. Ten Napel, J. Visscher, F. Van Sambeek. 2016. Layer breeding programmes in changing production environments: a historic perspective. World's Poultry Science Journal, 72: 21.

[26] J.C. McKay, 2009. The genetics of modern commercial poultry. Canadian Poultry. (https://www.canadianpoultrymag.com/the-genetics-of-modern-commercial-poultry-1619/)

Este éxito se debió a la existencia de programas de selección muy organizados, con uniformidad ambiental controlada, y con objetivos de mejoramiento claros, en una especie con una tasa de reproducción elevada y un ciclo de vida rápido, lo que permitió aprovechar las características con variabilidad genética apreciable, consiguiéndose una intensidad de selección elevada y un intervalo de generaciones corto.

La especialización en líneas productoras de carne y líneas productoras de huevos comenzó en la década de 1920 en los Estados Unidos de América, y en cada uno de estos grandes grupos existen actualmente líneas maternas y paternas especializadas. Las líneas usadas para la producción de carne fueron originalmente establecidas a partir de las razas Cornish Game y Plymouth Rock, mientras las líneas de ponedoras se basaron en las razas Rhode Island Red, White Leghorn, New Hampshire y Plymouth Rock. En las ponedoras, y ocasionalmente en las estirpes productoras de carne, se recurre a veces a la incorporación del gen enano, con el fin de reducir los costes de mantenimiento de las aves.

Después de una fase de expansión de la industria avícola a lo largo del siglo XX, con la creación de pequeñas empresas seleccionadoras en todo el mundo, en los últimos años ocurrió una profunda reestructuración del sector de la selección avícola, con una serie de fusiones y adquisiciones de compañías de selección que se consolidaron, de tal forma que actualmente existen a nivel mundial esencialmente tres grandes programas de selección de pollos de carne (Aviagen, Cobb-Vantress y Grimaud-Hubbard[27]) y dos programas de selección de ponedoras (EW-Lohmann-Hyline y Hendrix-ISA-Shaver,). Todos los programas de selección se basan en una estructura piramidal clásica, como la que se encuentra representada en la Figura 20.8. Esta estructura piramidal se aplica tanto en pollos de carne como en gallinas ponedoras, siendo el progreso genético conseguido determinado enteramente por la respuesta obtenida en el núcleo de selección. Genéricamente, en el caso de los pollos de carne, se estima que un macho de un linaje paterno del núcleo de selección puede llegar a tener ¡casi 90 millones de descendientes en el sector comercial! Queda claro así el impacto que las decisiones de selección (buenas o malas) tomadas por el núcleo tienen en toda la pirámide.

---

[27] La empresa Grimaud-Hubbard fue entretanto adquirida por Aviagen.

Figura 20.8. *Estructura piramidal típica de un programa de selección de pollos de carne, organizado a partir de un núcleo de selección (NS) mantenido con diferentes líneas seleccionadas pertenecientes a los grupos genéticos A, B (líneas paternas) y C y D (líneas maternas). Los distintos niveles corresponden a las diferentes etapas del programa de selección/cruzamiento[28].*

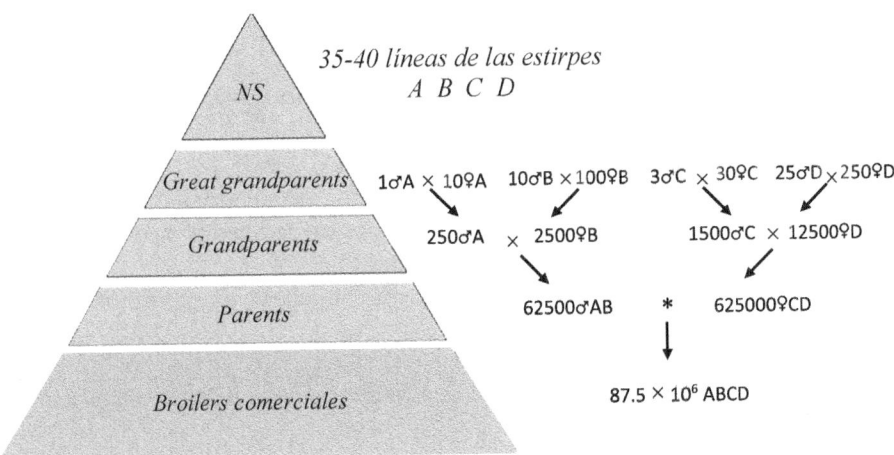

La selección en aves presenta algunas particularidades importantes en relación con las otras especies, que hay que tener en cuenta. Desde luego, existen diferencias en la identificación animal y en el control de genealogías (microchips, nidos de captura para la identificación de la madre del huevo, identificación de los huevos y pollitos en la eclosión, etc.) y hay una mayor dificultad y coste de control de rendimientos (eficiencia alimentaria, calidad de la carne y de los huevos, etc.), lo que obliga a la adopción de estrategias algo diferentes de las que son usadas en las otras especies. Por otro lado, en comparación, por ejemplo, con los bovinos y porcinos, la información sobre parientes es bastante más limitada en las aves, ya que los parentescos apenas son conocidos para los animales del núcleo de selección (pues en los niveles inferiores no se practica control de paternidades), por lo que la matriz de parentescos es de dimensiones relativamente reducidas. El uso de tecnologías reproductivas en pollos también es más limitado, ya que, si bien el uso de inseminación artificial es posible, actualmente el uso de semen criopreservado no es viable. En consecuencia, un gallo excepcional no se difundirá tan ampliamente en la primera generación como un toro de mérito superior. Esto tiene implicaciones obvias para la estrategia

---

[28] Los números corresponden al número en cada nivel, admitiendo que se comienza con 1♂ de la estirpe A. Adaptado de Hiemstra, S.J., J.T. Napel. 2013. Study of the impact of genetic selection on the welfare of chickens bred and kept for meat production. European Commission and IBP. (ec.europa.eu/food/sites/food/files/animals/docs/aw_practice_farm_broilers_653020_final-report_en.pdf)

adoptada, ya que la inversión (en genotipado, fenotipado, control reproductivo, etc.) deberá ser debidamente compensada por el progreso generado, y esto significa que el alto coste por animal seleccionado en aves deberá ser compensado por un gran número de descendientes que, en el estrato comercial, se beneficiarán del progreso genético que fue realizado en el núcleo 4 generaciones antes.

Las líneas generales de los programas de selección, tanto en gallinas productoras de huevos como en pollos de carne, van en el sentido de promover la mejora de la eficiencia de producción, robustez y capacidad de adaptación de los animales.

En el caso de la producción de huevos, los ejes estratégicos de los programas de mejora son:

1) mayor producción de huevos/gallina alojada;
2) elevada sobrevivencia y capacidad de adaptación en ambientes diversos;
3) reducción de los costes de alimentación por kg de huevos producidos;
4) óptima calidad del huevo (externa e interna).

Estos ejes se traducen en un conjunto de objetivos de selección, que se resumen en el Cuadro 20.5.

Cuadro 20.5. *Principales objetivos de mejoramiento y criterios de selección en gallinas utilizadas en la producción de huevos.*

Objetivos de mejoramiento	Criterios de selección
Producción de huevos/gallina	Nº huevos/gallina alojada Madurez sexual Progresión al pico de puesta Persistencia de la puesta
Calidad de los huevos	Color de la cáscara Peso y tamaño del huevo Evolución del peso del huevo a lo largo de la puesta Solidez de la cáscara Forma regular del huevo Relación clara/yema Altura de la clara Manchas de sangre
Eficiencia alimentaria	Peso corporal óptimo Índice de conversión Ingestión alimentaria residual
Comportamiento	Temperamento Picaje
Funcionalidad	Resistencia a enfermedades Miembros y aplomos Sobrevivencia
Genes simples	Enanismo Haplotipo de resistencia a enfermedad de Marek

Durante varios años, la selección de pollos de carne se orientó principalmente a la velocidad de crecimiento, dado que, cuanto menos tiempo se tarda para alcanzar el peso vivo deseado para el sacrificio, menores serán los gastos de mantenimiento, y, por consiguiente, mayor la eficiencia alimentaria (recordar que el coste de alimentación representa cerca del 65% del coste total de producción del pollo de carne). La respuesta en la velocidad de crecimiento fue en la dirección deseada, pero esto también resultó en un aumento en la ingestión de alimentos, mayor deposición de grasa abdominal y problemas esqueléticos. Por tanto, fue necesario reformular los programas de selección, dando más énfasis a otras características, además de la velocidad de crecimiento. En la actualidad, las grandes directrices de mejoramiento en pollos de carne son:

1) velocidad de crecimiento;
2) eficiencia alimentaria;
3) resiliencia, salud y bienestar.

Estas líneas de orientación se traducen en forma más detallada en los objetivos de mejoramiento resumidos en el Cuadro 20.6.

Cuadro 20.6. *Principales objetivos de mejoramiento y criterios de selección en pollos de carne.*

Objetivos de mejoramiento	Criterios de selección
Crecimiento rápido	Velocidad de crecimiento Tiempo necesario para alcanzar el peso de sacrificio
Eficiencia alimentaria	Índice de conversión Ingestión alimentaria residual
Composición de la canal	Rendimiento de piezas nobles Grasa abdominal
Calidad de la carne	Características físico-químicas y sensoriales Perfil de ácidos grasos
Integridad de los miembros	Integridad de las patas Discondroplasia de la tibia Deformación de las patas Dermatitis plantar
Adaptabilidad	Sobrevivencia Ocurrencia de ascitis Oximetría
Coste del pollito de un día	Producción de huevos Tasa de eclosión Sobrevivencia de las ponedoras

El objetivo de seleccionar para una mejor eficiencia alimentaria es uno de los desafíos más importantes, tanto para los pollos de carne como para otras especies. La existencia de una correlación genética importante (~ 0.7) entre la tasa de crecimiento y la eficiencia alimentaria en pollos de carne conduce a la selección para el crecimiento, lo que resulta en una mejora en la eficiencia alimentaria, pero también conduce a un aumento en la ingestión de alimentos, lo que puede no ser deseable. Por otro lado, la selección directa para la eficiencia de conversión alimentaria (o su inverso, el índice de conversión) requiere la medición diaria individual del consumo de alimento en los candidatos a la selección. Esta fue una tarea imposible hasta hace unos años, pero ahora existen comederos con cierta sofisticación, que permiten el ingreso de un animal a la vez, leyendo su identificación electrónica, su peso y la cantidad de alimento distribuido. Esta información acumulada permite calcular, para cada animal, la eficiencia alimentaria a lo largo del ciclo de crecimiento

Sin embargo, el cálculo de la eficiencia alimentaria tiene algunos problemas inherentes, ya que cuando se calcula a una edad constante, se subestima la eficiencia real en animales más pesados (ya que tienen un mayor coste de mantenimiento) y cuando se calcula a un peso constante se favorece a los animales de crecimiento más rápido (ya que tienen menores necesidades de mantenimiento). Una solución que se ha utilizado para superar este problema, en pollos y otras especies, es el uso de la denominada ingestión alimentaria residual (Residual Feed Intake, RFI). El RFI permite comparar si la cantidad de alimento que un animal realmente ingiere en un período determinado es compatible con lo que se esperaría que el mismo ingiriera, teniendo en cuenta sus necesidades de mantenimiento (evaluadas por el peso medio en el período de la prueba o por el peso metabólico) y los gastos de crecimiento. Cuando el RFI <0, el animal está consumiendo menos de lo esperado y, por lo tanto, es más eficiente. Esta mayor eficiencia puede resultar de una mejor eficiencia digestiva y/o metabólica, mejor utilización y partición de los nutrientes, reducción del metabolismo basal, termorregulación, actividad física, etc.

La importancia relativa de los diferentes caracteres seleccionados depende de su impacto en la eficiencia económica de la producción y, entre otros factores, del mercado al que se destina. Por ejemplo, en los pollos de carne, si el objetivo de las industrias transformadoras fuera la venta al consumidor de piezas de pollo ya cortadas (bistecs, muslos, etc.) la importancia de la cantidad de músculo de la pechuga será mayor que si el objetivo fuera la venta de solo canales de pollo enteras. Las modificaciones en el peso de sacrificio deseado también pueden alterar la ponderación que se le dará a la velocidad de crecimiento y a la eficiencia alimentaria. Por otro lado, en el caso de la producción de huevos, cuando el objetivo es vender huevos directamente para el consumo, el color y la solidez de la cáscara son particularmente importantes; cuando el objetivo es la producción de huevos para la industria alimentaria, entonces tienen mayor importancia las características de la albúmina y de la yema (peso, consistencia, fluidez, etc.).

Los importantes cambios que se han producido en los últimos años en la producción avícola (como consecuencia de la presión de los consumidores en relación al bienestar animal), las regulaciones que prohíben la crianza en baterías convencionales, la promoción de la producción al aire libre, etc., han obligado a cierta reformulación de los objetivos de los programas de selección (ver Capítulo 26). En algunos países más prósperos se está asistiendo actualmente al surgimiento de una tendencia a promover la crianza de pollos de engorde de crecimiento lento, en el supuesto de que esto proporciona un mejor bienestar para las aves, a pesar de la correspondiente menor eficiencia alimentaria y, en consecuencia, un precio de venta más elevado. Se observa también alguna tendencia a promover la crianza de aves de corral al aire libre, tanto en el segmento de carne como de huevos de consumo, lo que puede generar riesgos sanitarios, concretamente en el control de la gripe aviar.

Esta diversificación de los modos de producción coloca el tema de las interacciones genotipo×ambiente como una cuestión de particular importancia con la que los seleccionadores se están enfrentando, ya que nada garantiza que los mejores animales en un sistema de producción también sean ventajosos en otro sistema. En consecuencia, las empresas de selección, que casi siempre son de ámbito internacional, tienen que estar preparadas para responder a las necesidades de mercados que tienen objetivos y limitaciones muy diversas y que, por lo tanto, buscan animales con características diferentes.

Durante muchos años, la selección de aves en el núcleo de selección se basó fundamentalmente en el pedigrí y la información fenotípica, teniendo el cuidado de mantener controlada la consanguinidad, ya que la existencia de muchas líneas puede imponer restricciones en el número de animales que se pueden mantener en cada línea. Desde mediados del siglo XX, y teniendo como base la selección practicada en el maíz híbrido, se utilizaron en la selección de pollos algunas prácticas que aprovechan la existencia de varias líneas consanguíneas en el núcleo de selección (contrariamente a lo que es común en otras especies). En este enfoque, conocido como selección recíproca recurrente, la decisión de seleccionar un determinado animal en el núcleo se basa esencialmente en los resultados obtenidos cuando ese animal se utiliza en el cruzamiento con otras líneas, y no solo en los resultados de la línea pura. Esta práctica parece ser interesante sobre todo para caracteres de baja heredabilidad, y puede ser más elaborada, con modelos que tengan en cuenta que cada línea tiene una capacidad de combinación general (General Combining Ability, GCA) y una capacidad de combinación específica con otras líneas (Specific Combining Ability, SCA), lo que refleja los diferentes resultados de los cruzamientos entre líneas.

Desde el momento en que la metodología BLUP pasó a estar disponible, se tornó la forma estándar de seleccionar los animales para las características pretendidas en los núcleos de selección, tanto en pollos de carne como en gallinas ponedoras, posiblemente incorporando la información de animales cruzados (como vimos en el párrafo anterior). En los últimos años, la posibilidad de utilizar paneles de SNP en la selección se tornó una realidad también en las aves, aunque con algunas particularidades importantes en relación a las otras especies. Desde luego, el coste del genotipado es sensiblemente el mismo en un gallo o en un toro, aunque el valor del animal sea muy diferente; de allí resultó que en las aves se usen normalmente paneles de menor densidad en comparación con los que son usados en las otras especies, para conseguir costes más bajos. Por otro lado, el impacto en la respuesta a la selección que resulta de la reducción en el intervalo de generaciones conseguido con la selección genómica en otras especies acaba por no ser tan importante en las aves, pues su intervalo de generaciones ya es bastante corto. Pero no hay duda de que existen beneficios con la selección genómica en gallinas, sobre todo en caracteres limitados a un sexo (como es el caso de la producción de huevos, tasa de eclosión, etc.) o características de medición difícil (calidad de la carne, resistencia a enfermedades, comportamiento animal, etc.). Actualmente, todas las empresas de selección utilizan la información genómica como herramienta adicional en sus programas de mejoramiento.

Para saber más…

Aggrey, S.E., H. Zhou, M. Tixier-Boichard, D. Rhoads. 2020. Advances in Poultry Genetics and Genomics. Burleigh Dodds.

Cundiff, L.V., L.D. Van Vleck, W.D. Hohenboken. 2010. BIF Guidelines for uniform beef improvement programs. Beef Improvement Federation.

Griffon, L., P. Boulesteix, A. Delpeuch, A. Govignon-Gion, J. Guerrier, O. Leudet, S. Miller, R. Saintilan, E. Venot, T. Tribout. 2017. La sélection génétique des races bovines allaitantes en France: un dispositif et des outils innovants au service des filières viande. INRA Prod. Anim., 30:107-124.

Ibáñez-Escriche, N., H. Simianer (Eds.). 2016. Animal breeding in the genomics era. Animal Frontiers, 6: 1.

Jussiau, R., A. Papet, J. Rigal, E. Zanchi. 2013. Amélioration génétique des animaux d'élevage - Génome, caractères, sélection, croisements. Educagri Editions.

Miglior, F., A. Fleming, F. Malchiodi, L.F. Brito, P. Martin, C.F. Baes. 2017. A 100-Year Review: Identification and genetic selection of economically important traits in dairy cattle. J. Dairy Sci. 100:10251–10271.

Mote, B.E., M.F. Rothschild. 2020. Modern genetic and genomic improvement of the pig. En: Bazer, F.W., G.C. Lamb, G. Wu. (Eds.). Animal Agriculture - Sustainability, Challenges and Innovations. Academic Press.

Oldenbroek, K., L. van der Waaij. 2014. Animal breeding and genetics for BSc students. Centre for Genetic Resources and Animal Breeding and Genomics Group, Wageningen University and Research Centre, the Netherlands.

Simm, G. 1998. Genetic Improvement of Cattle and Sheep. CABI.

VII. NUEVAS TECNOLOGÍAS EN MEJORAMIENTO ANIMAL

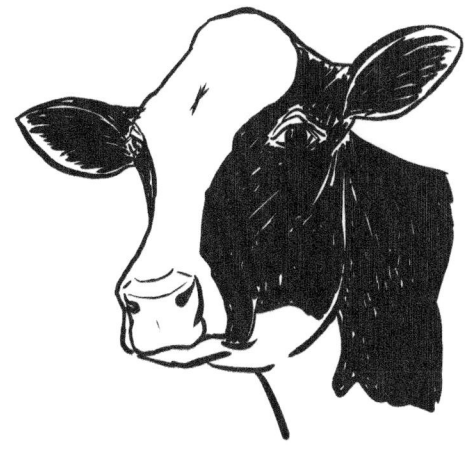

Vaca Holstein – E.U.A.

El desarrollo de la biología molecular en los últimos veinte años alteró radicalmente la visión existente en cuanto a la naturaleza de la acción de los genes, así como de la síntesis y función de las proteínas. Sin embargo, hasta ahora tuvieron un impacto directo muy reducido en el mejoramiento animal.

A. Robertson *(1970). Molecular biology and animal breeding. Ann. Génét. Sél. Anim. 2:393.*

21. Tecnologías reproductivas y modificaciones genéticas

21.1. Introducción

Diversas tecnologías reproductivas, desarrolladas sobre todo en la segunda mitad del siglo XX, han permitido modificaciones profundas en la eficiencia de los programas de mejoramiento genético de las diferentes especies, y cada día surgen desarrollos que pueden traer nuevas oportunidades para aumentar la eficacia de estos programas. Entre las tecnologías reproductivas actualmente disponibles, las que tienen mayor posibilidad de aplicación en las especies domésticas son:
- inseminación artificial
- ovulación múltiple y transferencia de embriones (MOET)
- sexado del semen
- clonación

Antes de adoptar cualquier nueva tecnología, conviene comparar sus potenciales beneficios con los resultados obtenidos con las metodologías ya disponibles, ya que solo tiene sentido adoptar una nueva tecnología si sus resultados son realmente mejores que los ya alcanzados. Por lo tanto, los beneficios de las nuevas tecnologías de reproducción en términos de mejora genética animal deben analizarse comparativamente, evaluando su impacto, por ejemplo, con respecto a:
- tasa de progreso genético logrado en el núcleo de selección
- difusión a otros niveles del progreso genético generado en el núcleo
- coste y viabilidad de las metodologías propuestas
- consecuencias sobre la variabilidad genética
- utilidad en programas de conservación

Este capítulo aborda brevemente la aplicabilidad de las principales tecnologías reproductivas actualmente disponibles, evaluando su posible impacto en los criterios antes mencionados, y su aplicabilidad en diferentes especies (ya que, por razones biológicas, de manejo, económicas, etc., la viabilidad no siempre es la misma).

Sin duda, la inseminación artificial ha sido la principal tecnología reproductiva aplicable en los programas de selección, tanto para lograr un mayor progreso genético como para promover una transferencia más rápida y efectiva a otros niveles de los avances logrados en el núcleo de selección. De las otras tecnologías, las que realmente han sido herramientas útiles en los programas de selección son el MOET y el sexado del semen, especialmente en bovinos lecheros. Sin embargo, las tecnologías reproductivas que conducen a tasas de reproducción más altas y a una mayor intensidad de selección, también conducen muchas veces a un aumento de la consanguinidad y, por lo tanto, a una pérdida de diversidad genética, lo que puede comprometer los beneficios en términos de progreso genético.

Paralelamente a las tecnologías reproductivas, en los últimos años se han logrado avances extraordinarios en la capacidad de realizar modificaciones genéticas, que deberían tener enormes consecuencias en los más diversos niveles. En particular, la metodología conocida como CRISPR/Cas9 supuso una auténtica revolución en el área de la edición de genes, ya que abrió la posibilidad de lograr una modificación del genoma precisa y estable, lo que inevitablemente tendrá consecuencias para los programas de mejora genética, después de que esta tecnología esté aprobada por los órganos competentes.

21.2. Tecnologías reproductivas

21.2.1. Inseminación artificial

La inseminación artificial (IA) es, sin duda alguna, el instrumento más eficaz para mejorar la eficacia de los programas de selección y para difusión del progreso genético que generan. Fue la IA, combinada con la recolección sistemática y tratamiento de la información productiva, la que ha constituido la palanca fundamental del enorme éxito de la selección en bovinos lecheros.

Divulgada en la década de 1950, la IA se practica ahora sistemáticamente en el ganado bovino lechero, en menor medida en el ganado bovino de carne, y se ha desarrollado en las ovejas y cabras lecheras. En las últimas décadas, la IA ha logrado una gran expansión en la especie porcina, siendo actualmente una práctica común en las explotaciones intensivas.

En el Cuadro 21.1., se presenta un resumen de las características del semen y de los resultados obtenidos con la inseminación artificial en las distintas especies, debiendo tenerse en cuenta que se trata de valores medios, y que evidentemente pueden existir variaciones importantes según las circunstancias. Del Cuadro 21.1. queda claro que es en bovinos donde se consigue un mayor rendimiento en cuanto al número de dosis de semen por eyaculado. Sin embargo, el grado de uso de la

IA es mucho mayor en el bovino lechero, debido a la mayor facilidad de detección del celo en vacas normalmente mantenidas en confinamiento y en contacto con el productor varias veces al día. En los bovinos de carne, que muchas veces se mantienen en sistemas más extensivos, la detección de celo no es factible con la frecuencia necesaria, por lo que la IA frecuentemente se realiza después de la sincronización de celos. También en pequeños rumiantes, la IA suele realizarse después de la sincronización; en el caso de los ovinos, las complicaciones en la práctica de la IA intrauterina, derivadas de las particularidades anatómicas del cuello uterino de la oveja, dificultan aún más el uso de la IA, de tal forma que, para obtener un nivel adecuado de fertilidad, a veces se tiene que recurrir a la IA por laparoscopia. En los cerdos, se logra una excelente fertilidad cuando se usa semen fresco, pero los resultados con semen congelado aún son algo irregulares.

Cuadro 21.1. *Características medias del semen de diferentes especies y resultados esperados en la inseminación artificial con semen fresco o descongelado (adaptado de Hafez y Hafez, 2000).*

	Bovinos	Ovinos	Caprinos	Porcinos	Equinos
Nº recogidas/semana	2-6	5-10	5-10	2-5	2-6
Volumen/eyaculado (ml)	5-10	1	1	250	80
Concentración (10^6/ml)	1 000-2 000	2 000-3 000	3 000-6 000	200-300	150-300
Nº medio dosis/eyaculado	300	15	15	30^5	5
Tasa de concepción Semen fresco Semen descongelado	- 60^1; 55^2	30-50[3] 70[4]	- 60	85 70	55 45

[1] Vacas lecheras; con detección de celo
[2] Vacas de carne; IA tiempo fijo
[3] IA cervical
[4] IA laparoscópica
[5] Muy dependiente de la profundidad a la que se practica la IA.

La posibilidad de obtener, a través de la IA, un elevado número de descendientes de un macho permite varios beneficios, a saber:

- la prueba de descendencia resulta en una precisión de selección mucho más alta (con tendencia a 1 cuando el número de descendientes tiende a ∞).
- la intensidad de selección global puede incrementarse sustancialmente (por ejemplo, la proporción de hembras y machos seleccionados como progenitores de machos es mucho menor que con reproducción natural).
- los intercambios de material genético (entre granjas, países, etc.) se facilitan enormemente.
- el uso de machos de referencia, logrado mediante el uso de semen de los mismos animales en diferentes explotaciones, crea conexiones genéticas entre ellas, lo que da como resultado la posibilidad de establecer comparaciones válidas entre el mérito genético de animales sometidos a diferentes condiciones

ambientales. De esta forma, la elección de los animales por su valor genético estimado será mucho más precisa, lo que no ocurre si cada efectivo estuviera genéticamente aislado.

- existe una mayor flexibilidad en la elección de los toros por un productor, ya que con la IA es posible elegir el semen más adecuado para cada hembra (lo que normalmente no es posible con la monta natural).

- es más fácil transferir genes desde el núcleo de selección a los productores comerciales, con la posibilidad adicional de que los machos utilizados en los productores comerciales puedan ser intensamente seleccionados, lo que reduce considerablemente su retraso en relación con el núcleo.

- se logra un aumento de la variabilidad genética dentro de cada explotación, mediante el uso de un mayor número de machos; sin embargo, para la raza considerada globalmente, es de esperar una reducción en la variabilidad genética (que puede ser considerable), como resultado del reducido número de machos que frecuentemente son seleccionados.

Además, la IA es una herramienta esencial en los programas de conservación *ex situ* de los recursos zoogenéticos, ya que permite el mantenimiento a largo plazo del germoplasma de los machos muestreados a un coste razonable.

Los principales inconvenientes de la IA en programas de selección están relacionados con la reducción de la variabilidad genética que puede resultar de ella, y el riesgo de difusión a gran escala de genes indeseables, si no se toman medidas de contención (caso de los genes BLAD y CVM, por ejemplo). En programas de conservación, la IA puede representar un mayor riesgo para la supervivencia de razas con efectivos reducidos y en una situación demográfica crítica; esto ocurre, por ejemplo, si los machos de la raza en riesgo no están fácilmente disponibles, situación en la que el criador podrá utilizar más fácilmente el semen de otra raza.

Como ya se comentó en el Capítulo 14, los beneficios de la prueba de descendencia y, en consecuencia, de la IA, se observan principalmente en caracteres con baja heredabilidad y/o limitados a un sexo. Sin embargo, la dificultad para detectar celos en algunas especies y sistemas de explotación ha sido un obstáculo para una mayor diseminación de la IA, pero, aun así, se espera que su implementación en bovinos de carne y ovinos pueda resultar en una mejora apreciable del progreso genético anual. En los bovinos lecheros, la IA ha permitido una respuesta a la selección aproximadamente cuatro veces mayor que la que se lograría mediante la selección por pedigrí.

En resumen, se puede concluir que, junto con el control de rendimientos y metodologías más adecuadas para la evaluación genética y selección/uso de animales, la IA ha sido el gran motor del progreso genético observado en bovinos lecheros. La expansión de la IA a otros sistemas de producción y especies parece estar totalmente justificada, siempre y cuando se superen las limitaciones técnicas y económicas que a veces surgen.

Actualmente, la disponibilidad de información genómica en machos candidatos a reproducción permite su uso en IA a una edad mucho más temprana, prescindiendo del largo período necesario para realizar la prueba de progenie. Una vez más, la IA es un instrumento fundamental para aprovechar adecuadamente las posibilidades que abre la selección genómica, que se traduce en una marcada reducción del intervalo generacional.

21.2.2. Ovulación múltiple y transferencia de embriones (MOET)

Aunque la utilidad de la MOET como una forma de potencializar los programas de mejoramiento genético ha sido reconocida desde la década de 1970, fue solo con el desarrollo de técnicas no quirúrgicas para recolectar embriones en bovinos que su uso generalizado se volvió viable. Brevemente, la MOET permite la recolección, después de superovulación de hembras donantes de alto mérito genético, de un número variable de embriones que luego se transfieren a hembras receptoras que sirven como madres sustitutas durante la gestación. De esta forma, en lugar de que una vaca con mérito genético superior produzca en reproducción natural, por ejemplo, solo 0.8 terneros/año, es posible obtener un número anual de crías superior a 20. Como resultado, la MOET tiene mucho más interés en especies que tienen una baja tasa de reproducción natural, como es el caso en bovinos y ovinos, pero tiene un impacto muy limitado en los cerdos, donde el número de crías por parto ya es bastante alto en condiciones naturales.

La utilidad del MOET como una forma de incrementar el progreso genético de un programa de selección en bovinos (sobre todo en bovinos lecheros) puede, en un esquema convencional de pruebas de progenie, justificarse por las siguientes razones:

- mayor intensidad de selección en las madres de toros, ya que el número de vacas necesarias para producir los machos que serán sometidos a la prueba de progenie es menor, por lo que la intensidad de selección en esta vía puede ser mayor.

- mayor intensidad de selección en madres de vacas (por las mismas razones explicadas en el punto anterior), aunque el impacto de esta vía de selección es menor.

- intervalos generacionales más cortos, especialmente en hembras, ya que los embriones pueden obtenerse esencialmente a partir de novillas.

- mayor precisión de selección en donantes de embriones, debido a su mayor número de registros y descendientes.

En estas condiciones, la MOET puede permitir, en el caso de los bovinos lecheros, incrementos del progreso anual por selección del orden del 30 al 50%.

Una alternativa al esquema tradicional es la creación de un núcleo elite cerrado de machos y hembras, concentrando allí todos los esfuerzos de selección, incluyendo MOET y selección genómica. En este caso, el número de animales controlados es menor y se pueden lograr reducciones sustanciales en el intervalo generacional, aunque a veces a expensas de cierta pérdida de precisión en la selección (por ejemplo, utilizando novillas seleccionadas por la ascendencia como donantes). En este esquema (MOET juvenil), el aumento de la respuesta a la selección puede alcanzar el 80% en relación con el esquema convencional.

Adicionalmente a los beneficios en términos de respuesta a la selección, la MOET permite una transferencia mucho más rápida del progreso genético generado en el núcleo de selección, y es también de gran utilidad en la transferencia de material genético entre países.

Además de los costes inherentes al proceso, el mayor inconveniente de la MOET es el aumento sustancial de la consanguinidad que generará, como consecuencia del menor número de hembras seleccionadas en cada generación, y la situación es tanto más preocupante cuanto mayor es la intensidad de selección aplicada (con mayor número de embriones recolectados/hembra). Este inconveniente se puede reducir haciendo uniforme el tamaño de las familias, utilizando los reproductores solo por un año, ampliando el intervalo generacional, eligiendo animales menos emparentados, etc.

En resumen, se puede decir que la MOET es una técnica que permite incrementos sustanciales en el progreso genético anual, especialmente en especies con bajas tasas de reproducción, aunque es necesario tener en cuenta los costes que conlleva y los posibles inconvenientes derivados de la mayor consanguinidad que generará.

El otro aspecto en el que la MOET es sumamente útil es en la conservación de recursos genéticos. En este caso, la recolección y congelación de embriones permite capturar una muestra completa de la diversidad genética existente, por lo que se puede reconstituir una población en una sola generación a partir de embriones congelados, lo que no ocurre cuando la reconstitución se realiza a partir de semen congelado (ver Capítulo 25).

21.2.3. Sexado

El sexado del semen es actualmente una técnica corriente en la especie bovina y puede tener una contribución relevante para incrementar el progreso genético logrado por selección. Los beneficios del sexado resultan fundamentalmente de un aumento de la intensidad de selección en las diferentes vías de selección, que se puede llevar a cabo de forma complementaria entre ellas.

Consideremos el ejemplo de un esquema de selección en bovinos lecheros. En el caso de utilizar semen sexado, el número de vacas a seleccionar como madres de toros (MT) es menor de lo que sería con reproducción natural (puede llegar aproximadamente a la mitad), por lo que la intensidad de selección puede ser mayor en la vía MT. Asimismo, el número de vacas reservadas para producir novillas de reemplazo podría ser menor, y por tanto aumentar la intensidad de la selección y la contribución al progreso genético de la vía madres de vacas (MV). También la selección de toros para que se conviertan en padres de toros (PT) o padres de vacas (PV) requiere un menor número de machos, permitiendo así una mayor intensidad de selección en estas vías. Además, los costes de un programa de testaje deberían ser menores con semen sexado, ya que podrá ser menor el número de vacas reservado para soporte al testaje, para la producción del mismo número establecido de hijas de los toros en prueba.

Los resultados de los estudios de simulación en bovinos lecheros indican que, generalmente, el sexado de semen puede contribuir a un aumento de la respuesta a la selección de cerca del 10 al 20%, dependiendo de los supuestos admitidos y las características consideradas.

21.2.4. Clonación

Con la clonación se logra la producción de individuos genéticamente idénticos (situación similar a la de los verdaderos gemelos), y la posibilidad de clonar animales domésticos existe desde los años 70. Sin embargo, esta tecnología recibió atención especial hacia finales de la década de los noventa, cuando se demostró la posibilidad de clonar a partir de células adultas. Independientemente del interés de esta técnica para un mejor conocimiento de la biología celular, estamos particularmente interesados en su posible aplicación en programas de mejoramiento animal.

Los posibles beneficios de la clonación en un programa de selección deben ser considerados fundamentalmente por el impacto que esta técnica puede tener en el progreso genético, o para permitir una expansión más fácil en la población del mejoramiento genético logrado. Las ventajas en términos de progreso genético se pueden ver a dos niveles:

a) la clonación puede permitir una mayor intensidad de selección, ya que, por ejemplo, si tenemos que seleccionar 10 machos de 100 disponibles, es posible hacerlo con 10 clones del mejor macho, por lo tanto, con mayor intensidad de selección (ya que la intensidad resultante es 1/100 y no 10/100). Esto representaría una ganancia en una sola generación, que podría volver a obtenerse en generaciones futuras si se repite el proceso.

b) se puede obtener una mejor precisión de selección, lograda mediante registros simultáneos en el "mismo" individuo (o, mejor dicho, en el mismo genotipo), lo que esencialmente corresponde a las ventajas mencionadas anteriormente cuando se abordó el uso de registros repetidos en la selección, con la ventaja de que todos los registros son obtenidos simultáneamente y más precozmente. Este beneficio resulta ser menor de lo que parece, ya que la prueba se realiza entre clones y no entre individuos; entonces, admitiendo que la capacidad de prueba es limitada, el número de clones diferentes que son testados (y por lo tanto la intensidad de la selección) terminará siendo menor que el número de animales que podrían probarse en las mismas condiciones, y de allí puede resultar una intensidad más reducida.

Por supuesto, estos posibles beneficios pueden no ser suficientes para compensar la pérdida de variabilidad genética que inevitablemente conlleva la clonación; en el límite, los clones de un solo individuo seleccionado en la generación t pueden seleccionarse para constituir toda la generación t+1, cuya variabilidad genética sería 0.

Hay algunos otros casos en los que el uso de clones puede ser útil en la selección, como cuando se pretende estimar y/o seleccionar efectos genéticos no aditivos o caracteres medibles solo *post mortem*; este también puede ser el caso si se pretende la multiplicación de un genotipo muy particular, por ejemplo, un individuo transgénico.

En términos generales, la clonación es de utilidad limitada en selección, ya que a largo plazo termina siendo más importante el progreso genético resultante de la redistribución y recombinación de genes logrados en cada generación seleccionada de forma "convencional" (es decir, obteniendo animales con combinaciones de genes cada vez más favorables), que la multiplicación eventualmente ilimitada de uno solo o de un número reducido de genotipos superiores. En consecuencia, la conclusión general parece ser que la clonación tiene poco que ofrecer en términos de progreso genético.

Una cuestión diferente es la posibilidad de utilizar la clonación como forma de difundir el progreso genético obtenido en un núcleo de selección. Como se discutió en el Capítulo 18, en un esquema piramidal siempre hay algún retraso genético de los estratos inferiores en relación con el núcleo, que puede reducirse sustancialmente si el flujo de genes de arriba hacia abajo fuera obtenido a expensas de los clones de los mejores animales en el núcleo. También hay que tener en cuenta que, para mantener esta reducción del retraso genético, es necesario continuar la clonación generación tras generación, de lo contrario el retraso genético volverá a su valor asintótico original. Por otro lado, será necesario evaluar si los costes de este proceso de reducción del retraso genético no serían mejor invertidos para aumentar la respuesta a la selección en el núcleo, del que finalmente se beneficiarían todos los estratos.

21.2.5. Balance

El enorme progreso logrado en las diferentes tecnologías reproductivas durante las últimas décadas ha sido una base fundamental para el éxito de los programas de selección y conservación de todas las especies animales. Por supuesto, es importante tener en cuenta los posibles beneficios y limitaciones de las distintas tecnologías, con el fin de aprovecharlas de la mejor forma, teniendo en cuenta las particularidades de cada una de las especies.

En el Cuadro 21.2. se presenta un resumen de los principales impactos logrados con las distintas tecnologías reproductivas en los programas de selección, considerando también el nivel de uso que se ha logrado en diferentes especies. De este resumen queda claro que prácticamente todas las tecnologías reproductivas contribuyen no solo a un mayor progreso genético, sino también a que los diferentes niveles del sistema productivo puedan beneficiarse de los avances logrados. Sin embargo, queda claro que la inseminación artificial es la tecnología que mayor impacto tiene en el progreso genético logrado y en la difusión de animales genéticamente superiores a través de los distintos estratos de la pirámide de selección. Globalmente, se concluye del Cuadro 21.2. que los bovinos lecheros han sido la especie que más se ha beneficiado de las tecnologías reproductivas disponibles.

Cuadro 21.2. *Impacto de diferentes tecnologías reproductivas en programas de selección piramidal (adaptado de Simm, 1998).*

	Impacto en el progreso genético	Diseminación del progreso genético hacia otros estratos	Utilización actual[1]			
			BL	BC	O	S
Inseminación artificial	++++	++++	+++	++	+	+++
MOET	+++	+	++	+		
Sexado de semen	+++	++	++			
Clonación	0	++				

[1] BL: Bovinos lecheros; BC: bovinos de carne; O: ovinos; S: porcinos.

Un punto importante a tener en cuenta es que estas tecnologías, y los beneficios correspondientes, casi siempre implican cuellos de botella en la población, que conducen a una pérdida de diversidad genética y, por lo tanto, pueden resultar en una menor respuesta a la selección a largo plazo. En consecuencia, se deben equiparar los beneficios e inconvenientes de cada tecnología, con el fin de tomar las decisiones más adecuadas en una perspectiva a corto y largo plazo.

Naturalmente, las tecnologías reproductivas son también de gran utilidad en los programas de conservación de Recursos Genéticos Animales, ya que permiten la conservación de germoplasma a largo plazo, asegurando así la posibilidad de recuperar una raza cuya supervivencia pueda estar en riesgo. En el Cuadro 21.3. se encuentra un resumen de los condicionantes y potencialidades de las diversas tecnologías reproductivas en los programas de conservación *"ex situ"*, verificándose que existen diferencias importantes entre las diversas opciones.

Para aclaración de algunos de los indicadores del Cuadro 21.3., se debe notar que:

- el patrón presentado está fundamentalmente relacionado a los bovinos, debiendo probablemente considerarse algunos ajustes para las otras especies.

- todo el proceso de recogida, criopreservación y revitalización de ovocitos es, en general, todavía incipiente en el presente.

- se admite que la conservación de células somáticas podrá resultar en la reconstrucción de una raza en riesgo si, por ejemplo, se practica la transferencia del núcleo de estas células al citoplasma de un óvulo recién fertilizado y enucleado. Si esta metodología fuera técnicamente viable a un costo razonable, el uso de células somáticas en programas de conservación sería ciertamente la estrategia del futuro.

Cuadro 21.3. *Utilidad de las diferentes tecnologías reproductivas en los programas de conservación "ex situ" (adaptado de FAO, 2012).*

	Semen	Embriones	Ovocitos	Células somáticas
Modo de reconstitución de una raza	Retrocruzamiento	Directa	Retrocruzamiento	¿Directa?
mt-DNA incluido	No	Sí	Sí	?
Criopreservación viable	Sí	Sí	?	Sí
Coste	$$	$$$	$$	$
Utilidad actual[1]	Sí	Sí	?	?

[1] Capacidad de reconstituir una raza con la tecnología actualmente disponible.

En el Capítulo 25 se abordan con mayor detalle las principales opciones de incorporación de las tecnologías reproductivas en los programas de conservación *in situ* y *ex situ*, considerando su utilidad en las especies domésticas.

21.3. Modificaciones genéticas

A partir del momento en que los detalles de la estructura y modo de expresión del DNA se tornaron conocidos, se generó la expectativa de poder actuar en el sentido de promover la modificación directa del genoma de los animales domésticos (insertando nuevos genes, anulando la expresión de algunos genes o condicionando su expresión, etc.). Se espera que esta estrategia sea útil en varias áreas de producción y mejora animal, a saber:

a)   aumento de la eficiencia productiva.

b)   supresión de anomalías genéticas.

c)   obtención de animales resistentes a determinadas enfermedades.

d)   producción de proteínas "extrañas" (nutricionales, farmacéuticas, xenotrasplantes, etc.).

e)   generación de animales con características nuevas.

f)   modelos para la especie humana.

Los primeros resultados alentadores con animales modificados genéticamente se obtuvieron a principios de la década de 1980, con la producción de ratones transgénicos para el gen de la hormona de crecimiento humana. Sin embargo, el éxito de este abordaje en animales de laboratorio no tuvo paralelo cuando fue puesto en práctica en especies domésticas, por lo que el gran optimismo inicial no se tradujo en resultados plausibles, y el proyecto finalmente se suspendió.

Como consecuencia de esta baja eficiencia, el impacto de las modificaciones genéticas en la producción animal no ha sido hasta ahora muy evidente, pero es natural que la situación se vaya a modificar a corto plazo. Hasta el presente, el único caso conocido de modificaciones genéticas de un animal que efectivamente se tradujo en un impacto productivo perceptible, con viabilidad comercial y que tiene uso autorizado es el salmón conocido como AquaAdvantage, que es transgénico para la hormona del crecimiento.

Un nuevo entusiasmo surgió unos 35 años después de la producción de los primeros ratones transgénicos, cuando se propusieron nuevos enfoques para la edición del genoma, que demostraron ser efectivamente aplicables a los animales domésticos, con un alto nivel de control y un rigor mucho mayor en la anulación o incorporación de nuevo material genético en el genoma. La técnica conocida como CRISPR-Cas9 mostró que tiene, efectivamente, un gran potencial de aplicación en todas las especies, y su descubrimiento resultó en la concesión del Premio Nobel de Química en 2020 a sus principales descubridoras.

21.3.1. *Transgénesis convencional*

Se consideran transgénicos los individuos que integran en su genoma uno o más segmentos de DNA extraño (normalmente de otra especie). La metodología clásica de producción de animales transgénicos en su versión original se basaba en una secuencia de etapas, que puede resumirse de la siguiente forma:

- elección del gen de interés.
- preparación del segmento de DNA a incorporar (secuencias codificadoras y reguladoras).
- multiplicación de esta secuencia.
- inserción del segmento preparado (varias copias) en el núcleo celular por diferentes vías alternativas (inyección de DNA en uno de los pronúcleos de un óvulo recién-fertilizado; transfección de células embrionarias con retrovirus; inyección de células estaminales).
- transferencia de los embriones a las hembras receptoras.

Los primeros resultados en ratones fueron alentadores, pero la eficiencia de esta metodología en especies ganaderas siempre fue muy baja (<1% de animales transgénicos nacidos en relación con el número de embriones inyectados) y cada animal transgénico nacido era considerado único, ya que se diferenciaba de los restantes en cuanto al número incorporado y al sitio de inserción de las copias de DNA inyectadas. Además de la imposibilidad de controlar cuántas y dónde se insertaron las copias de DNA extraño, en las especies ganaderas (a diferencia de los ratones) se verificó una gran dificultad en el control de la expresión del transgén, ya que los promotores utilizados en ratones no se revelaron eficaces en las especies domésticas.

El hecho de que los animales transgénicos producidos de esta forma fueran considerados únicos implicó un proceso relativamente lento, en el que el objetivo era utilizar el animal transgénico generado, en una metodología de introgresión (retrocruzamiento sucesivos, seguidos de cruzamientos entre sí) en que se pretendía reemplazar un núcleo de selección "tradicional" por un núcleo transgénico. Este proceso llevaría algunas generaciones, durante las cuales la selección practicada era muy reducida, por lo que el efecto del transgén tendría que ser suficientemente elevado para compensar la pérdida de progreso genético que resultaba de este proceso de introgresión. Esto significa que, para ser útil y solo para compensar estas pérdidas, el transgén debería tener un efecto mínimo de aproximadamente el 10-20% sobre los caracteres productivos[1].

Como resultado de la complejidad de esta metodología y el poco éxito logrado en animales domésticos, este enfoque terminó sin continuidad, y solo tuvo aplicación en algunos casos puntuales de animales transgénicos capaces de producir proteínas específicas (nutracéuticas, farmacéuticas, etc.).

21.3.2. Edición genética

A pesar de los fracasos iniciales, la investigación que busca nuevas formas de lograr la edición del genoma en animales domésticos ha estado buscando otros caminos, y solo recientemente han surgido resultados realmente alentadores, cuando se consiguió de forma bastante controlada la edición del genoma, esto es, la inserción (o alternativamente la deleción), de fragmentos de DNA de la misma especie en "zonas blanco" del genoma.

Las diversas técnicas propuestas asientan todas en una base común, partiendo de: 1) una secuencia complementaria a la región blanco del genoma donde pretendemos actuar; 2) una enzima de restricción que corta el DNA en esta región objetivo; 3) un fragmento de DNA que queremos incorporar.

Inicialmente, entre 2011 y 2015, se utilizaron en la edición genética las endonucleasas conocidas como ZFN (Zinc-finger nucleases) y TALEN (Transcription activator-like effector nuclease) cuya utilización era compleja, costosa y de precisión no siempre satisfactoria.

La metodología CRISPR-Cas9 vino a abrir perspectivas totalmente nuevas en cuanto a las posibilidades de edición del genoma, ya que es un sistema razonablemente simple, versátil, preciso y relativamente barato que permite la inserción, deleción o sustitución de segmentos del genoma de los eucariotas. El CRISPR (Clustered Regularly Interspaced Short Palindromic Repeats) y la Cas9 (Crispr associated protein 9) ocurren naturalmente en las bacterias, donde estas proteínas forman parte de la "memoria inmunitaria" bacteriana, que permite reconocer y eliminar el material genético inyectado por virus. La Cas9 es una endonucleasa mientras el CRISPR corresponde al RNA que, juntamente con la Cas9, va a reconocer y escindir una secuencia de DNA-blanco en particular.

En la Figura 21.1. se presenta de forma esquemática el modo de acción del sistema CRISPR-Cas9 más simple. La Cas9 es una endonucleasa cuya ligadura al DNA-blanco es guiada por una cadena de RNA[2], conocida como single guide

---

[1] Gama, L.T., C. Smith and J.P. Gibson. 1992. Transgene effects, introgression strategies and testing schemes in swine. Animal Production 54:427.
[2] Realmente son dos RNA (el crRNA y el tracrRNA) que actúan conjuntamente.

RNA (sgRNA). Esta Cas9 posee dos "tijeras" (una para cada cadena de DNA³), que cortan el DNA en la posición reconocida por la secuencia de RNA construida para complementar la secuencia blanco del DNA.

Figura 21.1. *Diagrama representativo del sistema CRISPR-Cas9.*

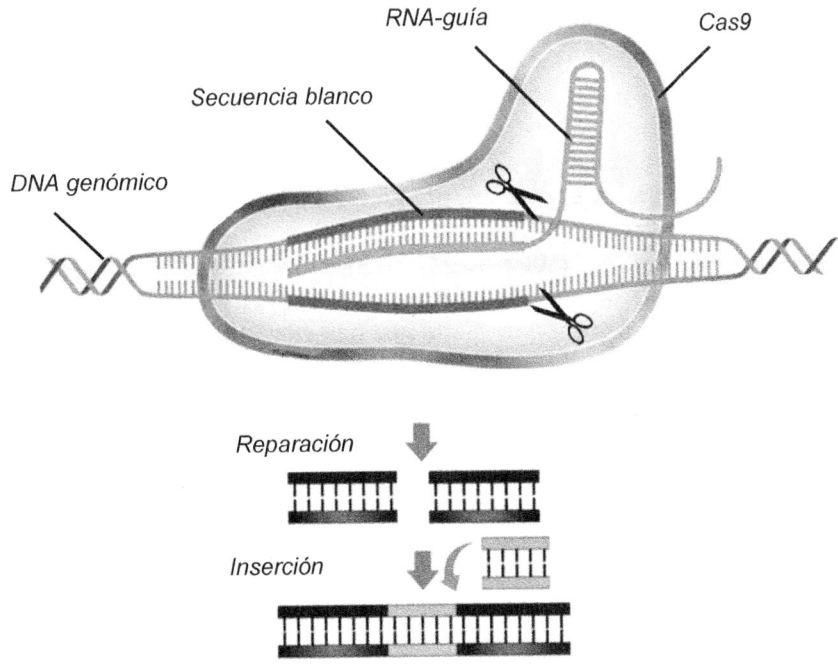

Tras la ligación de Cas9 y la escisión del DNA, se procede a una saturación con copias del fragmento de DNA cuya integración se pretende, y el mecanismo de reparación normal de la célula⁴ resulta en la inserción de este fragmento en la zona deseada.

Desde el descubrimiento del modo de acción del CRISPR-Cas9, fueron desarrolladas metodologías complementarias que permiten activar o desactivar la expresión de determinado gen, específicamente usando diferentes tipos de Cas (dCas9, nCas9, Cas3, Cas12a, etc.).

---

³ La nucleasa Cas9 realmente posee dos dominios conocidos como HNH y RuvC, en que el dominio HNH escinde la cadena de DNA que es complementaria al RNA guía y el dominio RuvC escinde la cadena no complementaria.

⁴ Puede ser por reparación homóloga (HDR) o no homóloga (NHEJ), obteniendo mayor precisión en el primer método.

Dos aspectos importantes que se deben considerar al proceder con la edición genética   incluyen la necesidad de definir cómo se induce la modificación genética en una célula, y cómo esta modificación se introduce luego en un individuo, ya que idealmente debería ocurrir en las células germinales (para asegurar la transmisión a la descendencia). La introducción del complejo CRISPR/Cas9 en una célula se denomina comúnmente transfección y se logra mediante inyección intracitoplasmática o mediante electroporación[5]. Cualquiera de estos procedimientos se realiza habitualmente en fibroblastos fetales cultivados *in vitro*, cuyo núcleo después de la transfección se transfiere a una célula embrionaria en las primeras etapas de desarrollo. Otra posibilidad es realizar directamente la transfección en un cigoto recién fecundado, aunque en este caso puede suceder que no todas las células adquieran la modificación genética, por lo que nacería un individuo quimera (que puede tener algunas células germinales con la modificación, por lo que en la próxima generación los descendientes ya nacerían con el genotipo deseado).

Una posibilidad de utilizar la edición genética que se está explorando en régimen experimental en la especie humana es la terapia génica, en la que la intención es cancelar la expresión de cierto gen mutante que tiene implicaciones para la salud humana. En el caso, por ejemplo, de patologías hereditarias asociadas a los glóbulos rojos, una posibilidad es obtener células estaminales de la médula ósea, tratarlas *in vitro* con el sistema CRISPR-Cas9 para reparar la mutación (deleción o reemplazo) y luego reintegrar estas células estaminales en la médula ósea del paciente. Ya existen descripciones de aplicaciones experimentales exitosas en la especie humana para la terapia, por ejemplo, de la anemia de células falciformes, β-talasemia, hemofilia B, etc. Otra posibilidad es, por ejemplo, la terapia de algunos tipos de cáncer, obteniendo células T de los pacientes, tratándolas con CRISPR-Cas9 para eliminar el gen PD-1 (que está relacionado con ciertos tipos de cáncer de pulmón) y luego reintroducirlas en el paciente.

En el caso de los animales domésticos, la edición genética a nivel experimental ha estado enfocada esencialmente en las áreas siguientes:

- creación de animales biorreactores, es decir, capaces de producir proteínas específicas utilizadas en terapia humana, o la capacidad de producir órganos y tejidos que puedan utilizarse en xenotrasplantes en la especie humana. Este es el caso, por ejemplo, de cabras con capacidad para producir lactoferrina, melatonina, etc., (que se excretan en la leche), cerdos con capacidad de producir albúmina sérica humana o vacas con alteraciones en la secreción de β-lactoglobulina o α-lactoalbúmina.

- producción de animales con mayor resistencia a enfermedades: cerdos editados con éxito para resistencia a PRRS (Porcine Respiratory and Reproductive Syndrome) y resistencia a gastroenteritis transmisible de los porcinos; estudios de cerdos con menor susceptibilidad a la Peste Porcina

---

[5] Uso de alto voltaje para inducir la formación temporal de poros en la membrana celular.

Africana y de bovinos editados para ser resistentes a la fiebre aftosa o a la tuberculosis (todavía en fase experimental).

- mejora del bienestar animal: integración de la mutación del gen "mocho" en los bovinos Holstein para superar la necesidad de descorne en animales de una raza que normalmente tiene cuernos.

- caracteres productivos: integración del gen para la mutación de la miostatina en bovinos, porcinos, ovinos y caprinos; incorporación del gen C. Elegans fat-1 en caprinos, promoviendo la conversión de n-6 en n-3 PUFA; integración del gen da IGF-2, para promover un crecimiento más rápido en los porcinos.

- adicionalmente, animales de diferentes especies están siendo utilizados como modelos de diversas patologías, con el objetivo, por ejemplo, de probar diferentes formas de intervención y terapias en enfermedades humanas.

21.3.3. Encuadramiento ético y social

Después de lograr la producción de ratones transgénicos en la década de 1980, se pensó que la tecnología entonces utilizada (inyección de pronúcleos con fragmentos de DNA externo) sería fácilmente transferida a animales domésticos, pero esto no sucedió. De hecho, en los animales domésticos se verificaron serias limitaciones en la adopción de esta tecnología, por lo que finalmente fue abandonada. En realidad, con esta técnica no se podía controlar el número y la posición de integración de los genes introducidos, existía dificultad para regular la expresión génica y, en la práctica, no existía un control adecuado sobre cómo se producía la incorporación de los transgenes. Esto generó cierta incertidumbre en la sociedad en general, y resultó en normas regulatorias extremadamente restrictivas.

Actualmente, tanto la legislación europea como la norteamericana, no distinguen entre la transgénesis convencional de los años 80 y la edición genética del siglo XXI, prohibiendo ambas[6], aunque la edición genética sea bastante más controlada y segura. Naturalmente, esto constituye un fuerte impedimento para el uso de esta tecnología en la producción y mejora animal, y las limitaciones sociales, derivadas de los temores (fundados o no) del consumidor, no permiten mucho espacio para la utilización de esta tecnología en el presente. Sin embargo, se cree que, a medida que los nuevos desarrollos prueben la inocuidad y los beneficios de la edición genética, su uso a una escala progresivamente mayor será finalmente aceptable. Esto es lo que pasó con las plantas transgénicas, y es natural que también pase lo mismo con los animales genéticamente editados.

Otra cuestión que surgió después de que se percibió el enorme potencial de la tecnología CRISPR-Cas9, fue el posible registro de patente de este procedimiento, cuyas implicaciones fueron y son muy grandes, debido a los derechos de propiedad intelectual involucrados. Esencialmente, dos grupos compitieron por la prioridad en el descubrimiento: por un lado, Jennifer Doudna

---

[6] Con rarísimas excepciones en la legislación norteamericana, como es el caso del salmón AquAdvantage.

(University of California - Berkeley) y Emmanuelle Charpentier (Max Planck Institute) y por otro lado Feng Zhang (MIT) y George Church (University of Harvard). Cada uno de los grupos afirmó haber sido el primero en desarrollar la técnica, y la disputa continúa en los tribunales hasta la actualidad. Sin embargo, la comunidad científica parece haber dado ya un reconocimiento prioritario a las dos primeras científicas, que en 2020 fueron galardonadas con el Premio Nobel de Química.

Para saber más...

Bishop, T.F., A.L. Van Eenennaam. 2020. Genome editing approaches to augment livestock breeding programs. Journal of Experimental Biology 223, jeb207159.

Eriksson, S., E. Jonas, L. Rydhmer, H. Röcklinsberg. 2018. Breeding and ethical perspectives on genetically modified and genome edited cattle. Journal of Dairy Science 101: 1-17.

FAO. 2012. Cryoconservation of animal genetic resources. FAO Animal Production and Health Guidelines No. 12. Rome.

Fleming, A., E.A. Abdalla, C. Maltecca, C.F. Baes. 2018. Reproductive and genomic technologies to optimize breeding strategies for genetic progress in dairy cattle. Archives Animal Breeding, 61: 43-57.

Gengler, N., T. Druet. 2002. Impact of biotechnology on animal breeding and genetic progress. En "Biotechnology in Animal Husbandry" (Ed. R. Renaville and A. Burny). pp 33-45. Springer.

Hafez, B., E.S.E Hafez. 2000. Reproduction in Farm Animals, 7th Edition. Wiley.

Klug, W.S., M.R. Cummings, C.A. Spencer, M.A. Palladino, D.J. Killian. 2019. Essentials of Genetics. 10th Edition. Hoboken - Pearson.

Nicholas, F.W., C. Smith. 1983. Increased rates of genetic change in dairy cattle by embryo transfer and splitting. Animal Science, 36: 341 - 353.

Niemann, H., B. Seamark. 2018. The Evolution of Farm Animal Biotechnology. En "Animal Biotechnology" (Eds. H. Niemann, C. Wrenzycki). Springer.

Schultz, B., N. Serão, J.W. Ross. 2020. Genetic improvement of livestock, from conventional breeding to biotechnological approaches. En: Animal Agriculture - Sustainability, Challenges and Innovations (Eds. F.W. Bazer, G.C. Lamb, G. Wu). pp 393-405. Academic Press.

Simm, G. 1998. Genetic Improvement of Cattle and Sheep. Farming Press.

Singh, R.L., S. Mondal. 2018. Biotechnology for Sustainable Agriculture - Emerging Approaches and Strategies. Elsevier - Woodhead Publishing.

Van Vleck, L.D. 1981. Potential genetic impacts of artificial insemination, sex selection, embryo transfer, cloning and selfing in dairy cattle. En: New technologies in animal breeding (Eds. B.G. Brackett, G.E. Seidel and S.M. Seidel), pp. 222–242. Academic Press, New York, NY.

Wheeler, M.B., E. Monaco, M. Bionaz, T. Tanaka. 2010. The Role of Existing and Emerging Biotechnologies for Livestock Production: toward holism. Acta Scientiae Veterinariae. 38(Supl 2): s463-s484.

22. Utilización de herramientas genómicas

22.1. Herramientas genómicas

Durante varios años, existió la convicción generalizada de que sería posible realizar en los animales domésticos aquello que se convino en llamar *selección asistida por marcadores*, en el supuesto de que sería factible encontrar un número reducido de marcadores genéticos con una fuerte asociación con cada una de las características cuya selección se pretende. Sin embargo, salvo raras excepciones (entre ellas el gen del halotano en porcinos, hipertrofia muscular en bovinos de carne, resistencia al scrapie en ovinos) donde se ha demostrado que uno o muy pocos loci tienen un marcado efecto sobre las características productivas en cuestión, en la mayoría de los casos se verificó que los caracteres de interés no son realmente afectados por uno, sino por un gran número de loci, cada uno con un efecto generalmente poco perceptible.

El hecho de que en la actualidad existan paneles disponibles a nivel comercial que permiten identificar una gran cantidad de SNP a un coste razonable ha abierto nuevas perspectivas, ya que la posibilidad de incorporar información de estos SNP en programas de *selección genómica* se ha vuelto viable. En esta estrategia se combina información de miles de SNP que están asociados a la característica en cuestión, aunque cada uno de ellos individualmente puede tener un impacto reducido. Se han propuesto varias alternativas para hacer viable esta selección genómica, y los resultados de la primera década de uso de este nuevo modelo de selección son extremadamente alentadores.

Los paneles de SNP también tienen un gran potencial como instrumento de los programas de caracterización y conservación de recursos genéticos animales (RGAn), ya que la información genómica traduce la evolución de una población, reflejando la existencia de posibles cuellos de botella o mestizaje en la población, así como las consecuencias de la selección (natural o artificial) que pueda haber sucedido en el pasado.

Actualmente, los paneles de SNP son la herramienta de elección para respaldar las decisiones sobre la selección y conservación de los RGAn, ya que el uso generalizado de la información resultante de la secuenciación del genoma en estas especies aún no es económicamente viable. Sin embargo, se cree que a medida que los costes de secuenciación se vuelvan más asequibles, esta reemplazará progresivamente los paneles de SNP en la búsqueda de animales genéticamente superiores para usar en los programas de selección.

22.2. Caracterización genómica

Los desarrollos recientes en el área de la biología molecular permiten actualmente un análisis genómico muy refinado de cada individuo o población, lo que abre nuevas perspectivas en términos de caracterización, conservación y selección en las poblaciones animales. Si bien las aplicaciones pueden ser muy diversas, aquí hemos optado por abordar aquellas que nos parecen los campos de aplicación más relevantes de estas tecnologías en la gestión de RGAn.

22.2.1. Relaciones de parentesco

Tradicionalmente, la relación de parentesco entre dos individuos se interpreta como la proporción de alelos compartidos entre ellos y se calcula en términos probabilísticos a partir de su genealogía respectiva (véase el Capítulo 9). Sin embargo, la disponibilidad de paneles con miles de marcadores genéticos permite calcular la proporción de alelos efectivamente compartidos entre dos individuos, como alternativa a su relación genealógica de parentesco.

La diferencia entre estos dos conceptos se ilustra en la Figura 22.1., donde consideramos el ejemplo de la genealogía de un animal X.

Figura 22.1. *Representación de la genealogía de un individuo X, y proporción del genoma aportada por cada uno de los abuelos.*

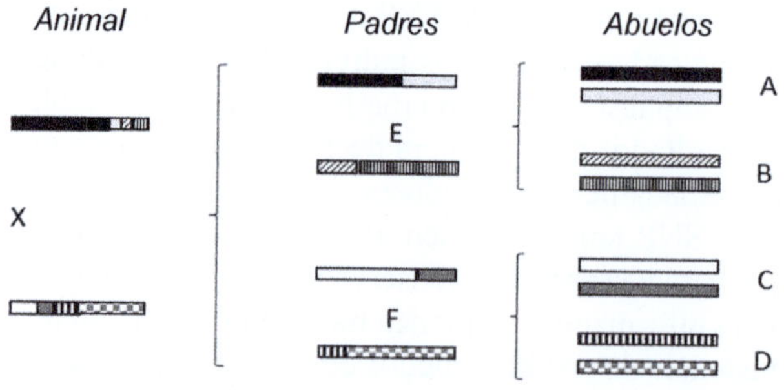

En principio, esperaríamos que X tuviera una contribución de ½ de cada padre y ¼ de cada uno de sus abuelos. Sin embargo, si genotipamos todos los animales para un panel de marcadores genéticos, encontraríamos que, debido al muestreo mendeliano, el individuo X en realidad tiene una mayor contribución de los abuelos A y D que de B y C. En consecuencia, cuando procedemos a la evaluación genética deberíamos tener en cuenta que la relación genómica de parentesco (observada) es efectivamente diferente de la relación genealógica (esperada) entre X y cada uno de sus abuelos. El mismo principio se puede aplicar a otros tipos de parentesco.

La consecuencia de utilizar la relación genómica de parentesco en lugar de la relación genealógica también se ilustra en la Figura 22.2., donde se representa la proporción de marcadores compartidos entre varios pares de hermanos plenos. Aunque es cierto que la proporción esperada de alelos en común, y por lo tanto la relación de parentesco genealógico (en el caso de F = 0), es igual a 0.5 para todos los hermanos plenos, en realidad la proporción de alelos efectivamente compartidos entre dos hermanos puede variar ampliamente debido al muestreo mendeliano. Como se representa en la Figura 22.2., la proporción de marcadores compartidos entre dos hermanos puede, en este ejemplo, oscilar entre aproximadamente 0.35 y 0.65, y esto significa que los individuos con el mismo grado de parentesco genealógico difieren bastante en la proporción de alelos que efectivamente comparten.

Figura 22.2. *Distribución de la relación genómica de parentesco entre pares de hermanos plenos (adaptado de Visscher et al., 2006)[1].*

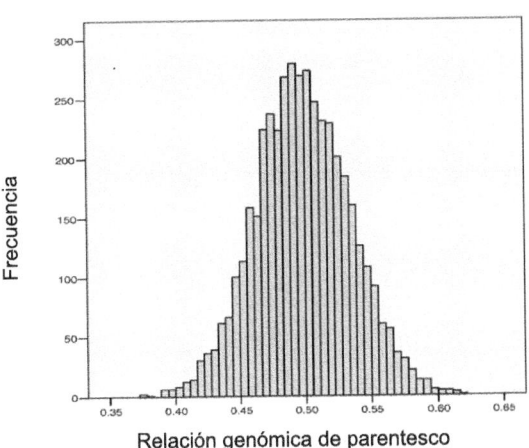

Este resultado ilustra la diferencia fundamental que existe entre los dos conceptos, ya que la relación genealógica de parentesco se basa únicamente en la

[1] Visscher, P.M., S.E. Medland, M.A.R. Ferreira, K.I. Morley, G. Zhu, B.K. Cornes, G.W. Montgomery, N.G. Martin (2006). Assumption-free estimation of heritability from genome-wide identity-by-descent sharing between full siblings. PLoS Genet. 2(3): e41.

proporción de alelos que esperamos sean idénticos por descendencia (*identical by descent*, IBD) mientras que la relación genómica de parentesco se basa en la proporción de alelos realmente idénticos en estado (*identical by state*, IBS). En consecuencia, el parentesco genómico tiende a sobrestimar el parentesco genealógico.

Varias alternativas han sido propuestas para calcular la matriz genómica de parentesco entre pares de individuos (G), siendo el método de Van Raden[2] uno de los más habituales. Como es común en el caso de los SNP, los cálculos se realizan asumiendo que cada locus es bi-alélico[3], existiendo un alelo más frecuente y otro menos frecuente (*minor allele*).

Admitiendo que existen *n* individuos con *m* marcadores genotipados (siendo cada uno de estos marcadores representado por *i*), la matriz genómica de parentesco G puede ser calculada como:

$$G = \frac{1}{2\sum_i p_i(1-p_i)}(M-P)(M-P)'$$

en que:

1) p_i es la frecuencia del alelo más común en el locus *i*.

2) M es una matriz *n,m* de genotipos por individuo; admitiendo, por ejemplo, un locus con los alelos **A** y **c** (minúscula representa el alelo menos frecuente), en esta matriz los genotipos son codificados como 0, 1 y 2 para los genotipos cc, Ac y AA, respectivamente.

3) P es una matriz *n,m* que contiene el doble de las frecuencias p_i en cada locus; en este caso, todos los elementos en la columna *i* de P son iguales a $2p_i$.

En el Ejemplo 22.1. se presenta el cálculo de la matriz genómica de parentesco para un caso muy simple, usando la metodología de Van Raden (2008).

Ejemplo 22.1.

Consideremos un caso en el que se genotiparon 3 animales para 4 marcadores (L1 a L4), siendo los genotipos los siguientes (el alelo menos común está representado en minúsculas):

Animal	L1	L2	L3	L4
1	*AA*	*Ct*	*GG*	*Ac*
2	*AA*	*Ct*	*Ga*	*AA*
3	*tt*	*CC*	*GG*	*AA*
f(X)	*0.6667*	*0.6667*	*0.8333*	*0.8333*
f(x)	*0.3333*	*0.3333*	*0.1667*	*0.1667*

En este cuadro, f(X) representa la frecuencia del alelo más frecuente, y f(x) es la frecuencia del alelo menos frecuente, calculadas a partir de las frecuencias genotípicas

---

[2] Van Raden, P.M. 2008. Efficient methods to compute genomic predictions. J. Dairy Sci. 91:4414.
[3] Esto significa que en un SNP dado, por ejemplo, ocurren las bases A o C.

observadas. Estas frecuencias alélicas serán usadas más adelante para sustituir p_i en las diferentes expresiones.

Utilizando la codificación 0, 1 y 2 para los distintos genotipos (en que 0 representa el homocigótico para el alelo menos frecuente), podemos construir la matriz M como:

Animal	L1	L2	L3	L4
1	2	1	2	1
2	2	1	1	2
3	0	2	2	2

Sabiendo que la columna i de P es obtenida como $2p_i$, en que p_i corresponde a la frecuencia del alelo más común en ese locus, la matriz P puede construirse como:

Animal	L1	L2	L3	L4
1	1.334	1.334	1.667	1.667
2	1.334	1.334	1.667	1.667
3	1.334	1.334	1.667	1.667

ya que el elemento 1,1 de P es igual a ($2\times0.667=1.334$), y todos los elementos de esa columna son iguales (pues corresponden a un mismo locus).

Consecuentemente:

$$M = \begin{bmatrix} 2 & 1 & 2 & 1 \\ 2 & 1 & 1 & 2 \\ 0 & 2 & 2 & 2 \end{bmatrix} \qquad P = \begin{bmatrix} 1.334 & 1.334 & 1.667 & 1.667 \\ 1.334 & 1.334 & 1.667 & 1.667 \\ 1.334 & 1.334 & 1.667 & 1.667 \end{bmatrix}$$

$$M - P = \begin{bmatrix} 0.6666 & -0.3334 & 0.3334 & -0.6666 \\ 0.6666 & -0.3334 & -0.6666 & 0.3333 \\ -1.3334 & 0.6666 & 0.3334 & 0.3333 \end{bmatrix}$$

Para la construcción de G, falta solamente calcular el denominador de la fracción:

$$2\sum_i p_i(1-p_i) = 2\,[(0.6667\times0.3333)+(0.6667\times0.3333)+(0.8333\times0.1667)+(0.8333\times0.1667)]$$

$$\Rightarrow 2\sum_i p_i(1-p_i) = 1.444$$

$$G = \frac{1}{2\sum_i p_i(1-p_i)}(M-P)(M-P)'$$

$$G = \begin{bmatrix} 0.769 & 0.077 & -0.846 \\ 0.077 & 0.769 & -0.846 \\ -0.846 & -0.846 & 1.693 \end{bmatrix}$$

La matriz genómica de parentesco G es necesaria, entre otras razones, para la construcción de las ecuaciones del modelo mixto en el caso de la selección genómica. Como veremos más adelante, una posibilidad de incorporar la matriz genómica de parentesco en la evaluación genética es utilizar el llamado "BLUP genómico (GBLUP)", en que G^{-1} substituye A^{-1} en las ecuaciones del modelo mixto convencional.

22.2.2. Consanguinidad

El genoma de un animal refleja las contribuciones de sus ancestros, que, por segregación y recombinación, varían de una generación a otra. Si en los ascendientes de un individuo a través de las vías paterna y materna hay animales emparentados, entonces es natural que el genoma de ese individuo tenga loci con un mayor grado de homocigosis de lo que cabría esperar por mera casualidad, como se ejemplifica en la Figura 22.3.

Figura 22.3. _Representación gráfica de la contribución genética de los ascendientes en el caso de apareamiento entre primos, resultando en la ocurrencia de segmentos de homocigosis (ROH)._

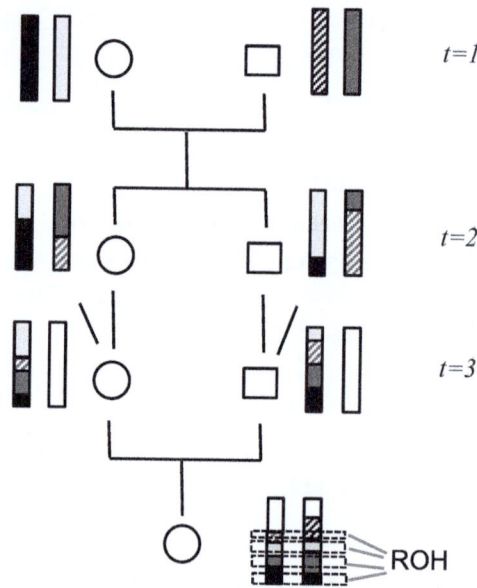

En el ejemplo que se muestra en la Figura 22.3., los animales de la generación 3 son primos y su apareamiento da como resultado un individuo consanguíneo. Cuando visualizamos las porciones del genoma que se transmiten de padre a hijo, es esperable que, a medida que las generaciones avanzan, la recombinación lleve a la ruptura progresiva de la segregación conjunta de los loci originarios del mismo individuo. Aun así, constatamos que, en la última generación, el animal que resulta del apareamiento entre primos tiene partes del genoma que corresponden a segmentos homocigotos (Runs Of Homozygosity, ROH).

Cuando el número de generaciones avanza, la tendencia es que estos ROH se fragmenten en segmentos de menor tamaño a medida que tiene lugar la recombinación. En consecuencia, estos ROH pueden usarse para inferir la consanguinidad de un individuo asumiendo que:

- los individuos con consanguinidad más alta tienen una mayor proporción del genoma en la condición ROH.
- los segmentos ROH más largos (> 5 Mb) indican una consanguinidad reciente, mientras que los segmentos más cortos (1-5 Mb) corresponden a una consanguinidad más antigua.

En la actualidad, una forma muy común de estimar la consanguinidad molecular es utilizar la información de los ROH, admitiendo que, cuando se usa un panel de SNP, las bases que están en las regiones intermedias entre los SNP homocigotos también serán homocigotas, como se ejemplifica en la Figura 22.4.

Figura 22.4. *Representación de la secuencia de bases en un segmento de homocigosis. Los SNP que son parte del panel están representados en negrita. Se asume que las bases entre SNP homocigóticos estarán también en homocigosis.*

A T G **C** A C A **A** C ... T **T** A C G **G** G A **A** C G **C**
C G T **C** A C A **A** C ... T **T** A C G **G** G A **A** A C **A**

ROH

Generalmente, se asume que un ROH corresponde a una secuencia de, al menos, un conjunto de 1 Mb de SNP en homocigosis. En esta perspectiva, la consanguinidad molecular generalmente se estima a partir de los ROH (F_{ROH}), como:

$$F_{ROH} = \frac{\sum \text{Longitud total de los segmentos ROH}}{\sum \text{Longitud total de los autosomas}}$$

A pesar de la popularidad actual de los ROH como una forma de estimar la consanguinidad, especialmente en poblaciones sin genealogía conocida, la correlación con la consanguinidad genealógica no siempre es muy alta (normalmente entre 0.6 y 0.8). Por otro lado, la F_{ROH} generalmente sobreestima la consanguinidad genealógica, pero este sesgo puede reducirse utilizando solo los segmentos >10 Mb como límite para el cálculo de F_{ROH}.

Se han propuesto otros enfoques para estimar la consanguinidad a partir de información genómica (F_{gen}). Esta consanguinidad genómica traduce, para un locus dado, el grado de homocigosis en estado (*identity by state*, IBS) y no solo el grado de homocigosis resultante de alelos idénticos por descendencia (*identity by descent,* IBD), como se calcula normalmente en el caso de la consanguinidad genealógica.

La consanguinidad genómica del individuo j ($F_{gen,j}$) puede ser calculada directamente a partir de la matriz genómica de parentesco (G), ya que se admite que el elemento en la diagonal para el individuo j corresponde a $1+F_{gen,j}$.

Otra forma de obtener la consanguinidad genómica de un individuo es hacer el cálculo a partir del exceso de homocigosis encontrado en un conjunto de SNP. Recordemos el concepto del estadístico F_{IS} estimado en una población a partir del déficit de heterocigosis (véase Sección 9.3.1.):

$$F_{IS} = \frac{Het_{esp} - Het_{obs}}{Het_{esp}} = \frac{Hom_{obs} - Hom_{esp}}{1 - Hom_{esp}}$$

en que Het_{esp} y Het_{obs} son las heterocigosis esperada y observada, respectivamente, y Hom_{esp} y Hom_{obs} son las correspondientes homocigosis.

Esta expresión puede ser reorganizada para obtener la consanguinidad genómica de un individuo a partir del exceso de homocigosis. Consideremos un conjunto de L loci genotipados en un grupo de individuos. La consanguinidad genómica en el individuo j ($F_{gen,j}$) puede ser calculada como:

$$F_{gen,j} = \frac{Hom_{obs,j} - Hom_{esp}}{1 - Hom_{esp}}$$

en que $Hom_{obs,j}$ corresponde al sumatorio de la homocigosis observada en el individuo j para el conjunto de L loci. Por otro lado, Hom_{esp} corresponde a la homocigosis esperada para el conjunto de L loci en el grupo de animales estudiado, y puede ser obtenida como:

$$Hom_{esp} = \sum_i [L - 2p_i(1 - p_i)]$$

en que el sumatorio se realiza sobre cada uno (i) de los diversos loci y p_i corresponde a la frecuencia del alelo menos frecuente en ese locus.

22.2.3. Desequilibrio de ligamiento

Uno de los supuestos críticos de la segregación mendeliana es que los alelos en diferentes loci se transmiten de forma independiente. Sin embargo, esto puede no suceder con los loci que se encuentran en el mismo cromosoma (loci en sintenia), sobre todo si esta localización fuera próxima, ya que en ese caso ellos tienden a transmitirse a la descendencia como un bloque. Estos bloques que tienden a transmitirse conjuntamente se conocen como **haplotipos** y corresponden a la combinación de genotipos en varios loci, que luego se transmiten juntos. Hay algunos casos en los que estos haplotipos son muy sólidos y donde difícilmente hay separación de los loci que son segregados conjuntamente. Tal es el caso del genotipo en el locus PrP de los ovinos, en que la segregación es, por ejemplo, para el haplotipo ARR, ARQ o VRQ, y no para las mutaciones individuales A/V en la posición 136, o R/Q en la posición 171, ya que estas en la realidad no segregan independientemente una de la otra (véase la Sección 7.3.4.).

Sin embargo, en la mayoría de los casos, los bloques del mismo cromosoma tienden a romperse por recombinación genética a medida que avanzan las generaciones. Esta recombinación resulta del proceso conocido como "crossing over" (entrecruzamiento), que consiste en el intercambio de segmentos entre cromosomas homólogos durante la meiosis. La recombinación genética conduce a la ruptura del ligamiento existente entre loci, y la ruptura de este ligamiento es más frecuente cuanto más distante fuera la localización de los loci en los autosomas.

Naturalmente, este proceso conocido como recombinación se observa solo en los casos en que existe la posibilidad de intercambiar segmentos entre cromosomas homólogos, lo que no es el caso del mt-DNA o de las regiones no recombinantes del crY. Por eso, estos marcadores monoparentales se han utilizado con frecuencia para estudiar la evolución y estructura genética de poblaciones animales, ya que se espera que una determinada secuencia sea bastante conservada en la transmisión del progenitor al descendiente, salvo que durante este proceso se haya producido una mutación. En este caso, a partir de esta mutación, se crea y transmite un nuevo haplotipo, que constituirá un nuevo origen materno. Por ejemplo, la secuenciación de una parte del mt-DNA conocida como región de control permitió el establecimiento de una secuencia estándar para cada especie doméstica y, a partir de esta secuencia, fueron identificados los loci que conjuntamente definen el haplotipo estándar de mt-DNA. Comparado con esta secuencia estándar, el haplotipo de un animal puede diferir en las bases que ese animal posee en un mayor o menor número de posiciones, y por tanto estar más distante o más próximo a la población base. El análisis de estos marcadores monoparentales, estudiados desde la perspectiva de su divergencia de una población base, ha sido uno de los principales enfoques para estudiar la estructura, evolución y dispersión de las poblaciones domésticas de las diversas especies (véase Sección 5.4.3.).

Por otro lado, en el caso de los marcadores autosómicos, la recombinación llevará a que exista una tendencia a que el bloque de los loci que segregan en conjunto se vaya rompiendo generación tras generación, pasando así a existir progresivamente una mayor independencia en la segregación. Por supuesto, esta tendencia a la recombinación será más fuerte cuanto más separados estén los dos loci en cuestión en el cromosoma, por lo que la distancia entre los loci puede ser inferida por su frecuencia de recombinación, traducida a una medida conocida como centimorgan[4].

La tendencia de dos loci sinténicos en un cromosoma a segregarse o no conjuntamente refleja así, no solo su distancia física, sino también el historial evolutivo de la población. Por ejemplo, podemos estudiar cuál es la tendencia, en un grupo de animales, de que un genotipo dado en el locus A esté o no asociado con el genotipo en el locus B. Cuando los genotipos en los dos loci están asociados, decimos que ellos están en *desequilibrio de ligamiento* (*Linkage desequilibrium*, LD), y esto significa que su segregación no es independiente.

Consideremos un ejemplo en que el locus A tiene los alelos A1 y A2 y el locus B tiene los alelos B1 y B2. Las frecuencias de cada uno de los haplotipos y de los alelos son las siguientes:

		Locus A		
		A1	**A2**	
Locus B	**B1**	f(A1B1)	f(A2B1)	*f(B1)*
	B2	f(A1B2)	f(A2B2)	*f(B2)*
		f(A1)	*f(A2)*	

En este caso, las frecuencias alélicas pueden ser obtenidas como

$$f(A1) = f(A1B1) + f(A1B2) \qquad f(A2) = f(A2B1) + f(A2B2)$$

$$f(B1) = f(A1B1) + f(A2B1) \qquad f(B2) = f(A1B2) + f(A2B2)$$

Si existe segregación independiente de los dos loci, la frecuencia esperada del haplotipo A1B1 debe ser igual a f(A1).f(B1). En consecuencia, se considera que si f(A1B1) es diferente de este valor, la diferencia entre el valor esperado y observado corresponde al desequilibrio de ligamiento, representado por D.

Entonces, para el haplotipo A1B1, la estimación de D puede ser obtenida como:

$$D = f(A1B1) - f(A1).f(B1)$$

Globalmente, la estimación de D para los loci A y B puede ser obtenida como:

$$D = f(A1B1). f(A2B2) - f(A1B2). f(A2B1)$$

Esta cuantificación de LD a través de D tiene, sin embargo, propiedades estadísticas poco atractivas, por lo que generalmente es transformada en la correlación (al cuadrado) entre las frecuencias alélicas en los dos loci, obtenida como:

$$r^2 = \frac{D^2}{f(A1).f(A2).f(B1).f(B2)}$$

---

[4] Un centimorgan (cM) corresponde a un producto recombinante en cada 100; en los mamíferos domésticos, un cM corresponde a una distancia de cerca de un millón de bases.

Naturalmente, se espera que el LD existente entre dos loci dependa de su distancia física, siendo tanto más elevado cuanto más próximos estuvieran los loci, ya que hay una mayor tendencia a transmitirse juntos a la descendencia. En la Figura 22.5. se muestra un ejemplo de la relación entre miles de marcadores SNP a diferentes distancias en un cromosoma, en que cada punto del gráfico representa una combinación de dos SNP. En la misma figura se indica la función que mejor describe esta relación.

Figura 22.5. *Ejemplo de desequilibrio de ligamiento entre pares de SNP en el cromosoma 6 de una raza bovina. La flecha indica la función que mejor describe la relación entre la distancia entre marcadores y el respectivo r².*

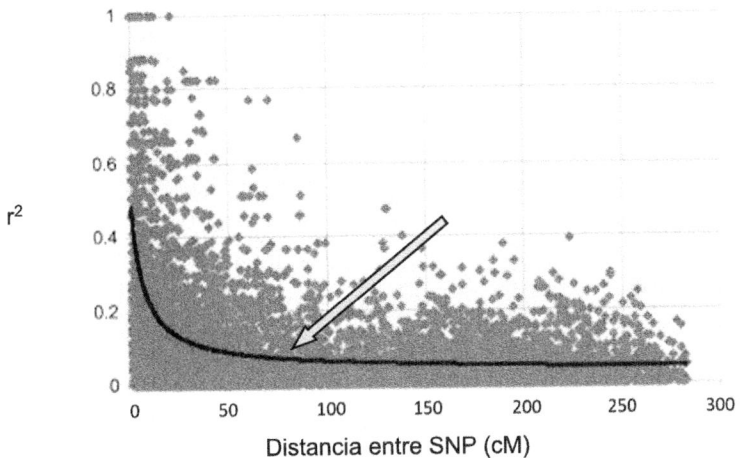

Distancia entre SNP (cM)

La relación entre LD y la distancia física entre marcadores, tal como se traduce en la función representada en la Figura 22.5, resulta de la estructura genética de la población, es decir, de cuellos de botella que pueden haber ocurrido en el pasado. Consecuentemente, este LD puede ser usado para estimar el tamaño efectivo de la población en un pasado más o menos próximo. Según Sved (1971)[5], estos factores se relacionan como:

$$E(r^2) = \frac{1}{1 + 4\,N_e\,c}$$

en que N_e es el tamaño efectivo de la población en el pasado y c es la distancia entre loci. Admitiendo que el número de generaciones en el pasado (t) se relaciona con c como t=1/(2c), entonces N_e se puede calcular para diferentes épocas pasadas.

---

[5] Sved, J.A. 1971. Linkage disequilibrium and homozygosity of chromosome segments in finite populations. Theoretical Population Biology, 2: 125-141.

Como consecuencia de esta función que relaciona la distancia física entre los marcadores y el desequilibrio de ligamiento respectivo, podemos esperar un escenario como el presentado en la Figura 22.6. Este ejemplo ilustra cómo, en el caso de que haya un LD acentuado entre marcadores distantes, esto refleja la ocurrencia de un cuello de botella en la historia de la población, con un tamaño efectivo menor en el pasado.

Este tipo de abordaje ha sido muy usado en los últimos años en las poblaciones animales, como forma de investigar en retrospectiva la evolución del censo efectivo con base en un panel de marcadores genéticos.

Figura 22.6. Diagrama representativo del posible LD observado en dos razas (—— y - - -) con diferentes historiales de cuellos de botella en la población y correspondiente tamaño efectivo en generaciones anteriores.

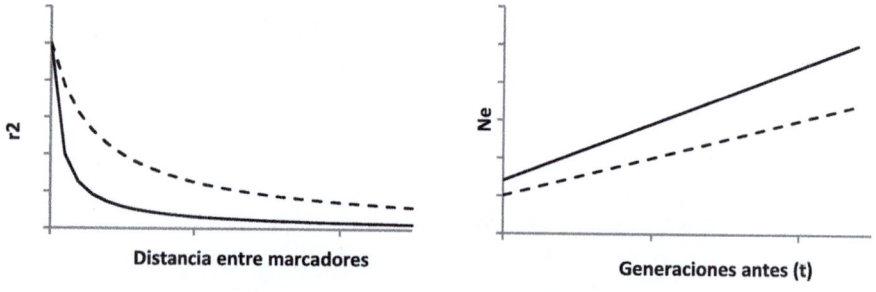

22.2.4. Huellas de selección

Una cuestión de gran interés cuando se practica selección y esta resulta eficaz es saber qué genes están eventualmente implicados en la respuesta conseguida. Imaginemos, por ejemplo, que queremos investigar este tema en la raza Holstein, donde el avance genético en la producción lechera en los últimos años ha rondado los 100 kg/año. Si tenemos acceso al semen de toros actuales y de toros del pasado (por ejemplo, de hace 30-40 años), una forma muy sencilla de intentar averiguar qué genes están implicados en la respuesta a la selección es genotipar las muestras de algunos toros representativos de los dos grupos con un panel de SNP, y comparar las frecuencias alélicas a lo largo del genoma en animales del presente y del pasado. Las regiones genómicas donde existen las mayores diferencias en las frecuencias alélicas son aquellas en las que, presumiblemente, la selección ha actuado, y podemos desde luego inferir qué genes están involucrados y cuáles son los alelos favorables.

Un enfoque parecido, pero un poco más riguroso desde un punto de vista estadístico, es comparar la diversidad entre razas (o grupos de animales) a lo largo del genoma, como se ilustra en la Figura 22.7.

Figura 22.7. *Comparación de frecuencias alélicas en SNP a lo largo del genoma.*

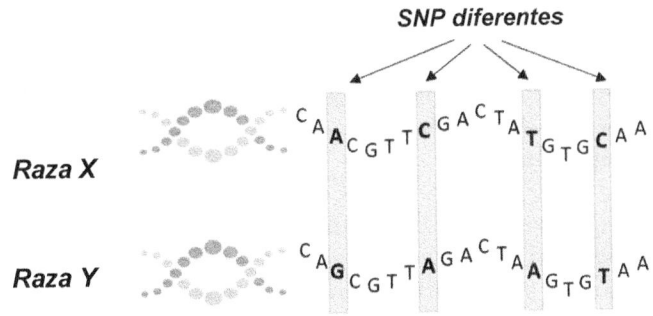

La comparación SNP a SNP en las razas X e Y, puede conjugarse en una estadística F_{ST} (véase Capítulo 23), calculada para cada locus como:

$$F_{ST} = \frac{(p_X - p_Y)^2}{2\,\bar{p}(1-\bar{p})} \qquad \text{en que} \qquad \bar{p} = \frac{p_X + p_Y}{2}$$

y p_x y p_y representan la frecuencia del alelo de referencia en cada SNP en las razas X e Y. La representación gráfica de los valores de F_{ST} a lo largo del genoma da como resultado una figura similar a un "Manhattan plot" (ver Sección 22.3.1), que en este caso permite identificar las regiones genómicas sujetas a la selección.

También se pueden utilizar otras metodologías más elaboradas para identificar huellas de selección en análisis intrarraza, como es el caso del estadístico D de Tajima, homocigosis de haplotipos extensos, etc., pero estos métodos se encuentran fuera del ámbito de este libro.

22.2.5. Diversidad racial

Al igual que con otros marcadores moleculares, los SNP también se pueden usar para estimar parámetros de diversidad genética, incluyendo diversidad racial, distancias entre razas, subestructura de la población, etc., (ver Capítulo 23). Sin embargo, debe tenerse en cuenta que, si bien los microsatélites son marcadores neutros, reflejando esencialmente el efecto de la deriva genética y posiblemente de mutación, los SNP también pueden traducir los efectos de la selección, por lo que, por ejemplo, las distancias entre razas no son necesariamente las mismas cuando se usan los dos tipos de marcadores.

En cualquier caso, cuando se analiza la distancia o subestructura racial (análisis de componentes principales, métodos Bayesianos, etc.) los resultados obtenidos mediante SNP o microsatélites son, en general, bastante similares con los dos tipos de marcadores, siempre que el número de microsatélites no sea demasiado pequeño. Sin embargo, al considerar el análisis de distancias entre individuos, el análisis con SNP permite una separación mucho más precisa y detallada que con microsatélites.

Tras un periodo de gran popularidad de los microsatélites en los estudios de diversidad genética de diferentes especies, en los últimos años la tendencia ha sido que estos estudios se realicen en base a paneles de SNP. La tendencia en el futuro debería ser utilizar información más detallada, es decir, resultados de secuenciación, ya que los costos de esta deberían seguir disminuyendo.

22.3. Selección genómica

Luego de que fueran publicados los resultados del trabajo de secuenciación del genoma bovino (The Bovine Genome Sequencing and Analysis Consortium, 2009)[6], se pusieron a disposición a nivel comercial paneles con miles de SNP, lo que abrió perspectivas completamente nuevas al trabajo de selección realizado hasta el momento. A partir de entonces, ya no solo se disponía de información fenotípica y genealógica, sino que podía obtenerse, para cada animal candidato a la selección, la información sobre su genotipo en un conjunto de miles de marcadores genéticos, pudiendo todos ellos afectar potencialmente a los caracteres seleccionados, aunque la influencia de cada marcador podría ser muy diferente. Los fundamentos teóricos que permitirían aprovechar esta información para predecir el "mérito genómico" de los animales ya se habían desarrollado algunos años antes (Meuwissen *et al.*, 2001)[7], y los beneficios potenciales derivados de la posibilidad de seleccionar animales con base en la información genómica habían sido cuantificados como permitiendo una posible duplicación de la respuesta anual a la selección (Schaeffer, 2006)[8].

Estos desarrollos generaron una verdadera revolución en los programas de selección, particularmente en los bovinos lecheros, ya que estos eran los que más podían beneficiarse en el corto plazo con la selección genómica, ya que esta permitiría una marcada reducción del intervalo generacional, costes de testaje mucho menores y mayor precisión e intensidad de selección. La Holstein norteamericana adoptó, en 2009, la selección genómica como estrategia de mejoramiento, y otras razas y especies fueron progresivamente siguiendo esta trayectoria.

Otra potencialidad abierta por los paneles de marcadores genéticos que existen actualmente, es la posibilidad de investigar qué SNP estaban más asociados con un carácter en particular, y esto podría ayudar a desentrañar qué genes estaban involucrados en la expresión fenotípica en cuestión. El hecho de que se investigaran con miles de marcadores esparcidos a lo largo de todo el genoma llevó a que estos trabajos se conocieran como estudios de asociación genómica amplia o "*genome-wide association studies*" (GWAS).

---

[6] Información disponible en https://www.biomedcentral.com/collections/bovine.
[7] Meuwissen, T.H.E., B.J. Hayes, M.E. Goddard. 2001. Prediction of total genetic value using genome-wide dense marker maps. Genetics 157: 1819.
[8] Schaeffer, L.R. 2006. Strategy for applying genome-wide selection in dairy cattle. J. Anim. Breed. Genet. 123: 218.

22.3.1. Estudios de Asociación Genómica (GWAS)

Un análisis de asociación genómica utiliza, por ejemplo, un panel de SNP de densidad variable (frecuentemente 56 000 o 700 000 marcadores en el caso de los animales domésticos) en un grupo de animales cuyas características fenotípicas están disponibles. Estos pueden ser, por ejemplo, animales sanos en comparación con animales afectados por una determinada patología, o animales con diferentes niveles de producción. En estos casos, se investiga, para cada uno de los SNP, si existe evidencia de que la frecuencia de un determinado alelo indica que este estará más asociado, por ejemplo, al estado de salud o con el nivel productivo de los animales. En términos generales, podemos admitir que, por ejemplo, cuando determinado alelo en un determinado SNP es bastante más frecuente en los animales sanos que en los animales enfermos con la patología, entonces podemos inferir que ese SNP está probablemente asociado con la resistencia o susceptibilidad a la patología en cuestión. Consecuentemente, deberá ser posible incorporar en los programas de selección los SNP que tienen una asociación significativa, pero también investigar los mecanismos genéticos que controlan la expresión del carácter considerado. El Ejemplo 22.3. demuestra, de forma muy simplificada, un caso de investigación de asociación genómica con una determinada patología en bovinos.

Ejemplo 22.3.
Consideremos un ejemplo muy simple en que pretendemos investigar SNP asociados con la resistencia a la mastitis en bovinos. Se utilizó un panel de pocos SNP para genotipar un grupo de 100 vacas sanas y 100 vacas afectadas por mastitis. Admitamos por simplicidad que cada uno de los locus tiene solamente las bases A o C (en la realidad, a pesar de que los SNP son normalmente bialélicos, cada uno de los SNP analizados deberá tener polimorfismos distintos, pero este abordaje simplificado nos facilita la ejemplificación).

En una situación ficticia ideal, donde solo un locus se asocia con el carácter en cuestión (influencia monogénica), podríamos encontrar un escenario como el del siguiente cuadro, en el que se representan los genotipos en algunos loci en una submuestra de animales.

Animal	Locus 1	Locus 2	Locus 3	Locus n	Enfermedad X
1	AA	*AA*	AA	.	S
2	AC	*AA*	CC	.	S
3	CC	*AA*	CC	.	S
4	CC	*CC*	AA	.	N
5	AA	*CC*	AC	.	N
6	AC	*CC*	AC	.	N
...	.	.	.	.	...

En este caso inusual, se hace evidente que la aparición de la enfermedad X está asociada exclusivamente con el genotipo en el locus 2, de modo que todos los animales con el genotipo AA en este locus tienen la enfermedad y todos los animales con el genotipo CC están libres de la enfermedad.

Sin embargo, en el mundo real las cosas normalmente no son tan simples...
Continuemos asumiendo que cada locus tiene solo bases A o C, y que usamos un panel
de 10 SNP para genotipar un grupo de 100 vacas sanas y 100 vacas afectadas por
mastitis. Imaginemos que los resultados de este genotipado son los que se encuentran en
el siguiente cuadro, donde se presenta el número de animales por genotipo y la frecuencia
del alelo A en animales con y sin mastitis, usando una muestra de 100 vacas por grupo.

	N° animales/genotipo						f(A)	
	Enfermos (n)			Sanos (n)				
Locus	**AA**	**AC**	**CC**	**AA**	**AC**	**CC**	**Enfermos**	**Sanos**
1	9	42	49	4	32	64	0.3	0.2
2	64	32	4	81	18	1	0.8	0.9
3	36	48	16	9	42	49	*0.6*	*0.3*
4	25	50	25	20	50	30	0.5	0.45
5	4	32	64	2	26	72	0.2	0.15
6	1	9	90	2	26	72	0.05	0.15
7	1	18	81	1	20	79	0.1	0.11
8	49	42	9	25	50	25	*0.7*	*0.5*
9	4	32	64	25	50	25	*0.2*	*0.5*
10	25	50	25	20	50	30	0.5	0.45

En una apreciación rápida, podemos ver que las mayores diferencias en f (A) se
observan en los loci 3 y 9 y, en menor escala, en el locus 8. Pero podemos preguntarnos
si estas diferencias son significativas o solo resultado del proceso de muestreo. Aunque
existen métodos estadísticos bastante elaborados para responder a esta pregunta, una
forma rápida y aproximada de realizar este análisis es utilizar una prueba de Chi-
cuadrado, probando locus por locus la significancia de las diferencias entre animales
sanos y enfermos.

Si hay independencia en un locus, las frecuencias de los diversos genotipos deberían
ser aproximadamente iguales en animales sanos y enfermos. Consideremos, por ejemplo,
el caso del locus 1, en el que los resultados observados fueron los siguientes:

	N° observado por genotipo			
	AA	**AC**	**CC**	**Total**
Enfermo	9	42	49	*100*
Sano	4	32	64	*100*
Total	*13*	*74*	*113*	*200*

En caso de independencia el número esperado de animales de cada genotipo en cada
grupo puede ser obtenido como:

$E (\ ) = Frec.$ *media de animales de ese genotipo en los 2 grupos* $\times$ *n° total de animales del grupo*

En nuestro ejemplo, considerando el locus 1, las frecuencias esperadas en animales
sanos y enfermos en caso de independencia podrían obtenerse a partir de los valores
observados como:

$$E(AA) = \frac{13}{200} \times 100 = 6.5 \qquad E(AC) = \frac{74}{200} \times 100 = 37 \qquad E(CC) = \frac{113}{200} \times 100 = 56.5$$

El valor de Chi-cuadrado observado para cada locus se obtiene de la forma
convencional. (ver Capítulo 4). En el caso del locus 1, el valor de Chi-cuadrado sería:

$$\chi^2 = \frac{(9-6.5)^2}{6.5} + \frac{(4-6.5)^2}{6.5} + \frac{(42-37)^2}{37} + ... + \frac{(64-56.5)^2}{56.5} = 5.3$$

¡Y podríamos hacer el cálculo de Chi-cuadrado observado para los 9 loci restantes!

Un aspecto importante a tener en cuenta es si este valor de Chi-cuadrado puede considerarse significativo o no. Para ello, debemos saber cuál es el p-value asociado a él y compararlo con un valor α preestablecido (en los estudios GWAS normalmente se aplica un nivel de α muy estricto, para evitar declarar falsos positivos[9]).

El p-value asociado con el Chi-cuadrado calculado puede ser obtenido en diversos tipos de software, incluyendo Excel[10], sabiendo que los grados de libertad son calculados como (nº genotipos – nº alelos) =1. En el caso del locus 1 el valor acumulado de la distribución Chi-cuadrado dado por Excel es igual 0.9787. Consecuentemente, el p-value es igual a (1-0.9787=0.021).

Podríamos entonces realizar el mismo cálculo para todos los demás loci, obteniendo el nivel de significancia correspondiente. El p-value obtenido de esta forma traduce entonces el grado de confianza que podemos tener en que determinado SNP esté asociado con la susceptibilidad a mastitis, y el resultado de este análisis se muestra en el siguiente cuadro, que resume la frecuencia del alelo A en los diferentes loci (L1 a L10) en animales enfermos y sanos, el valor de Chi-cuadrado correspondiente y el valor de P respectivo.

		L1	L2	L3	L4	L5	L6	L7	L8	L9	L10
f(A)	Enfermos	0.3	0.81	*0.6*	0.5	0.2	0.05	0.1	*0.7*	*0.2*	0.5
	Sanos	0.2	0.9	*0.3*	0.45	0.15	0.15	0.11	*0.5*	*0.5*	0.45
Chi-cuadrado		5.3	7.7	33.3	1	1.72	10.9	0.11	16.1	36.2	1
Prob(Chi)		0.021	0.006	<0.0001	0.317	0.190	0.001	0.740	<0.0001	<0.0001	0.317
-Log$_{10}$(P)		1.67	2.26	**8.10**	0.50	0.72	3.02	0.13	**4.22**	**8.75**	0.50

En la representación gráfica de estos resultados normalmente se presenta el p-value de cada locus como [-Log$_{10}$(P)], y este valor también se encuentra en el cuadro para cada uno de los loci y está gráficamente representado en la Figura siguiente.

Figura del Ejemplo 22.3. *Representación gráfica de la probabilidad de asociación con la existencia de mastitis para los diferentes loci.*

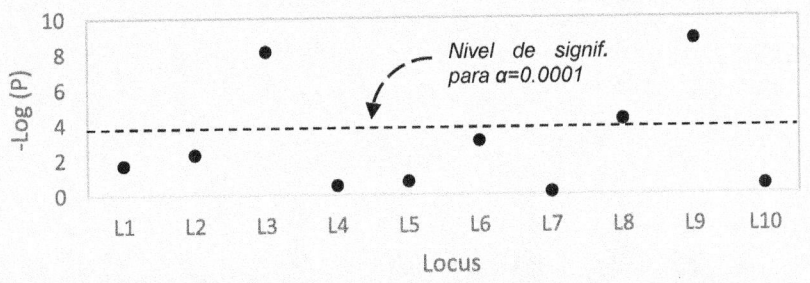

Se concluye así que los loci L3 y L9, y en menor escala el locus L8, presentan un ligamiento significativo con la existencia de mastitis, teniendo un valor de –Log$_{10}$(P) superior al umbral de significancia.

---

[9] Por ejemplo, puede usarse un umbral de α=0.0001 o inferior.
[10] Función =CHISQ.DIST(5.3, 1, TRUE) da el valor acumulado de la función Chi-cuadrado hasta el valor Chi-cuadrado observado. Consecuentemente el p-value será igual a (1-valor de la función).

Una última etapa que es de interés consiste en la identificación de alelos que, en estos tres loci, confieren mayor resistencia o susceptibilidad a la mastitis. Para ello, podemos recuperar la información del cuadro inicial, para saber cuáles son los genotipos más frecuentes en animales sanos y enfermos, como se resume en el siguiente cuadro.

	f(A)		**Frecuencia genotípica**						*Alelo desfavorable*
			Enfermos (n)			**Sanos (n)**			
Locus	**Enfermos**	**Sanos**	**AA**	**AC**	**CC**	**AA**	**AC**	**CC**	
3	0.6	0.3	*36*	48	16	9	42	*49*	A
8	0.7	0.5	*49*	42	9	25	*50*	25	A
9	0.2	0.5	4	32	*64*	*25*	*50*	25	C

Este ejemplo, y el gráfico resultante, nos ayudan a comprender cómo se realiza un estudio GWAS, pero sin duda son una perspectiva demasiado simplificada de lo que puede ser la realidad. Sin embargo, esta realidad no es más que la expansión de nuestro ejemplo a más loci y posiblemente caracteres más complejos, utilizando también modelos de análisis más elaborados.

Admitamos ahora una situación más realista, en que se llevó a cabo un estudio GWAS en bovinos lecheros, en el que se utilizó un panel de 56 000 SNP y se investigó la asociación de estos SNP con la existencia o no de mastitis. La forma de analizar estos datos sería, en esencia, la misma que usamos en el ejemplo anterior, muy simples, solo que ahora con un número mucho mayor de marcadores. Los resultados de este análisis, como de hecho el de la mayoría de los estudios de asociación genómica, generalmente se representan en forma de un "Manhattan plot"[11], como se muestra en la Figura 22.8. En este gráfico, cada punto corresponde a un SNP ubicado en cada uno de los cromosomas, como se indica en la abscisa del gráfico. En el eje de ordenadas se encuentra el p-value que permite comprobar la posible asociación entre cada uno de los SNP analizados y la característica en estudio, y las líneas horizontales representan los umbrales de significancia preestablecidos.

Figura 22.8. *Ejemplo de análisis de asociación genómica (genome-wide association study, GWAS) con el resultado representado como Manhattan plot.*

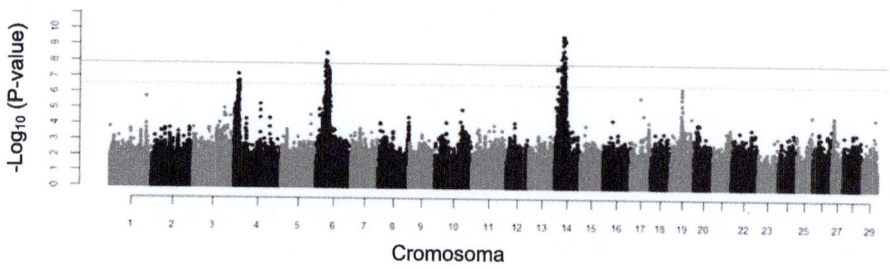

---

[11] Los primeros autores que utilizaron esta metodología encontraron que el resultado gráfico obtenido era similar al skyline neoyorquino, con sus típicos rascacielos, de ahí el nombre.

Los resultados simulados que se muestran en la Figura 22.8. indican que, cuando se estudió la relación con la presencia de mastitis en vacas lecheras, se encontraron SNP con una influencia significativa en los cromosomas 6 y 14 y, con menor significancia, en el cromosoma 4. Después de esta primera etapa, puede hacerse un zoom en las regiones cromosómicas en que se observa significancia, para identificar qué genes presentes en estas regiones pueden estar involucrados en el carácter en estudio. Este análisis más detallado es conocido como mapeo fino, y podrá resultar en una representación como la que se encuentra en la Figura 22.9., de la que se puede inferir la arquitectura genética del carácter analizado. En este ejemplo podría concluirse que los genes ABC y DEF están asociados con la característica en análisis, y que el gen XYZ no lo está.

Además de buscar genes ubicados en regiones donde ocurren SNP significativos, es posible estudiar si estos están en desequilibrio de ligamiento entre sí, es decir, si tienden a segregar conjuntamente. Si es así, esto significaría que hay un bloque de SNP, y posiblemente genes, que conjuntamente afectan la característica estudiada.

Figura 22.9. *Mapeo fino de SNP con efecto significativo sobre el cromosoma 14 de la Figura 22.8. y búsqueda de posibles genes reguladores de la característica analizada.*

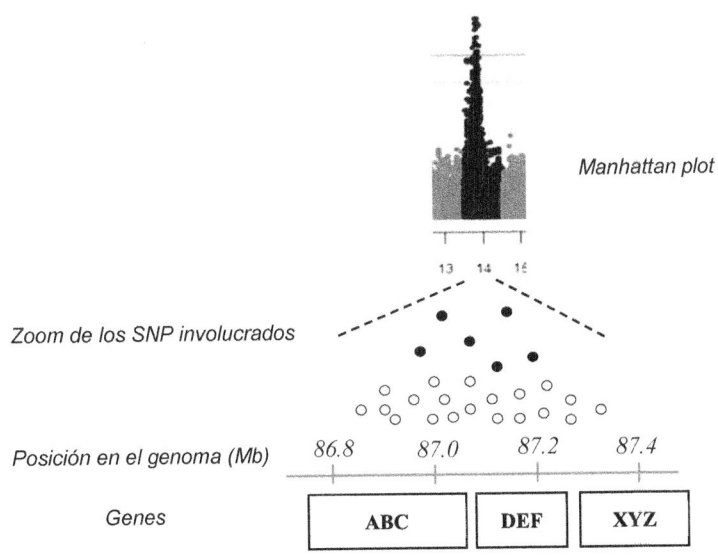

Obviamente que, en la vida real, los análisis GWAS son más complejos de lo expuesto en este capítulo, aunque los principios generales sean esencialmente los mismos. A pesar del enorme avance que representan, los análisis GWAS tienen algunas limitaciones que deben tenerse en cuenta. En primer lugar, el hecho de probar la posible significancia de miles de marcadores puede llevar a un incremento del nivel de significancia, con el posible aumento del número de falsos positivos. Por eso hay que ser cuidadoso en el enfoque, utilizando valores de α más rigurosos (valores de 5×10^{-7} son comunes) o algún tipo de corrección (Bonferroni, etc.). Una forma posible de probar si los valores P obtenidos para los diferentes SNP son razonables es obtener un "Q-Q plot", en que se representa la relación, para los diferentes marcadores, entre los valores de de -Log (P) observados y esperados en el caso de que la hipótesis nula sea verdadera. En caso de que exista un efecto real de los SNP sobre la característica en estudio, las discrepancias entre los valores esperados y observados solo deberían ser detectables a niveles altos de -Log (P).

La metodología GWAS es muy sensible a la representatividad del panel de SNP utilizado, es decir, depende de cómo se desarrolló este panel y si las razas en las que se está realizando el estudio GWAS fueron incluidas en el diseño del panel o no. Esto se debe a que se espera que los polimorfismos existentes en una raza que no se incluyó inicialmente en el desarrollo del panel sean diferentes, y por lo tanto que las asociaciones existentes también pueden ser diferentes, y escapan al análisis con un panel desarrollado, por ejemplo, con base en razas cosmopolitas[12]. Otros aspectos a tener en cuenta en los análisis GWAS incluyen la necesidad de utilizar muestras representativas y de dimensión adecuada (centenares a millares de animales, dependiendo del carácter en análisis) y la susceptibilidad del método a la existencia de subestructura en la población analizada. Adicionalmente, existen puntos críticos a considerar, tales como la densidad de panel, parentesco entre los individuos analizados, modelo estadístico de análisis (factores fijos y aleatorios, etc.), fondo genético en que se expresa (epistasia), frecuencias alélicas en las diferentes poblaciones, heredabilidad de la característica en cuestión, etc.

Inicialmente, los estudios GWAS fueron desarrollados para ser usados con paneles de marcadores de densidad intermedia (~ 56K) y luego se adaptaron a paneles con densidad progresivamente mayor (llegando incluso a los resultados de secuenciación), utilizando información fenotípica más detallada, en un número cada vez mayor de animales. En consecuencia, la cantidad de datos a procesar es cada vez mayor, y su análisis e interpretación requieren la combinación de conocimientos de genética, estadística, biología, informática, etc., en un enfoque conocido como *Bioinformática*, que se ha convertido en una herramienta indispensable para poder manejar la gran cantidad de información disponible, extrayendo todo su potencial de la forma más adecuada. Se han puesto a disposición varios paquetes de software para este fin, que se actualizan constantemente.

---

[12] Este problema es conocido en la literatura como "ascertainment bias", que podría traducirse como "sesgo de verificación".

En los últimos años, los análisis GWAS se han vuelto muy populares en todas las especies, y en algunas situaciones permitieron la identificación de mutaciones con un efecto único sobre un carácter determinado, como fue el caso de la identificación del SNP asociado a la mutación DMRT3, que permite a los caballos que la tienen realizar un paso adicional en comparación con los tres aires comunes en todas las razas de caballos. Sin embargo, en la mayoría de los otros análisis GWAS, aunque ciertamente prometedores, los resultados son mucho menos exuberantes y frecuentemente el conjunto de marcadores "significativos" justifica solo una proporción de menos del 10-15% de la variabilidad fenotípica del carácter analizado (Ehret, 2010)[13]. Por eso en la selección genómica se combina la información de los marcadores con la información poligénica, para optimizar la respuesta obtenida.

22.3.2. *Selección con base en la información genómica*

La existencia de paneles de SNP, actualmente utilizables de forma corriente y que permiten obtener el genotipo en miles de marcadores a un coste razonable, ha abierto nuevas perspectivas, ya que permite plantear un modelo de *selección genómica* en el que, tengan mucho o poco impacto, todos los marcadores genéticos que de alguna manera afectan el carácter de interés pueden ser tenidos en consideración en la selección de los individuos, además de la información fenotípica y genealógica (Meuwissen *et al.*, 2001[14]). De esta forma, es posible practicar la selección de una forma más precisa y a una edad más joven, permitiendo respuestas muy superiores en los programas de selección (Schaeffer, 2006[15], García-Ruiz *et al.*, 2016[16]).

En esta selección genómica, el valor genómico de cada individuo para un carácter dado se estima dando a cada marcador genético (en este caso cada uno de los SNP) el peso que resulta del mayor o menor impacto que ese marcador tiene sobre el carácter en cuestión. Además, en el caso de la selección genómica, también se considera la información de parientes (tal como en BLUP), pero con la diferencia de que el parentesco entre individuos se estima en función de la proporción de marcadores genéticos compartidos y no de la relación genealógica de parentesco.

De aquí resulta que, cuando vamos a estimar el valor genómico de un individuo con base en la información de parientes, se utiliza como factor de ponderación aquello que ellos efectivamente tienen en común (traducido en una

---

[13] Ehret, G.B. 2010. Genome-Wide Association Studies: Contribution of Genomics to Understanding Blood Pressure and Essential Hypertension. Curr Hypertens Rep. 12:17–25.

[14] Meuwissen, T.H.E., B.J. Hayes, M.E. Goddard. 2001. Prediction of total genetic value using genome-wide dense marker maps. Genetics 157: 1819.

[15] Schaeffer, L.R. 2006. Strategy for applying genome-wide selection in dairy cattle. J. Anim. Breed. Genet. 123: 218.

[16] García-Ruiz, A., Cole, J. B., VanRaden, P. M., Wiggans, G. R., Ruiz-López, F. J., Van Tassell, C. P. 2016. Changes in genetic selection differentials and generation intervals in US Holstein dairy cattle as a result of genomic selection. Proc. Natl. Acad. Sci. USA 113, E3995-E4004.

matriz genómica de parentesco), y no tanto lo que se espera que compartan (traducido en la matriz de parentesco genealógico convencional). Esta es una ventaja adicional de la selección genómica, ya que esta es practicada con base en un panel de marcadores genéticos que cubre una parte considerable del genoma.

Imaginemos como punto de partida una situación "ideal", en que todos los animales en la base de datos están genotipados, teniendo entre sí una matriz genómica de parentesco G. En este caso, el abordaje teóricamente más correcto se traduce en aquello que se llama "BLUP genómico" (GBLUP), en que, en las ecuaciones del modelo mixto, la matriz de parentesco A es sustituida por la matriz genómica de parentesco G, esto es:

$$\begin{bmatrix} X'X & X'W \\ W'X & W'W + G^{-1}\alpha \end{bmatrix} \begin{bmatrix} b \\ u \end{bmatrix} = \begin{bmatrix} X'y \\ W'y \end{bmatrix}$$

en que, u es el vector de valores genómicos de los animales, W es la matriz de incidencia que relaciona los registros con el efecto animal (u), y $\alpha = \dfrac{\sigma_e^2}{\sigma_u^2}$.

En este caso, se admite que el efecto de los SNP tiene una distribución normal, en que la mayoría de los SNP tienen un efecto pequeño y un número reducido de SNP tiene un efecto más acentuado.

Este abordaje de GBLUP es teóricamente muy interesante, pero tiene la seria limitación de que presupone que todos los animales están genotipados, lo que obviamente no sucede en la mayoría de los casos. En consecuencia, se buscaron otras alternativas para combinar la información de animales genotipados y no genotipados en una sola predicción del mérito genético de los candidatos a la selección. Hasta la fecha, se han considerado dos alternativas principales para la selección genómica, que se resumen a continuación.

En la *selección genómica convencional*, el proceso tiene lugar en dos etapas (Figura 22.10.), en que en una primera etapa se establece una "población de referencia", constituida por un grupo grande de animales en los que se recoge información genotípica y fenotípica detallada.

A partir de la información fenotípica y genotípica obtenida en la población de referencia se puede estimar una "ecuación de predicción", que traduce la importancia relativa de cada uno de los SNP en la expresión fenotípica de la característica en cuestión. Esta ecuación se utiliza después para la predicción del mérito genómico ($\hat{u}$) de los animales genotipados, pero sin información fenotípica (Figura 22.11).

Figura 22.10. *Esquema de la selección genómica convencional.*

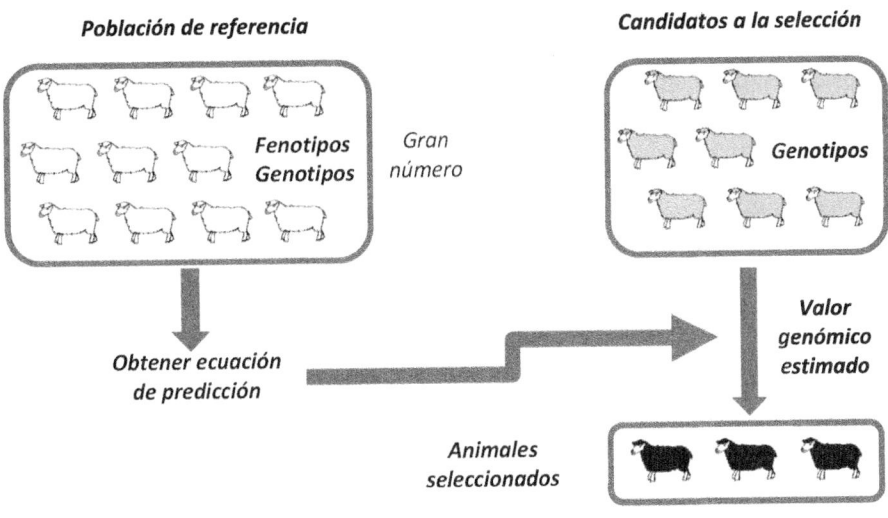

Figura 22.11. *Flujo de información en la selección genómica convencional.*

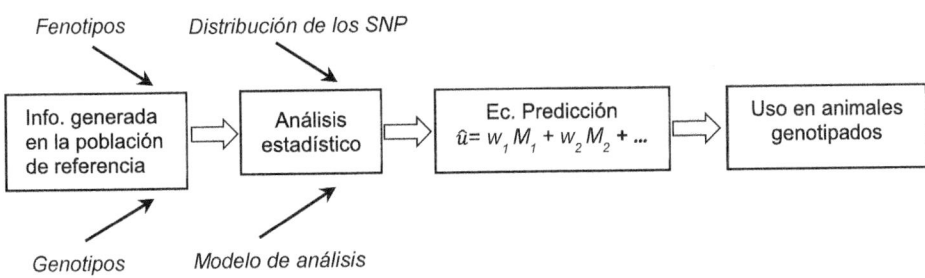

La etapa de constitución de la población de referencia es una de las más críticas de todo el proceso, ya que la calidad de la información fenotípica obtenida, el tamaño de la muestra y la representatividad del panel de marcadores son cruciales para los pasos posteriores. En la selección genómica convencional, se han propuesto diferentes alternativas al modelo GBLUP referido anteriormente, generalmente utilizando modelos mixtos en un encuadramiento bayesiano. Estas alternativas difieren esencialmente en los supuestos en que asientan con relación a la distribución de los efectos de los distintos marcadores SNP, que puede ser una distribución normal (SNP-BLUP) o diferentes variaciones que permiten encuadrar una mayor o menor frecuencia de SNP en los extremos de la distribución (i.e., SNP con un efecto nulo o muy elevado/bajo)[17].

Una forma de análisis alternativa es la *selección genómica en una única etapa* (single-step genomic selection, *ss-gBLUP*), en que son combinadas en una única evaluación las informaciones fenotípica, genealógica y molecular de todos los animales que tengan información disponible, como se representa en la Figura 22.12.

Figura 22.12. *Esquema de selección genómica en una única etapa. (ss-gBLUP).*

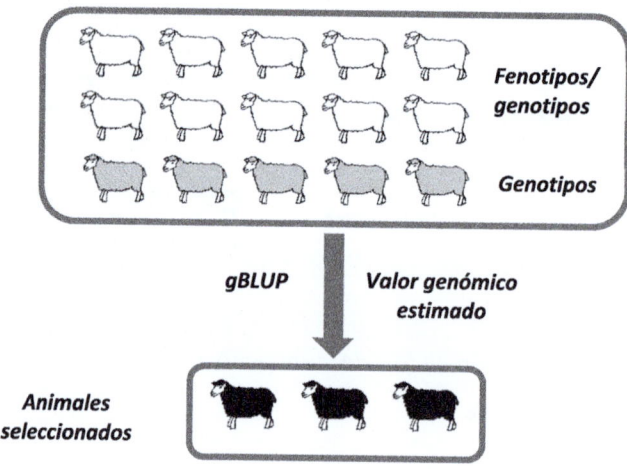

Este abordaje permite obtener la predicción del valor genómico para todos los animales en simultáneo, tanto para los animales que solo tienen información de genotipo como también para los que no están genotipados, pero que tienen una relación de parentesco con los que tienen información fenotípica.

En el ss-gBLUP, las ecuaciones del modelo mixto convencional (ver Capítulo 16) son modificadas, obteniéndose la estimación de los efectos fijos (b) y valores genómicos (u) como:

$$\begin{bmatrix} X'X & X'Z \\ Z'X & Z'Z + H^{-1}\alpha \end{bmatrix} \begin{bmatrix} b \\ u \end{bmatrix} = \begin{bmatrix} X'y \\ Z'y \end{bmatrix}$$

en que, $\alpha = \dfrac{\sigma_e^2}{\sigma_u^2}$ y $H^{-1} = A^{-1} + \begin{bmatrix} 0 & 0 \\ 0 & G^{-1} - A_{22}^{-1} \end{bmatrix}$

---

[17] Dependiendo de los supuestos de distribución, los modelos se conocen como BayesA, BayesB, BayesC, Bayesian Lasso, etc.

Las ecuaciones del modelo mixto en el ss-gBLUP traducen entonces:
- la relación de parentesco genealógica (A) entre todos los animales.
- la relación de parentesco genealógica (A_{22}) entre los animales genotipados.
- la relación de parentesco genómica (G) entre los animales genotipados.

Nótese que, en este caso, la diferencia con las ecuaciones habituales es que la parte que hace referencia a la matriz de parentesco genealógico en BLUP (A) es sustituida por una matriz de parentesco conjugada (H), lo que significa que para los animales genotipados va a ser considerada la respectiva matriz genómica de parentesco (G), ajustada para el correspondiente parentesco genealógico (A_{22}).

Resumidamente, el ss-gBLUP se asume como una alternativa al BLUP convencional, tal como se representa en la Figura 22.13.

Figura 22.13. *Diagrama representativo del flujo de información en el BLUP convencional y en el ss-gBLUP.*

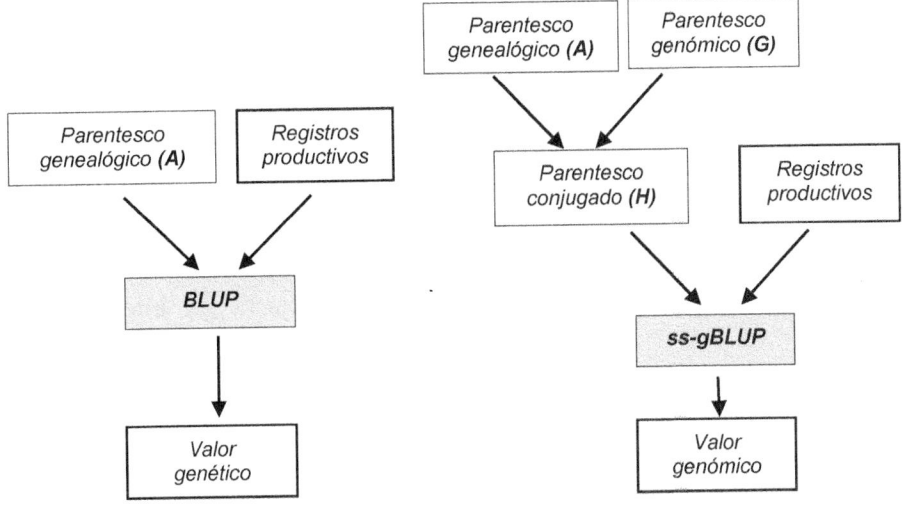

Cualquiera de las dos opciones de incorporación de la información genómica ha sido utilizada con buenos resultados en varios programas de selección en especies domésticas, siendo actualmente la selección en dos etapas la práctica más común en el ganado bovino lechero, mientras que el abordaje *single-step* es más frecuente en otras especies. Sin embargo, el punto más importante a recordar es que, sea cual sea la opción en términos de análisis de datos, la incorporación de información genómica no prescinde, y por el contrario requiere aún más, información fenotípica en cantidad y de calidad, sin la cual todo el sistema se cae desde la base. La selección genómica no es una panacea para un programa mal concebido y estructurado, sino más bien una herramienta que puede ser muy importante para apalancar un programa ya consolidado, con informaciones fenotípicas y genealógicas confiables y sistemáticas.

Para saber más...

Aguilar, I., I. Misztal, D.L. Johnson, A. Legarra, S. Tsuruta, T.J. Lawlor. 2010. A unified approach to utilize phenotypic, full pedigree, and genomic information for genetic evaluation of Holstein final score. J. Dairy Sci. 93: 743.

Blasco, A., M.A. Toro. 2014. A short critical history of the application of genomics to animal breeding. Livestock Science 166: 4.

Georges, M., C.Charlier, Ben Hayes. 2019. Harnessing genomic information for livestock improvement. Nat. Rev Genet. 20: 135.

Gondro, C., J. van der Werf, B. Hayes. 2013. Genome-Wide Association Studies and Genomic Prediction. Springer Protocols.

Khatib, H. (Ed.) 2015. Molecular and Quantitative Animal Genetics. Wiley Blackwell.

Legarra, A., O.F. Christensen, I. Aguilar, I. Misztal. 2014. Single Step, a general approach for genomic selection. Livestock Science 166: 54.

Meuwissen, T.H.E., B.J. Hayes, M.E. Goddard. 2001. Prediction of total genetic value using genome-wide dense marker maps. Genetics 157: 1819.

Mrode, R.A. 2014. Linear Models for the Prediction of Animal Breeding Values (3rd Edition). CAB International. 344 pp.

Oldenbroek, K. (Editor). 2017. Genomic management of animal genetic diversity. Wageningen Academic Publishers.

Peripolli, E., D.P. Munari, M.V.G.B. Silva, A.L.F. Lima, R. Irgang, F. Baldi. 2016. Runs of homozygosity: current knowledge and applications in livestock. Animal Genetics 48: 255.

Purfield, D.C., D.P. Berry, S. McParland, D.G. Bradley. 2012. Runs of homozygosity and population history in cattle. BMC Genetics 13:70.

Schaeffer, L.R. 2006. Strategy for applying genome-wide selection in dairy cattle. J. Anim. Breed. Genet. 123: 218.

Saravanan, K.A., M. Panigrahi, H. Kumar, B. Bhushan, T. Dutt, B.P. Mishra. 2020. Selection signatures in livestock genome: A review of concepts, approaches and applications. Livestock Science 241:104257.

Weller, J.I. 2016. Genomic selection in animals. John Wiley & Sons Inc. 175 pp.

Software

Existen diversos paquetes de software que permiten realizar muchos de los análisis referidos en este capítulo. Uno de los más populares es el software PLINK (https://www.cog-genomics.org/plink/)

VIII. GESTIÓN DE LA DIVERSIDAD GENÉTICA ANIMAL

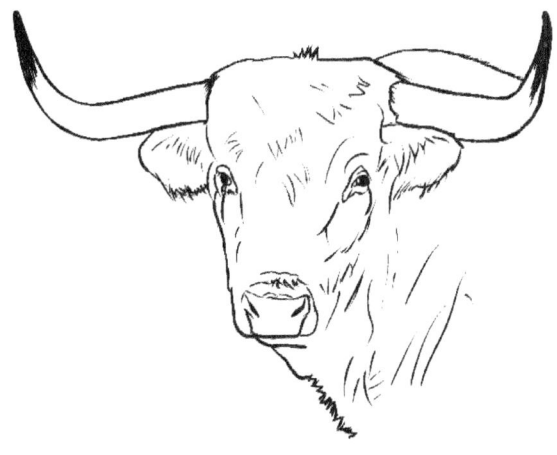

Toro Garvonês - Portugal

Asumimos el compromiso de alcanzar el uso sostenible, el desarrollo y la conservación de los recursos zoogenéticos para la alimentación y la agricultura.

FAO (2007). Interlaken Declaration - International Technical Conference on Animal Genetic Resources for Food and Agriculture.

23. Caracterización genética de los Recursos Genéticos Animales

23.1. Introducción

La primera tarea de cualquier programa de gestión de los Recursos Genéticos Animales (RGAn) es la caracterización de lo que existe y la identificación de los

factores que pueden condicionar el mantenimiento y utilización de esos recursos.
Solo después de haber realizado esta caracterización se podrán desarrollar de
manera coherente programas de mejoramiento genético (selección y/o
cruzamiento) o conservación de estos RGAn (*ex situ* y/o *in situ*), que pueden y
deben complementarse entre sí. Genéricamente, las opciones estratégicas se
pueden resumir como se representa en la Figura 23.1., en la que se hace evidente
que el punto de partida siempre debe ser la caracterización/conocimiento de lo
existente, ya que sin esto no hay forma de decidir cuáles son las pautas más
adecuadas.

Naturalmente, las actividades consideradas en la Figura 23.1. son
complementarias y no mutuamente excluyentes. Por ejemplo, un programa de
selección debe complementarse con un programa de conservación para mantener
la diversidad genética a largo plazo. Asimismo, la selección y el cruzamiento
pueden y deben complementarse, así como las estrategias de conservación *in situ*
y *ex situ*.

Figura 23.1. *La caracterización como base fundamental de la gestión de los
Recursos Genéticos Animales.*

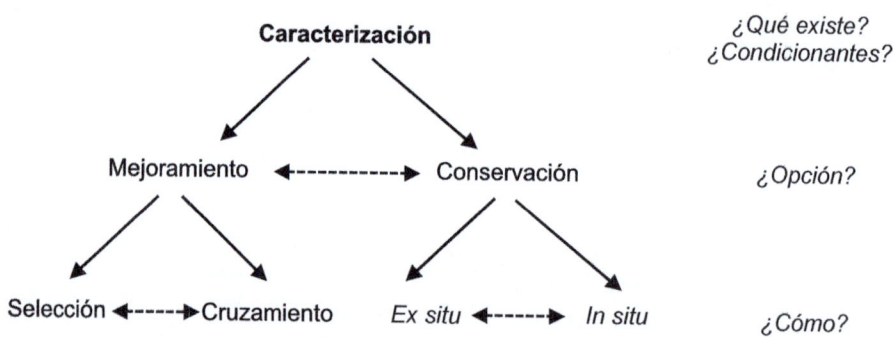

En este capítulo se discuten algunos ejemplos de acciones específicas a
desarrollar en cada una de las diferentes etapas involucradas en la caracterización
genética de RGAn, en el sentido de investigar cuáles son los patrones de variación
genética entre poblaciones y entre individuos, qué procesos son responsables de
estos patrones, cómo la diversidad detectada nos puede ayudar a comprender la
demografía y la historia evolutiva de una raza, su dispersión geográfica, los
cuellos de botella que se han producido, etc. Esta primera etapa es fundamental
para que podamos estructurar y desarrollar programas de manejo adecuados,
concretamente posibilitando el establecimiento de prioridades y estrategias para
la conservación y uso de RGAn para el futuro.

La caracterización de la diversidad genética existente y su seguimiento en el
tiempo, tanto a nivel intra como interracial, constituyen la base fundamental para
establecer los programas de manejo de los RGAn. Existen diferentes alternativas
para estudiar la diversidad genética de una determinada población, cuya

aplicabilidad depende de la especie y del sistema de producción considerados. Por ejemplo, el análisis de la información genealógica solo es factible en poblaciones sujetas a un estricto control reproductivo, lo que obviamente no es posible en poblaciones mantenidas en sistema extensivo o con reproducción en libertad. En tales casos, será necesario optar por el análisis de marcadores genéticos, lo que implica la recogida de material biológico de un número representativo de animales, y esto también puede ser un desafío en algunos casos.

23.2. Diversidad genética de una población

23.2.1. Importancia de la diversidad genética

Citando a Charles Darwin en su obra más conocida, "esta preservación de las variaciones favorables y el rechazo de las variaciones dañinas se traduce en lo que he llamado selección natural. Las variaciones que no son útiles ni perjudiciales no se verán afectadas por la selección natural y se mantendrán como un elemento flotante, como se encuentra en las especies que se consideran polimórficas"[1]. De hecho, toda la evidencia científica acumulada indica que la existencia de diferencias genéticas entre individuos es fundamental, tanto para que la selección natural actúe para promover la adaptación de una población a los desafíos ambientales a los que está sujeta, como para que la selección artificial pueda ser eficaz, cumpliendo con las expectativas del criador.

Naturalmente, una población con mayor variabilidad está mejor dotada para tener diversidad alélica en su herencia genética, necesaria para hacer frente a situaciones imprevisibles o, en las palabras de Sir Ronald Fisher en el *teorema fundamental de la selección natural*, "la tasa de adaptación de cualquier organismo en determinado momento es igual a su variabilidad genética para la adaptabilidad"[2]. Por otro lado, el éxito de la selección artificial depende fundamentalmente del nivel de variabilidad genética existente para las características cuyo mejoramiento se pretende, tanto en términos de diversidad interracial (elección de las razas más adecuadas, cruzamientos) como de la diversidad genética intrarracial (elección y utilización de los animales genéticamente superiores dentro de determinada raza). Consecuentemente, el éxito de un programa de mejoramiento genético depende de la existencia (y correcta explotación) de la diversidad genética inter e intrarracial.

En las poblaciones con elevada variabilidad genética se espera tener mayor potencial adaptativo (y, por lo tanto, mayor capacidad de ajustarse a las alteraciones ambientales) que en las poblaciones con bajos niveles de variabilidad genética. Consecuentemente, el mantenimiento de la diversidad genética es

---

[1] C. Darwin. 1859. On the Origin of Species. John Murray, London.
[2] R. Fisher. 1930. The Genetical Theory of Natural Selection. Clarendon Press, Oxford.

esencial para asegurar la supervivencia de las poblaciones a largo plazo, y eso implica, no solo conservar las distintas poblaciones, sino también asegurar el mantenimiento de la diversidad genética intrarracial. Así, la diversidad genética de una población es importante como factor de adaptación a las fluctuaciones de corto plazo, así como a las alteraciones ambientales a largo plazo.

Cuando se considera el impacto de la pérdida de diversidad genética de una población, el riesgo de extinción es generalmente el criterio más obvio, por lo que la conservación de varias subpoblaciones diferentes es esencial para maximizar el potencial evolutivo de una especie y minimizar el riesgo de extinción a largo plazo.

La unidad biológica de trabajo en las especies de animales domésticos es la "raza", por lo que la conservación de la variabilidad genética debe tener en cuenta la diversidad entre razas y dentro de cada raza. En el caso particular de las especies de animales domésticos, varios factores contribuyen a un mayor o menor riesgo de extinción, a saber, factores económicos y de mercado, falta de apoyo institucional, ambiente de producción degradado, inestabilidad sociopolítica, etc. (ver Capítulo 25).

Normalmente, el riesgo de extinción de una raza se evalúa, en un primer abordaje, por el número de reproductores existente, aunque otros criterios pueden y deben usarse en esta evaluación de riesgos. Según la FAO, utilizando el censo como criterio de evaluación, alrededor de 1/3 de las razas de animales domésticos que existen actualmente en el mundo están amenazadas, y 1/3 tienen un estatus desconocido. En consecuencia, muchos países están desarrollando programas de conservación de RGAn, que en una primera etapa normalmente apuntan a asegurar la salvaguarda de las razas existentes, preferentemente por medio de programas de conservación *in situ* (conservación de los animales por los productores) o alternativamente mediante programas de conservación *ex situ-in vitro* (conservación de germoplasma), o una combinación de ambos.

Durante muchos años, la principal preocupación de las entidades encargadas de la gestión de los RGAn, fue el mantenimiento de la diversidad genética interracial, por lo que el foco fundamental fue prevenir la desaparición de las razas con mayor riesgo de extinción. Sin embargo, la pérdida de diversidad genética dentro de cada raza también es muy importante y no se puede ignorar, aunque esta no ha sido siempre considerada adecuadamente. Indirectamente, la pérdida de variabilidad genética intrarracial resulta en una mayor debilidad de la raza y, a largo plazo, puede conducir a su extinción, ya que la menor diversidad genética de una población se traduce en:

- Deriva genética (con fijación/pérdida de alelos)
- Menor respuesta a la selección
- Menor capacidad de adaptación
- Depresión consanguínea
- Mayor riesgo de extinción

Obviamente, el número de reproductores de una determinada raza tiene un impacto directo en su viabilidad, ya que afecta la evolución de la consanguinidad y, consecuentemente, la diversidad genética. Cuando se reduce el censo de una raza, la consanguinidad se acumula y las consecuencias de la depresión consanguínea son inevitables, con un impacto sobre todo en las características asociadas a la supervivencia de la especie (mortalidad, fertilidad, prolificidad, etc.). Como resultado, la tasa de reproducción de la raza va disminuyendo gradualmente, la población tiene un efectivo cada vez menor, la consanguinidad se vuelve más problemática, etc. Esta cadena de eventos conduce al fenómeno conocido como "espiral de extinción", en el cual la secuencia de censos reducidos/consanguinidad/depresión consanguínea entra en un círculo que finalmente conduce a la extinción de una raza (ver Figura 9.3.).

23.2.2. *Estructura poblacional*

La estructura genética de una población refleja la forma en que se distribuye la diversidad genética, es decir, qué diversidad existe en los diferentes subgrupos de esta población y cómo estos se organizan y relacionan entre sí en términos de diversidad genética. Por ejemplo, una especie doméstica como la bovina puede estar constituida por grupos que se distribuyen en una determinada región geográfica, estando estos grupos conformados por diferentes razas (que pueden tener mayor o menor proximidad genética entre sí), y estas están luego dispersas en diferentes rebaños, etc. En términos generales, entonces, se puede considerar que, a partir de la subdivisión de una población, resulta que la diversidad genética global se reparte entre la variabilidad genética intrarracial y la que corresponde a la diversidad interracial, y es la importancia relativa de estos dos componentes lo que permite comprender la historia evolutiva de estas poblaciones y programar su gestión más juiciosa.

El análisis de la estructura genética de una especie animal presupone así la identificación de cuántos y qué subgrupos (razas) la componen, cuál es su censo y distribución, el nivel de diversidad genética de las diversas razas y el grado de relación entre ellas, así como los factores que pueden estar subyacentes a su mayor o menor distanciamiento, o a posibles cambios en su diversidad genética. Este abordaje es actualmente posible con diferentes tipos de marcadores genéticos, permitiendo el análisis retrospectivo de los procesos que pueden haber llevado a la estructura genética observada (por ejemplo, deriva genética/efecto fundador, aislamiento o mestizaje ocasional, selección/adaptación, etc.), y ofreciendo los elementos que deben servir de base al establecimiento de programas de conservación de la diversidad genética para el futuro.

23.2.3. *Raza - Unidad funcional de la gestión de los RGAn*

El concepto de raza, tal y como lo conocemos hoy en día, solo comenzó a tomar forma e importancia a partir del siglo XVIII, cuando se inició la promoción de la uniformidad de las poblaciones, la cría en pureza racial, los libros genealógicos, etc. Hasta entonces, los grupos de animales más o menos homogéneos que constituían una población se conocían esencialmente por el nombre de la región geográfica donde se criaban, o posiblemente por el nombre del criador más influyente.

Actualmente, la "raza" es la base funcional sobre la que se basa cualquier actividad de caracterización, conservación o mejoramiento genético de especies domésticas. Sin embargo, el concepto de raza no es una cuestión trivial ya que el grado de subjetividad inherente al mismo convierte este tema en algo susceptible de diferentes interpretaciones y, sin pretender alimentar esta discusión, creemos que es importante tener una idea de cómo diferentes autores e instituciones encaran este tema. Aunque existen decenas de definiciones, a continuación, presentamos una síntesis de lo que nos parecen las principales perspectivas sobre el concepto de raza aplicado a diferentes especies de animales domésticos; se pueden encontrar definiciones adicionales en las revisiones de Rodero y Herrera (2000)[3] y Wooliams y Toro (2007)[4].

- Lush (1994)[5]: un grupo de animales domésticos que es considerado como raza por común acuerdo entre los criadores... y que constituye una expresión creada por los productores para su propio uso. Nadie está en condiciones de poder atribuir a esta palabra una definición científica, o decir que los criadores se equivocan cuando se apartan de la definición formulada. Es la palabra de los criadores y la forma en que ellos la usan comúnmente lo que debemos aceptar como la definición correcta.

- FAO (1995)[6]: animales que comparten un patrón común de uso en la agricultura, un grado de uniformidad fenotípica y un patrimonio genético común.

- FAO (1999)[7]: un grupo dentro de determinada especie de animales domésticos con características externas definibles e identificables, que permiten separarlos por apreciación visual de otros grupos definidos de forma semejante; o un grupo para el cual la separación geográfica y/o cultural de otros grupos fenotípicamente semejantes resultó en la aceptación de su identidad separada.

- Clutton-Brock (1999)[8]: grupo de animales que ha sido seleccionado por el ser humano en el sentido de poseer una apariencia uniforme, de naturaleza hereditaria y que la distinga de otros grupos de animales de la misma especie. Es el resultado de la elección artificial de determinadas características, que no son necesariamente importantes para la supervivencia, pero que son favorecidas por

---

[3] Rodero, E. y M. Herrera. 2000. El concepto de raza: un enfoque epistemológico. Archivos de Zootecnia 49 (185-186): 14.

[4] Wooliams J. y M. Toro. 2007. What is genetic diversity? En: Utilization and conservation of farm animal genetic resources. K. Oldenbroek (Ed.). Wageningen Academic Publishers.

[5] Lush, J.L. 1994. The Genetics of Populations. Iowa State University.

[6] FAO, 1995. Global impact domain – animal genetic resources, by E.P. Cunningham. FAO.

[7] FAO, 1999. The Global Strategy for the Management of Farm Animal Genetic Resources. FAO.

[8] Clutton-Brock, J. 1999.) A natural history of domesticated mammals. 2nd Ed. Cambridge University Press, UK.

el ser humano por motivos económicos, estéticos o rituales, o porque promueven socialmente al dueño de los animales.

- Rodero y Herrera (2000)[9]: población que se distingue por un conjunto de características visibles externamente, que están determinadas genéticamente, y que se diferenciaron de otras de la misma especie a lo largo del proceso histórico, teniendo en cuenta que se originaron y se localizan en una determinada región, con un ambiente común.

- FAO (2003): un grupo intraespecífico cuyos miembros comparten características particulares que los distinguen de otros grupos[10].

- Blasco (2013)[11]: grupo de animales con características morfológicas comunes, reconocido como raza por la Administración, por una asociación de criadores o por otro grupo de personas.

- Unión Europea (2016)[12]: una población de animales suficientemente homogénea que pueda ser considerada distinta de otros animales de la misma especie por uno o más grupos de criadores que hayan acordado inscribir estos animales en libros genealógicos con información detallada sobre los respectivos ascendientes conocidos, con el objetivo de reproducir sus características hereditarias por medio de la reproducción, el intercambio y la selección, en el marco de un programa de mejoramiento

- ICAR (2019)[13]: animales de determinada especie doméstica que comparten características específicas y resultan de una selección deliberada.

- Oklahoma State University (2020)[14]: animales que, por selección, llegaron a parecerse entre sí en un conjunto de características, que transmiten de manera uniforme a su descendencia.

En todas estas definiciones, está implícita la existencia de un conjunto de características comunes, en cuya uniformización el criador tuvo un papel fundamental. Pero hay otros autores que son adeptos de una definición de raza más "política" (o quizás más provocadora), de los cuales los siguientes son ejemplos.

- Lerner y Donald (1966)[15]: la raza es aquello que el gobierno dice que es.

- Hammond y Leitch (1995)[16]: raza representa más un término cultural que un término técnico.

---

[9] Rodero, E. y M. Herrera. 2000. Archivos de Zootecnia 49 (185-186): 14.

[10] FAO. 2003. Community-based management of farm animal genetic resources. J.E.O. Rege (Ed.). FAO, Rome.

[11] Blasco, A. 2013. Animal breeding methods and sustainability. En: Sustainable Food Production. P. Christou et al. (Eds.). Springer Link.

[12] Unión Europea. 2016. Reglamento UE 2016/1012 del Parlamento Europeo y del Consejo.

[13] ICAR. 2019. Guidelines - Breed Associations. (https://www.icar.org/index.php/icar-recording-guidelines/)

[14] Breeds of Livestock - Oklahoma State University. (http://afs.okstate.edu/breeds/)

[15] Lerner, I.M. y Donald, H.P. 1966. Modern developments in animal breeding. Academic Press,

[16] Hammond, K. y H. Leitch. 1995. The State of Global Animal Genetic Resources and FAO's new programme directed at their better management. IICA/FAO Workshop: Towards an Inter-American System for Animal Genetic Resources, San José, Costa Rica. FAO, Rome.

- CFA (2020)[17]: una raza es un grupo de animales (gatos, en este caso) que la Dirección de la CFA ha reconocido como tal.
- Hammond, K. (s.d.)[18]: ¡una raza es una raza cuando un número suficiente de personas así lo afirma!

Este conjunto de definiciones de "raza" indica que no hay unanimidad de criterios para considerar qué es o no es una raza, y que el nivel de requisitos va desde que los animales sean morfológicamente uniformes hasta el hecho de ser obligatoria la existencia de un libro genealógico y ascendientes conocidos. De cualquier forma, en casi todas las definiciones la influencia humana es clara, tanto en el reconocimiento de la propia raza, como en la intervención a lo largo del tiempo en la selección de animales de acuerdo con un patrón determinado.

De esta diversidad de definiciones resulta que diferentes países aplican criterios distintos para reconocer una raza, lo que obviamente tiene consecuencias cuando estudiamos la diversidad intra e interracial, en contextos que pueden ser muy diferentes. Por ejemplo, en los países de América Latina durante muchos años se consideró Criollo a todo tipo de animal que se admitía ser descendiente de los animales llevados de la Península Ibérica por los colonizadores. De acuerdo con este criterio, hasta algunos años atrás había solo una raza bovina con el nombre de "Criolla" en casi toda América Latina, y solo recientemente comenzaron a distinguirse los Criollos de acuerdo con su origen geográfico o con base en otros criterios. Aun así, un país del tamaño de Argentina tiene actualmente solo tres razas bovinas Criollas registradas en la base de datos de la FAO[19], mientras que Portugal tiene 16 razas autóctonas registradas en dicha base de datos. Obviamente, esto traduce sobre todo las diferencias de criterio entre países en el reconocimiento de las razas, y no hay nada de verdadero o equivocado en ninguna de las opciones. Sin embargo, al analizar la diversidad genética inter e intrarracial, estos hechos deben tenerse en cuenta. Por otro lado, las metodologías analíticas adecuadas pueden ayudar a revelar aspectos de subestructura de las poblaciones que, eventualmente, den soporte a la separación de subgrupos como razas diferenciadas, pero en última instancia esta es una determinación que compete a las entidades que toman las decisiones al respecto.

Queda claro en la discusión de este tema que hay mucha subjetividad en la definición del concepto de raza, y sobre todo en su aplicación en situaciones concretas. Dado que el léxico en esta área es bastante rico, conviene aclarar la terminología para evitar malentendidos. A veces se considera que algunas razas pueden clasificarse como pertenecientes a un mismo *grupo* o *tronco*, como resultado de un origen o distribución geográfica común. Este es el caso, por ejemplo, de los cerdos del tronco ibérico, en los que se agrupan razas con diferentes nombres, como consecuencia de sus particularidades o distribución

---

[17] CFA - Cat Fancier's Association. 2020. (https://cfa.org/breeds/definition-of-breeds/)).
[18] Keith Hammond (sin datos). Citado por Wooliams, J. y M. Toro. 2007. What is genetic diversity? En: Utilization and conservation of farm animal genetic resources. K. Oldenbroek (Ed.). Wageningen Academic Publishers.
[19] http://www.fao.org/dad-is.

geográfica (por ejemplo, Alentejano, Lampiño, Entrepelado, Negro de los Pedroches, etc.). Otro ejemplo es el tronco Merino, en el que se integran razas Merinas de diferentes países, todas originadas en los Merinos de la Península Ibérica, cuya exportación solo fue autorizada a partir del siglo XVIII.

Por otro lado, dentro de una misma raza, en ocasiones se reconoce la existencia de subgrupos, que frecuentemente se consideran como estirpes. En términos generales, se considera como *estirpe* o *linaje* a un grupo de animales de una misma raza que tienen un origen común y se mantienen con cierto grado de aislamiento, y que por tanto tienen entre ellos una mayor proximidad genética que la raza global. Este es el caso, por ejemplo, del linaje Alter-Real dentro de la raza equina Lusitana, en el que un proceso de cuello de botella en el pasado y posterior aislamiento llevaron a este grupo de animales a diferenciarse del resto de la raza[20]. El toro de lidia constituye también un ejemplo paradigmático, en que las diferentes castas que conforman la raza son bastante diferentes y se encuentran aisladas hace mucho tiempo. También en esta perspectiva, se distinguen en los cerdos Landrace, por ejemplo, las estirpes de origen belga, alemán, holandés o danés.

En otras situaciones, se considera la existencia de variedades, las cuales reflejan la existencia de grupos de animales de una misma raza que tienen características que permiten distinguirlos visualmente, muchas veces determinadas por un gen simple. Este es el caso, por ejemplo, de los bovinos de raza Hereford mocho o con cuernos, el Angus negro o rojo, ovinos Serra da Estrela negros o blancos, o los perros Retriever de pelo dorado, negro o chocolate. Por supuesto, en estos casos, es posible pasar de una variedad a otra, utilizando los apareamientos apropiados dentro de la misma raza. Algunas veces se utiliza el nombre *ecotipo* para definir un grupo de animales de una raza que han desarrollado una capacidad de adaptación específica a un determinado hábitat[21].

23.3. Caracterización genética por análisis de la información genealógica

La caracterización genética de una raza mediante el análisis de la información genealógica tiene como objetivo dar respuesta a algunas preguntas importantes, que son de gran utilidad para una mejor comprensión de la raza, para identificar cuellos de botella, para estructurar el programa de selección y para desarrollar los programas de conservación correspondientes. Genéricamente, los principales temas cubiertos en un análisis genealógico se pueden resumir de la siguiente manera:

- Demografía de la raza
- Profundidad de las genealogías

---

[20] La situación es similar en la estirpe Cartujana del caballo Pura Raza Española.

[21] FAO. 2007. The State of the World's Animal Genetic Resources for Food and Agriculture. Barbara Rischkowsky & Dafydd Pilling (Eds.). Rome.

- Indicadores de erosión genética
- Cuellos de botella en la población
- Estructura racial y relación entre subgrupos

Muchos de los análisis aquí descritos pueden ser realizados con software desarrollados para este fin, por ejemplo, los programas ENDOG, POPREP, PEDIG, EVA, RELAX2, etc. Todos los análisis parten de un archivo relativamente simple, con la siguiente estructura básica:

- Animal
- Padre
- Madre
- Sexo
- Fecha de nacimiento
- Rebaño (o grupo) de origen
- Rebaño actual

Desde el principio se debe asegurar la validación de los datos en los que se basan los análisis (compatibilidad de identificación, fiabilidad de paternidades, consistencia de fechas, sexo, movimientos de animales, etc.). Este es el punto fundamental, y probablemente representa una de las mayores dificultades en la gestión genealógica de una raza que pretenda ser conducida de manera rigurosa y confiable.

Los diversos análisis se pueden agrupar en algunos temas principales de estudio, como se resume a continuación.

23.3.1. Indicadores demográficos

Los indicadores demográficos proporcionan una primera imagen de la población con la que se está trabajando y permiten identificar de inmediato algunas de las principales amenazas y factores de riesgo.

- o Censo
  - Número de animales registrados (actual y evolución)
  - Número y dispersión de los criadores
  - Dimensión de los efectivos: n° reproductores/rebaño/año, etc.
- o Distribución etaria
  - Edad de los machos y hembras reproductores
- o Intervalo de generaciones
  - Edad media de los progenitores cuando nacen los hijos que los reemplazan. Normalmente se calcula para cada una de las cuatro vías de selección (padres de machos, padres de hembras, madres de machos, madres de hembras).
- o Precocidad y longevidad
  - Edad media y dispersión al primer y último hijo
- o Número de descendientes por reproductor activo
  - Media y distribución para padres y madres

23.3.2. Nivel de conocimiento de las genealogías

El nivel de conocimiento del pedigrí condiciona naturalmente la información que se puede obtener en un análisis genealógico. Por ejemplo, si en un grupo de animales solo se conoce la generación de los progenitores (o si se desconocen los abuelos maternos o paternos), la consanguinidad calculada es inevitablemente igual a 0. En consecuencia, un mayor conocimiento de las genealogías da como resultado información más confiable y coherente, y existen diversas formas de evaluar la integridad de las genealogías.

- o Porcentaje de ascendientes conocidos en cada generación
  - Porcentaje de individuos con padre/madre, abuelo/abuela maternos o paternos conocidos, etc.
- o Número equivalente de generaciones completas
  - Número de generaciones que serían conocidas si estuvieran completas. Por ejemplo, un animal con padre, madre y abuelos paternos conocidos tiene un número equivalente de generaciones completas igual a 1.5 (v. detalles en el Anexo 3).
- o Integridad del pedigrí
  - Proporción de ascendientes conocidos hasta una determinada generación en el pasado.

23.3.3. Indicadores de erosión genética

La pérdida de diversidad genética es inevitable en una población finita y cerrada. Hay varias formas de evaluar la pérdida de diversidad en una población dinámica y, cuando se utilizan datos genealógicos para este objetivo, los criterios están fundamentalmente relacionados con el parentesco y la consanguinidad, calculados con base en el pedigrí, ya abordados en el Capítulo 9. Los principales indicadores son los siguientes:

- o Consanguinidad individual (F)
  - Media y distribución de la consanguinidad (por rebaño, año, etc.)
  - Proporción de individuos consanguíneos
  - Evolución a lo largo del tiempo
  - Proporción de apareamientos consanguíneos
- o Parentesco
  - Coeficiente de parentesco entre pares de individuos (a_{ij})
  - Coeficiente de coascendencia ($f_{ij} = \frac{1}{2} a_{ij}$)
  - Evolución en el tiempo
  - Parentesco medio inter e intrarrebaño
- o Tasa de consanguinidad (ΔF)
  - Evolución de la consanguinidad media por año y por generación
    - Por ejemplo, ΔF/año puede ser calculada por la regresión de F en el año de nacimiento; para convertir en la ΔF/generación basta multiplicar por el intervalo de generaciones. Existen también otras

formas más elaboradas de estimar la tasa de consanguinidad (v. Anexo 3).

o Tamaño efectivo de la población
   - Número de reproductores que, si tuviese la estructura de una población ideal, daría origen a la tasa de consanguinidad observada (v. Capítulo 9).
   - Existen diversas formas de calcular el tamaño efectivo de la población, considerando diferentes ventanas temporales y una visión que, tanto puede ser prospectiva como retrospectiva (v. Capítulo 9 y Anexo 3).
o Desvío del apareamiento aleatorio
   - Estimado por la discrepancia (α) entre la consanguinidad observada (F) en un grupo y la que resultaría de la coascendencia media (f) en la generación anterior $\Rightarrow$ *(1-F_t)=(1-f_{t-1}) (1-α).*

23.3.4. Cuellos de botella y probabilidad de origen de los genes

Estos parámetros permiten evaluar la contribución desigual de los reproductores a la próxima generación. Se puede así evaluar, por ejemplo, el balance entre los diversos fundadores en el aporte genético que hacen a lo largo de las generaciones. Este enfoque permite tener en cuenta la selección practicada y la variación en el tamaño de las familias, con posible pérdida de alelos como resultado de cuellos de botella en el pedigrí. El objetivo es así identificar qué animales contribuyeron con genes para la población actual (considerada como "población de referencia"), teniendo en cuenta algunos criterios importantes:

o Fundadores
   - animales de la generación-base (sin progenitores conocidos) que dieron origen a la población actual, calculándose la contribución genética de cada uno de ellos.
o Ascendientes
   - cálculo de la representatividad de todos los animales (fundadores o no fundadores) a lo largo de todo el pedigrí, que contribuyen con genes para la población actual.
o Rebaños fundadores
   - contribución de cada uno de los rebaños que dieron origen a la población actual.
o Cálculo del número total y número efectivo
   - el número efectivo de fundadores/ascendientes corresponde al número de fundadores/ascendientes que, si todos tuviesen igual contribución, daría origen a la misma diversidad genética observada en la población de referencia (v. Ejemplo 23.1.).

o Contribuciones acumuladas
- cálculo del número de fundadores/ascendientes/rebaños más relevantes, que contribuyen con determinado porcentaje al patrimonio genético de la población[22].
o Representatividad del crY y mtDNA fundadores en la población actual
- cálculo de cuantos de los genomas fundadores masculinos (crY) o femeninos (mtDNA) se encuentran representados en la población actual, y en qué proporciones.
o Índice de conservación genética (GCI)
- refleja el equilibrio de la contribución de los diferentes fundadores al patrimonio genético de un individuo. Un elevado GCI indica que el individuo tiene una contribución equilibrada de muchos fundadores.

Ejemplo 23.1.
La diversidad del pool genético de una población en el presente resulta del aporte de un conjunto de animales fundadores que le dieron origen, aporte que luego pasó por fases de estrangulamiento y expansión a lo largo de las generaciones, por vía del aporte transmitido a través de los diversos ascendientes de la población actual.

Para ilustrar este concepto consideremos el siguiente pedigrí, representado como diagrama de flechas y como archivo de paternidades.

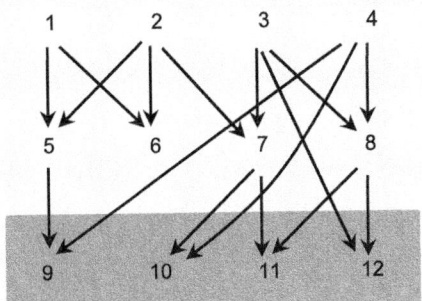

Ind.	Padre	Madre
1	-	-
2	-	-
3	-	-
4	-	-
5	1	2
6	1	2
7	3	2
8	3	4
9	5	4
10	7	4
11	7	8
12	3	8

La población actual corresponde a la última generación (delimitada por el rectángulo sombreado), que es muchas veces llamada "población de referencia". Por definición, los animales fundadores son los que no tienen genealogía conocida, que en este caso son los animales 1, 2, 3 y 4. Pretendemos saber cuál es el aporte de cada uno de estos fundadores para el pool genético de la población actual.

*Podemos ahora construir la **matriz de parentesco** entre estos 12 animales, donde están indicados en negrita los cuatro fundadores y en itálica los cuatro animales de la población de referencia.*

---

[22] Por ejemplo, podemos concluir que, en una determinada población, 50% de los genes son aportados por 2 rebaños, 14 fundadores y 10 ascendientes.

	1	2	3	4	6	5	7	8	9	10	11	12		$\bar{X}$
1	1	0	0	0	0.5	0.5	0	0	0.25	0	0	0	→	**0.0625**
2		1	0	0	0.5	0.5	0.5	0	0.25	0.25	0.25	0	→	**0.1875**
3			1	0	0	0	0.5	0.5	0	0.25	0.5	0.75	→	**0.375**
4				1	0	0	0	0.5	0.5	0.5	0.25	0.25	→	**0.375**
6					1	0.5	0.25	0	0.25	0.125	0.125	0		
5						1	0.25	0	0.5	0.125	0.125	0		
7							1	0.25	0.125	0.5	0.625	0.375		
8								1	0.25	0.375	0.625	0.75		
9									1	0.3125	0.1875	0.125		
10										1	0.4375	0.3125		
11											1.125	0.5625		
12												1.25		

Con base en la matriz de parentesco, podemos calcular la contribución de los fundadores a la población de referencia, como siendo la media del parentesco de cada fundador con el conjunto de animales que constituyen esa población de referencia (como se indica en la columna de la derecha, fuera de la matriz).

Comprobamos así que, en la genealogía considerada, los fundadores 3 y 4 tienen el mayor aporte (37.5% cada uno), seguidos de los fundadores 2 (18.75%) y 1 (6.25%), y que la suma de los aportes de todos los fundadores es 100% (como debe ser). Podemos representar gráficamente la contribución acumulada de estos fundadores, ordenados de mayor a menor, como en el siguiente gráfico.

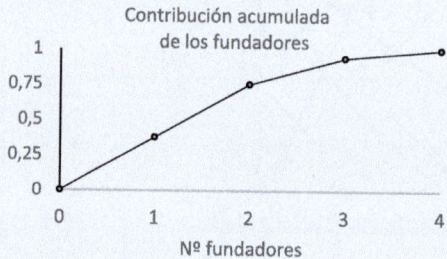

Contribución acumulada de los fundadores

Note que, si un animal tiene solo un padre conocido, el padre desconocido puede considerarse como un "fundador fantasma". Por ejemplo, si del animal 7 solo se conocía a la madre 2 y no supiésemos quién era el padre, entonces crearíamos un "fundador fantasma", representando al progenitor desconocido de 7 (llamémoslo "P7") y lo incorporaríamos al pedigrí, para que fuese considerado como un fundador más de la población.

Con base en los cálculos realizados, es frecuente calcular el número efectivo de fundadores (f_e), que corresponde al número de fundadores que darían lugar a la misma diversidad observada si cada uno de ellos tuviera exactamente la misma contribución, y que puede ser calculado como:

$$f_e = \frac{1}{\sum q_i^2}$$

donde q_i representa la contribución del fundador i. En nuestro ejemplo, a pesar de que existieron 4 fundadores, el número efectivo de fundadores es:

$$f_e = \frac{1}{(0.0625)^2 + (0.1875)^2 + (0.375)^2 + (0.375)^2} = 3.1$$

El análisis de los aportes genéticos de los fundadores que acabamos de hacer se puede realizar de forma similar para la contribución de los rebaños que dieron origen a una determinada población, identificando su influencia relativa. Con algunos ajustes, también es posible realizar un cálculo similar para estimar el aporte de los diferentes antepasados presentes en la genealogía de la población de referencia, con el fin de identificar la existencia de posibles cuellos de botella, obteniendo el número efectivo de ascendientes de una forma idéntica.

Hasta ahora hemos considerado la población de referencia como la población del momento presente, pero podemos preferir establecer un criterio de uso de poblaciones de referencia en ventanas a lo largo del tiempo, e investigar cuál es la contribución de los diferentes fundadores y ascendientes a cada una de estas poblaciones. Esto permite evaluar la intensidad de uso de ciertos reproductores a lo largo del tiempo, y si su influencia está creciendo o tiende a desaparecer.

La metodología de análisis de la probabilidad de origen de los genes que hemos estado tratando es actualmente muy utilizada en el análisis de la diversidad genética de poblaciones de animales domésticos, ya que permite identificar la existencia de estrangulamientos más precozmente que la consanguinidad, y por tanto facilita la toma de medidas correctivas adecuadas.

23.3.5. Estructura racial

o Origen de los genes fundadores
   - Países, rebaños y animales fundadores.
o Número efectivo de rebaños que originan padres, abuelos paternos, bisabuelos, etc.
o Estructura piramidal
   - Cuantificación de los seleccionadores (solo utilizan reproductores propios), multiplicadores (utilizan reproductores de los seleccionadores o propios y abastecen a los productores comerciales) y productores comerciales (utilizan reproductores externos).
o Distancia genética entre rebaños (F_{ST}, Nei)
   - Calculada a partir de la relación de parentesco entre ellos.

23.3.6. Relación entre subgrupos evaluada por análisis genealógico

A partir del parentesco más o menos próximo entre animales de diferentes rebaños (u otros tipos de grupos), es posible calcular las distancias genéticas entre pares de rebaños. Se pueden calcular varias distancias, y aquí discutiremos dos de las más comunes, que se usan ampliamente cuando se usa información molecular (ver Sección 23.4.2.3.).

- *Distancia mínima de Nei*

Admitamos que en una raza hay dos subpoblaciones (por ejemplo, rebaños) i y j con las siguientes relaciones de parentesco:

f_{ii} = coascendencia media entre animales del rebaño i

f_{jj} = coascendencia media entre animales del rebaño j

f_{ij} = coascendencia media entre animales de los rebaños i y j

La distancia de Nei entre los dos rebaños puede ser calculada como:

$$D_{ij} = \frac{f_{ii} + f_{jj}}{2} - f_{ij}$$

- *Distancia F_{ST}*

Además de las coascendencias ya calculadas, admitamos que:

N_i = n° animales de la subpoblación i

N_T = n° total de animales en el conjunto de la raza (i.e., de las 2 subpoblaciones)

El valor medio de las coascendencias de las dos subpoblaciones es la media ponderada de las mismas, o sea:

$$\tilde{f} = \frac{\sum_{i=1}^{n} f_{ii} N_i}{N_T}$$

Podemos también calcular la coascendencia media de los animales de la población global $\left(\overline{f} \right)$ como la media del parentesco de todos los animales en el conjunto de los dos rebaños, esto es $\left(\overline{f} = \overline{f}_{ij} \right)$.

Con base en estos parámetros, la distancia F_{ST} puede ser calculada como:

$$F_{ST} = \frac{\tilde{f} - \overline{f}}{1 - \overline{f}}$$

Aunque las distancias genéticas calculadas a partir de la información molecular y genealógica no tienen que ser exactamente iguales, se espera que tengan una coherencia razonable, pero obviamente esta coherencia depende mucho de la fiabilidad de las genealogías y de la representatividad de los animales muestreados para el análisis molecular.

23.4. Caracterización genética por análisis de marcadores moleculares

El uso de diferentes tipos de marcadores genéticos es de gran utilidad en el estudio de la diversidad, estructura, relaciones, etc., de razas de animales domésticos. Sin embargo, cabe señalar que cada tipo de marcador puede proporcionar una información diferente, ya que el tipo de transmisión y la neutralidad hacia la selección varían. Por ejemplo, los marcadores monoparentales como el mtDNA y los marcadores del crY permiten estudiar, respectivamente, el origen materno y paterno de una población, y por tanto establecer inferencias sobre domesticación, fases de expansión o estrangulamiento, introgresión de poblaciones externas, etc. Por otro lado, los marcadores autosómicos permiten el estudio de diferentes indicadores de diversidad, historial racial, relaciones entre razas, etc. En estos marcadores autosómicos es necesario distinguir aquellos que son neutrales relativamente a la selección, como es el caso de los microsatélites, en los que la diversidad genética de una determinada población refleja fundamentalmente los efectos de la deriva genética y la migración/introgresión. En cambio, la variabilidad genética en los SNP o en los genes codificadores, además de la deriva y la introgresión, puede también reflejar los efectos de la selección. Consecuentemente, los resultados que pueden encontrarse con diferentes marcadores no son los mismos, pero son complementarios, por lo que habrá siempre que considerar qué tipo de marcador se está utilizando en los análisis de diversidad genética o de relación interracial.

En la última década del siglo XX, los microsatélites se convirtieron en los marcadores de referencia en los estudios de diversidad en todas las especies, debido a su alto polimorfismo, facilidad y costo de genotipado, neutralidad, codominancia, etc. Por este motivo, el enfoque que seguimos en este capítulo se centra fundamentalmente en análisis de diversidad con este tipo de marcadores genéticos. Sin embargo, a partir de la segunda década del siglo XXI, el uso de SNP se ha vuelto cada vez más común en los estudios de diversidad genética, por lo que en la siguiente sección también hacemos una referencia al uso de información genómica en estos análisis de diversidad.

Genéricamente, cuando se utilizan marcadores clásicos como los microsatélites, las fases de un estudio implican el análisis de la diversidad intrarracial (variabilidad genética/alélica, variabilidad genotípica, equilibrio H-W), diversidad interracial (incluidas las relaciones entre las subpoblaciones y la estructura de la población) y el análisis de mestizaje y subestructura.

Varios paquetes de software permiten realizar diversos tipos de análisis basados en información generada por marcadores moleculares, a saber, el cálculo de parámetros de diversidad, pruebas de equilibrio, distancias entre razas, estructura poblacional, etc. Entre estos programas, algunos de los más populares son: GenAlEx, Microsatellite Toolkit, Genepop, Arlequin, FSTAT, Populations, Genetix, Structure, etc. En el caso de la información genómica, un software muy popular es PLINK.

23.4.1. Diversidad genética intrarracial

Consideraremos aquí los parámetros más comunes para evaluar la diversidad genética intrarracial, aunque existen otros además de los aquí mencionados.

Admitamos que p_i es la frecuencia del alelo i en un grupo de animales, siendo n_{ij} la frecuencia observada de individuos con el genotipo correspondiente a los alelos i y j.

23.4.1.1. Heterocigosis

o *Heterocigosis esperada en la población (H_e)*
  - Corresponde a la "Diversidad Genética", y es la probabilidad de que, en un locus, dos alelos elegidos al azar en la población sean diferentes
  - H_e en un locus con dos alelos:

$$H_e = 1 - (p^2 + q^2)$$

o *Heterocigosis observada (H_o)*

$$H_o = \frac{\sum n_{ij}}{N} \qquad \text{para } i \neq j$$

o *H_e en un locus k con varios (i) alelos*

$$H_{e_k} = 1 - \sum_i p_i^2$$

o *H_e en un conjunto de L loci*

$$H_e = \frac{\sum\limits_k^L H_{e_k}}{L}$$

o *Contenido de información polimórfica de un locus (PIC)*

$$PIC = 1 - \sum_i p_i^2 - \sum_{i,j} p_i^2 p_j^2$$

o *Déficit de heterocigosis en una raza o en un locus (parámetro conocido como "Consanguinidad molecular")*

$$F = 1 - \frac{H_{obs}}{H_{esp}}$$

23.4.1.2. Diversidad alélica

o *Nº total de alelos/locus*
  - Recuento directo
  - Obtención del nº medio de alelos/locus (a)
    Admitiendo k loci, cada uno con a_i alelos:

$$a = \frac{\sum a_i}{k}$$

o *Nº efectivo de alelos (A_e)*

  - Nº de alelos que, si tuviesen igual frecuencia, darían origen a la misma H_e

$$A_e = \frac{1}{\sum p_i^2} = \frac{1}{1 - H_e}$$

o *Alelos privados*
  - Alelos presentes exclusivamente en una población

o *Riqueza alélica (R_a)*
  - El número de alelos encontrado normalmente depende del tamaño de la muestra (contrariamente a la H_e)
  - El llamado método de "rarefacción" permite, mediante simulación, estimar el número de alelos que estarían presentes en una población con un tamaño definido.
  - Se calcula a partir del número de alelos que, si están presentes en una población, no estarían representados si el tamaño de la muestra fuera n.

o *Alelos nulos*

  - Son el resultado de una posible mutación en la secuencia flanqueante de un microsatélite, lo que no permite la hibridación del cebador en esta región.
  - Aumenta artificialmente la frecuencia de genotipos homocigotos.
  - Se traduce en ausencia de equilibrio H-W

23.4.1.3. Test de equilibrio

Normalmente se parte del principio de que la población está en equilibrio H-W, pero pueden existir razones que lleven a una ausencia de equilibrio (por ejemplo, ventaja selectiva de uno de los genotipos, consanguinidad, etc.). Podemos probar si este equilibrio efectivamente se observa, esto es, si la distribución de genotipos está de acuerdo con la ley H-W, comparando el número observado de individuos de cada genotipo, y lo que se esperaría si hubiera equilibrio H-W. Una forma simple de proceder a este análisis es realizar un test de χ^2 (ver Sección 8.4.), pero existen pruebas más elaboradas, sobre todo en el caso de muestras pequeñas, como es el caso del test exacto de Fisher.

En el caso del análisis de diversidad genómica, algunos parámetros adicionales de interés son:

- Porcentaje de loci polimórficos

Indicación de la proporción de loci que presentan polimorfismo (aplicando un nivel sensato de umbral para definir lo que se considera como polimórfico, por ejemplo, el alelo más frecuente con frecuencia <0.99).

- Frecuencia del alelo menor (minor allele frequency, MAF)

Frecuencia del segundo alelo más común en un determinado locus. Si el locus fuera bialélico (como es común en el caso de los SNP), el MAF refleja la existencia de polimorfismo en ese locus.

- Diversidad nucleotídica

Traduce el número de diferencias entre pares de SNP o secuencias en un grupo de animales, y mide la diversidad de nucleótidos en determinada región del genoma. Se calcula como:

$$\pi = \frac{n}{n-1} \sum p_i p_j \pi_{ij}$$

- n es el n° de secuencias consideradas (i.e., el n° de animales genotipados)
- p_i y p_j son las frecuencias de las secuencias i y j en la muestra
- π_{ij} es la proporción de sitios que difieren entre las secuencias i y j

Ejemplo 23.2.

Consideremos un pequeño ejemplo, con 10 bases genotipadas en 5 animales, donde se detectaron dos sitios polimórficos. Los resultados se muestran en el siguiente cuadro.

N° animales	Código de la secuencia	Secuencia	Frecuencia (p_i)
2	X	ATG **C** GTTTT **T**	2/5
2	Y	ATG **G** GTTTT **T**	2/5
1	Z	ATG **C** GTTTT **A**	1/5

Proporción de diferencias entre pares de secuencias (π_{ij})

$\Pi_{X,Y} = 1/10$ $\qquad\qquad \Pi_{X,Z} = 1/10$ $\qquad\qquad \Pi_{Y,Z} = 2/10$

Diversidad nucleotídica

$$\pi = \frac{5}{4}\left[\underbrace{\left(\frac{2}{5}\frac{2}{5}\right)\left(\frac{1}{10}\right)}_{X,Y} + \underbrace{\left(\frac{2}{5}\frac{1}{5}\right)\left(\frac{1}{10}\right)}_{X,Z} + \underbrace{\left(\frac{2}{5}\frac{1}{5}\right)\left(\frac{2}{10}\right)}_{Y,Z} \right] = 0.05$$

23.4.2. Diversidad genética interracial

Frecuentemente, en los estudios de diversidad genética es importante cuantificar el grado de similitud o divergencia entre diferentes razas, y se han propuesto varios métodos para caracterizar la estructura genética de las poblaciones animales, basados en diferentes supuestos y con diferentes grados de complejidad. Consideraremos aquí los métodos de análisis con aplicación más común en las especies de animales domésticos, aunque existan métodos más sofisticados, cuyos detalles pueden encontrarse en la literatura recomendada.

23.4.2.1. Estadísticos F de Wright

Sewall Wright[23] fue el primero en abordar el tema de la subestructura de poblaciones, y lo trató como una extensión del déficit de heterocigosis que hay en una población consanguínea. Por eso, estos estadísticos se conocen como "estadísticos F de Wright" o índices de fijación, y cuantifican las diversas desviaciones de la heterocigosis en relación a una situación de equilibrio H-W.

Este déficit de heterocigosis puede esencialmente ser debido a:
- subdivisión de la población
- forma de apareamiento

Admitamos una "metapoblación" con dos subpoblaciones (razas) designadas 1 y 2, cada una compuesta por n individuos que fueron genotipados para un grupo de marcadores genéticos, tal como se encuentra representado en la Figura 23.2.

Figura 23.2. *Representación gráfica de una metapoblación con dos subpoblaciones (razas) con las correspondientes Heterocigosis Esperada (H_E) y Observada (H_O), en las subpoblaciones 1 y 2 (s1 y s2) y en el total (T). Cada bola coloreada pretende representar un individuo.*

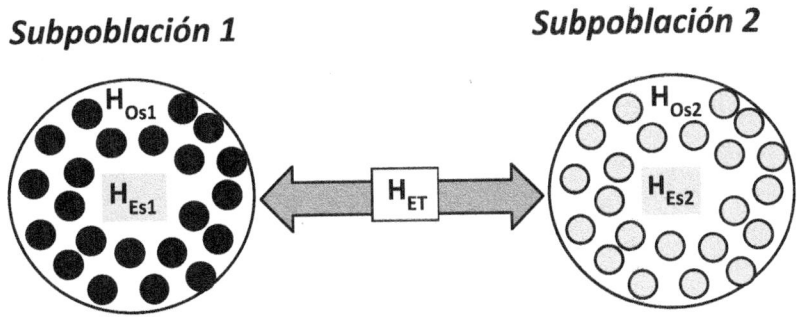

Nuestro análisis consiste en obtener y comparar la Heterocigosis en tres niveles distintos: en el individuo (I), en la subpoblación o raza (S) y en la población global (T).

[23] Wright, S. 1951. The genetical structure of populations. Ann. Eugen. 15:323–354.

Por ejemplo, para la subpoblación 1 (i.e., raza 1) tenemos:

H_{Os1} = Heterocigosis observada en la subpoblación 1.

H_{Es1} = Heterocigosis esperada en subpoblación 1 (resultante de las frecuencias génicas en esta subpoblación).

H_{ET} = Heterocigosis esperada en la población total (resultante de las frecuencias génicas en la población total).

Y la notación sería la misma para la subpoblación 2.

En el caso de la subpoblación 1, admitiendo que genotipamos un locus con varios alelos, la Heterocigosis esperada será:

$$H_{Es1} = 1 - \sum_{i=1}^{h} p_{s1i}^2 \qquad\qquad p_s = frec.\ alelo\ i\ en\ la\ subpoblación\ 1$$

Y para la población total:

$$H_{ET} = 1 - \sum_{i=1}^{h} p_{Ti}^2 \qquad\qquad p_{Ti} = frec.\ alelo\ i\ en\ la\ población\ global$$

Los desvíos que encontramos entre las Heterocigosis observada y esperada son de varios tipos, a saber:

- Individuos en relación a su subpoblación (esto es, desvío entre Heterocigosis observada y esperada en una determinada subpoblación).

$$H_{Os1} - H_{Es1} \qquad\qquad H_{Os2} - H_{Es2}$$

- Subpoblaciones en relación a la población total

$$H_{Es1} - H_{ET} \qquad\qquad H_{Es2} - H_{ET}$$

- Individuos en relación a la población total

$$H_{Os1} - H_{ET} \qquad\qquad H_{Os2} - H_{ET}$$

Podemos también obtener los valores medios de las heterocigosis para el conjunto de las dos subpoblaciones y H_E en la población global, esto es:

- Heterocigosis observada media en las dos subpoblaciones

$$\bar{H}_O = \frac{H_{Os1} + H_{Os2}}{2}$$

- Heterocigosis esperada media en las dos subpoblaciones

$$\bar{H}_E = \frac{H_{Es1} + H_{Es2}}{2}$$

- Heterocigosis esperada en la población total $\qquad H_{ET} = 1 - \sum_{i=1}^{h} p_{Ti}^2$

Considerando las diferentes fuentes de variación representadas en la Figura 23.3., vamos a calcular los "estadísticos F" comparando las heterocigosis en los individuos (I), en las subpoblaciones (S) y en la población total (T), como forma de repartir la variabilidad (esto es, los desvíos de heterocigosis), de la siguiente forma:

Figura 23.3. *Representación de los estadísticos F de Wright considerando los déficits de heterocigosis total (T), en subpoblaciones (S) y en individuos (I).*

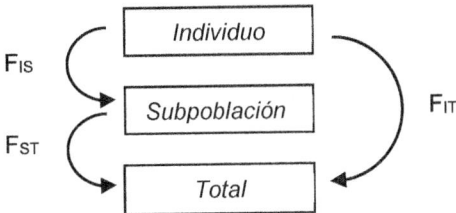

F_{IS} = Déficit de heterocigosis de los individuos en relación a su subpoblación

$$F_{IS} = \frac{\bar{H}_E - \bar{H}_O}{\bar{H}_E}$$

F_{ST} = Déficit de heterocigosis de las subpoblaciones en relación a la población total

$$F_{ST} = \frac{H_{ET} - \bar{H}_E}{H_{ET}}$$

F_{IT} = Déficit de heterocigosis de los individuos en relación a la población total

$$F_{IT} = \frac{H_{ET} - \bar{H}_O}{H_{ET}}$$

Estos tres estadísticos F se relacionan entre sí como:

$$(1 - F_{IT}) = (1 - F_{IS})(1 - F_{ST}) \qquad \Rightarrow \qquad F_{IT} = F_{IS} + F_{ST} - (F_{IS})(F_{ST})$$

La interpretación de cada una de los estadísticos F puede resumirse de la siguiente forma:

- F_{IS} – indica la consanguinidad media de las dos subpoblaciones (también puede ser resultado de la subestructura de estas poblaciones; v. efecto Whalund más adelante).

- F_{ST} – indica el grado de diferenciación genética entre las subpoblaciones

- F_{IT} – refleja los efectos de la diferenciación genética y la forma de apareamiento.

Además de un F_{IS} medio para el conjunto de las subpoblaciones analizadas, también se puede estimar un F_{IS} para cada subpoblación, que corresponde fundamentalmente a su consanguinidad, como se comenta en el Apartado 9.3.1. Por ejemplo, para la subpoblación 1 sería:

$$F_{IS1} = 1 - \frac{H_{Os1}}{H_{Es1}}$$

Los estadísticos F se desarrollaron originalmente para comparar dos poblaciones utilizando marcadores bialélicos simples. Pero los mismos principios se pueden utilizar para analizar varias poblaciones, con múltiples marcadores y un número variable de alelos, asumiendo posibles errores de muestreo, etc. Por ejemplo, el estadístico F_{ST} puede estimarse teniendo en cuenta estas diversas opciones, tomando el acrónimo de G_{ST}, R_{ST}, θ, etc.

El estadístico F_{ST} es la forma más común de comparar el grado de diferenciación entre poblaciones. Cuando se aplica a la comparación de pares de razas, corresponde a la distancia F_{ST} entre ellas y se puede usar, por ejemplo, para construir un árbol de distancias genéticas. Como el valor de F_{ST} varía entre 0 y 1, cuando $F_{ST} = 1$ significa que las razas están completamente fijadas para diferentes alelos, y cuando $F_{ST} = 0$ significa que las dos razas son iguales. Cuando se estima para varias razas simultáneamente, el valor global de F_{ST} corresponde a la proporción de la diversidad genética total explicada por las diferencias entre razas, y este es un uso muy frecuente del estadístico F_{ST}. Normalmente, un valor de $F_{ST} > 0.15$ se considera un alto grado de diferenciación. En las especies domésticas, las estimaciones de F_{ST} son generalmente más altas para los cerdos, seguidos por los bovinos y luego los ovinos y caprinos. Este resultado puede interpretarse como una consecuencia probable de las diferencias entre especies en el historial de selección y utilización, en que en los cerdos una selección más intensa y un mayor grado de aislamiento contribuyeron a la mayor divergencia entre razas en esta especie, mientras que la gran movilidad y tendencia al mestizaje en ovinos y caprinos puede haber contribuido a una menor diferenciación entre razas.

El estadístico F_{IS} traduce el déficit de heterocigosis dentro de las subpoblaciones, que generalmente se interpreta como equivalente a consanguinidad. Pero realmente no es solo eso, ya que la subestructura de la población (efecto Whalund) también resulta en un aumento del F_{IS}. De todos modos, el F_{IS} global para un conjunto de razas no es muy informativo, ya que corresponde a una "media" del déficit de heterocigosis en las diversas razas, y realmente es más importante considerar el F_{IS} individual de cada una de ellas. En ocasiones, el valor de F_{IS} para una determinada raza es negativo, lo que indica un exceso de heterocigotos y puede traducir el apareamiento entre individuos más distantes, con el fin de evitar la consanguinidad, o posiblemente la introducción de material genético del exterior (migración, cruzamiento).

El estadístico F_{IT} indica la desviación global de la población del equilibrio H-W, como resultado del apareamiento no aleatorio dentro de las subpoblaciones, y de la divergencia en las frecuencias alélicas entre las subpoblaciones. Normalmente, se considera menos relevante que los estadísticos F_{ST} y F_{IS}.

La estimación de los estadísticos F para un caso simple de dos razas caracterizadas con un marcador bialélico se encuentra en el Ejemplo 23.3.

Ejemplo 23.3.

Supongamos que el locus A (con alelos A1 y A2) fue genotipado en las razas B y C (admitamos que el número de observaciones es igual en las dos razas, esto es, $n_B = n_C$) y que las frecuencias genotípicas fueron las que se encuentran en el cuadro siguiente.

	Genotipo		
Raza	*A1A1*	*A1A2*	*A2A2*
B	0.3	0.4	0.3
C	0.7	0.2	0.1

Vamos a calcular los diferentes parámetros que nos permitem estimar los estadísticos F de Wright.

1) Frecuencias génicas

Raza B $\qquad p_B = 0.3 + \frac{1}{2}(0.4) = 0.5 \qquad\qquad q_B = 0.3 + \frac{1}{2}(0.4) = 0.5$

Raza C $\qquad p_C = 0.7 + \frac{1}{2}(0.2) = 0.8 \qquad\qquad q_C = 0.1 + \frac{1}{2}(0.2) = 0.2$

Media de las 2 razas $\qquad \bar{p} = \frac{0.5 + 0.8}{2} = 0.65 \qquad\qquad \bar{q} = \frac{0.5 + 0.2}{2} = 0.35$

2) Heterocigosis

Heterocigosis observada y esperada, y F_{IS} en cada una de las razas

Raza	*Ho*	*$H_E = 2pq$*	*$F_{IS} = 1-(Ho/H_E)$*
B	0.4	2(0.5)(0.5) = 0.5	1-(0.4/0.5) = 0.2
C	0.2	2(0.8)(0.2) = 0.32	1-(0.2/0.32) = 0.375

Heterocigosis medias en las dos razas

$$\bar{H}_O = \frac{0.4 + 0.2}{2} = 0.3 \qquad\qquad \bar{H}_E = \frac{0.5 + 0.32}{2} = 0.41$$

Heterocigosis esperada en la población total

$$H_{ET} = 2\bar{p}\bar{q} = 2(0.65)(0.35) = 0.455$$

3) Estadísticos F de Wright

$$F_{IT} = \frac{H_{ET} - \bar{H}_O}{H_{ET}} = \frac{0.455 - 0.3}{0.455} = 0.340$$

$$F_{ST} = \frac{H_{ET} - \bar{H}_E}{H_{ET}} = \frac{0.455 - 0.410}{0.455} = 0.10$$

$$F_{IS} = \frac{\bar{H}_E - \bar{H}_O}{\bar{H}_E} = \frac{0.410 - 0.30}{0.410} = 0.27$$

4) Interpretación de los resultados

- Divergencia moderada entre poblaciones
   - Cerca del 10% de la diversidad observada es debida a diferencias entre razas
- Existe un déficit importante de heterocigosis en los animales estudiados (F_{IT}), que se debe sobre todo al déficit intrarracial (F_{IS})
- El déficit de heterocigosis intrarracial (F_{IS}) es considerable ($F_{IS}=0.27$)
   - Puede traducir consanguinidad o sub-estructura racial (Efecto Whalund).
   - F_{IS} es más acentuado en la raza C que en la raza B.
   - Note que el F_{IS} global no es exactamente igual a la media de F_{isB} y F_{isC} (pero no debe diferir mucho).

23.4.2.2. Análisis molecular de la varianza (AMOVA)

A veces, las poblaciones se organizan en grupos jerárquicos (por ejemplo, país-raza-animal), y puede ser interesante saber qué contribución hace cada nivel a la diversidad genética global. En este caso, se utiliza un análisis jerárquico de varianza aplicado a datos moleculares (AMOVA) y se obtienen estimaciones de los componentes de varianza, con el fin de conocer la importancia relativa de cada uno de los factores que contribuyen a la variabilidad observada. Normalmente se consideran como fuentes de variación los siguientes factores (siendo la proporción de la varianza justificada representada por ϕ):
- entre grupos (por ejemplo, países) dentro de la población total - ϕ_{GT}
- entre subpoblaciones (por ejemplo, razas) dentro de los grupos - ϕ_{SG}
- entre subpoblaciones dentro de la población total - ϕ_{ST}

Estos componentes de varianza tienen una interpretación semejante a los estadísticos F de Wright.

23.4.2.3. Distancia genética entre razas

El cálculo de la distancia genética entre poblaciones es muy importante, ya que en poblaciones genéticamente aisladas la deriva genética, y posiblemente la selección (en el caso de que los loci analizados no sean neutrales), conducen a su separación progresiva, hasta la fijación/pérdida de alelos en una o en otra población. En este caso, cuanto menor sea el tamaño efectivo de las poblaciones en cuestión, más rápidamente ellas divergen, por lo que la distancia genética entre las poblaciones da una indicación sobre cuándo ellas habrán divergido y los posibles cuellos de botella que pueden haber ocurrido. Por otro lado, una distancia reducida entre razas puede ser indicativa de una separación reciente o un posible mestizaje entre ellas.

Obviamente, las distancias genéticas entre un grupo de razas reflejan la estructura de la población global, por lo que su cuantificación es muy importante, permitiendo reconocer la existencia de grupos/subgrupos, identificar poblaciones aisladas, establecer prioridades de conservación, etc.

Genéricamente, la distancia genética entre dos razas indica si ellas comparten alelos o no. Uno de los métodos más simples, y aún hoy uno de los más comunes, para cuantificar la distancia entre razas es el estadístico F_{ST}, calculado para cada par de razas. Esta distancia generalmente se traduce en una matriz de distancias genéticas entre razas, que también se puede representar gráficamente o convertirse en un árbol de distancias, como se considera más adelante.

Métodos alternativos de estimar la distancia genética entre razas incluyen la distancia de Reynolds, las diferentes distancias de Nei, la distancia de Cavalli-Sforza, etc., y parten de diferentes supuestos en relación a la importancia relativa de la deriva genética, mutación y posible flujo de genes.

Para calcular las diferentes distancias es conveniente realizar algunos cálculos preliminares, como sigue.

Admitamos:

    - razas X e Y
    - Alelo u
    - r loci analizados
    - X_u = frecuencia del alelo u en la raza X

$$J_X = \frac{\sum_r \sum_u X_u^2}{r} \qquad J_Y = \frac{\sum_r \sum_u Y_u^2}{r} \qquad J_{XY} = \frac{\sum_r \sum_u X_u Y_u}{r}$$

Las principales distancias, además de la distancia F_{ST} (que ya vimos), pueden ser calculadas como:

- Distancia de Nei (D_A)

$$D_A = 1 - \sum_u \sqrt{X_u Y_u}$$

- Distancia Standard de Nei (D$_S$)

$$D_S = -Ln\left(\frac{J_{XY}}{\sqrt{J_X J_Y}}\right)$$

- Distancia Mínima de Nei (D$_m$)

$$D_m = \frac{J_X + J_Y}{2} - J_{XY}$$

- Distancia de Reynolds (θ_w)

$$\theta_w = \sqrt{\frac{\sum_r \sum_u (X_u - Y_u)^2}{2\sum_r \left(1 - \sum_u X_u Y_u\right)}}$$

No existe una recomendación única en cuanto a la mejor distancia a utilizar. Probablemente, la elección no será idéntica en el análisis de razas de animales domésticos, en que la divergencia será reciente, en comparación a especies salvajes, en que la divergencia ocurrió hace millones de años. Takezaki y Nei (1996) sugieren que "en general la distancia D_A es mejor para obtener la topología y la distancia D_S es mejor para estimar la dimensión de las ramas del árbol".

En el Ejemplo 23.4. se presenta un ejemplo muy simple de cálculo de la distancia D_S de Nei.

Ejemplo 23.4.

Supongamos que dos razas X e Y fueron genotipadas para un marcador con 5 alelos. Las frecuencias alélicas encontradas en cada una de las razas fueron las siguientes:

Alelo	Raza X	Raza Y
1	0.6	0.3
2	0.3	0.6
3	0.05	0
4	0.05	0
5	0	0.1

Los cálculos preliminares para obtener la distancia D$_S$ de Nei son los siguientes:

$$J_X = \sum p_i^2 = (0.6)^2 + (0.3)^2 + (0.05)^2 + (0.05)^2 + (0)^2 = 0.455$$

$$J_Y = \sum q_i^2 = (0.3)^2 + (0.6)^2 + (0)^2 + (0)^2 + (0.1)^2 = 0.46$$

$$J_{XY} = \sum p_i \, q_i = (0.6)(0.3) + (0.3)(0.6) + (0.05)(0) + (0.05)(0) + (0)(0.1) = 0.36$$

$$D_S = -Ln\left(\frac{0.36}{\sqrt{(0.455)(0.46)}}\right) = 0.240$$

La distancia genética entre un grupo de razas muchas veces se representa gráficamente como un árbol de distancias. Estos árboles de distancia permiten visualizar de forma cuantitativa las relaciones entre grupos/razas en un intento de reconstruir su historia evolutiva. Por ejemplo, podemos identificar grupos de razas con un origen común o donde ha habido un intercambio de material genético que conlleva a una mayor proximidad entre ellas.

Para construir un árbol de distancias necesitamos:

- Identificar la topología más correcta

- Calcular el tamaño de las ramas, de tal forma que las más cortas representan una mayor proximidad entre razas.

Existen varios métodos para construir árboles de distancias genéticas, basados en diferentes supuestos, y no es fácil evaluar con precisión qué árbol es el más "correcto". Estos árboles de distancia genética pueden ser con o sin raíz. En el primer caso, se asume que existe un origen común a todas las razas, y la distancia a la raíz refleja una determinada trayectoria evolutiva; en el árbol sin raíz, solo hay una representación de la distancia entre las razas.

Los dos métodos más comunes de representación de los árboles de distancias son (ver Figura 23.4.):

o **UPGMA**
   - *Unweighted pair-group method using arithmetic averages*
   - Asume una tasa de evolución constante para los diferentes grupos; consecuentemente las ramas son iguales para todos los grupos
   - La evolución constante implica la existencia de una raíz

o **Neighbour-joining (NJ)**
   - "Juntar vecinos"
   - Descomposición en estrella del árbol de distancias, minimizando el tamaño de las ramas (implicando un mínimo de alteración evolutiva).
   - Los árboles pueden ser con o sin raíz. Las ramas no tienen el mismo tamaño.

- El método NJ es el de uso más común en estudios con razas domésticas, por ejemplo, cuando se basa en marcadores neutrales para los cuales el modelo evolutivo no es fácil de determinar (caso de los microsatélites).

Figura 23.4. *Ejemplo de representación de árboles UPGMA y NJ para un grupo de 12 razas.*

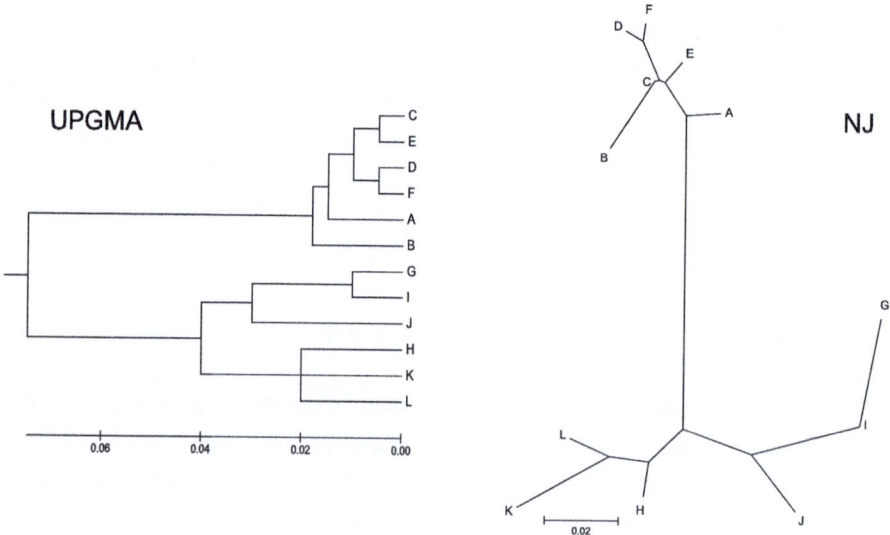

Existen varios paquetes de software que se pueden utilizar para construir diferentes tipos de árboles de distancia genética, incluyendo por ejemplo los programas MEGA, Dendroscope, Treeview, SplitsTree, Treegen, etc.

La robustez de un árbol puede ser inferida usando la metodología *bootstrap,* en que se realiza un remuestreo retirando un marcador cada vez, y obteniéndose un nuevo árbol. El valor de *bootstrap* es calculado para cada bifurcación, e indica el porcentaje de ocasiones en que un par de razas aparece localizado en el mismo enlace.

Frecuentemente se recomienda la introducción de un *outgroup* en este tipo de análisis, sobre todo si las razas analizadas fueran muy próximas. Este *outgroup* sirve de "ancla" o punto de referencia externo, y da una mayor estabilidad a los análisis.

23.4.3. Mestizaje y sub-estructura

23.4.3.1. Efecto de Whalund

Cuando una raza está constituida por subgrupos aislados (por ejemplo, rebaños), la heterocigosis observada termina siendo normalmente inferior a la heterocigosis esperada que ocurriría si los subgrupos tuvieran intercambio de genes. Este principio fue establecido por el genetista sueco Sten Whalund en 1928, e indica que, en una población fragmentada, incluso si dentro de cada uno de los subgrupos existe equilibrio, la población global tiene un grado de heterocigosis observada menor que lo que sería esperado.

Esta cuestión puede ser resumida de la siguiente forma. Admitamos que una raza está constituida por dos rebaños aislados, separados por la orografía del territorio (Figura 23.5.), y que cualquiera de los rebaños está en equilibrio H-W.

Figura 23.5. Fragmentación de una población en dos rebaños aislados, como consecuencia de la orografía del territorio.

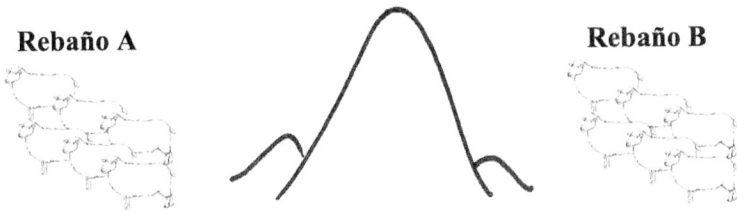

En este caso, como los rebaños están en equilibrio, en cada uno de ellos las heterocigosis esperada y observada son iguales (Het$_A$ y Het$_B$) y obtenidas como:

$$Het_A = 2p_Aq_A \qquad Het_B = 2p_Bq_B$$

La heterocigosis observada global corresponde a la media de la heterocigosis en los dos rebaños, que será igual a:

$$\bar{H} = \frac{2p_Aq_A + 2p_Bq_B}{2} = p_Aq_A + p_Bq_B$$

La heterocigosis esperada en la población total (H_T) será igual a $H_T = 2\overline{pq}$

Puede probarse que $H_T \geq \bar{H}$ (serán iguales si p$_A$=p$_B$), ya que las siguientes igualdades se verifican:

Genotipo	H-W	Whalund
AA	p^2	$p^2 + \sigma_q^2$
Aa	$2pq$	$2pq - 2\sigma_q^2$
aa	q^2	$q^2 + \sigma_q^2$

en que σ_q^2 es la varianza de q entre las subpoblaciones, calculada como:

$$\sigma_q^2 = \frac{\sum(q_i - \bar{q})^2}{n}$$

donde q_i es la frecuencia del alelo a en cada una de las n subpoblaciones.

Ejemplo 23.5.

Consideremos los rebaños A y B en la Figura 23.5. Estos rebaños fueron genotipados para el locus C, que tiene alelos C1 y C2. Las frecuencias de estos alelos son p_A, q_A y p_B, q_B en los rebaños A y B, respectivamente.

Admitamos que los dos rebaños tienen el mismo número de animales, que cada uno de ellos está en equilibrio, y que las frecuencias alélicas son:

$p_A = 0.6$ $q_A = 0.4$ $p_B = 0.2$ $q_B = 0.8$

Admitiendo el equilibrio H-W dentro de cada rebaño, los resultados serían:

Raza	Frecuencias genotípicas			Frec. alélicas	
	C1C1	**C1C2**	**C2C2**	**C1**	**C2**
A	0.36	0.48	0.16	0.6	0.4
B	0.04	0.32	0.64	0.2	0.8
Media	*0.2*	*0.4*	*0.4*	*0.4*	*0.6*

Consecuentemente $\bar{H} = 0.4$.

Con base en las frecuencias alélicas medias en la población global, las frecuencias genotípicas esperadas en equilibrio serían:

$f(C1C1) = 0.16$ $H_T = f(C1C2) = 0.48$ $f(C2C2) = 0.36$

por lo que el déficit de Heterocigosis debido a la fragmentación de la población será igual a:

$$H_T - \bar{H} = 0.48 - 0.40 = 0.08$$

En conclusión, la fragmentación de una raza en rebaños aislados resulta en un déficit global de heterocigosis, ya que estos rebaños tienden a divergir por deriva genética, y por tanto se van diferenciando sus frecuencias alélicas. De aquí resulta que, en el cálculo de los estadísticos F, se producirá un aumento en la estimación del F_{IS} para esa raza, como resultado del aislamiento de los rebaños que la constituyen. En consecuencia, no es legítimo interpretar el F_{IS} solo como el efecto de la consanguinidad, ya que también es una consecuencia de la fragmentación de la raza o población en estudio.

23.4.3.2. Distancia genética entre individuos

Además de la distancia entre pares de razas, es posible también estimar la distancia genética entre individuos con base en la proporción de alelos que tienen en común. Admitamos la terminología:

PAS = Proportion of allele sharing D_{AS} *= Allele-sharing distance*

Considerando los Individuos i y j, y admitiendo que S_{ij} es la proporción de alelos comunes entre i y j, la proporción compartida en l loci y la correspondiente distancia son:

$$PAS_{ij} = \frac{\sum_l S_{ij}}{2l} \qquad\qquad DAS_{ij} = 1 - PAS_{ij}$$

La construcción de un árbol de distancias genéticas entre individuos de diferentes razas, con base en las distancias calculadas por alelos compartidos, permite, por ejemplo, evaluar la ocurrencia de mestizaje o subestructura de las razas en cuestión. En este caso, cada individuo es representado por su posición gráfica en relación a los restantes (v. Figura 23.6.), analizándose después la tendencia a que los individuos de la misma raza se agrupen y constituyan subgrupos separados, o incluso que se mezclen con individuos de otras razas.

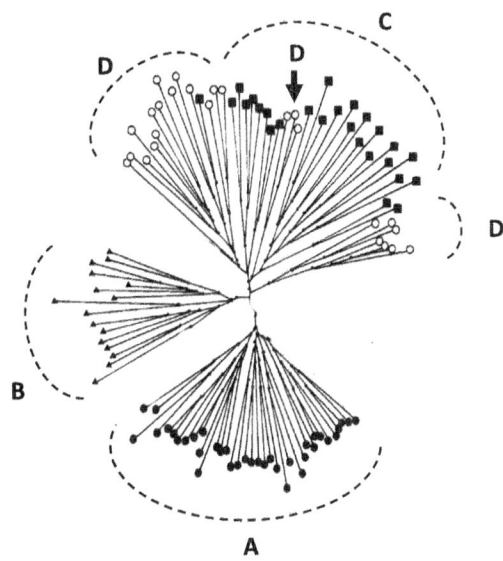

Figura 23.6. *Ejemplo de árbol de distancias genéticas entre individuos de cuatro razas (A ●, B ▲, C ■ y D ○).*

En el ejemplo de la Figura 23.6., mientras los animales de las razas A y B constituyen núcleos bien diferenciados, los de la raza D se distribuyen en dos subgrupos separados y, además de eso, algunos de ellos aparecen mezclados con los de la raza C, lo que puede indicar algún grado de mestizaje entre las dos razas o clasificación equivocada de los animales. Naturalmente, estos resultados pueden ser encuadrados con información adicional, con el objetivo de esclarecer la historia demográfica y selectiva de las razas analizadas.

23.4.3.3. *Enfoque Bayesiano*

En los últimos años, ganó mucha popularidad en el análisis de la estructura poblacional el uso del enfoque bayesiano desarrollado por Pritchard *et al.* (2000)[24], y disponible a través del software STRUCTURE. En esta metodología admitimos que existe un conjunto de subpoblaciones (razas) en el presente, que pueden (o no) tener un origen común, que tienen entre ellas un mayor o menor grado de diferenciación y en las que ocasionalmente puede haber ocurrido un

---

[24] Pritchard, J.K., M. Stephens, P. Donnelly. 2000. Inference of population structure using multilocus genotype data. Genetics, 155: 945-959.
Software disponible en https://web.stanford.edu/group/pritchardlab/structure.html.

mestizaje. Estas razas presumiblemente son el resultado de un conjunto de poblaciones ancestrales que les dieron origen en un pasado más o menos lejano.

El software STRUCTURE utiliza un enfoque bayesiano para establecer *clusters (agrupaciones)*, utilizando la estimación por métodos iterativos, i.e., *Monte Carlo Markov Chains* (MCMC). El proceso comienza asumiendo que, subyacente a las razas actuales, existe un número variable de poblaciones ancestrales (este número está representado por K), calculándose la verosimilitud de que las frecuencias génicas de las razas actuales sean coherentes con el K asumido. Los cálculos se realizan de forma iterativa, probando valores crecientes de K. En cada nivel de K, se estima la probabilidad posterior de los datos para el nivel considerado de K, i.e., la verosimilitud del número de *clusters* ancestrales considerados, dada la diversidad genética observada. Los niveles crecientes de K se prueban hasta alcanzar un valor de la función de verosimilitud que ya no mejora, lo que indicará que se ha alcanzado el nivel "óptimo" de K, es decir, que ese es el número de poblaciones ancestrales que mejor justifica la diversidad genética observada.

En cada ejecución con determinado valor de K se calcula el "coeficiente de pertenencia" de cada animal en cada una de las poblaciones ancestrales, es decir, la probabilidad de que el genotipo de cada individuo provenga de cada una de las K poblaciones ancestrales consideradas. Estos valores individuales luego se convierten en una media para los animales de una raza determinada, y esto refleja la contribución de cada una de las K poblaciones ancestrales para la raza actual.

En la Figura 23.7. se encuentra una representación gráfica del enfoque utilizado por el software STRUCTURE, admitiendo la contribución de tres posibles poblaciones ancestrales ($K = 3$) para cuatro razas actuales. La figura muestra la contribución media de las poblaciones ancestrales para cada una de las cuatro razas, y en el caso particular de la raza D, se representa el aporte de estas poblaciones para cada uno de los individuos de esta raza. En este ejemplo queda claro que las razas A, B y C reciben una contribución casi exclusiva de las poblaciones ancestrales X, Y y Z, respectivamente. Sin embargo, la raza D resulta esencialmente del cruce de animales provenientes de poblaciones ancestrales Y y Z. Aunque la contribución media de la raza D está bastante equilibrada entre Y y Z, no todos los animales de la raza D tienen exactamente la misma contribución de las dos poblaciones ancestrales.

Una cuestión que suele ser polémica es cómo estimar el K "óptimo". Existen varias posibilidades para este propósito, pero no hay consenso sobre el mejor enfoque. De todos modos, la interpretación de los resultados obtenidos con niveles crecientes de K puede ser bastante informativa en sí misma. Por ejemplo, Ginja *et al.* (2019)[25] estudiaron las influencias genéticas en razas bovinas criollas,

---

[25] Ginja, C., L.T. Gama, O. Cortés, I. Martín-Burriel, J.L. Vega-Pla, C. Penedo, P. Sponenberg, J. Cañón Ferreras, A. Sanz, A. Egito, L.A. Álvarez, G. Giovambattista, S.A. Agha, A. Rogberg, M.A.C. Lara, BioBovis Consortium, J.V. Delgado Bermejo, A.M. Martínez. 2019. The genetic ancestry of American Creole cattle inferred from uniparental and autosomal genetic markers. Scientific Reports 9:11486.

y cuando *K*=2 se separaban las razas de acuerdo con la influencia de *taurus* e *indicus*, luego con *K*=3 se separaron las influencias ibéricas y británicas, etc.

Figura 23.7. *Ejemplo representando la contribución media de las poblaciones ancestrales X, Y, Z a las razas A, B, C y D actuales, utilizando el software STRUCTURE. Para el caso de la raza D, también se ejemplifica el aporte para cada uno de los 6 animales que la constituyen.*

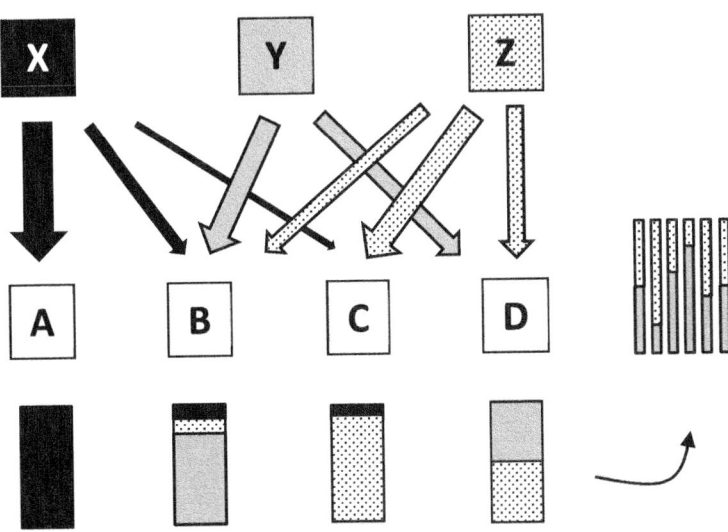

En resumen, la metodología basada en el algoritmo *Bayesiano* implementado por el software STRUCTURE es extremadamente poderosa para estimar la distancia genética y diferenciación entre razas, identificar el grado de mestizaje, detectar subestructura racial, permitir la exclusión de animales que manifiestan señales de ser cruzados, permitir asignar animales a determinada raza, etc. Otros software han sido desarrollados con el mismo objetivo, que parecen ser más eficientes cuando se usa información de un número grande de marcadores moleculares, como por ejemplo SNP (Admixture, Faststructure, BAPS).

24.4.3.4. Análisis factorial de correspondencias

El Análisis Factorial de Correspondencias (AFC) es una metodología estadística que permite evaluar la distancia entre razas e individuos según su distribución espacial. El AFC corresponde, esencialmente, a un Análisis de Componentes Principales aplicado a datos de una tabla de contingencia, en el que se extrae la información que traduce la relación entre filas y columnas, y se descompone la variabilidad inicial (inercia), identificando un número reducido de factores que justifican el desvío entre los valores esperados y observados.

A partir de la información genotípica (o genómica), se calcula el grado de semejanza genética entre pares de individuos y se obtienen los ejes ortogonales de variación mediante combinaciones lineales de varios marcadores genéticos. Cuando los componentes principales se calculan de forma decreciente, ellos deberán reflejar la variabilidad genética resultante de los diferentes aportes ancestrales a la muestra, interpretándose que los individuos que tienen el mismo valor en un componente principal dado tendrán el mismo aporte en ese eje.

En la Figura 23.8. se encuentra un ejemplo muy simple que representa la distribución de observaciones después del AFC realizado con base en información de marcadores genéticos en un grupo de animales de tres razas.

Figura 23.8. *Resultados del análisis de componentes principales de animales de tres razas (A, B y C) genotipados con marcadores moleculares.*

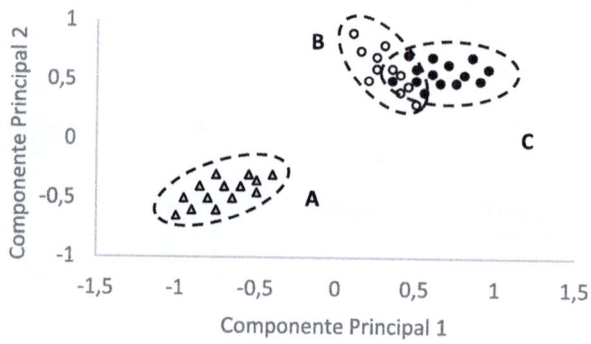

Los resultados indican que los Componentes Principales 1 y 2 separan bien la raza A de las razas B y C, pero estas dos están poco diferenciadas, posiblemente por mestizaje entre ellas. Entonces sería necesario investigar qué factores podrían estar subyacentes al componente 1 y a la menor diferenciación B/C (¿geografía?, ¿historial de las razas?, etc.).

El AFC se ha utilizado para analizar información sobre marcadores genéticos, con el objetivo de intentar encontrar la relación entre la diversidad genética observada y los factores subyacentes a los componentes principales que justifican esta diversidad. Estos componentes pueden, por ejemplo, traducir la distribución geográfica de poblaciones en un territorio o el flujo de genes entre subpoblaciones. El AFC no tiene mayores implicaciones con respecto a los supuestos genéticos, y esencialmente apunta a encontrar patrones de distribución de diversidad que puedan traducir la distancia genética entre poblaciones, la existencia de subestructura y la posible mezcla entre grupos. Para ello, el AFC permite visualizar la distribución de las observaciones (tanto de individuos como de los valores centrales de poblaciones) en un espacio bidimensional o tridimensional, en función de los distintos componentes principales. El AFC es ampliamente utilizado para identificar posibles patrones de distribución de la variabilidad genética, debiendo tenerse en consideración la proporción de variabilidad explicada por cada uno de los componentes principales.

23.4.4. Aislamiento y flujo génico

Cuando dos poblaciones quedan aisladas, la deriva genética lleva a su progresivo alejamiento, y de ahí resulta que, cuanto más pequeñas fueran esas poblaciones, más rápidamente divergen. La divergencia entre dos poblaciones en la generación t, admitiendo que ambas tienen el mismo censo efectivo (N_e), puede ser traducida por el estadístico F_{ST}, calculado como:

$$F_{ST} = 1 - \left(1 - \frac{1}{2N_e}\right)^t$$

Utilizando esta expresión, podemos predecir que, entre dos poblaciones mantenidas, por ejemplo, con N_e=10 o N_e=25, la distancia F_{ST} al final de 10 generaciones será igual a 0.40 y 0.18, respectivamente.

Pero es posible que, más temprano o más tarde, el aislamiento de las poblaciones se rompa, habiendo algún flujo de genes entre ellas. Este flujo de genes tenderá a reducir la distancia F_{ST}, y puede demostrarse que, si existieran N_m individuos que en cada generación migran entre dos poblaciones, la distancia F_{ST} entre ellas resulta del equilibrio entre deriva genética y número de migrantes, traducido en la expresión siguiente:

$$F_{ST} = \frac{1}{4N_m + 1}$$

De aquí resulta que basta que exista un número relativamente pequeño entre dos subpoblaciones para que la distancia F_{ST} entre ellas se mantenga baja.

Vemos así que el proceso de fragmentación en subpoblaciones tiende a llevar a su divergencia (tanto mayor cuanto menor fuera el censo efectivo) y, por el contrario, la migración reduce la diferenciación entre esas subpoblaciones.

23.5. Caracterización genética por análisis de la información genómica

Los paneles de SNP que están disponibles actualmente para todas las especies domésticas pueden aportar grandes beneficios a los programas de caracterización de la diversidad genética. Naturalmente, se pueden utilizar en los diversos aspectos de la caracterización genética que ya se han mencionado para los marcadores convencionales (a saber, el estudio de la diversidad genética intra e interracial), pero también permiten algunas estrategias diferentes. En el Capítulo 22 vimos con algún detalle las potencialidades de este tipo de herramientas, que abordaremos aquí muy resumidamente en la perspectiva de su posible utilización para la caracterización de los Recursos Genéticos Animales.

En el momento en que se concluye este libro, la FAO está preparando un nuevo manual con recomendaciones sobre el uso de información genómica para la caracterización y conservación de los Recursos Genéticos Animales, por lo que se recomienda al lector interesado la consulta de esa bibliografía cuando esté disponible.

23.5.1. Relación de parentesco

La primera gran ventaja de los marcadores SNP es que ellos permiten cuantificar objetivamente el grado de semejanza (parentesco) existente entre dos individuos, como vimos en la Sección 22.2.1. Efectivamente, mientras en la relación de parentesco genealógica lo que calculamos es el valor esperado de la semejanza entre los animales (por ejemplo, 1/2 entre hermanos plenos, 1/4 entre medio-hermanos, etc.), en el caso de la relación de parentesco genómico la semejanza es medida por la proporción de alelos que los individuos realmente comparten. Por lo tanto, esta metodología suplantó el parentesco convencional, tanto en programas de selección como en programas de caracterización y conservación.

23.5.2. Estructura poblacional

Tal como sucede con los marcadores convencionales, las informaciones obtenidas con marcadores SNP pueden ser utilizadas para estudiar la estructura de una población, por ejemplo, por medio de un análisis AFC o del abordaje Bayesiano implementada por el STRUCTURE. En la realidad, los análisis con paneles de SNP permiten un nivel de detección de patrones de diversidad genética mucho más refinado que con los marcadores clásicos, por ejemplo contrastando regiones del genoma codificantes y no codificantes, de forma que los SNP representan una alternativa muy interesante para estudiar la estructura poblacional y las historias evolutivas que moldearon las diferentes regiones del genoma de las diversas especies de animales domésticos.

23.5.3. Segmentos de homocigosis

Los segmentos más o menos largos de homocigosis (*runs of homozygosity*, ROH) encontrados en el genoma de un individuo pueden ser interpretados como resultantes de apareamientos consanguíneos que se encuentran en la ascendencia de ese individuo (véase Sección 22.2.2.). En esta perspectiva, segmentos largos de ROH representan una consanguinidad reciente, mientras que los segmentos cortos corresponden a consanguinidad más antigua. Globalmente, el coeficiente de consanguinidad de un individuo puede ser calculado como la proporción de su genoma que está asociada a segmentos de ROH.

La consanguinidad estimada a partir de los registros genealógicos está correlacionada con la consanguinidad estimada por ROH, pero la correlación no es perfecta, no solo por la posible existencia de errores en la genealogía, sino también porque en el primer caso estamos considerando el valor esperado de la homocigosis mientras que en el segundo tenemos el valor observado de esa misma homocigosis. Normalmente, las correlaciones entre consanguinidad genealógica y genómica son más altas cuando son usados segmentos ROH más largos para estimar la consanguinidad.

23.5.4. Desequilibrio de ligamiento

Los loci que están próximos en el genoma tienden a segregar conjuntamente, generando el llamado desequilibrio de ligamiento (*Linkage Disequilibrium*, LD). Este LD disminuye con el tiempo (véase Sección 22.2.3.), en la medida que la recombinación genética tiende a separar los segmentos que están ligados. En consecuencia, el LD tiende a reducirse con el tiempo, y también es menor si se utiliza un número elevado de reproductores. Por lo tanto, la forma en que se encuentran ligados los loci más próximos o más distantes en el genoma es una consecuencia de cuellos de botella ocurridos en el pasado, por lo que el LD puede ser usado para estimar retrospectivamente el censo efectivo en las generaciones anteriores.

23.5.5. Distancia entre razas

Los valores de LD pueden también ser comparados entre razas y, a partir de esos resultados, estimar las distancias genéticas entre ellas (asumiendo que tengan un origen común). Específicamente, en este caso investigamos si existe algún LD entre las razas, esto es, si la segregación del locus 1 en la raza A y del locus 2 en la raza B, son independientes. Cuanto más próximo sea el origen común de esas razas, mayor será el LD que persiste. Este abordaje permite no solo estimar la distancia genética entre razas, sino también el tiempo de divergencia entre ellas.

Además de eso, la información genómica puede también ser usada para estimar los estadísticos F, vistos anteriormente. En el caso de paneles de SNP, podemos obtener no solo la distancia F_{ST} entre razas para todo el genoma, sino también un valor de F_{ST} locus por locus, lo que puede ser importante para identificar puntos de divergencia entre razas, que pueden representar huellas de selección en determinadas regiones del genoma (véase Sección 22.2.4.).

Para saber más…

Allendorf, F.W., G. Luikart, S.N. Aitken. 2013. Conservation and the genetics of populations, 2nd Edition. John Wiley & Sons

FAO. 2011. Molecular genetic characterization of animal genetic resources. 88 pp. FAO Animal Production and Health Guidelines. No. 9. Rome.

Fernandez, J., T.H.E. Meuwissen, M.A. Toro, A. Maki-Tanila. 2011. Management of genetic diversity in small farm animal populations. Animal, 5: 1684–1698.

Frankham, R., J.D. Ballou, D.A. Briscoe. 2010. Introduction to conservation genetics. 2nd Edition. Cambridge University Press.

Groeneveld, L. F., J. A. Lenstra, H. Eding, M. A. Toro, B. Scherf, D. Pilling, R. Negrini, E. K. Finlay, H. Jianlin, E. Groeneveld, S. Weigend, The GLOBALDIV Consortium. 2010. Genetic diversity in farm animals – a review. Animal Genetics, 41 (Suppl. 1), 6–31.

Gutiérrez, J.P., Goyache, F., 2005. A note on ENDOG: a computer program for analysing pedigree information. J. Anim. Breed. Genet. 122, 172–176.

Hartl, D.L., A.G. Clark. 2007. Principles of Population Genetics, 4th Edition. Sinauer Associates.

Lenstra, J.A., L.F. Groeneveld, H. Eding, J. Kantanen, J.L. Williams, P. Taberlet, E. L. Nicolazzi, J. So, P. Ajmone-Marsan, S. Weigend. 2012. Molecular tools and analytical approaches for the characterization of farm animal genetic diversity. Animal Genetics. 43: 483–502.

Leroy, G., T. Mary-Huard, E. Verrier, S. Danvy, E. Charvolin, C. Danchin-Burge. 2013. Methods to estimate effective population size using pedigree data: Examples in dog, sheep, cattle and horse. Genetics Selection Evolution. 45: 1-10.

Meuwissen, T.H.E., A.K. Sonesson, G. Gebregiwergis, J.A. Woolliams. 2020. Management of Genetic Diversity in the Era of Genomics. Frontiers in Genetics, 11:880.

Oldenbroek, K. (Editor). 2007. Utilization and conservation of farm animal genetic resources. Wageningen Academic Publishers.

Oldenbroek, K. (Editor). 2017. Genomic management of animal genetic diversity. Wageningen Academic Publishers.

Peripolli, E., D.P. Munari, M.V.G.B. Silva, A.L.F. Lima, R. Irgang, F. Baldi. 2016. Runs of homozygosity: current knowledge and applications in livestock. Animal Genetics. 48: 255–271.

Toro, M.A., J. Fernández, A. Caballero. 2009. Molecular characterization of breeds and its use in conservation. Livestock Science 120: 174–195.

Toro, M.A., T.H.E. Meuwissen, J. Fernández, I. Shaat, A. Maki-Tanila. Assessing the genetic diversity in small farm animal populations. 2011. Animal. 5: 1669-83.

Wright, S. 1978. Evolution and the Genetics of Populations. Vol. 4 – Variability within and among natural populations. The University of Chicago Press.

24. Caracterización fenotípica y encuadramiento ambiental de los Recursos Genéticos Animales

24.1. Introducción

Aunque la caracterización de la diversidad genética es, naturalmente, el foco principal de nuestro abordaje, también es evidente que la caracterización de una raza o grupo de razas tiene que ser más amplia e involucrar otras formas de evaluar la diversidad de los propios animales, y también de los factores que pueden afectar su desempeño y evolución. Por una cuestión de sistematización, abordaremos las diferentes perspectivas de esta caracterización de la siguiente forma:

- Caracterización fenotípica
- Caracterización del entorno productivo
- Caracterización del modo de producción y utilización de los animales

Por otro lado, el propio entorno de la producción condiciona las particularidades de la raza y su dispersión en un determinado territorio. Desde este punto de vista, es importante combinar la información genética con la información espacial, para investigar cómo interactúan los RGAn con las características del paisaje y, en última instancia, aclarar cómo los factores ambientales pueden restringir o facilitar la expansión y adaptación de una raza.

24.2. Caracterización fenotípica

El reconocimiento de una raza se basa frecuentemente en un conjunto de características visibles, que definen el patrón racial y sirven para encuadrar a los animales que engloba esa raza. Generalmente, estas características fenotípicas se traducen en diferencias morfológicas y productivas que constituyen el prototipo o patrón de la raza, y que obviamente difieren mucho con la especie, el objetivo de producción, la región del mundo, etc. En este apartado hacemos un repaso general, no necesariamente exhaustivo, de algunos de los puntos fundamentales que componen la caracterización morfológica y productiva de las principales especies domésticas.

24.2.1. Caracterización morfológica

Desde el inicio de la domesticación, los animales fueron seleccionados en condiciones ambientales específicas y con ciertos objetivos, lo que resultó en el desarrollo progresivo de características distintas (por ejemplo, la fina lana de los Merinos, el gran tamaño de algunas razas bovinas utilizadas para tracción como la raza italiana Chianina, la adaptación a las condiciones tropicales del cebú, etc.). Así fue hasta finales del siglo XIX, cuando la selección artificial organizada resultó en modificaciones profundas de la capacidad productiva y, consecuentemente, de las características morfológicas, de muchas razas. En este proceso evolutivo, varias razas desarrollaron un prototipo morfológico diferente a las demás, que corresponde al "ideal" de la raza, y que sirve como criterio, por ejemplo, para evaluar si los animales pueden o no registrarse en un libro genealógico determinado.

Existe una lista casi interminable de características morfológicas que pueden ser consideradas, que son naturalmente diferentes de una especie a otra. Algunos ejemplos de indicadores físicos más comunes a considerar en el proceso de "Caracterización Morfológica" de una raza son, entre muchos otros, los siguientes:

- Características mensurables en diferentes partes del cuerpo
  - Dimensiones
  - Pesos
  - Ángulos
  - Proporciones
  - Etc.
- Características cualitativas
  - Coloración (pelaje, cuernos, cascos, etc.)
  - Perfil frontal (convexo, rectilíneo, cóncavo, etc.)
  - Forma del cuerpo (longilíneo, brevilíneo, etc.)
  - Tamaño del pelo (largo, medio, corto)
  - Finura de la lana
  - Forma de los cuernos
  - Orientación de las orejas (erguida, caída)
  - Corpulencia
  - Conjunto de formas
  - Etc.

- Características de expresión binomial (presencia/ausencia)
  - Cuernos (bovinos, ovinos, caprinos)
  - Cara blanca (bovinos)
  - Presencia de mamellas (porcinos, ovinos y caprinos)
  - Forma de la cresta (aves)
  - Etc.

Las características morfológicas identificadas en un grupo representativo de animales se pueden analizar de forma descriptiva, para obtener una caracterización cualitativa y morfométrica de la raza. En este caso, es importante conocer la media, distribución, variabilidad, frecuencias, etc., de cada característica en estudio, como forma de evaluar la uniformidad o heterogeneidad de la raza.

También se puede realizar un análisis comparativo, con el objetivo de cuantificar la similitud o discrepancia de las razas analizadas. Para ello, muchas veces se utilizan análisis multivariados (análisis de componentes principales, análisis discriminante, distancias entre grupos, etc.), que pueden permitir la identificación de razas poco diferenciadas, o ayudar en la capacidad de discriminar y asignar correctamente los animales a una raza de origen.

Un criterio que se utiliza a menudo para medir el grado de diferenciación entre pares de razas basado en indicadores cuantitativos es la distancia de Mahalanobis. Suponiendo que tenemos las características X e Y, medidas en las razas A y B, esta distancia se puede calcular como:

$$D_{AB} = \sqrt{v'C^{-1}v}$$

donde v es el vector que representa la diferencia entre las medias de las características X e Y en las razas A y B, y C es la matriz de varianza-covarianza de estas dos características. En el Ejemplo 24.1 se presenta el cálculo de la distancia de Mahalanobis para un caso muy simple, considerando dos razas en las que se midieron dos características.

Ejemplo 24.1.
Pretendemos calcular la distancia de Mahalanobis a partir de la información fenotípica recogida en dos razas. Fueron muestreados 5 animales de las razas A y B, en los que se midieron las características X e Y. Los resultados de estas mediciones fueron los siguientes:

Animal	Raza A		Raza B	
	X	Y	X	Y
1	2	20	6	50
2	2	50	7	40
3	6	50	8	70
4	7	30	5	60
5	4	70	5	40
Media	4.2	44	6.2	52

Se obtiene la matriz de (co)varianzas (C), calculando primero para cada una de las razas, y luego la matriz media para las dos razas.

	Raza A		Raza B		Media (C)	
X	5.2	1.5	1.7	7	3.45	4.25
Y	1.5	380	7	170	4.25	275

El vector v es construido con las diferencias entre las medias de las variables X e Y en las razas A y B. En este caso:

$$v = \begin{bmatrix} \bar{X}_A - \bar{X}_B \\ \bar{Y}_A - \bar{Y}_B \end{bmatrix} = \begin{bmatrix} 4.2 - 6.2 \\ 44 - 52 \end{bmatrix} = \begin{bmatrix} -2.0 \\ -8 \end{bmatrix}$$

Y, como hemos visto, la matriz C de (co)varianzas es:

$$C = \begin{bmatrix} 3.45 & 4.25 \\ 4.25 & 275 \end{bmatrix}$$

Por lo que la distancia de Mahalanobis puede ser calculada como:

$$D_{AB} = \sqrt{v'C^{-1}v} = 1.128$$

A partir de las distancias calculadas para un grupo de razas, la relación entre ellas puede ser representada en el espacio, por ejemplo, construyendo un árbol de distancias.

24.2.2. Caracterización productiva

El proceso de selección para diferentes propósitos y para la adaptación a condiciones altamente diversificadas dio como resultado que razas con capacidades de producción muy diferentes se han desarrollado en todas las regiones del mundo. Naturalmente, un punto fundamental de la caracterización de los RGAn es el conocimiento profundo de sus capacidades productivas, así como de las diversas características que pueden, directa o indirectamente, ayudar a hacer una raza más competitiva y así contribuir a su supervivencia. Es evidente que existe una gran cantidad de características productivas que pueden ser evaluadas, las cuales tienen diferente importancia, según la especie y el sistema de producción. Generalmente, los principales tipos de rasgos productivos a considerar en la caracterización de una raza pueden agruparse, entre muchas otras alternativas, de la siguiente manera:

- Producción
  - Crecimiento
  - Leche (cantidad, calidad)
  - Fibra
  - Huevos
  - Etc.

- Reproducción
  - Fertilidad
  - Prolificidad
  - Estacionalidad
  - Edad al primer parto
  - Etc.
- Calidad de los productos
  - Canal/Carne
  - Productos transformados
  - Leche
  - Fibra
  - Huevos
  - Etc.
- Comportamiento
  - Docilidad
  - Comportamiento gregario
  - Comportamiento en pastoreo
  - Reacción a predadores
  - Etc.
- Adaptación
  - Longevidad
  - Tolerancia al calor o frío
  - Resistencia a enfermedades
  - Tolerancia a períodos sin agua o alimento
  - Utilización de diferentes fuentes de alimentos
  - Etc.
- Funciones de beneficio indirecto
  - Trabajo
  - Estiércol
  - Seguridad alimentaria
  - Depósito "no bancario"
  - Prestación de servicios al ecosistema
  - Importancia histórica y cultural
  - Etc.

24.3. Caracterización del entorno productivo

Naturalmente, además de los factores inherentes a la propia raza, es también fundamental conocer los factores que condicionan su "existencia" en el presente (considerado en un sentido amplio) o que pueden comprometer su supervivencia futura. Estos incluyen los siguientes:

24.3.1. Encuadramiento de la raza

- Distribución de la raza
  - Distribución geográfica
  - Especies/razas en competencia
  - Sistemas de información geográfica
  - Etc.
- Productores
  - Número
  - Dimensión
  - Dispersión
  - Distribución etaria
  - Raza pura o cruzamiento
  - Etc.

24.3.2. Factores condicionantes de naturaleza ambiental

- Clima
  - Temperatura
  - Humedad
  - Precipitación
  - Nieve
  - Viento
  - Duración de la luz
  - Radiación solar
  - Etc.
- Suelo/territorio
  - Altitud
  - Declive
  - Tipo de suelo
  - Superficie del territorio (rocas, desierto, pantanos, etc.)
  - Vegetación predominante
  - Etc.
- Recursos alimentarios y agua
  - Disponibilidad cuantitativa y cualitativa
  - Variación anual y estacional
  - Competición con otras especies
  - Etc.
- Riesgos sanitarios
  - Enfermedades predominantes
  - Resistencia/susceptibilidad
  - Predadores
  - Etc.

24.3.3. Factores socio-económicos

- Caracterización socio-económica
    - o Usos principales de la raza (carne, leche, fibra, productos transformados, utilidades no productivas, etc.)
    - o Productos y mercados a los que se dirige (exterior *vs.* autoconsumo)
    - o Nichos de mercado
    - o Venta de reproductores
    - o Etc.
- Capacidad de manejo
    - o Sistemas de producción
    - o Nivel de confinamiento
    - o Protección climática
    - o Control de enfermedades
    - o Disponibilidad de alimento y agua
    - o Posibilidad de control reproductivo
    - o Etc.
- Aspectos relacionados con el género (importancia de las mujeres en la gestión de la raza)
    - o Toma de decisiones
    - o Responsabilidades de trabajo

24.4. Caracterización del modo de producción y utilización

A lo largo de la segunda mitad del siglo XX la agricultura sufrió grandes cambios, y la producción animal siguió inevitablemente esta tendencia. Esto resultó en la intensificación de los sistemas de producción animal, que abarcaron principalmente la producción de bovinos lecheros, porcinos y aves y, en menor medida, bovinos de carne y pequeños rumiantes. El mayor o menor grado de intensificación de la producción obviamente tiene consecuencias, por lo que es fundamental tenerlo en cuenta a la hora de programar la gestión de RGAn. Genéricamente, los sistemas de producción se pueden clasificar según el grado de intervención humana en:

- Sistema de elevados *inputs*: gestión orientada a la superación de los diferentes factores limitantes, por lo que el *ouput* está esencialmente condicionado por las decisiones de gestión.

- Sistema de *inputs* intermedios: gestión dirigida a afrontar algunos de los efectos negativos del ambiente de producción, permaneciendo, sin embargo, algunos elementos que constituyen factores limitantes al *output*.

- Sistema de bajos *inputs*: existe el riesgo de que uno o más factores ambientales puedan constituir un fuerte elemento limitante del *output* generado.

- Producción de subsistencia: inexistencia de un sistema de gestión formal, con un enfoque esencialmente dirigido al autoconsumo o al consumo local, con fuertes limitaciones derivadas del entorno ambiental.

Si bien la correspondencia no es directa, esta clasificación de los sistemas de producción generalmente indica un grado de intensificación progresivamente menor y, naturalmente, el modo de producción tiene un impacto directo en las opciones inherentes a la gestión de RGAn. Por ejemplo, en el caso de los sistemas de producción de elevados _inputs_, el ambiente termina siendo bastante estandarizado y semejante a nivel global, por lo que las razas utilizadas son prácticamente las mismas en todo el mundo (Holstein en vacas lecheras, Large White y Landrace en cerdos, Leghorn y Rhode Island en gallinas). Una consecuencia obvia de la intensificación de la producción fue el abandono de muchas razas locales, cuyo espacio fue ocupado por las razas cosmopolitas. Por el contrario, en los sistemas de producción extensivos, con bajos _inputs,_ las limitaciones ambientales son muy diversas, por lo que con el tiempo se han desarrollado razas con la capacidad de adaptarse a esa gran diversidad de condiciones, originando las llamadas razas locales o autóctonas. Obviamente, la viabilidad de un determinado esquema de selección o cruzamiento, o alternativamente la necesidad de optar por un programa de conservación, depende mucho de los sistemas de producción en los que la raza se desarrolla, así como de la viabilidad y sostenibilidad de estos sistemas.

También es necesario tener en cuenta que todo el entorno humano y las limitaciones ambientales que enmarcan la producción pueden restringir la viabilidad de un determinado esquema de gestión de los RGAn. Por ejemplo, el impacto ambiental de los sistemas de producción basados en altos _inputs_ ha llevado, en algunos países, a la reducción o hasta incluso al abandono de la intensificación productiva, optando por sistemas de producción más amigables con el ambiente. Asimismo, las limitaciones impuestas por las preocupaciones de los consumidores en aspectos relacionados con la salud y el bienestar de los animales, las implicaciones de los productos animales para la salud humana, el marco ambiental de producción, etc., han llevado, en muchos casos, a un cambio sustancial en el modo de producción, incluyendo sus condicionantes legales. Por ejemplo, en los países de la Unión Europea ha existido una creciente preocupación por asegurar la sostenibilidad de la producción, lo que acabó traduciéndose en una promoción progresiva de la extensificación, con obvias implicaciones relativas al tipo de animal/raza más adecuado a los sistemas de producción adoptados.

Naturalmente, el modo de producción en el presente y su previsible evolución en el futuro, así como el marco político-social y económico en el que se desarrolla la producción, deberán ser tomados en cuenta a la hora de programar un modelo de desarrollo para los RGAn, sea orientado al mejoramiento genético o a la conservación.

24.5. Genética del paisaje

El área del conocimiento denominada "Genética del paisaje" (*Landscape Genetics*) combina genética de poblaciones y ecología, y ha ganado mucha importancia en los últimos años. Esencialmente, con este enfoque se pretende investigar cómo los aspectos geográficos y ambientales interactúan y pueden condicionar la diversidad y estructura genética de las poblaciones.

El análisis de "*Landscape Genetics*" permite cuantificar los efectos que la composición del paisaje (en un sentido amplio) puede tener sobre el flujo de genes y la variación genética espacial, correlacionando patrones genéticos (flujo genético y deriva) y los componentes del "paisaje" (medio ambiente).

En especies silvestres, *Landscape Genetics* esencialmente permite relacionar la dispersión de la diversidad genética con la existencia de particularidades geográficas que pueden constituir barreras y condicionar o facilitar el flujo de genes en un territorio determinado. Por otro lado, en especies domésticas el enfoque de *Landscape Genetics* permite sobre todo investigar los polos de domesticación y posterior flujo de genes, la historia y migración de las razas modernas, los indicadores de selección, la adaptación a las condiciones climáticas y resistencia a enfermedades, etc.

Algunos ejemplos en los que el análisis de *Landscape Genetics* permite identificar el flujo de genes y la adaptación local son los siguientes:

- en una especie silvestre, un accidente geográfico (río, montaña, etc.) puede llevar al aislamiento de subpoblaciones, resultando en una fragmentación y distanciamiento genético entre ellas.

- la dispersión territorial de *Bos indicus* en el continente americano está fuertemente asociada con el clima predominante (*indicus* más común en zonas tropicales) y con los riesgos sanitarios inherentes.

- la presencia de la raza N'Dama en la costa occidental de África refleja su resistencia a la tripanosomiasis, que es una enfermedad endémica en esta región.

- la relación genética entre las razas de asnos en América Latina refleja los puntos de entrada de esta especie y su dispersión en el territorio.

- la expansión del cerdo ibérico en la Península Ibérica se solapa con la zona de dispersión de la montanera que le da sustento.

Existen varias formas de combinar y analizar información genética y geográfica en *Landscape Genetics*. Una forma sencilla es, por ejemplo, partir de los resultados de un análisis bayesiano con Structure (v. Capítulo 23) e investigar los patrones de dispersión geográfica de las contribuciones genéticas de las poblaciones ancestrales, como se ilustra en el Ejemplo 24.2.

Ejemplo 24.2.
Se muestrearon cuatro razas de una determinada especie en el territorio de la Península Ibérica. El análisis con Structure permitió identificar la existencia de 3 poblaciones ancestrales, cuyo aporte a cada una de las razas es el que se representa en el siguiente mapa (en el que cada raza se ubica en su centro de creación).

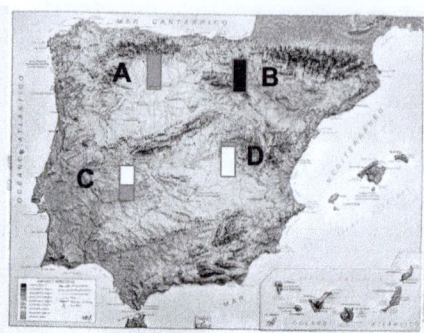

Procediendo a la interpolación espacial de la contribución genética de poblaciones ancestrales en el territorio de la Península daría como resultado un mapa como el siguiente:

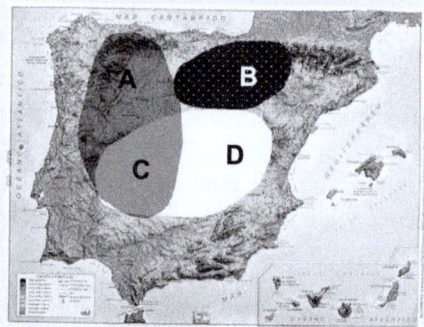

De esto se podría deducir que en el norte de la Península existen dos poblaciones bien diferenciadas (A y B), pero que en la zona central hubo mestizaje de las razas A y D, originándose allí la raza C. Podría entonces buscarse la posible justificación del patrón que fue encontrado, que puede, por ejemplo, ser el resultado de la trashumancia, de la preferencia por animales de diferentes tamaños, de la popularidad de un determinado producto, etc.

En el Ejemplo 24.3. se utiliza otro enfoque, investigándose la relación entre la distancia geográfica y la distancia genética entre grupos de animales de diferentes especies. Los resultados obtenidos se pueden utilizar para hacer inferencias sobre el comportamiento de las especies estudiadas o sobre las características del paisaje que pueden facilitar o dificultar el flujo de genes en una especie determinada y no en otra.

Ejemplo 24.3.
Se muestrearon grupos de animales salvajes de las especies A, B y C, que ocupan un determinado territorio (por ejemplo, conejo, gacela y zorro). Después del genotipado, se calculó la distancia F_{st} entre diferentes grupos de una misma especie y se obtuvo la distancia geográfica correspondiente. Se calculó la regresión de la distancia genética en

la distancia geográfica para cada una de las especies, y el resultado se encuentra en la siguiente figura.

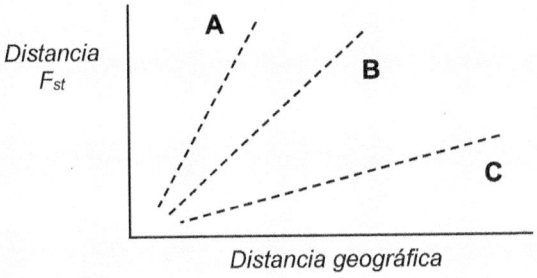

Estos resultados indican que, en la especie A, incluso si la distancia geográfica aumenta muy poco, la distancia genética aumenta rápidamente, mientras que en la especie C la distancia genética es siempre relativamente baja, independientemente de la distancia geográfica. Esto significa que la especie A se mueve poco y los apareamientos ocurren esencialmente entre animales del mismo grupo. Por el contrario, en la especie C parece haber movimiento de reproductores entre grupos, por lo que hay un flujo de genes por todo el territorio, y la distancia genética permanece relativamente reducida. La especie B tiene una situación intermedia entre A y C.

La disponibilidad de información genómica, que actualmente es posible obtener a gran escala a un costo razonable, ha permitido la implementación de estudios de *Landscape Genomics* en las más diversas especies. En este caso, los paneles de SNP se utilizan en una perspectiva idéntica a la descrita para los otros marcadores, pero ahora con la posibilidad de investigar la posible presencia de polimorfismos en determinadas regiones del genoma, que puedan estar asociados a características específicas del ambiente y del territorio. Esto permite, por ejemplo, investigar la existencia de genes asociados a la tolerancia al calor, la resistencia a patologías existentes en una región determinada, la resiliencia en períodos de inanición, etc., lo que obviamente es de suma importancia a la hora de intentar detectar mecanismos de adaptación que permitan, por ejemplo, afrontar el cambio climático.

Para saber más…

FAO. 2012. Phenotypic characterization of animal genetic resources. 158 pp. FAO Animal Production and Health Guidelines No. 11. Rome.

FAO/WAAP. 2008. Report of the FAO/WAAP Workshop on Production Environment Descriptors for Animal Genetic Resources. D. Pilling, B. Rischkowsky, B.D. Scherf (Eds.). 103 pp. FAO, Rome.

Hall, S.J.G. 2004. Livestock Biodiversity - Genetic resources for the farming of the future. 282 pp. Blackwell Science. Oxford, UK.

Pariset, L., S. Joost, M. Gargani and A. Valentini. 2012. Landscape Genomics in Livestock. En: "Analysis of Genetic Variation in Animals". Mahmut Çalışkan (Ed.). Intech Open.

25. Conservación de los Recursos Genéticos Animales

25.1. Introducción

La mayor certeza que podemos tener sobre el futuro es que ¡es incierto! Incierto con relación a las limitaciones ambientales y sociales bajo las cuales se llevará a cabo la producción animal, así como a las necesidades del mercado, los sistemas de producción imperantes, los objetivos de mejora, etc. En consecuencia, es necesario mantener abiertas tantas opciones como sea posible, con el fin de responder a los diversos desafíos que puedan surgir. Sin embargo, el mantenimiento de esta amplitud de opciones es cada vez más difícil en relación a los Recursos Genéticos Animales (RGAn), dado el predominio de un reducido número de razas en los principales sistemas de producción, con el abandono de muchas razas autóctonas que tradicionalmente constituían la base estructural de la producción animal. Sin embargo, muchas de estas razas autóctonas siguen formando parte de la tradición y cultura locales y juegan un papel muy importante en el equilibrio de los ecosistemas. Globalmente, existe un consenso con relación a la necesidad de tomar medidas de salvaguarda que permitan el mantenimiento de estas razas para las generaciones futuras.

En todo el mundo, existen más de 8 000 razas reconocidas de animales domésticos de diferentes especies pecuarias. Según la FAO (2015), de las 5 584 razas de mamíferos reconocidas, la mayoría son razas de ovinos (25%), seguidas de bovinos (22%), equinos (15%), caprinos (12%) y porcinos (11%). En las aves, hay 2 543 razas reconocidas, la mayoría de las cuales son pollos (66%), patos (11%) y gansos (8%). El mayor número de razas reconocidas se encuentra en el continente europeo, seguido de Asia, África y América Latina, y la mayoría son razas locales, generalmente muy bien adaptadas a condiciones ambientales específicas.

Por diversas razones, muchas de estas razas están amenazadas de extinción y, por tanto, en riesgo de desaparecer. El riesgo de extinción de una raza determinada se puede evaluar de diferentes formas, y la FAO (2015) considera cinco categorías de riesgo, que se pueden resumir de la siguiente forma:

1) Extinta: raza en la que ya no hay reproductores activos y el germoplasma disponible no permite su reconstitución.

2) Crítica: raza en la que el número de hembras reproductoras es ≤100 o el número de machos reproductores es ≤5 o la población total es ≤120.

3) Crítica-mantenida: raza en la que se observan los criterios definidos en 2), pero en la que existe un programa de conservación activo.

4) Amenazada: raza en la que el número de hembras reproductoras es ≥100 y ≤1 000 o el número de machos reproductores es ≥5 y ≤20.

5) Amenazada-mantenida: raza en la que se cumplen los criterios definidos en 4) pero en la que hay un programa de conservación activo.

A menos que se indique lo contrario, todas las razas de las categorías 2 a 5 se consideran en riesgo de extinción. La encuesta realizada por la FAO (2015) ha permitido una visión global de la distribución de razas de mamíferos y aves domésticas según el estado de riesgo, que se resume en el Cuadro 25.1.

Cuadro 25.1. *Porcentaje de razas por estado de riesgo en las especies domésticas de mamíferos y aves (datos adaptados de FAO, 2015).*

Estado	Mamíferos	Aves
Sin riesgo	20	11
En riesgo de extinción	25	22
Estado desconocido	55	67

Como se puede observar, la gran mayoría de las razas en el mundo tiene un estatus desconocido, en el sentido de que no existe información confiable sobre su censo, distribución, características distintivas, mestizaje con otras razas, etc. En realidad, solo una minoría de razas tiene su mantenimiento razonablemente asegurado, por lo que no es sorprendente que, entre 2000 y 2014, se perdieran alrededor de 100 razas de animales domésticos en todo el mundo (FAO, 2015).

Por lo tanto, es imperativo tomar medidas para salvaguardar estas razas en peligro de extinción, bajo pena de perderse un patrimonio único e irrecuperable. Por otro lado, muchas de ellas son razas locales muy bien adaptadas a condiciones de producción específicas, por lo que su extinción conducirá al abandono del entorno medioambiental, del sistema de producción y de las poblaciones humanas a las que están asociadas estas razas.

En este capítulo hacemos una breve revisión de las motivaciones para la conservación de los RGAn, criterios para definir prioridades y principales metodologías de conservación. Resumidamente, pretendemos abordar cuestiones como *por qué*, *qué* y *cómo* conservar los RGAn.

25.2. Factores de riesgo

Cuando el objetivo es poder tomar medidas para proteger y salvaguardar las razas amenazadas, es importante conocer los factores que contribuyen a poner en riesgo su continuidad. Genéricamente, los diferentes factores de riesgo se pueden agrupar de la siguiente manera:
- Intensificación de la producción agrícola y animal
- Introducción y uso de razas exóticas
- Uso de cruzamientos indiscriminados
- Declinación de los sistemas de producción tradicionales
- Mecanización agrícola
- Abandono de zonas rurales
- Cambio de hábitos de consumo
- Cambio en las condiciones del mercado
- Razas locales con desempeño y rentabilidad reducidos, por lo que no son competitivas
- Valoración insuficiente de las razas locales
- Falta de políticas y programas enfocados a la gestión de RGAn
- Reducción de áreas disponibles para pastoreo
- Edad avanzada de los productores
- Riesgos sanitarios
- Consanguinidad y gestión deficiente de la diversidad genética
- Cambio climático
- Globalización/liberalización de barreras comerciales
- Deficiente infraestructura de producción, procesamiento y comercialización.

Naturalmente, la importancia de cada uno de estos diferentes factores varía mucho según la especie, el país, la región, el sistema de producción, etc. Sin embargo, hay que tener en cuenta que, hasta que se resuelvan o al menos se minimicen los factores condicionantes, es muy difícil asegurar el mantenimiento de forma autónoma de la raza o razas cuya supervivencia está en riesgo, pero en algunos países se ha podido adoptar medidas de mitigación (subsidios, por ejemplo), que de alguna manera han logrado frenar la decadencia y eventual desaparición de estas razas amenazadas.

25.3. Objetivos y estrategias de conservación

La conservación de los RGAn es conseguida por un conjunto de acciones que permiten la adecuada gestión de estos recursos con el fin de garantizar su mejor aprovechamiento y desarrollo, dando respuesta a las necesidades a corto plazo en la alimentación y la agricultura, y asegurando que la diversidad que representan y poseen se mantenga a largo plazo, para su uso por las generaciones futuras.

Actualmente, existe consenso en la necesidad de un esfuerzo colectivo para establecer y apoyar programas de conservación de razas amenazadas, ya que estas constituyen una parte integral del patrimonio de cualquier sociedad y como tales deben mantenerse para el futuro. De manera más objetiva, podemos identificar algunos puntos clave de las razones que justifican la conservación de los RGAn, a saber:

- posibilidad de dar respuesta a las necesidades futuras del mercado (ya que, en la actualidad, la diversidad genética utilizada a nivel de los estratos de producción es generalmente muy reducida, y es posible que algunas razas actualmente infravaloradas puedan recuperar importancia por sus características diferenciadas)[1].

- seguridad frente a cambios futuros en las circunstancias de producción (por ejemplo, la enorme capacidad de adaptación de muchas razas locales amenazadas podría ser de gran importancia en un contexto de cambio climático).

- valor socioeconómico en el presente y el futuro (por ejemplo, valorización de la calidad de los productos, inclusión en sistemas de producción orgánica, etc.).

- uso de la raza como base para apoyar los esquemas de cruzamiento organizados (por ejemplo, hembras de razas locales utilizadas en cruzamientos con machos de razas de alto potencial de crecimiento).

- oportunidades de investigación (por ejemplo, identificación de características únicas de ciertas razas o búsqueda de firmas de selección[2]).

- razones históricas y culturales (muchas razas son el resultado de la simbiosis entre el hombre y el animal, y están asociadas a productos y tradiciones locales, que se perderán el día en que estas razas desaparezcan).

- valor ecosistémico (muchas razas locales están muy bien adaptadas a condiciones de producción adversas, en zonas marginales, montañas, bosques, etc., por lo que su abandono tendrá un impacto inevitable en la naturaleza y el paisaje).

---

[1] Fue este el caso, por ejemplo, de los porcinos del tronco Ibérico que, habiendo casi desaparecido, recuperan importancia a principios de los 90 por la calidad única de sus productos, reconstituyéndose la población a partir de un núcleo muy reducido de animales supervivientes. Por otro lado, en el caso de los bovinos lecheros, la adopción de sistemas de cruzamientos a principios del siglo XXI provocó la revalorización de algunas razas lecheras y de doble aptitud, cuyo censo en ese momento suscitaba temores por su futuro.

[2] Por ejemplo, las razas Criollas de diferentes especies, que se distribuyen por todo el continente americano, son el resultado de un reducido grupo fundacional de animales que fueron llevados de la Península Ibérica a partir de finales del siglo XV. Durante unos 500 años, estos animales han ido divergiendo y adaptándose a una gran diversidad de condiciones climáticas. Muchas de estas razas están ahora muy amenazadas, pero su capacidad para adaptarse progresivamente a esta diversidad de condiciones representa una oportunidad única para investigar genes asociados con la capacidad adaptativa, que sin duda asumirá importancia en el futuro cercano. Si estas razas ya estuvieran extintas, ¡esto no sería posible en absoluto!

El tema de la conservación de los RGAn estuvo, durante muchos años, centrado fundamentalmente en las medidas de protección destinadas a salvaguardar las razas en peligro de extinción, con el fin de evitar su pérdida definitiva. Sin embargo, esta perspectiva no ha prestado la debida atención a la necesidad de preservar la diversidad genética dentro de cada raza, que muchas veces es más importante que la diversidad entre razas. Esta diversidad intrarracial tiende a reducirse rápidamente, especialmente en razas con censo limitado, como resultado de la deriva genética y la acumulación de consanguinidad. Esto podría conducir a la espiral de extinción discutida en el Capítulo 9, por lo que se deben tomar medidas con anticipación para contener la pérdida de diversidad genética intrarracial.

La experiencia de los últimos años apunta a la necesidad de que los programas de conservación adopten una estrategia global, basada en dos pilares complementarios:

- conservar la variabilidad genética interracial, garantizando que se evite la extinción de razas en riesgo;

- mantener la variabilidad intrarracial, minimizando la pérdida de diversidad genética que inevitablemente ocurre en poblaciones cerradas.

Aunque la terminología no es totalmente consensuada, las estrategias de conservación generalmente se organizan como se representa en la Figura 25.1.

Figura 25.1. *Organización genérica de los programas de conservación de los RGAn.*

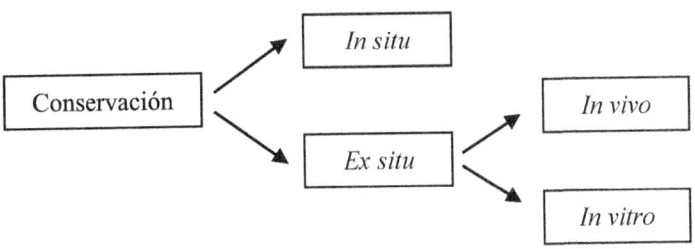

La conservación *in situ* corresponde al mantenimiento de los animales de la raza en cuestión en su entorno de producción, en el que esencialmente el objetivo es mantener de una forma activa a la raza amenazada, programando su gestión (seguimiento, selección y apareamientos) para asegurar su supervivencia, minimizando el aumento de la consanguinidad y, eventualmente, promoviendo la selección y valorando sus productos. Esta opción corresponde, desde todas las perspectivas, a la situación más deseable desde el punto de vista de la conservación de los RGAn, ya que promueve el mantenimiento de la raza de forma sostenible.

La conservación *ex situ - in vivo* corresponde a situaciones en las que se mantiene en un espacio confinado (centro de experimentación, parque natural, zoológico, etc.) un núcleo normalmente reducido de animales representativos de la raza, asegurando su mantenimiento y, en la medida de lo posible, gestionando la evolución de la consanguinidad.

La conservación *ex situ - in vitro* corresponde a la crioconservación de células germinales, embriones y células somáticas, y tiene como objetivo fundamental asegurar la captura de una muestra de la diversidad genética existente, garantizando la posibilidad de recuperación futura de una raza que eventualmente puede haberse extinguido. Otro beneficio de la crioconservación es que también puede ser de gran utilidad en articulación con un programa de conservación *in situ*, permitiendo la introgresión de material genético cuando sea necesario, así como la búsqueda de genes o marcadores genéticos sobre los que la selección ha actuado a favor de determinados alelos o en detrimento de otros.

Las estrategias de conservación *in situ* y *ex situ* son enfoques que se complementan en la respuesta diferenciada que dan a los diversos objetivos y condicionantes de un programa de conservación de RGAn. En el Cuadro 25.2. se presenta un breve resumen de cómo ellas pueden responder a algunas de las principales preocupaciones de los programas de conservación, dejando en claro la necesidad de complementariedad de las dos estrategias de enfoque.

Cuadro 25.2. *Capacidad de respuesta a diferentes objetivos y condicionantes cuando la opción es por la conservación in situ o criogénica (adaptado de Gandini y Oldenbroek, 2007)*[3].

Objetivos/condicionantes	Conserv. *in situ*	Conserv. criogénica
Impacto de la consanguinidad y deriva genética	Sí	Sí[4]
Seguridad relativa a riesgos (sanitarios, etc.)	No	Sí
Adaptación a cambios de condiciones de producción	Sí	No
Oportunidades de investigación	Sí	Alguna
Conocimiento más profundo del mérito de la raza	Sí	No
Mantenimiento del agro-ecosistema y desarrollo rural	Sí	No
Valorización del papel cultural y socioeconómico	Sí	No
Coste del programa	Medio-alto	Bajo-medio

25.4. Prioridades de conservación

Naturalmente, en una situación ideal deberíamos intentar preservar todas las razas que existen en la actualidad, con la integridad de la diversidad genética que les es inherente. Sin embargo, esta no suele ser una tarea fácil, ya que cualquier

---

[3] Gandini, G., J.K. Oldenbroek. 1999. Choosing the conservation strategy. En: Genebanks and the conservation of farm animal genetic resources. J.K. Oldenbroek (Ed.). DLO Institute of Animal Science and Health.

[4] De hecho, la deriva ocurre en el proceso de muestreo del material a conservar, pero no de ahí en adelante.

programa de conservación tendrá, en principio, recursos limitados y, por lo tanto, deberá establecer prioridades. Este enfoque de jerarquización podría traducirse, por ejemplo, en definir cuáles son las razas prioritarias en la recolección y conservación de germoplasma o, alternativamente, en la atribución de apoyos financieros a los criadores de razas cuya conservación se establezca como más relevante.

Estas prioridades de conservación deberán entonces atender algunas cuestiones esenciales, a saber:

- ¿cuáles son las razas prioritarias para conservación?
- ¿cómo conciliar las opciones de conservación *in situ* y *ex situ*?
- ¿cuántos y qué animales de cada raza deben priorizarse en un programa de conservación?

El establecimiento de prioridades para conservación deberá dar respuesta a estas preguntas, para lo cual es necesario tener en cuenta criterios genéticos y no genéticos.

25.4.1. Criterios de naturaleza genética

La contribución de una determinada raza a la diversidad genética global de un grupo grande de animales (de una determinada especie, región, país) debería ser sin duda uno de los criterios más importantes para priorizar las razas a conservar, aunque ciertamente no debería ser el único.

Sin embargo, la elección basada en criterios de carácter genético no es, por sí sola, una cuestión de fácil solución. Tomemos un caso simple, donde tenemos un grupo R de razas y solo podemos conservar una. ¿Cuál deberíamos elegir? ¿Una raza que es muy diferente de las restantes, pero que de por sí tiene menos variabilidad genética? O, alternativamente, ¿una raza que intrínsecamente tiene una gran variabilidad genética, a pesar de no ser muy diferente al resto? Este es un tema que ha mantenido ocupados a los genetistas durante los últimos años, ¡sin una respuesta consensuada hasta ahora!

Pretendemos entonces encontrar una manera de combinar la contribución de cada raza para la diversidad genética inter e intrarracial, ponderando adecuadamente cada uno de estos componentes, para identificar qué razas contribuyen más a la diversidad genética global. El riesgo de que los pesos relativos se asignen incorrectamente a cada componente es que, en última instancia, si se le da un peso excesivo a la diversidad intrarracial, se favorecerán las razas con un censo más alto (y por lo tanto menos amenazadas) o incluso las razas que incluyan algún grado de mestizaje; y por lo tanto una mayor heterocigosidad. Por el contrario, un peso excesivo atribuido a la distancia genética de una raza con respecto a las otras puede priorizar razas muy aisladas, que suelen tener niveles de consanguinidad más elevados. Por tanto, es necesario tener bastante cuidado en cómo se tienen en cuenta los dos componentes.

Se han propuesto diferentes alternativas para combinar la diversidad genética inter e intrarracial en el establecimiento de prioridades de conservación. Algunos de los enfoques principales son, de manera muy simplificada, los siguientes:

1) Método de Weitzman (1998)[5]

Es el método más simple, y se basa en calcular la importancia relativa de cada raza en un programa de conservación, estimada como la variación en la diversidad genética global esperada que se obtiene cuando comparamos un escenario que incluye todas las razas y otro escenario en el que cada una de las razas es retirada individualmente. En este abordaje, se tiene en cuenta la distancia genética entre razas, y la diferencia entre los dos modelos (incluyendo y excluyendo la raza en cuestión) traduce la contribución parcial (CP) de cada raza para la diversidad genética global, y por tanto refleja su prioridad de conservación. En este método se ignora la posible contribución de la diversidad intrarracial a la diversidad global.

2) Método de Ollivier y Foulley (2005)[6]

Es una extensión del método Weitzman, en el que se da una ponderación diferente a la variabilidad intra e interracial. Específicamente, en una primera etapa se tiene en cuenta el CP calculado por el método de Weitzman, y este es considerado el aporte de la raza a la variabilidad interracial (CP_b). Por otro lado, también se evalúa el impacto en la diversidad intrarracial media de un grupo de razas, cuando cada una de estas razas es eliminada del grupo, y esto refleja la contribución parcial de la raza en cuestión a la heterocigosidad esperada intrarracial (CP_w). En la propuesta de Ollivier y Foulley cada uno de estos componentes es a continuación ponderado por su importancia relativa para la diversidad global. Concretamente, estos autores proponen utilizar el estadístico F_{ST} para ponderar la contribución de cada raza a la variabilidad interracial, y ($1-F_{ST}$) para ponderar su contribución a la variabilidad intrarracial. Siendo así, la prioridad de conservación de una raza sería establecida con base en el criterio:

$$PC = (F_{ST})\,(CP_b) + (1-F_{ST})\,(CP_w)$$

siendo después elegidas las razas con los valores más elevados.

3) Método de Piyasatian y Kinghorn (2003)[7]

En la mayoría de los estudios de diversidad genética en animales domésticos, el valor estimado de F_{ST} suele oscilar entre 0.05 y 0.15 (según la especie y la diversidad de razas incluidas en el estudio). Esto significa que, al aplicar la expresión de Ollivier y Foulley en la definición de prioridades de conservación, la diversidad intrarracial siempre tiene un peso mucho mayor que la diversidad interracial. Para superar lo que puede ser una limitación de este método,

---

[5] Weitzman, M.L. 1998. The Noah's ark problem. Econometrica 66: 1279-1298.
[6] Ollivier, L., J.L. Foulley. 2005. Aggregate diversity: new approach combining within- and between-breed genetic diversity. Livestock Production Science 95: 247–254.
[7] Piyasatian, N., B.P. Kinghorn. 2003. Balancing genetic diversity, genetic merit and population viability in conservation programmes. J. Anim. Breed. Genet. 120:137–149.

Piyasatian y Kinghorn (2003) propusieron que se puede inflar arbitrariamente el componente CP_B, otorgándole un valor 5 veces mayor que CP_W, por lo que la expresión para la obtener prioridad de conservación es:

$$PC = (0.83)\,(CP_b) + (0.17)\,(CP_w)$$

4) Método de Caballero y Toro (2002)[8]

Este método utiliza un enfoque diferente a los anteriores. En este caso, lo que se pretende minimizar es la coascendencia global de la población conservada, teniendo en cuenta la coascendencia molecular entre animales de la misma raza y de razas diferentes. Este método tiene la ventaja a largo plazo de maximizar el tamaño efectivo de la población y la riqueza alélica. Por otro lado, la solución encontrada nos permite definir la proporción ideal que debe aportar cada raza, con el fin de minimizar la coascendencia global. Fabuel et al. (2004)[9] presentan algunos detalles adicionales de esta metodología.

Existen algunos otros métodos para definir las prioridades genéticas de conservación, que se basan en supuestos ligeramente diferentes. En cualquier caso, ninguno de los métodos desarrollados hasta ahora parece ser totalmente satisfactorio y los resultados suelen ser muy dispares entre métodos[10]. Por otro lado, las prioridades serán ciertamente diferentes si se utilizan marcadores genéticos neutros o marcadores asociados con características seleccionadas. Habrá que esperar que exista en el futuro una solución más consistente y consensuada en relación a los criterios genéticos que deben orientar las prioridades de conservación.

25.4.2. Otros criterios

Por supuesto, existe una larga lista de factores no genéticos que pueden usarse como criterios para elegir qué razas priorizar en un programa de conservación. Sin embargo, hay que tener en cuenta que estos criterios son ciertamente diferentes de una región a otra (África vs. Europa, por ejemplo), no todos los criterios tendrán la misma importancia, y probablemente difieran entre especies. Por tanto, será necesario considerar la importancia relativa que se le atribuye a cada uno de ellos, en cada escenario particular.

Sin olvidar estas limitaciones, es posible delinear algunos de los criterios de naturaleza no genética a tener en cuenta a la hora de definir las prioridades de conservación.

---

[8] Caballero, A., M.A. Toro. 2002. Analysis of genetic diversity for the management of conserved subdivided populations. Conserv. Genet. 3: 289–299.

[9] Fabuel, E., C. Barragán, L. Silió, M.C. Rodríguez, M.A. Toro. 2004. Analysis of genetic diversity and conservation priorities in Iberian pigs based on microsatellite markers. Heredity 93: 104–113.

[10] Ginja, C., L.T. Gama, O. Cortés, J.V. Delgado, S. Dunner, D García, V. Landi, I. Martín-Burriel, A. Martínez-Martínez, M.C.T. Penedo, C. Rodellar, P. Zaragoza, J. Cañón, BioBovis Consortium. 2013. Analysis of conservation priorities of Iberoamerican cattle based on autosomal microsatellite markers. Genetics, Selection and Evolution 45:35

1) Estado de riesgo de la raza

El criterio más común para evaluar el riesgo de extinción de una raza es su censo (idealmente debería ser el tamaño efectivo), pero hay otros aspectos importantes a tener en cuenta, como la tendencia observada en los últimos años (disminución o aumento), el número de machos activos, la tasa de consanguinidad, el intervalo generacional, el tamaño medio de los rebaños, la distribución por edades del rebaño, su dispersión geográfica, la proporción de hembras mantenidas en línea pura, la edad de los criadores, riesgos sanitarios involucrados, la existencia de una organización de criadores, la posible valorización de los productos y servicios, etc. En principio, la prioridad de conservación a este respecto debe darse a las razas más amenazadas, considerando como menos prioritarias aquellas razas con un estado de riesgo menos severo. Como es evidente, la evaluación del estado de riesgo implica un conocimiento detallado y la monitorización permanente de la estructura demográfica y poblacional de la raza en cuestión, lo que no siempre es fácil.

2) Adaptación a condiciones ambientales específicas

Con el tiempo, la gran mayoría de razas locales se han adaptado a condiciones ambientales específicas, por lo que promover su mantenimiento significa mantener también el entorno asociado a ellas y viceversa[11]. Este papel único de las razas locales en el mantenimiento de los ecosistemas y como componentes fundamentales del paisaje rural, debe obviamente tenerse en cuenta al establecer las prioridades de conservación.

3) Características de importancia económica

Si bien es cierto que las razas locales habrán llegado a una situación de riesgo por no ser globalmente competitivas en las condiciones de producción imperantes en un momento dado, también es verdad que ellas pueden ser superiores en algunas características en particular, especialmente cuando se evalúan en un ambiente de producción que sea más desafiante. Esto es particularmente importante para un futuro incierto, en el que las razas que actualmente merecen poca atención podrían volverse enormemente importantes como resultado de sus habilidades específicas[12].

4) Caracteres únicos

Existen varios casos descritos de razas con características únicas (determinadas por genes únicos o múltiples), que, por supuesto, habrá que

---

[11] Ese es el caso, por ejemplo, de la simbiosis entre la dehesa y el cerdo Ibérico. Es también el caso de bovinos de pequeño porte (por ejemplo, la raza Cachena) muy bien adaptados a regiones de montaña con declives acentuados, o de los caprinos mantenidos en regiones boscosas marginales.
[12] Este fue el caso de las razas bovinas lecheras o mixtas (Scandinavian Red, Brown Swiss, Montbeliarde, Normanda, etc.) que de repente ganaron una enorme valorización por su superioridad en características muy importantes en los sistemas de cruzamiento de vacas lecheras.

preservar y posiblemente aprovechar en el futuro[13]. De ahí la importancia fundamental de que exista una adecuada caracterización de las diferentes razas, para identificar aquellas que tengan características más específicas que puedan ser de utilidad cuando las circunstancias así lo justifiquen.

5) Valor histórico y cultural

A pesar de su carácter abstracto, y por lo tanto difícil de cuantificar, la importancia histórica y cultural de muchas razas es inmediatamente perceptible, ya que, naturalmente, la importancia de algunas razas más antiguas en la construcción del tejido histórico-cultural de muchos pueblos y regiones es indiscutible[14].

6) Diferenciación de la raza

Si bien es cierto que hay casos en los que una determinada raza tiene muchas otras que son "parientes cercanos" (por ejemplo, razas del tronco Merino) y, por lo tanto, podría ser reemplazada por otra raza parecida en una situación extrema, hay varios otros casos en los que la raza es única y muy diferente del resto (por ejemplo, el caballo Sorraia), por lo que su posible extinción tendría consecuencias más graves en cuanto a pérdida de diversidad genética.

7) Especie en cuestión

Naturalmente, la estrategia de abordaje no puede ser la misma para todas las especies, esencialmente debido a las diferencias entre ellas en la tasa de reproducción, en el intervalo generacional, en la aplicabilidad de las tecnologías reproductivas, etc.[15] Por otro lado, la importancia que se le da a la conservación de cada especie también depende de la percepción del potencial de esa especie para dar respuesta a los desafíos futuros, concretamente en la producción de alimentos o en la adaptación al cambio climático.

---

[13] Tal es el caso, por ejemplo, de la grupa doble del bovino Blanc Bleu Belge, la ausencia de cuernos de la raza Angus, el gen Booroola en las ovejas, la fibra mohair producida por las cabras Angora, la tripanotolerancia de la raza N'Dama, el gen SLICK en algunos bovinos criollos (que altera las características del pelo y da como resultado una mayor tolerancia al calor), el color azul de la cáscara del huevo de las gallinas Araucana, la capacidad única de manejar un rebaño de ovejas que se logra con perros Border Collie, etc.

[14] Por ejemplo, el valor histórico y cultural se puede inferir de la importancia gastronómica de una raza (raza ovina Serra da Estrela asociada al queso Serra, o el cerdo ibérico asociado al jamón Pata Negra), su relación con productos artesanales de tradición local (por ejemplo, tejido conocido como burel, elaborado con lana gruesa), el hecho de que una raza esté asociada al folclore local (participación de bovinos Ramo Grande en procesiones en las Azores), el uso tradicional de la raza en una determinada actividad cultural (uso del caballo Lusitano en la tauromaquia), etc.

[15] Por ejemplo, en comparación con los bovinos, en los cerdos es más fácil reconstituir una población a partir de un pequeño grupo de animales, pero también existe el riesgo de un aumento más rápido de la consanguinidad y existen limitaciones en el uso de algunas técnicas de crioconservación.

25.5. Conservación *in situ*

La conservación *in situ* de los RGAn es el conjunto de acciones que tienen como objetivo promover su adecuado manejo en condiciones cercanas a la realidad productiva, a fin de asegurar su continuidad a largo plazo manteniendo a los animales dentro de los sistemas de producción y el medio ambiente en que las razas existen tradicionalmente.

Genéricamente, la conservación *in situ* tiene varias ventajas en comparación con la conservación *ex situ:*

- permite que una raza continúe desarrollándose, siguiendo y adaptándose a posibles cambios en las condiciones de producción y las limitaciones ambientales;

- permite un mejor conocimiento, investigación y demostración de las características y particularidades de la raza;

- estimula la conexión humana y el componente sociocultural de los RGAn, promoviendo su visibilidad;

- valora la importancia medioambiental de los RGAn y su contribución a los agroecosistemas y las zonas rurales desfavorecidas;

- es compatible con la implementación de un programa de selección que promueva la competitividad de la raza.

Las principales desventajas de la conservación *in situ* son:

- tiene costes más altos, particularmente cuando los criadores de razas en peligro deben ser compensados con dinero público por el mantenimiento de sus animales;

- la raza queda expuesta al posible impacto de situaciones inesperadas (brotes de enfermedades, accidentes ambientales, etc.);

- el mantenimiento de la diversidad genética a largo plazo requiere un tamaño de población y una gestión adecuados; de lo contrario, la consanguinidad y la deriva genética pueden comprometer la protección de la raza y su pool genético;

- los objetivos de mantener la diversidad genética en el programa de conservación pueden no corresponder a los deseos y expectativas de los criadores[16].

Un programa de conservación *in situ* se basa normalmente en acciones dirigidas a la conservación de razas o grupos de razas específicas, con el doble objetivo de asegurar el mantenimiento de la diversidad interracial e intrarracial. Estos dos enfoques tienen estrategias distintas, pero complementarias.

25.5.1. Conservación de la variabilidad interracial

El objetivo en este caso es intentar mantener abiertas todas las diversas opciones disponibles, evitando la extinción de cada una de las razas existentes

---

[16] Por ejemplo, la elección de un determinado reproductor debido a su importancia en términos de conservación de la diversidad genética puede no cumplir con lo que el criador considera más adecuado para su rebaño.

(especialmente si forman parte del grupo considerado prioritario para la conservación). Teniendo en cuenta los factores de riesgo que amenazan a los RGAn, en particular a las razas locales, varios países han adoptado programas de apoyo a los criadores de razas amenazadas, para que estos puedan ser compensados por la importancia que estas razas tienen para la biodiversidad y por el valor socioambiental que representan, e indemnizados por el menor rendimiento que frecuentemente proporcionan.

Obviamente, la decisión de otorgar un apoyo a razas en peligro de extinción es una cuestión política, que difiere entre países. Durante varios años, la Unión Europea utilizó un criterio uniforme para evaluar si una raza estaba o no en riesgo de extinción según el número de hembras activas, siendo después competencia de cada país la definición de la cantidad que se asignará por hembra mantenida en línea pura. Los umbrales de riesgo por especie que fueron entonces definidos en el Reglamento (CE) n° 1974/2006 se resumen en el Cuadro 25.3., separadamente por especie.

Cuadro 25.3. *Umbrales asumidos por el Reglamento Europeo N° 1974/2006, para que una raza sea considerada en riesgo de abandono.*

Especie	Umbral por debajo del cual la raza es considerada en riesgo de abandono[17]
Bovinos	7 500
Ovinos y caprinos	10 000
Equinos	5 000
Porcinos	15 000
Aves	25 000

Debido a su simplicidad, este conjunto de criterios se hizo bastante popular durante algún tiempo, pero más tarde fue abandonado, pasando cada Estado-Miembro de la Unión Europea a tener la posibilidad de definir sus propios criterios para evaluar el estado de riesgo. Sin embargo, la aplicación de esos criterios permitió, sin lugar a dudas, frenar la declinación de varias razas durante varios años y salvaguardarlas para el futuro.

Por otro lado, hay varios otros criterios que se pueden incorporar en las decisiones de conservación (ver Sección 25.4.2.), y pueden ser adoptadas acciones de promoción de las razas amenazadas, por ejemplo, en base a sus características cualitativas, valor histórico y cultural, etc.

25.5.2. Conservación de la diversidad genética intrarracial

En poblaciones de tamaño finito, inevitablemente ocurren dos procesos dispersivos: la consanguinidad y la deriva genética. Estos dos procesos tienen algunas similitudes, pero tienen diferentes consecuencias, aunque ambos

---

[17] Número de hembras reproductoras de una raza determinada, registradas en un libro genealógico, que se reproducen en línea pura (Reglamento (CE) n° 1974/2006).

conducen a la modificación de la estructura genética de poblaciones finitas, de forma definitiva y sin retorno. La consanguinidad conduce a una pérdida de heterocigosidad y, como consecuencia, a la pérdida de diversidad genética y a la posible manifestación de depresión consanguínea (que en sí misma, contribuye a aumentar el riesgo de extinción). La deriva genética conduce a cambios aleatorios en las frecuencias génicas y, como resultado, a la pérdida o fijación de unos alelos en detrimento de otros. En consecuencia, un objetivo fundamental de los programas de conservación es definir estrategias de manejo de las poblaciones que permitan el mantenimiento de la variabilidad y el potencial evolutivo a largo plazo, minimizando la evolución de la consanguinidad y el impacto de la deriva genética.

El enfoque de este capítulo se centra fundamentalmente en la conservación de razas en peligro de extinción, pero los principios aquí discutidos también son muy relevantes para razas con censos más extensos, pero donde una selección no siempre juiciosa ha llevado a pérdidas de diversidad genética cuyas consecuencias se deben intentar superar. Este tema se trata con mayor detalle en el Capítulo 26, que aborda la gestión sostenible de los RGAn en una perspectiva más amplia.

Cuando el objetivo es la conservación de la diversidad genética intrarracial, el principal criterio generalmente utilizado es controlar la evolución de la consanguinidad, con el fin de minimizar la pérdida de variabilidad y el impacto de la deriva genética. En este sentido, existe un amplio consenso, traducido en las recomendaciones de la FAO (2013), de que, en cualquier programa de conservación o gestión de una raza, la tasa de consanguinidad por generación ($\Delta F/g$) no debe exceder el 1%; esto significa que el tamaño efectivo de la población (N_e) debe ser de al menos 50.

En resumen, el objetivo de un programa de conservación debería ser garantizar el cumplimiento de las siguientes condiciones:

$$\Delta F/g \leq 0.01 \qquad\qquad N_e \geq 50$$

En consecuencia, el seguimiento permanente de la raza mantenida en el programa de gestión/conservación es fundamental, para que esos parámetros puedan ser estimados periódicamente. Cabe recordar, al respecto, que la consanguinidad y el tamaño efectivo pueden estimarse tanto con base en la información genealógica como en la información molecular (véase el Capítulo 23).

A pesar de ser un concepto teórico, el tamaño efectivo es muy útil para evaluar el riesgo de pérdida de diversidad genética en una población, y existen formas aproximadas de estimarlo a partir de información demográfica. Como vimos en el Capítulo 9, una forma muy simplificada de cálculo de la tasa de consanguinidad por generación ($\Delta F/g$) y del N_e es:

$$\Delta F \, / \, g = \frac{1}{8N_m} + \frac{1}{8N_h} \qquad \Rightarrow \qquad N_e = \frac{4N_m N_h}{N_m + N_h}$$

en que N_m y N_h corresponden, respectivamente, al número de reproductores, machos y hembras usados por generación. Esta es una aproximación que asume que los reproductores no están emparentados y que su número de descendientes tiene una distribución aleatoria, lo cual no es necesariamente cierto, por lo que normalmente el N_e calculado de esta manera es una sobreestimación de la realidad. Sin embargo, este enfoque sirve muchas veces como un punto de partida aceptable, y en torno a él se han propuesto varias formas de optimizar una estrategia de conservación. Otras alternativas de cálculo de N_e se encuentran en el Anexo 3.

Se pueden considerar varias posibilidades para aumentar el Ne de una población conservada. Algunas de las alternativas más comunes son:

- mantener un número elevado de N_m y N_h (particularmente del primero, que es normalmente el factor más limitante);

- minimizar la variabilidad de la contribución de los reproductores a la siguiente generación, por ejemplo, evitando el uso excesivo en la reproducción de ciertos machos o la retención de un número demasiado alto de descendientes de un reproductor dado;

- utilizar una estrategia de renovación jerárquica del efectivo, con selección intrafamiliar, en la que cada macho es reemplazado por uno de sus hijos y cada hembra es reemplazada por una de sus hijas (Gowe *et al.*, 1959)[18]. Esta estrategia permite obtener una tasa de consanguinidad por generación de:

$$\Delta F \, / \, g = \frac{3}{32N_m} + \frac{1}{32N_h}$$

En última instancia, en este enfoque de selección intrafamiliar es posible prácticamente duplicar el N_e en relación con la situación estándar (donde se supone que las contribuciones y la selección son aleatorias). Por ejemplo, si tuviéramos N_m=10 y N_h=50, el tamaño efectivo de la población sería de 33.3 en el sistema clásico, y 50 en este abordaje con renovación jerárquica del efectivo.

- elegir los reproductores de reemplazo según el método de coascendencia mínima, es decir, seleccionar los reproductores (y eventualmente condicionar el número de crías que cada uno debe dejar) en función de su parentesco con la población global;

- evitar apareamientos entre individuos con parentescos demasiado próximos. Esta metodología permite efectivamente la reducción de ΔF en el corto plazo, pero en el largo plazo tiene poco impacto e incluso hay quienes argumentan que puede ser contraproducente;

---

[18] Gowe, R.S., A. Robertson, B.D.H. Latter. 1959. Environment and poultry breeding problems. 5. The design of poultry strains. Poultry Science, 38: 462–471.

- organizar la población en grupos (rebaños o familias, por ejemplo) y utilizar un esquema de rotación de reproductores entre estos grupos. Este es el caso, por ejemplo, del llamado "apareamiento circular", que se representa en el Ejemplo 25.1. Con esta estrategia se logra cierta reducción de ΔF a largo plazo, aunque a corto plazo puede haber algún aumento de ΔF como resultado de la fragmentación de la población.

Ejemplo 25.1. *Esquema de apareamiento circular considerando la división de la población en 8 grupos (rebaños, familias, etc.), en que los machos van rotando entre grupos. En este caso, las hembras quedan como reproductoras en el grupo en que nacieron y los machos nacidos en un grupo van a ser utilizados como reproductores en el grupo siguiente. El proceso es repetido generación tras generación.*

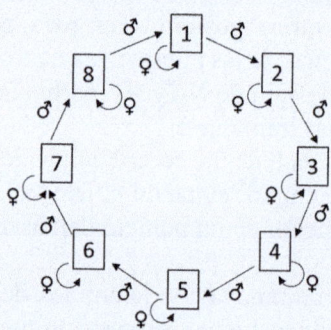

Una estrategia posible para retrasar la evolución de la consanguinidad es alargar el intervalo generacional. De hecho, esto no cambia el N_e, pero es posible reducir la tasa de consanguinidad anual, de modo que la consanguinidad general se mantiene en niveles más bajos, moderando así el impacto de la deriva genética y la depresión consanguínea.

A veces, el programa de conservación *in situ* se combina con la selección de caracteres productivos, con el fin de hacer que la raza sea más competitiva. En ese caso, el N_e será inevitablemente menor de lo que se obtendría con la selección aleatoria[19], y una forma de restringir la reducción del N_e es practicar la selección intrafamiliar. Un enfoque que ha ido ganando popularidad para compatibilizar la consanguinidad y la selección es la denominada "estrategia de contribuciones óptimas", que tiene en cuenta la superioridad genética de los candidatos a la selección, así como su parentesco con la población. Esto presupone, por supuesto, la existencia de información genealógica confiable y profunda en toda la población, pudiendo usarse como alternativa la información genómica. Esta metodología se analiza con más detalle en el Capítulo 26.

---

[19] Se estima que, cuando existe selección, el N_e se reduce, por lo menos, cerca de 30%, dependiendo del tipo de selección practicada (Santiago, E., A. Caballero. 1995. Effective size of populations under selection. Genetics 139: 1013-1030).

25.6. Conservación *ex situ in vivo*

Cuando el enfoque es en la conservación *ex situ in vivo*, un grupo de animales que representan una determinada raza es retirado de su región de origen y llevado a un espacio controlado donde se promueve su cría y reproducción en cautiverio. Por lo general, este escenario es un último recurso, que se utiliza esencialmente en situaciones extremas, por ejemplo, en el caso de calamidades inesperadas[20] o en el caso de razas cuyo número remanente es residual y, por lo tanto, requiere un rescate inmediato, de lo contrario desaparecerán permanentemente[21]. En estos casos, la existencia de una situación de emergencia requiere la adopción de medidas inmediatas y extremas para recolectar y proteger algunos de los animales representantes de la raza en cuestión. Estos animales normalmente se mantienen luego en un espacio confinado (parque natural, zoológico, centro de investigación, criador contratado, etc.) con el fin de asegurar la supervivencia de la raza ante el riesgo inminente de extinción total, promoviéndose su reproducción en condiciones controladas y, eventualmente, la recolección de germoplasma para uso futuro.

Obviamente se trata de una situación excepcional, que normalmente solo se adopta como último recurso. La forma en que se da la conservación de la raza en riesgo en este caso es idéntica a la referida para la conservación *in situ*, con las dificultades añadidas de ser una población con un censo muy bajo, y por tanto con las consecuencias inherentes a la consanguinidad y la deriva genética. Como, en el mejor de los casos, solemos hablar de un efectivo recuperado de unas pocas docenas de animales, la situación se agravará por la posible existencia de un efecto fundador, que puede tener consecuencias más graves.

Una ventaja importante de este enfoque es el hecho de que, dado que el núcleo de conservación permanece aislado y bajo un control muy estricto, esto ha permitido en ocasiones que las autoridades sanitarias acepten aplicar criterios más flexibles sobre el estado sanitario de los animales fundadores de este núcleo, concediendo alguna derogación para lograr progresivamente un estado sanitario más aceptable.

Naturalmente, este método tiene serias limitaciones, que resultan esencialmente del muy bajo número de animales en conservación, que no permite que la raza pueda evolucionar para adaptarse a los cambios ambientales, no es valorada la percepción de la importancia sociocultural y ambiental de la raza, etc.

El gran desafío en este caso es sobre todo intentar mantener la diversidad genética a largo plazo, y esto resulta sumamente difícil, principalmente por el

---

[20] Este fue el caso, por ejemplo, del rescate durante la guerra civil que tuvo lugar en los países balcánicos en la década de 1990, o durante el brote de fiebre aftosa que asoló el Reino Unido a principios del siglo XXI, etc.

[21] Así ocurrió, por ejemplo, con el rescate del caballo Prezwalski, que a principios del siglo XX se creía extinto en su región de origen en Mongolia. Un esfuerzo conjunto de jardines zoológicos y grupos científicos, que habían mantenido a la población en cautiverio, permitió que fuera devuelto a su estado salvaje.

muy reducido censo de la población rescatada, y la dificultad de promover un crecimiento sostenido en condiciones de mantenimiento, que son inevitablemente restrictivas y costosas. En consecuencia, el enfoque de conservación *ex situ in vivo* es generalmente una solución de transición, donde los objetivos son mantener la raza activa, asegurando la conservación criogénica del germoplasma y, tan rápido como sea posible, promover la conservación *in situ*.

25.7. Conservación *ex situ in vitro* - Crioconservación

La conservación a largo plazo del material genético (germoplasma y células somáticas[22]) es, sin duda, una herramienta muy importante para los programas de conservación, que puede funcionar de forma aislada o en conjunto con los programas de conservación *in situ*. Sin embargo, es necesario ser prudente a la hora de programar la crioconservación, ya que el tipo de material genético a conservar depende mucho de la especie considerada, objetivos, viabilidad técnica, costes, limitaciones prácticas, etc.

25.7.1. Objetivos y organización de la crioconservación

La conservación *ex situ in vitro* está dirigida fundamentalmente a objetivos a largo plazo, pero también es importante a corto y mediano plazo. Concretamente, la crioconservación de germoplasma es fundamental para:
- evitar la pérdida definitiva de razas o genes;
- reconstituir una raza desaparecida;
- garantizar la salvaguarda de poblaciones cuya continuidad pueda verse comprometida por cualquier hecho (acumulación de consanguinidad, riesgos sanitarios, accidentes climáticos, contingencias impredecibles, etc.);
- apoyar la gestión *in vivo* de poblaciones pequeñas, contribuyendo al mantenimiento de un tamaño efectivo aceptable;
- permitir un rápido redireccionamiento de la selección practicada en una raza, recuperando genes muestreados en generaciones anteriores;
- facilitar el trabajo de investigación;
Se deben hacer todos los esfuerzos posibles para garantizar la salvaguarda del germoplasma representativo de todas las razas, en particular de las más amenazadas. Sin embargo, es necesario establecer normas que orienten los

---

[22] En la mayoría de los casos, la criopreservación se centra fundamentalmente en la conservación del germoplasma (semen, embriones, ovocitos). Sin embargo, la conservación de las células somáticas ha ido asumiendo un papel mayor, debido a la posibilidad de poder reconstituir un ser vivo mediante transferencia a un ovocito enucleado del núcleo de células somáticas conservadas. En la actualidad, la eficiencia del proceso aún es baja y existen cuestiones éticas que no están completamente resueltas. No obstante, el costo de recolección y mantenimiento de células somáticas es muy reducido, y como tienen un excelente potencial para investigación, es natural que se sigan conservando, con la expectativa de encontrar una solución a algunas de las limitaciones existentes.

criterios fundamentales para la organización del programa de crioconservación según dos objetivos fundamentales:

- promover un muestreo inicial mínimo que represente "razonablemente" la diversidad existente en la población de origen;

- asegurarse de que existe, en crioconservación, la representación de un número suficiente de animales/germoplasma (semen, embriones), para permitir la reconstitución de la raza, en caso de que finalmente se extinga.

Las recomendaciones generales sobre los criterios que deben seguirse en la implementación de los programas de crioconservación de germoplasma necesariamente toman en cuenta las limitaciones de cada especie y el modelo de conservación adoptado. Estas recomendaciones se actualizan periódicamente, reflejando los avances técnicos y científicos realizados. En consecuencia, aquí proporcionamos un resumen muy breve de los principios básicos a adoptar en un programa de conservación *ex situ*, e información adicional se puede encontrar en la bibliografía recomendada al final del capítulo, específicamente en FAO (2012).

En el periodo en que se completa este libro, la FAO está preparando un nuevo manual con recomendaciones sobre la conservación criogénica de los RGAn, y se recomienda al lector interesado consultar esta bibliografía cuando esté disponible.

Algunos indicadores básicos que deben ser tenidos en cuenta en el establecimiento de un programa de crioconservación se presentan a continuación.

a) Muestreo inicial mínimo[23]

La definición de una muestra mínima a incorporar en un banco de germoplasma es importante, es decir, definir la muestra mínima que representa "razonablemente" la diversidad existente en la población de origen.

Con este objetivo, y asumiendo que la conservación criogénica del semen sea posible, el consenso general es que una muestra de al menos 25 machos, no emparentados y elegidos aleatoriamente, debería ser suficiente para asegurar la representatividad de 98% de la heterocigosidad existente, es decir, de la diversidad genética de la raza en cuestión.

En un intento de resumir las recomendaciones para el muestreo de razas en peligro de extinción para capturar la variabilidad genética existente, se han sugerido umbrales mínimos para el muestreo inicial de semen y embriones de razas bovinas amenazadas[24]:

- Semen
    - 25 machos muestreados; 500 dosis/macho

---

[23] Los valores aquí presentados son indicativos, y establecen solo los umbrales mínimos.

[24] Verrier, E., C. Danchin-Burge, S. Moureaux, L. Ollivier, M. Tixier-Boichard, M.J. Mercat, L. Maignel, J.P. Bidanel, F. Clément. 2003. What should be preserved: genetic goals and collection protocols for the French National Cryobank. Workshop on Cryopreservation of Animal Genetic Resources in Europe. European Regional Focal Point on Animal Genetic Resources.

- Embriones

    - total de 600 embriones obtenidos de 25 hembras y varios machos.

Estos números pueden servir de guía y adaptarse a otras especies teniendo en cuenta sus características fisiológicas y la eficiencia reproductiva obtenida.

En las razas menos amenazadas y también en las razas usadas comercialmente, se debe hacer un esfuerzo para asegurar el mantenimiento a largo plazo de la totalidad de la diversidad existente, por ejemplo, salvaguardando muestras de animales con valores genéticos extremos (más altos o más bajos) con genotipos raros en ciertos loci, representantes de líneas fundadoras del pedigrí, etc.

b) Número mínimo de muestras de germoplasma (semen, embriones) necesarias para reconstituir una población en caso de que se pierda.

En este caso, existen esencialmente dos enfoques posibles para reconstituir una población a partir de material genético conservado:

- uso de semen conservado en cruzamientos de absorción ($\geq$5 generaciones) con hembras comerciales, hasta obtener animales con una composición genética próxima a la raza extinta (proporción $\geq$31/32 de la raza a recuperar).

- recuperación directa de animales con la composición genética de la raza original, por ejemplo, a partir de embriones congelados, transferencia nuclear de células somáticas, y fertilización *in vitro* con semen y ovocitos conservados.

25.7.2. Aspectos prácticos de la crioconservación

La aplicabilidad de los diversos enfoques no es igual en todas las especies, como consecuencia de la diversidad de resultados obtenidos con las diferentes tecnologías de reproducción en cada especie (ver Capítulo 21). Por ejemplo, la conservación del semen por congelación es posible actualmente en la mayoría de las especies (con algunas dificultades en cerdos y ovinos), pero la conservación criogénica de embriones es más difícil y se aplica principalmente en rumiantes. La conservación de las células somáticas como forma de reconstituir un organismo se encuentra todavía en una fase experimental, ya que implica la transferencia del núcleo de la célula criopreservada a un ovocito enucleado y su posterior desarrollo, lo que tiene una eficacia aún baja.

En el Cuadro 25.4 se presenta un resumen de la aplicabilidad de las diferentes alternativas, y las correspondientes ventajas y desventajas, en los programas de crioconservación de material genético. En la gran mayoría de los casos, y en prácticamente todas las especies, la crioconservación de semen sigue siendo la prioridad estratégica en el presente.

Cuadro 25.4. *Visión general de la viabilidad y limitaciones de las diversas formas de crioconservación de material genético (Adaptado de FAO, 2012)[25].*

	Semen	Semen y ovocitos	Embriones	Células somáticas
Nº de muestras para reconstituir la raza[26]	2 000	100/cada	200	Células de >60 animales
Necesidad de retrocruzamiento	Sí	No	No	No
mt-DNA incluido	No	Sí	Sí	No
Recolección posible en las diferentes especies	Mayoría	No siempre	No siempre	Sí
Criopreservación posible	Sí	Experimental	Sí en las principales especies[27]	Sí
Coste de recolección	€€	€€	€€€€	€
Factibilidad	Alta	Intermedia	Alta, pero con costes	En desarrollo

Es obvio que se deben hacer todos los esfuerzos posibles para garantizar la seguridad a largo plazo del material genético almacenado en un banco de germoplasma, pero la verdad es que nunca hay una garantía absoluta de que no ocurrirá un accidente, por lo que la existencia de duplicados es la única forma de minimizar el riesgo. En consecuencia, una norma clara de cualquier programa de crioconservación de germoplasma es la necesidad imperiosa de mantener, en puntos geográficos separados, duplicados de todo el material genético conservado.

Un aspecto muy importante es que un banco de genes (o germoplasma) debe ser un elemento dinámico integrado en un programa de conservación, constantemente actualizado (incorporando material del exterior) y disponible para que el material genético acumulado pueda ser utilizado en el exterior (por ejemplo, apoyando la conservación *in situ*, la recuperación de razas amenazadas o trabajos de investigación). No puede ser solamente un "Arca de Noé", esperando que el desastre pueda ocurrir en cualquier momento... En consecuencia, por razones logísticas, normalmente un banco de germoplasma se organiza en varias secciones, según los objetivos que se pretenden alcanzar:

- Núcleo de la colección: constituye la base estructural para sustentar la posible necesidad de recuperar una raza en riesgo de desaparición y sirve para apoyar los programas de conservación *in situ*. Naturalmente, este núcleo deberá actualizarse periódicamente. Por razones de seguridad, normalmente se

---

[25] FAO. 2012. Cryoconservation of Animal Genetic Resources. FAO Animal Production and Health Guidelines No. 12. Rome.

[26] Admitiendo que se pretende obtener una población reconstituida con 25 ♂ y 25 ♀.

[27] Difícil en los porcinos.

recomienda que, para una raza determinada, se conserve al menos el 150% del germoplasma necesario para su recuperación (véase Cuadro 25.4.).

- Núcleo histórico: asumiendo que una población mantenida *in vivo* está evolucionando, es importante asegurar que los genes de la población "original" se mantengan, tanto por la posible necesidad de recuperarlos, como por la posibilidad que abren de facilitar la investigación sobre la evolución genética de la población.

- Colección de trabajo: es la plataforma de interfaz que garantiza la comunicación del banco con el mundo exterior. Es de este sector que las muestras se transfieren al núcleo de la colección cuando ya no son necesarias para el uso rutinario, o viceversa, cuando hay un exceso de existencias en el núcleo de la colección, y que pueden estar disponibles para su uso en la plataforma de trabajo. La FAO (2012) recomienda que la colección de trabajo de una raza determinada debe tener un muestreo mínimo de 50-200 animales representados, con 500-1 000 dosis de semen por animal.

- Colección de evaluación: esencialmente permite evaluar la calidad del germoplasma (principalmente semen) almacenado. Esto significa que cada lote de semen de un macho puede ser monitoreado periódicamente, tanto para las características cualitativas del semen como para el cumplimiento de las normas sanitarias pertinentes.

Naturalmente, el funcionamiento de un banco de genes/germoplasma tiene que seguir reglas muy estrictas en todos los aspectos, a saber, la observación de reglas de conducta, acuerdos de transferencia de material, cumplimiento de la legislación sanitaria, normas relativas a condiciones y reglas de uso, recomendaciones de renovación, etc. Tanto la FAO como la Unión Europea han elaborado varias directivas al respecto, que deberían ser adoptadas por los bancos de germoplasma en la planificación y ejecución de sus actividades.

25.8. Valorización de las razas amenazadas

Sin duda, la forma más eficaz y segura de garantizar la conservación de una raza para el futuro es promover su sostenibilidad económica, encontrando una forma de valorar sus productos, funciones, entorno agrosistémico, valor social, etc., que le permita volverse autónoma e independiente, y ganar su espacio competitivo. Es decir, cuanto mayor sea la valorización que se logre para la raza y sus productos, cuanto más competitiva sea en términos de rentabilidad a lo largo de su vida productiva, y cuanto mejor encuadrada se encuentre como base de soporte y motor del desarrollo rural sostenible, mayor será el éxito de su conservación.

En este sentido, el reconocimiento y afirmación en diversos nichos de mercado, el valor agregado de los productos de determinadas razas y sistemas de producción (por ejemplo, mediante el uso de marcas de certificación), el rescate de la memoria histórica de productos transformados antiguos, etc., son herramientas esenciales que pueden tener un papel decisivo en la supervivencia de las razas amenazadas.

Una perspectiva que obviamente es muy favorable a las razas locales (¡pero que debe promoverse!) es la evidencia de su papel esencial en el equilibrio de los agro-ecosistemas, concretamente, al mantener el control de los matorrales en las áreas forestales, que de otro modo serían condenadas al abandono, con las consecuencias lamentablemente bien conocidas de incendios descontrolados.

Otra posibilidad de promover la apreciación de las razas locales es el reconocimiento de su relevancia cultural (mantenimiento del paisaje, gastronomía, folclore, artesanía, historia y tradiciones, etc.), de la importancia socio-ambiental que poseen (mantenimiento productivo de áreas marginales, asentamiento de poblaciones en regiones más aisladas, etc.), etc., siendo posible y deseable cuantificar los beneficios que se derivan de esta multifuncionalidad.

La estrategia a largo plazo debería consistir en hacer un esfuerzo para pasar de un programa puramente centrado en la conservación a una estrategia de utilización de la raza. Para ello es fundamental contar con información detallada sobre la raza en cuestión, es decir, sus potencialidades y debilidades, su encuadre en el sistema de producción, los beneficios que permite obtener en una perspectiva amplia, la posible incorporación en cruzamientos, etc., pues esos conocimientos son fundamentales para poder promoverse el uso de la raza en cuestión. Cabe señalar que muchas razas locales fueron abandonadas durante la segunda mitad del siglo XX, coincidiendo con el período de fuerte intensificación de la producción agrícola, pero que algún retroceso que se produjo en el ínterin en el sentido de promover una producción menos intensiva, permitió que estas razas retomaran un lugar de mayor importancia en la economía productiva.

25.9. Responsabilidades y competencias en las actividades de conservación

En la Convención para la Diversidad Biológica[28], firmada en la Conferencia de Río en 1992, los países signatarios se comprometieron a:

- desarrollar estrategias, planes y programas nacionales para la conservación y el uso sostenible de la diversidad biológica;
- integrar [...] la conservación y uso de la diversidad biológica en los planes, programas y políticas sectoriales;
- reconocer la soberanía de los Estados sobre sus recursos naturales, de tal manera que la autorización de acceso a estos recursos depende del gobierno y de la legislación nacional adecuada.

En 2007, en la Conferencia Técnica Internacional sobre Recursos Genéticos Animales promovida por la FAO en Interlaken - Suiza, los países signatarios de la Declaración entonces aprobada[29] establecieron que:

---

[28] https://www.cbd.int/convention/text/
[29] http://www.fao.org/3/a1404e/a1404e00.pdf

- reconocen que los Estados tienen derechos soberanos sobre sus recursos genéticos animales para la alimentación y la agricultura;

- se comprometen a trabajar para la utilización sostenible, el desarrollo y la conservación de los recursos genéticos animales para la alimentación y la agricultura;

- reconocen que es necesaria una acción rápida para promover la conservación de razas en riesgo, dada la alarmante erosión de los recursos genéticos animales.

Por lo tanto, queda claro que existe un amplio consenso y un compromiso internacional en cuanto a la responsabilidad de los países en relación a la propiedad y gestión de sus RGAn, y al deber de su salvaguarda para el futuro. Sin embargo, la propiedad efectiva de los animales y del material genético normalmente recae en los criadores, quienes en última instancia tienen la decisión de mantener (o no) un determinado patrimonio genético. En consecuencia, los países deberán desarrollar estrategias nacionales para salvaguardar los RGAn, teniendo en cuenta los derechos de los propietarios y las responsabilidades globales de la sociedad.

Una cuestión de orden práctico es que la conservación de los RGAn muchas veces tiene costes que pueden ser altos (en la recolección y conservación de material genético, en la compensación por rendimientos más bajos cuando se mantienen razas en peligro de extinción, etc.). Sin embargo, estos costes no pueden ni deben ser asumidos exclusivamente por los propietarios de los animales, sino que deben ser compartidos por la sociedad en su conjunto, ya que el mantenimiento de estos recursos redunda en un beneficio global (biodiversidad, valor histórico y cultural, equilibrio ambiental, etc.). Entonces es necesario encontrar una estrategia concertada, implicando a todas las partes interesadas, para poder establecer las compensaciones adecuadas para cada uno de los sectores. Esta fue la estrategia de apoyo, adoptada fundamentalmente desde finales del siglo XX por los países de la Unión Europea, que ha tenido la capacidad de frenar con éxito la inexorable declinación de muchas razas locales, que hoy probablemente ya estarían extintas si no fuera por la existencia de tal apoyo. Pero, por supuesto, es necesario garantizar la continuidad de esta estrategia, de lo contrario se perderá todo el esfuerzo realizado hasta el presente.

Un aspecto crucial a tener en cuenta en un programa de conservación es que todas las decisiones a tomar dependen totalmente de la calidad y confiabilidad de la información en la que se basan esas decisiones, en todos sus aspectos. En consecuencia, la existencia de una base de datos y herramientas digitales con información relevante, fidedigna y detallada (sobre la raza, animales, muestras, etc.) es absolutamente imprescindible, ya que es la única forma de poder monitorear en cualquier momento la evolución de la situación y tomar las medidas preventivas adecuadas.

Una cuestión de la mayor importancia, que debe quedar clara desde el inicio de cualquier programa de conservación (en particular cuando se trata de la constitución de un banco de genes), es el de la propiedad y el derecho a utilizar el material genético conservado. No existe una regla única sobre este tema, pero es esencial que todos los grupos de interés (propietarios de animales, asociaciones de ganaderos, entidades públicas, empresas comerciales, centros de investigación, organismos nacionales e internacionales, etc.) establezcan acuerdos que traduzcan un compromiso con todas las partes interesadas, sobre los diversos aspectos del programa de conservación. Esto es particularmente relevante en el caso de la crioconservación, donde la recolección y el mantenimiento del germoplasma son frecuentemente responsabilidad de entidades públicas o asociaciones, aunque la propiedad de los animales y de su germoplasma puede no serlo. Concretamente, es importante aclarar la atribución de responsabilidades con respecto a los costes de adquisición, recolección y mantenimiento del germoplasma, derechos de propiedad sobre el material genético almacenado, autorizaciones para uso nacional/internacional con fines comerciales o de investigación, compensación debida a los diversos actores, etc. Es un tema amplio, que va más allá del enfoque de este capítulo, pero que debe tenerse en cuenta y quedar muy claro en un programa de conservación de RGAn.

Para saber más...

Caballero, A., M.A. Toro. 2002. Analysis of genetic diversity for the management of conserved subdivided populations. Conserv Genet 3: 289–299.

Caballero, A., S.T. Rodríguez-Ramilo, V. Ávila, J. Fernández. 2010. Management of genetic diversity of subdivided populations in conservation programmes. Conserv. Genet 2010, 11:409–419.

FAO. 2012. Cryoconservation of Animal Genetic Resources. FAO Animal Production and Health Guidelines No. 12. Rome.

FAO. 2013. In vivo conservation of Animal Genetic Resources. FAO Animal Production and Health Guidelines. No. 14. Rome.

FAO. 2015. The Second Report on the State of the World's Animal Genetic Resources for Food and Agriculture, edited by B.D. Scherf & D. Pilling. FAO Commission on Genetic Resources for Food and Agriculture Assessments. Rome.

Fernández, J., M.A. Toro, F. Gómez-Romano, B. Villanueva. 2016. The use of genomic information can enhance the efficiency of conservation programs. Animal Frontiers. 6: 63

Gandini, G., L. Ollivier, B. Danell, O. Distl, A. Georgoudis, E. Groeneveld, E. Martyniuk, J.A.M. van Arendonk, J.A. Woolliams. 2004. Criteria to assess the degree of endangerment of livestock breeds in Europe. Livest. Prod. Sci. 91:173-182.

Hiemstra, S.J. (Ed.). 2003. Guidelines for the constitution of national cryopreservation programmes for farm animals. European Regional Focal Point on Animal Genetic Resources. Publication No. 1.

Mara, L., S. Casu, A. Carta, M. Dattena. 2013. Cryobanking of farm animal gametes and embryos as a means of conserving livestock genetics. Animal Reproduction Science 138: 25-38.

Meuwissen, T. 2009. Genetic management of small populations: A review. Acta Agriculturae Scand. 59: 71-79.

Oldenbroek, J.K. (Ed.). 1999. Genebanks and the conservation of farm animal genetic resources. DLO Institute of Animal Science and Health.

Oldenbroek, J.K. (Ed.). 2007. Utilization and conservation of farm animal genetic resources. Wageningen Academic Publishers.

Oldenbroek, J.K. (Ed.). 2017. Genomic management of animal genetic diversity. Wageningen Academic Publishers.

Sim, G., B. Villanueva, K.D. Sinclair, S. Townsend (Eds.). 2004. Farm Animal Genetic Resources. Nottingham University Press.

Tixier-Boichard, M., W. Ayalew, H. Jianlin. 2008. Inventory, characterization and monitoring. Animal Genetic Resources Information, 42: 29.

Toro, M.A., J. Fernández, A. Caballero. 2009. Molecular characterization of breeds and its use in conservation. Livest. Sci. 120:174-195.

Verrier, E., C. Danchin-Burge, S. Moureaux, L. Ollivier, M. Tixier-Boichard, M.J. Mercat, L. Maignel, J.P. Bidanel, F. Clément. 2003. What should be preserved: genetic goals and collection protocols for the French National Cryobank. Workshop on Cryopreservation of Animal Genetic Resources in Europe. European Regional Focal Point on Animal Genetic Resources.

Woolliams, J., P. Berg, A. Maki-Tanila, T. Meuwissen, E. Fimland. 2005. Sustainable Management of Animal Genetic Resources. Nordisk Genbank Husdyr.

Woolliams, J.A., O. Matika, J. Pattison. 2008. Conservation of animal genetic resources: approaches and technologies for in situ and ex situ conservation. Animal Genetic Resources Information, 42: 71.

26. Gestión sostenible de los Recursos Genéticos Animales

26.1. Producción animal sostenible

En términos simples, el concepto de desarrollo sostenible puede considerarse como "desarrollo que satisface las necesidades de la generación actual sin comprometer la capacidad de las generaciones futuras de satisfacer sus propias necesidades"[1]. En el contexto de la producción agrícola y ganadera, esto implica un adecuado manejo y conservación de la base de recursos naturales, la implementación de cambios tecnológicos e institucionales para asegurar la satisfacción continua de las necesidades humanas y la adopción de prácticas agrícolas ambientalmente saludables, técnicamente adecuados, económicamente viables y socialmente aceptables. Por lo tanto, en un contexto de agricultura sostenible, la producción animal (y en consecuencia el mejoramiento animal) debe dar respuesta a diferentes desafíos, en los que se pueden considerar varias perspectivas, con diferente énfasis en cuestiones como el impacto ambiental, social y económico, como se resume en la Figura 26.1.

Figura 26.1. Dimensiones y pilares del modelo 3P de sostenibilidad.

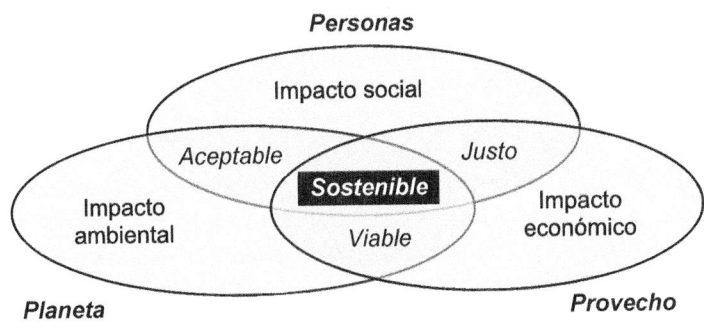

---

[1] Report of the World Commission on Environment and Development (Brundtland Report). United Nations, 1987.

Los desafíos generales del desarrollo sostenible representados en la Figura 26.1. se pueden traducir en algunos objetivos y metas principales de los sistemas de producción y mejora animal en el siglo XXI, que se pueden resumir como se presenta en el Cuadro 26.1.

Cuadro 26.1. *Principales desafíos del desarrollo sostenible aplicado a la producción y mejoramiento animal (Adaptado de Gama, 2006)*[2].

- Calidad
    - Seguridad alimentaria y promoción de la salud del consumidor
    - Calidad del producto (intrínseca y extrínseca)
- Aceptación del consumidor
    - Ética de la producción
    - Bienestar animal
- Diversidad
    - Contribución a la biodiversidad
    - Adaptación a diferentes condicionantes ambientales
- Impacto ambiental
    - Polución
    - Uso de la tierra
- Viabilidad económica
    - Corto plazo
    - Largo plazo
- Condicionantes sociales
    - Cultura y tradición
    - Desarrollo rural

Interpretada en un sentido amplio, la *calidad* es un tema con el cual los consumidores están particularmente conscientes y preocupados en estos días, concretamente, sobre todo en lo que respecta a la seguridad de los productos alimentarios. Las propiedades y características que expresan la *calidad* incluyen atributos reales y asociados al producto, incluyendo características objetivas (físicas, químicas, organolépticas, etc.) y características subjetivas, que traducen el modo de producción asociado (bienestar animal, impacto ambiental, valor cultural, etc.).

En esta definición amplia de calidad, no es solo el producto final en sí mismo, sino la forma como se obtiene, lo que es importante para la *aceptación del consumidor*, teniendo en cuenta aspectos como la ética de producción, el bienestar animal, las cuestiones medioambientales, etc. Esta percepción del consumidor ha venido a moldear las prácticas actuales de producción y

---

[2] Gama, L.T. 2006. Animal genetic resources and sustainable development in the Mediterranean area. EAAP Publication 119, pp. 127-136. Wageningen Academic Publishers.

mejoramiento animal, y probablemente seguirá siendo una fuerza impulsora importante en el futuro de la producción animal.

La soberanía de los países sobre sus Recursos Genéticos Animales fue reconocida en la Conferencia de Interlaken promovida por la FAO (2007), en que fue destacada la *conservación de la diversidad biológica* representada por estos recursos como un componente clave del desarrollo sostenible. Las razas de animales domésticos, resultado de un largo proceso de domesticación, adaptación y selección, evolucionaron en entornos específicos a los que se adaptaron gradualmente, ajustándose a diferentes condicionantes (ambientales, de mercado, sociales, etc.) y desarrollando atributos específicos. Entre estos, la rusticidad (una expresión amplia que incluye alta longevidad, capacidad para soportar períodos de escasez, resistencia a enfermedades, etc.) es una característica de gran importancia, especialmente en los sistemas de producción extensiva, en que las razas locales tienden a usarse principalmente en áreas marginales, donde la capacidad de sobrevivir y producir es frecuentemente el principal objetivo del criador.

Sin duda, una de las principales consecuencias negativas asociadas a la intensificación de los sistemas de producción ganadera es su *impacto en el medio ambiente*, y varios países vienen imponiendo restricciones a la producción animal, tanto por la escala del problema de los efluentes generados en los sistemas de producción intensiva, como por la emisión de gases de efecto invernadero a lo largo de la cadena de producción. Por otro lado, se ha promovido el uso sostenible de los pastos y los sistemas agrosilvopastoriles como una forma viable de satisfacer las necesidades humanas, mantener o mejorar la calidad del medio ambiente y conservar los recursos naturales. La cuantificación del impacto ambiental de la producción animal no es un tema que esté completamente aclarado, pero ciertamente afectará las opciones futuras en términos de mejoramiento animal.

Para sobrevivir en el tiempo, un sistema sostenible debe mantenerse *económicamente viable* a corto y largo plazo, de lo contrario, el sistema en sí será abandonado y dejará de ser sostenible. Desde un punto de vista económico y ético, un componente crítico de la sostenibilidad es la relación entre *inputs* y *outputs*, que determina el beneficio que el criador puede obtener de su actividad. Sin embargo, esta evaluación debe incluir otros factores además de las consideraciones financieras ya que, en muchos casos, la necesidad de mantener el ecosistema global, con base en el interés colectivo, implica apoyar buenas prácticas, para compensar la menor rentabilidad (financiera u otra) que el sistema puede generar. Es en este escenario que, muchas veces, tiene lugar la producción de razas locales mantenidas en regiones marginales, que tienen un papel muy importante en la producción animal sostenible.

Varias *limitaciones sociales* pueden enmarcar el desarrollo sostenible, y la sostenibilidad social es, en sí misma, un tema muy importante. Desde una perspectiva amplia, las prácticas agrícolas y la producción y usos del ganado suelen formar parte de las tradiciones y valores culturales locales, por lo que tienen asociado un valor histórico indiscutible. Por otro lado, los animales son un componente esencial del desarrollo rural, ya que mantienen en uso tierras que, de otro modo, serían abandonadas o utilizadas para fines no sostenibles. Por lo tanto, la sociedad debe considerar los sistemas agrícolas sostenibles como componentes fundamentales del equilibrio ecológico y social, y estar dispuesta a apoyar su mantenimiento, o es probable que el precio a pagar más adelante sea demasiado alto. Un ejemplo de la importancia de las razas locales para el desarrollo rural está representado, por ejemplo, por el importante papel que los pequeños rumiantes han desempeñado durante mucho tiempo en el mantenimiento de las áreas forestales, donde son capaces de controlar los arbustos y mantener limpias estas áreas, originando al mismo tiempo productos alimentarios de calidad. La constante reducción del censo de las razas autóctonas habitualmente mantenidas en estas zonas ha provocado el progresivo abandono de estos bosques, creando condiciones propicias para la aparición de grandes incendios, con impactos sociales y ambientales extremadamente negativos, y consecuencias que afectan a la sociedad en su conjunto.

En una perspectiva general, la producción animal es un componente fundamental del desarrollo sostenible, y los programas de mejoramiento animal del futuro inevitablemente tendrán que ajustarse y llevar en cuenta los diferentes aspectos de la sostenibilidad, tanto en los regímenes extensivos como en los de producción intensiva.

26.2. Una mirada al pasado

Los programas de selección organizados en especies animales comenzaron a desarrollarse principalmente a partir de mediados del siglo XX, coincidiendo con la intensificación de la agricultura y aprovechando la evolución del conocimiento científico. Estos programas de selección abarcaron principalmente las especies sometidas a regímenes de producción intensiva (porcino, aves y bovinos lecheros), que también son las que cuentan con estructuras de selección más organizadas y consolidadas.

La evolución alcanzada desde que la selección organizada tuvo inicio ha sido notable, como se muestra en los resultados resumidos en el Cuadro 26.2., destacando que, en los diferentes escenarios productivos considerados, los avances logrados variaron entre alrededor de 30 y 100% en el período de 45 años bajo análisis. Naturalmente, no todo el avance observado en este período se debió únicamente al mejoramiento genético practicado, pero una buena parte se debe a este factor.

Cuadro 26.2. *Rendimiento productivo medio observado en algunas especies en la década de 1960 y en 2005 (adaptado de Van der Steen et al., 2005)[3].*

Especie	Carácter	Resultados medios globales		
		1960	2005	% cambio
Porcinos	Lechones destetados /cerda /año	14	21	50
	% Músculo	40	55	37
	kg carne magra/ton. alimento (conversión alimentaria)	85	170	100
Pollos de carne	Días hasta 2 kg	100	40	60
	Índice conversión alimentaria	3.0	1.7	43
Gallinas ponedoras	Huevos/año	230	300	30
	Huevos/ton. alimento	5 000	9 000	80
Vacas lecheras	Prod. leche/vaca/lactación (kg)	6 000	10 000	67

A finales del siglo XX, el progreso genético *anual* en los programas de selección porcina europeos se estimó en alrededor de +20 g/d en la ganancia media diaria, +0.5% en el porcentaje de músculo y 0.2 lechones por parto en la prolificidad (Merks, 2000)[4]. En pollos de carne, se estimó un progreso genético *anual* de 3.3%/año en la tasa de crecimiento y 2.5%/año en la eficiencia alimentaria (Hill, 2016)[5]. En la raza Holstein, el progreso genético en la producción de leche en los Estados Unidos es de aproximadamente 75 kg/año (ver Ejemplo 26.1.). Los resultados de selección en otras especies han sido más modestos, pero siguen siendo importantes en las principales razas ovinas lecheras (por ejemplo, Lacaune y Assaf), caprinas lecheras (por ejemplo, Saanen y Alpina) y en razas transfronterizas de bovinos de carne (por ejemplo, Angus, Charolais, Limousine). En todos estos casos, la clave del éxito fue la definición clara de objetivos, la recopilación sistemática de información, el análisis mediante métodos estadísticos apropiados, y el uso juicioso de la información en las decisiones de selección. En el caso de los bovinos, el uso de tecnologías reproductivas bien establecidas, como la inseminación artificial, ha sido una herramienta esencial.

Globalmente, estos resultados indican, sin lugar a dudas, que se ha logrado un progreso notable de los caracteres productivos en todas aquellas especies en que los programas han sido más estructurados. Por otro lado, es importante enfatizar que, aunque algunos programas de selección llevan funcionando más de 50 años,

[3] van der Steen, H.A.M., G.F.W. Prall, G.S. Plastow. 2005. Application of genomics to the pork industry. J. Anim. Sci., 83 (Suppl. 13): E1–E8.

[4] Merks, J.W.M. 2000. One century of genetic changes in pigs and the future needs. BSAP Occasional Publication, 27: 8- 19.

[5] Hill, W.G. 2016. Is continued genetic improvement of livestock sustainable? Genetics, 202: 877–881.

no hay evidencia de una reducción en la respuesta a lo largo del tiempo (lo que se esperaría si la variabilidad genética se estuviera agotando).

Pero, como siempre sucede, "no hay rosa sin espinas", y en casi todos los casos hubo respuestas correlacionadas indeseables en caracteres asociados con los que estaban siendo seleccionados. Algunos ejemplos de estas respuestas son los siguientes (Rauw *et al.*, 1998):

- los pavos seleccionados por su velocidad de crecimiento frecuentemente tienen un exceso de peso en los músculos del pecho, lo que impide el curso normal de la cópula;

- los pollos seleccionados exclusivamente por su velocidad de crecimiento tienen una menor eficiencia reproductiva y una mayor incidencia de diferentes patologías, como ascitis y problemas en las patas;

- los cerdos seleccionados por su velocidad de crecimiento tienen más problemas de aplomos y las manifestaciones de celo en las cerdas son menos evidentes; se observó también una degradación perceptible de la calidad de la carne con la selección por el porcentaje de músculo en la canal.

- las vacas lecheras seleccionadas para aumentar la producción de leche tienen más alteraciones metabólicas (como resultado de un balance energético negativo en las primeras etapas de la lactación), menor eficiencia reproductiva y menor longevidad. Por ejemplo, en el Reino Unido, durante los últimos 20 años ha habido un aumento anual de unos 90 kg en la producción de leche/lactación, acompañado de una disminución de la fertilidad de 1%/año. (Flint y Woolliams, 2008)[6].

De estos ejemplos no se puede concluir que las respuestas correlacionadas necesariamente ¡hagan inviable la selección! Pero sin duda indican la necesidad de monitorear permanentemente la evolución de las diversas características que pueden manifestarse como respuestas correlacionadas desfavorables, para eventualmente tenerlas en cuenta en la selección practicada. En otras palabras, la selección tiene que ser orientada hacia el "mérito global", abarcando varios caracteres y no solo aquellos considerados inicialmente como siendo más importantes.

Otro aspecto muy relevante de la sostenibilidad en un análisis retrospectivo de los programas de mejoramiento genético animal es el impacto en la biodiversidad, particularmente en lo que respecta a la diversidad genética de las especies domésticas. De hecho, el proceso de intensificación productiva y posterior selección que tuvo lugar en las distintas especies se asentó generalmente en una base genética muy reducida, con las inevitables consecuencias que conlleva. Por ejemplo, la producción mundial de leche se basa casi exclusivamente en la raza Holstein y sus cruzamientos, de modo que en la Unión Europea las vacas de tipo Holstein-Friesian representan aproximadamente 2/3 del rebaño de bovinos reproductores. En los bovinos de carne, las razas cosmopolitas se utilizan

---

[6] Flint, A.P.F., J.A. Woolliams. 2008. Precision animal breeding. Phil. Trans. R. Soc. B. 363: 573–590.

frecuentemente en cruzamiento o en raza pura, con predominio mundial de las razas Angus, Hereford, Charolais y Limousine, y animales de tipo *B. indicus* en las regiones tropicales. En los cerdos, la base genética de la producción intensiva en todo el mundo estuvo ocupada casi en su totalidad por las razas Large White y Landrace (en el caso de las líneas madre) y Duroc y Pietrain (en el caso de las líneas paternas), así como los híbridos de aquellas razas. En las aves, las líneas comerciales resultantes de las razas Leghorn y New Hampshire tienen un predominio casi completo. Sin embargo, el problema de la reducción del pool genético en todas las especies va más allá del problema de un número reducido de razas con un gran impacto a nivel mundial, ya que el número de empresas de selección que operan en el mercado internacional también es muy reducido. Por ejemplo, en el caso de las aves, solo hay dos grandes grupos de empresas seleccionadoras en el mercado mundial[7]; en porcino, así como en bovinos lecheros, el número de empresas seleccionadoras es un poco mayor, pero aun así no supera, en ninguno de los casos, la media docena de empresas con real importancia a nivel mundial. Por supuesto, esta concentración en un número reducido de empresas seleccionadoras permite una inversión más racional de los recursos de los programas de selección, con el fin de lograr una mayor intensidad y precisión de selección, lo que deberá de por sí resultar en un programa más eficiente. Sin embargo, cuando el mercado está sujeto a la intervención de un número reducido de empresas y razas comerciales, esto conduce inevitablemente a la uniformización del pool genético a nivel mundial y, por tanto, contribuye a la reducción de la diversidad genética en prácticamente todas las especies.

26.3. Mejoramiento genético sostenible

Como hemos visto, el indudable éxito de muchos programas de selección centrados en la productividad estuvo, en varios casos, acompañado de respuestas menos positivas en algunos caracteres asociados, y de cierta pérdida de diversidad genética que puede ser condicionante de la continuidad del progreso genético a largo plazo. En consecuencia, se han reformulado los programas de mejoramiento genético de varias especies domésticas, con el fin de dar respuesta a la evolución de las pretensiones de las empresas de selección, productores, consumidores y la sociedad en su conjunto. Esta reformulación obligó a un nuevo enfoque de estos programas para que fueran más sostenibles, incorporando objetivos como, por ejemplo, la eficiencia productiva global, calidad de los productos, salud animal, bienestar animal, mantenimiento de la diversidad genética, encuadramiento social y ambiental, etc.

Naturalmente, la estrategia de sostenibilidad de los programas de mejoramiento tendrá que ser diferente para las razas con programas de selección

---

[7] Aviagen y Cobb-Vantress.

organizados y para las razas locales, ya que sus objetivos y limitaciones no son los mismos, por lo que el enfoque también tendrá que ser diferente.

26.3.1. Esquemas de selección fuertemente estructurados

La producción animal intensiva, en la que un número reducido de razas predominantes se integran en esquemas piramidales de selección, en ocasiones ha sido cuestionada por no contar con una adecuada estrategia de sostenibilidad. Las principales cuestiones planteadas se refieren a su impacto ambiental, contribución a los gases de efecto invernadero, contribución a la pérdida de biodiversidad, consecuencias en la salud y bienestar animal, competencia directa con la especie humana en el uso de los recursos alimentarios, etc. En consecuencia, la producción y el mejoramiento animal en estos sistemas están cada vez más condicionados por la necesidad de tener que encuadrarse en las restricciones ambientales y valores socioculturales, que son presionados por los consumidores y la sociedad.

Reconociendo la necesidad de realizar ajustes en los programas de selección de estas razas, las principales empresas de selección animal en el espacio europeo se organizaron en el European Forum of Farm Animal Breeders[8], cuyo objetivo es promover la adhesión a formas responsables de mejora genética de las especies ganaderas, sobre la base de los siguientes seis pilares esenciales:

1) Mejor uso de los recursos disponibles: considerando diferentes alternativas, incluida la optimización del uso de los recursos alimentarios;

2) Diversidad genética: asegurar un nivel elevado de diversidad genética intrarracial, como base indispensable para el éxito de los programas de selección;

3) Seguridad alimentaria y salud pública: garantizar la seguridad de los productos puestos a disposición del consumidor y promover la resistencia a las enfermedades, con el fin de minimizar el uso de fármacos (como los antibióticos) y el desarrollo de resistencias;

4) Calidad de los productos: hacer de la calidad uno de los principales focos de las organizaciones de selección, para dar respuesta a los deseos del consumidor y conseguir la valorización de los productos;

5) Ambiente: la reducción del impacto ambiental de la producción animal es esencial para la afirmación del sector en términos éticos y sociales;

6) Salud y bienestar animal: constituyen aspectos cruciales para promover la ética en la producción animal y dar respuesta a las preocupaciones sociales con la producción de alimentos.

Claramente, este nuevo enfoque requiere una redefinición de los objetivos de mejoramiento, con el fin de asegurar un mejor equilibrio entre la selección de caracteres productivos (que ha sido el objetivo esencial hasta ahora) y los caracteres funcionales (adaptación, salud, calidad, sostenibilidad ambiental, etc.) que deben tenerse en cuenta en el futuro inmediato.

---

[8] www.effab.info

Bovinos lecheros

La selección de los bovinos lecheros representa un caso paradigmático de un programa sumamente organizado, en el que la respuesta fue espectacular, pero en el que algunos aspectos no se han tenido debidamente en consideración, y obligaron a una reevaluación del programa de selección después de algunas décadas. Desde el principio, la selección de la raza Holstein siempre fue considerada como un ejemplo para los demás programas de selección, con objetivos claramente definidos, recolección sistemática de información fenotípica (control lechero, clasificación de morfología/tipo, etc.), inseminación artificial establecida desde la década de 1950, prueba de progenie pionera, uso del BLUP como metodología de evaluación genética antes que en cualquier otra especie, adopción de la selección genómica tan pronto como se reveló viable, etc. Parecía que ¡difícilmente sería posible conseguir una selección mejor organizada! Pero no todo salió de la mejor manera...

La principal razón por la que los resultados en la raza Holstein empezaron a no alcanzar las expectativas fue que, durante décadas, el objetivo de selección predominante fue esencialmente el aumento del nivel de producción (leche, grasa y proteína) y, eventualmente, la mejora de las características de tipo. Sin embargo, se descuidaron otras características relacionadas con la funcionalidad de los animales, como la eficiencia reproductiva y la salud, que terminaron sufriendo cierta degradación durante este período.

En el Ejemplo 26.1. se presenta un caso real de respuesta directa y correlacionada en vacas lecheras de la raza Holstein norteamericana. Este ejemplo demuestra cómo, después de algunos años, se hizo necesario reformular la metodología de selección, dando peso a la fertilidad de las vacas, para revertir la tendencia negativa que se observaba cuando la selección había sido exclusivamente para producción lechera y de tipo.

Ejemplo 26.1. Progreso genético en el efectivo Holstein norteamericano.

La evolución a lo largo del tiempo del mérito genético medio para la producción de leche (EBV leche) y para la tasa de gestación (EBV gestación) en la raza Holstein norteamericana se puede utilizar para evaluar cómo evolucionaron estos dos caracteres. En el gráfico siguiente se muestran los valores medios de los valores genéticos por año de nacimiento para esos dos caracteres en el rebaño estadounidense, durante un período de aproximadamente 50 años[9].

Es notable la consistencia del progreso genético que se ha logrado para la producción de leche, con un incremento de más de 4 000 kg/lactación entre 1960 y 2020. Sin embargo, también se verifica que, en las primeras décadas, hubo una clara reducción del mérito genético para la fertilidad, en una tendencia que solo se detuvo cuando se incluyó la eficiencia reproductiva en los objetivos de mejora genética (desde principios del siglo XXI).

---

[9] Resultados obtenidos en https://queries.uscdcb.com/eval/summary/trend.cfm

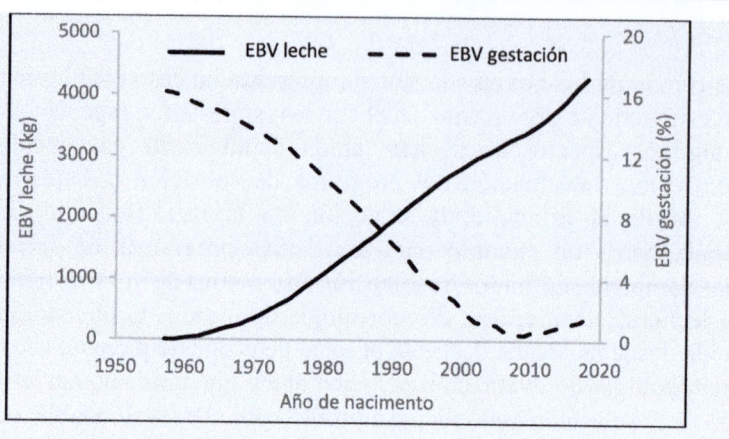

Otro aspecto importante de la sostenibilidad es la necesidad de mantener la diversidad genética a largo plazo, y un indicador frecuentemente usado es el nivel y la evolución de la consanguinidad de la población. También en la raza Holstein este tema comenzó a justificar algunas preocupaciones, ya que el modelo de selección utilizado (evaluación genética por BLUP, gran restricción en el número de machos reproductores usados en inseminación artificial, etc.) condujo a un rápido aumento de la consanguinidad, como se ilustra en el Ejemplo 26.2.

Ejemplo 26.2. *Evolución de la consanguinidad media (F%) del efectivo Holstein norteamericano, por año de nacimiento*[10].

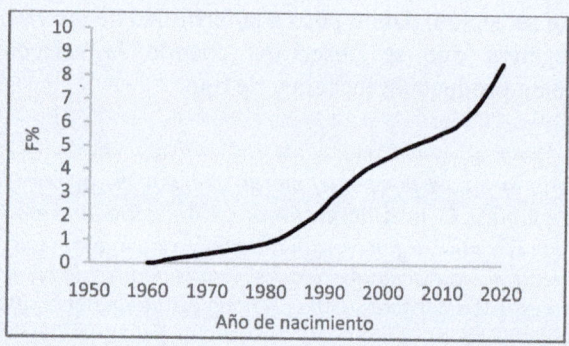

Es evidente que la consanguinidad ha aumentado de una manera algo irregular, posiblemente reflejando los cambios en las prácticas de selección a lo largo de los años (introducción del BLUP en la década de 1980, selección genómica a partir de 2009, etc.). Considerando el período posterior a 1985, la tasa anual de consanguinidad es de 0.173%/año. Suponiendo que el intervalo generacional medio en Holstein es de aproximadamente 6 años, la tasa de consanguinidad calculada por generación es aproximadamente del 1%, lo que corresponde a un tamaño efectivo de población N_e=50.

---

[10] Resultados obtenidos en https://queries.uscdcb.com/eval/summary/inbrd.cfm

En otras palabras, la que quizás sea la raza con el censo más grande del mundo está al límite de la recomendación hecha por la FAO para el ¡mantenimiento de la diversidad genética a largo plazo!

La evolución de la consanguinidad en las vacas Holstein en otros países acompañó de cerca la evolución en los Estados Unidos y, como vimos anteriormente (Ejemplo 9.8), los estrangulamientos han continuado ocurriendo en la estructura genética de esta raza, por lo que es natural que el problema de la consanguinidad pueda agravarse en las próximas generaciones. Este ha sido, eventualmente, uno de los motivos de la introducción del cruzamiento rotacional en la producción de vacas lecheras, como alternativa al uso convencional de la Holstein en línea pura.

Hasta hace pocos años, los objetivos de selección en la raza Holstein se han centrado sobre todo en el nivel de producción, e indirectamente en la longevidad, por lo que la recogida de información fenotípica en la mayoría de los países[11] ha sido esencialmente relacionada con la producción de leche, grasa y proteína y con características de morfología/tipo. Las consecuencias negativas observadas en la eficiencia reproductiva y en otras características, así como la preocupación con temas de bienestar animal, impacto ambiental, etc., llevaron a que los objetivos de mejoramiento tuvieran que ser reconsiderados, incorporando características de funcionalidad, robustez y adaptación, anteriormente poco valorizados. La deseable incorporación de estos indicadores en la selección de vacas lecheras puede incluir una gran cantidad de caracteres hasta ahora ignorados, como se describe en forma genérica en el Ejemplo 26.3. Nótese que esta lista no exhaustiva deja en claro que existen varios casos (por ejemplo, fertilidad, longevidad, etc.) en los que un mismo carácter puede medirse de diferentes formas, reforzando la idea de que la sistematización de la recolección de información de forma rigurosa y uniforme no siempre es fácil, pero es indispensable. Por otro lado, los pesos económicos y los parámetros genéticos asociados con estos caracteres muchas veces se conocen de forma poco precisa, lo que dificulta su inclusión en el proceso de selección. Estas han sido las principales razones que han dificultado la integración de estos caracteres en la selección sistemática de vacas lecheras, pero muchos programas de mejoramiento están siendo reformulados para permitir su incorporación.

Ejemplo 26.3. Posibles caracteres de interés para el mejoramiento genético de la funcionalidad, robustez y adaptabilidad en bovinos lecheros.
• Composición de la leche
  - Grasa, proteína, lactosa, diferentes proteínas de la leche, perfil de ácidos grasos, propiedades de coagulación.

---

[11] Salvo el caso de los países escandinavos, donde se ha recopilado información durante varios años sobre características funcionales.

• *Curva de lactación*
  - *Producción inicial, producción en el pico, tiempo del pico, persistencia*
• *Conformación*
  - *Clasificación lineal para diferentes componentes*
• *Reproducción*
  - *Intervalo parto-1ª inseminación, tasa de concepción, intervalo entre partos, tasa de no-retorno, nº inseminaciones/parto, distocia (componente directo y materno), mortalidad neonatal*
• *Salud*
  - *Mastitis, score de células somáticas, claudicación/problemas de pezuñas, cetosis, hipocalcemia, retención placentaria, metritis, quistes ováricos, desplazamiento del abomaso, respuesta inmune, etc.*
• *Robustez*
  - *Longevidad (supervivencia a cierta edad, duración de la vida productiva, análisis de supervivencia con datos censurados, regresión aleatoria), adaptación (tolerancia al calor, capacidad para caminar, etc.), capacidad de desempeño en diferentes condiciones ambientales*
• *Eficiencia*
  - *Eficiencia alimentaria, evolución de la condición corporal*
• *Comportamiento*
  - *Temperamento, sociabilidad, comportamiento alimentario, manifestaciones de celo*
• *Facilidad de ordeño*
  - *Velocidad de ordeño, adaptación a sistemas robotizados*
• *Impacto ambiental*
  - *Emisiones de metano*
• *Adaptabilidad*
  - *Rendimiento en diferentes ambientes productivos*

Con el tiempo, los programas de selección de la raza Holstein tuvieron que ajustarse e incorporar características no productivas, como una forma de garantizar y mejorar la funcionalidad y robustez de los animales. Esto sucedió también en el programa de selección norteamericano en el que, como se ilustra en la Figura 26.2., hubo una clara evolución a lo largo de los años en el peso relativo atribuido a varios caracteres. Año tras año, se pasó de un modelo basado exclusivamente en caracteres productivos a un índice en el que los caracteres no productivos asumieron un peso progresivamente mayor, traduciéndose en un conjunto más balanceado de objetivos de mejora. En la actualidad, la cantidad de leche no se considera como tal en los objetivos de selección, y las características funcionales tienen la contribución más importante en el índice utilizado. Por otro lado, como vimos en el Capítulo 20, los índices de selección utilizados en las vacas lecheras difieren mucho de un país a otro, reflejando la importancia que se le da en el índice a los caracteres productivos y no productivos, como resultado del historial de selección y del abordaje estratégico en cada país.

Figura 26.2. *Peso relativo (%) atribuido a varios caracteres en los índices de selección de la raza Holstein norteamericana en diferentes años[12].*

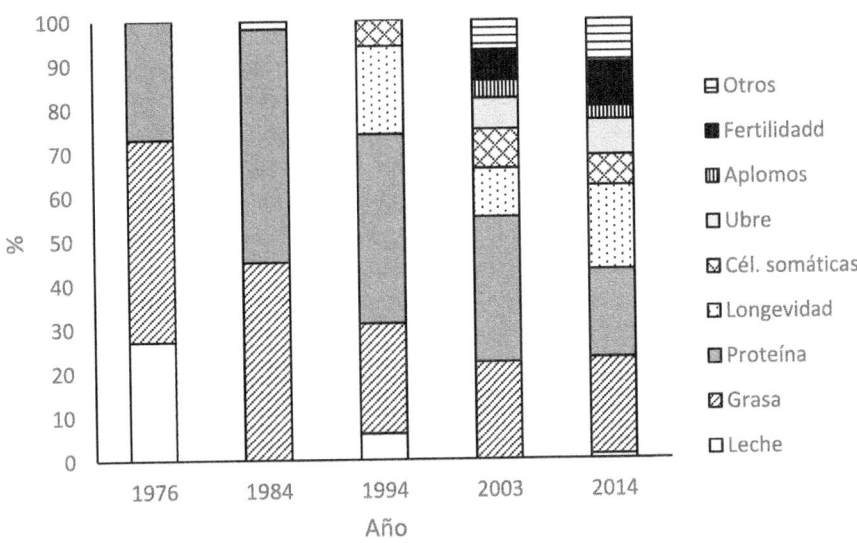

En la raza Holstein, la predominancia durante muchos años de un programa centrado principalmente en los caracteres productivos (con las consiguientes respuestas negativas correlacionadas en varios otros caracteres) resultó en alguna dificultad de cambiar rápidamente el enfoque de selección. A esto se agregó una preocupación creciente sobre el posible impacto de la consanguinidad, como consecuencia de un número muy restringido de toros usados a nivel global. Este conjunto de factores llevó a que, desde principios del siglo XXI, muchos productores hayan optado por la realización de cruzamientos, incorporando otras razas además de la Holstein[13]. A pesar de tener peor desempeño en caracteres productivos, estas razas presentan beneficios en cuanto a funcionalidad, de manera que, dependiendo de las circunstancias, el balance final puede ser favorable al cruzamiento o al mantenimiento de Holstein en línea pura. En cualquier caso, los programas de selección de la raza Holstein en todo el mundo han tenido que reorganizarse y han puesto cada vez más énfasis en los caracteres funcionales, en detrimento de los productivos (ver Cuadro 20.2 y Figura 26.2).

Porcinos y aves

Los programas de cría en cerdos y aves también están fuertemente estructurados, basados en sistemas de producción intensiva que se asientan

---

[12] Adaptado de https://aipl.arsusda.gov/reference/nmcalc-2018.htm#History
[13] Razas Jersey, Parda Suiza, Montbeliarde, Roja Escandinava, Normanda, etc.

fundamentalmente en el uso de cruzamientos organizados, con una estructura piramidal (ver Figuras 20.4. y 20.8.). En estos sistemas, las principales decisiones de selección las toman las empresas seleccionadoras, y los productores comerciales acaban beneficiándose de los resultados de la selección practicada en los estratos superiores.

En la especie porcina, la selección estuvo orientada, durante varios años, fundamentalmente a incrementar la velocidad de crecimiento y el porcentaje de músculo en la canal; más recientemente, el aumento de la prolificidad también se ha convertido en un objetivo muy importante de selección en las líneas maternas.

El progreso genético logrado en la especie porcina ha sido notable, y en el Ejemplo 26.4. se presentan algunos casos que reflejan el tipo de respuesta que se ha logrado en algunas de las principales características seleccionadas. Aunque se refieren a periodos de tiempo algo diferentes, de estos resultados se desprende que la evolución ha sido muy consistente a lo largo de los años en cualquiera de las características seleccionadas, reflejando el éxito de la selección practicada en la especie porcina.

En cuanto a las posibles respuestas correlacionadas observadas en otras características durante el período considerado, existe evidencia del antagonismo entre algunos caracteres, por lo que será necesario tener en cuenta el balance general de la selección practicada. En una visión general, el análisis de las respuestas correlacionadas indica que la selección para aumentar la tasa de crecimiento y porcentaje de músculo en cerdos resultó en un aumento en el peso adulto (con los consiguientes costes de mantenimiento), menor eficiencia reproductiva y una mayor prevalencia de problemas de aplomos y menor solidez de las extremidades (Rauw *et al.*, 1998). Por otro lado, la reducción de la cantidad de grasa en la canal también resultó en una disminución de la grasa intramuscular, con el consecuente deterioro de la calidad de la carne. Un aspecto que parece ser consensuado, pero que es más difícil de cuantificar, es que los animales seleccionados más intensamente son posiblemente menos resilientes y más sensibles a los cambios ambientales y, por lo tanto, menos capaces de lidiar con el posible impacto de desafíos como el calentamiento global.

Ejemplo 26.4. Evolución en el tiempo de algunas de las características seleccionadas en la especie porcina.

1) Mérito genético medio por año de nacimiento para el número de días para alcanzar 113 kg en cerdos Duroc en los Estados Unidos (adaptado de Chen et al., 2003)[14].

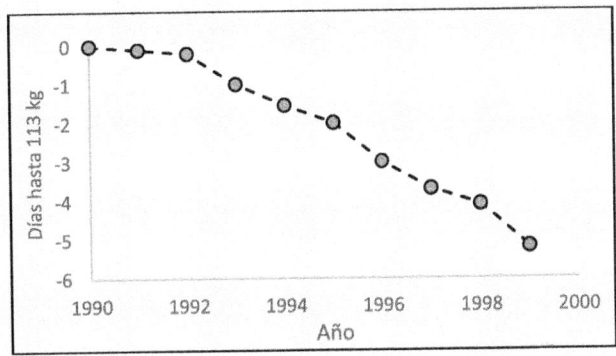

2) Mérito genético medio por año de nacimiento para la prolificidad en cerdos de una de las compañías de selección líderes en el mundo (adaptado de Tokach et al., 2019)[15].

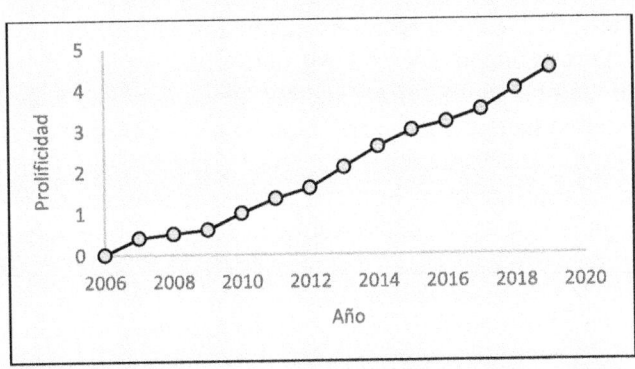

---

[14] Chen, P., T.J. Baas, J.W. Mabry, J.C.M. Dekkers, K.J. Koehler. 2002. Genetic parameters and trends for lean growth rate and its components in U.S. Yorkshire, Duroc, Hampshire, and Landrace pigs. J. Anim. Sci. 80:2062–2070.

[15] Tokach, M.D., M.B. Menegat, K.M. Gourley, R.D. Goodband. 2019. Review: Nutrient requirements of the modern high-producing lactating sow, with an emphasis on amino acid requirements. Animal. 13:2967-2977.

3) Media fenotípica anual del porcentaje de músculo en la canal en las pruebas realizadas con cerdos procedentes de una de las principales empresas de selección (adaptado de Knap, 2005)[16].

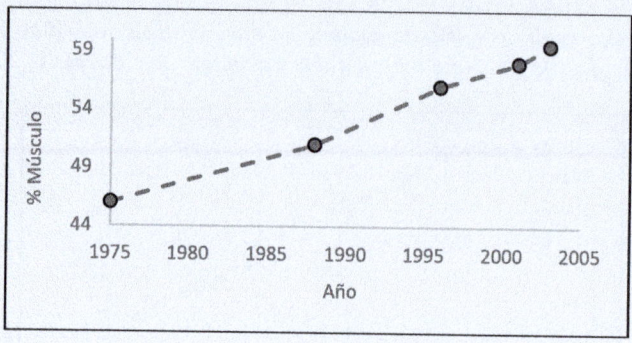

Estos resultados apuntan a la necesidad de reformular los objetivos de mejora en la selección de cerdos, incorporando características de funcionalidad, robustez, adaptación, bienestar y sanidad animal, etc., además de las características productivas que eran el foco fundamental hasta hace unos años. Es este cambio de paradigma que está actualmente teniendo lugar, como veremos más adelante (Figura 26.3.).

En pollos de carne, los programas estructurados comenzaron a organizarse a partir de mediados del siglo XX, y desde entonces la selección ha estado muy enfocada en el mejoramiento de la velocidad de crecimiento y de la eficiencia alimentaria, con una mejora superior a 3%/año en la velocidad de crecimiento y 2.5%/año en la eficiencia alimentaria[17]. En el Ejemplo 26.5. presentamos los resultados de un trabajo que ilustra la respuesta observada en la tasa de crecimiento de pollos de carne, como resultado del proceso de selección.

Ejemplo 26.5. *Selección en pollos de carne*
A lo largo de los años en que se ha practicado la selección para la tasa de crecimiento en pollos, algunos centros experimentales han establecido líneas control, que desde entonces se han mantenido con selección aleatoria. Estas líneas han sido de gran utilidad para evaluar la evolución genética de los efectivos sometidos a selección, ya que una forma de medir el progreso genético realizado es comparar el comportamiento de los pollos de carne actuales con el de los pollos de estas "líneas control" establecidas desde hace décadas.
En el siguiente gráfico, adaptado de Zuidhof et al. (2014)[18], se representa el crecimiento durante las primeras 8 semanas de pollos comerciales nacidos en 2005, en comparación

---

[16] Knap, P.W. 2005. Breeding robust pigs. Australian J. of Experimental Agriculture. 45:1-15.
[17] Hill, W.G. 2016. Is continued genetic improvement of livestock sustainable? Genetics, 202: 877–881.
[18] Zuidhof, M.J., B.L. Schneider, V.L. Carney, D.R. Korver, F.E. Robinson. 2014. Growth, efficiency, and yield of commercial broilers from 1957, 1978, and 2005. Poultry Science 93: 2970–2982.

con los pollos nacidos y criados en el mismo año, pero oriundos de las líneas control establecidas en 1957 y 1978, con todos los grupos sujetos a las mismas condiciones de manejo.

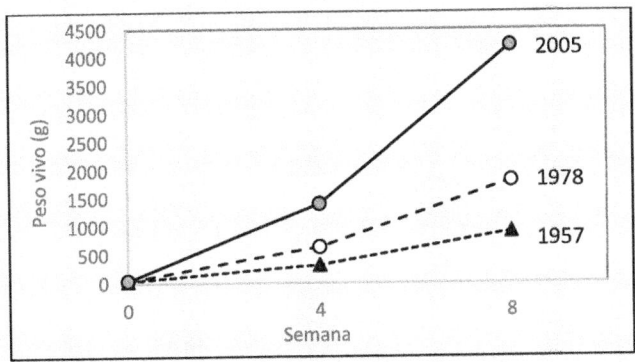

La diferencia es clarísima, presentando los pollos de 2005 una velocidad de crecimiento muy superior, a la de los pollos representativos del potencial genético de animales de 1957 y 1978, de tal forma que la ganancia media diaria de los pollos de 2005 es casi cinco vece superior a la de los de 1957.

No hay duda de que la selección en pollos de carne ha tenido un éxito tremendo, principalmente logrado al aumentar la velocidad de crecimiento y mejorar la eficiencia alimentaria, pero también ha tenido consecuencias indeseables en otras características, especialmente en la estructura e integridad ósea y en la actividad cardiorrespiratoria (con aumento de ascitis) de los pollos. Algunos autores también señalan posibles cambios en la eficiencia reproductiva, funciones digestivas, respuesta inmune, etc., así como cambios de comportamiento que pueden estar asociados con la selección practicada. Existe, sin duda alguna, la necesidad de reformular los objetivos de mejoramiento para incorporar estos aspectos, trabajando con un índice más equilibrado, cuyo enfoque deberá abarcar otras características más allá del nivel productivo.

Aunque obviamente la situación no es la misma en cerdos y aves, existe un patrón común de respuestas correlacionadas menos deseables en algunos caracteres relacionados con la adaptación, que apuntan a la necesidad de reformular los objetivos de mejoramiento, para lograr un mejor equilibrio de los caracteres productivos con las características de funcionalidad y robustez. En general, la estrategia pasa por dar un mayor peso a las características de calidad del producto, salud y bienestar animal, plasticidad/robustez y sostenibilidad ambiental. Neeteson-van Nieuwenhoven *et al.* (2013) realizaron un análisis retrospectivo de los objetivos de mejora en cerdos y aves de corral que se han aplicado hasta la fecha, así como una predicción de lo que se espera sea el

panorama en el futuro. Los resultados de este estudio se resumen en la Figura
26.3.

Figura 26.3. *Análisis retrospectivo y prospectivo del peso relativo (%) atribuido a diferentes objetivos de mejoramiento en la selección de cerdos y aves[19].*

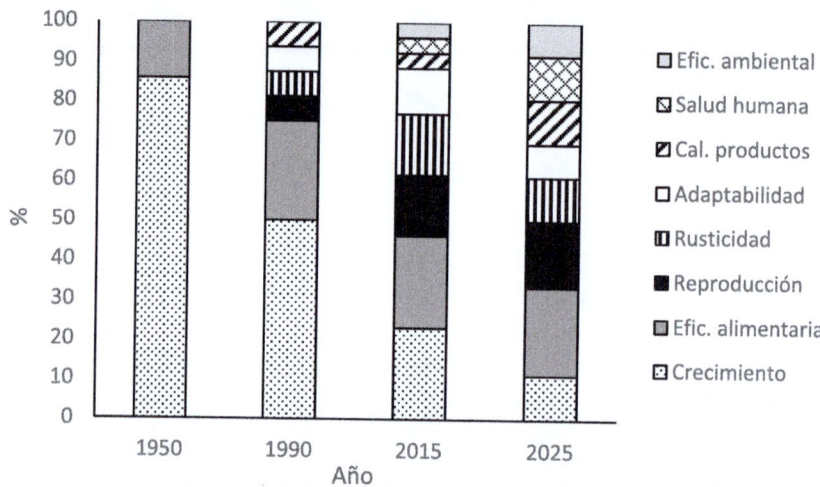

De estos resultados se desprende claramente que la selección en cerdos y aves está pasando rápidamente de un enfoque exclusivo en los caracteres productivos a un conjunto más diverso y equilibrado de objetivos de mejoramiento. Progresivamente, se dio más peso a la reproducción y la calidad, y a las características relacionadas con la robustez y funcionalidad, así como al impacto ambiental. Cabe señalar, sin embargo, que la eficiencia alimentaria se mantiene relativamente estable como uno de los principales objetivos de mejora, no solo por su importancia directa en términos de eficiencia productiva, sino también por contribuir a la reducción del impacto ambiental de la producción de monogástricos.

26.3.2. Esquemas de selección con estructuras menos consolidadas

En comparación con la práctica común en bovinos lecheros, porcinos y aves, la producción de bovinos de carne, así como de pequeños rumiantes de carne y leche, está normalmente asociada a sistemas menos intensivos, y los esquemas de selección utilizados se basan en estructuras más difusas, con mayores costos unitarios de control de rendimientos, más difícil control de la reproducción, uso limitado de inseminación artificial, etc. En consecuencia, en comparación con los

---

[19] Adaptado de Neeteson-van Nieuwenhoven, A., P.A. Knap, S. Avendaño. 2013. The role of sustainable commercial pig and poultry breeding for food security. Animal Frontiers. 3: 52-57.

esquemas de selección fuertemente estructurados (que frecuentemente se asocian con sistemas de producción intensiva), los programas de mejoramiento con una estructura menos consolidada implican una selección menos intensa y respuestas más modestas, por lo que en general ha habido menos presión por parte de la sociedad y los consumidores para que se incorporen principios de sostenibilidad en estos programas de selección. Sin embargo, se admite que, en un futuro próximo, la preocupación por el impacto ambiental de los rumiantes, incluyendo su papel en la producción de gases de efecto invernadero, puede aumentar la presión sobre estas especies, forzando una reformulación de los respectivos programas de mejoramiento, incorporando la minimización del impacto ambiental en sus objetivos de selección.

En las razas bovinas de carne con programas organizados, la selección estuvo durante muchos años enfocada esencialmente en la velocidad de crecimiento y conformación morfológica. Progresivamente, se fueron incorporando otros caracteres considerados importantes, a saber, las características maternas (valor genético materno para el crecimiento del ternero, eficiencia reproductiva, edad al primer parto, sobrevivencia del ternero, longevidad de la vaca, facilidad de parto, etc.) y caracteres relacionados con la producción de carne propiamente dicha (capacidad de crecimiento, eficiencia alimentaria, desarrollo muscular, características de la canal, rendimiento en piezas nobles, score de grasa, etc.). Desde hace algunos años, la calidad de la carne ha ido ganando una importancia cada vez mayor, principalmente por la valorización que permite obtener en razas cuya productividad no siempre es elevada. Más recientemente se han incluido caracteres relacionados con la robustez del animal, a saber, morfología, peso adulto, longevidad productiva, comportamiento (docilidad, comportamiento en pastoreo, instinto gregario, indicadores de bienestar), tolerancia a periodos de escasez de alimento, resistencia a patógenos, etc. Globalmente, esta robustez refleja la plasticidad fenotípica de los animales, es decir, la capacidad de adaptarse a un conjunto diverso de circunstancias ambientales, de tal manera que su capacidad de producción es poco sensible a las fluctuaciones ambientales.

En los ovinos lecheros, los objetivos de mejoramiento se han ido ajustando paulatinamente a las nuevas realidades. Durante décadas, la selección fue principalmente por la cantidad y composición de la leche (grasa y proteína), pero en los últimos años se han incorporado otros caracteres. Tomando el ejemplo exitoso de la raza Lacaune, las características de producción de leche (cantidad y calidad) tienen actualmente alrededor de la mitad del peso en los objetivos de mejoramiento, correspondiendo el resto a la morfología de la glándula mamaria y al recuento de células somáticas (como indicador de susceptibilidad a la mastitis). Adicionalmente, la selección en ovinos tiene en cuenta el genotipo de susceptibilidad al scrapie y la compatibilidad con el estándar racial. En el futuro, es previsible la incorporación de características como resistencia al parasitismo gastrointestinal, persistencia de la lactación, fertilidad, longevidad, facilidad de ordeño, etc.

En ovinos productores de carne, además de la resistencia al scrapie, los objetivos han sido principalmente las características maternas (prolificidad, valor lechero), de crecimiento (valor genético directo) y de calidad (conformación de la canal, deposición de grasa, área del *L. dorsi*, calidad de la carne). Otros caracteres, como la supervivencia de los corderos, la longevidad, el comportamiento, la resistencia al parasitismo y a la pododermatitis, etc., se han incorporado a algunos programas de selección.

26.3.3. Razas locales amenazadas

La gestión sostenible de las razas locales, que generalmente se crían en regiones marginales y muchas veces están amenazadas de extinción, requiere un enfoque muy diferente de aquel que se consideró para las razas comerciales. En una situación ideal, la forma más racional y sostenible de conservar los RGAn, particularmente las razas locales, es asegurar que estas razas sigan siendo componentes funcionales de los sistemas de producción, es decir, adopten una estrategia de "conservación por uso". Naturalmente, esto solo es posible si algunas ventajas o características de estas razas (productivas o de otra naturaleza) son demostrables e incorporadas al programa de mejoramiento, con el fin de hacer estas razas más competitivas, contribuyendo así a su supervivencia. De lo contrario, habrá que buscar formas alternativas de compensar a los productores, a fin de garantizar el mantenimiento de estas razas. Sin embargo, en algunas circunstancias incluso puede ser recomendable que las razas locales prioricen el mantenimiento de la diversidad genética existente y salvaguarden las características adaptativas propias de estas razas, optando por estrategias que resulten en una alteración genética mínima.

Frecuentemente, las razas locales se mantienen en sistemas de producción extensivos en regiones marginales, valorizando productivamente áreas que de otro modo estarían condenadas al abandono. El largo proceso de adaptación de estas razas a las condiciones locales hizo que tuvieran que adaptarse a una amplia gama de realidades ambientales (clima, recursos alimentarios, suelo, riesgos sanitarios, restricciones del mercado, etc.), en las que la rusticidad suele ser la característica más importante. Estos sistemas de producción extensiva se caracterizan por baja carga animal, reducido uso de energía fósil, alimentación a base de pastos pobres o subproductos agrícolas, impacto ambiental mínimo, etc. Sin embargo, el equilibrio logrado entre las razas locales y estos sistemas de producción es muy frágil, y cualquier pequeño cambio puede llevar al abandono del modo de producción y de la raza asociada a él.

De este modelo de utilización predominante de las razas locales resulta un importante servicio brindado a los ecosistemas por los RGAn, contribuyendo, por ejemplo, a la limpieza y mantenimiento de áreas forestales (con un impacto evidente en el control de incendios), el mantenimiento de sistemas agrosilvopastoriles esenciales para la ocupación productiva del territorio, el uso de pastos que contribuyen al secuestro de carbono, la producción natural de fertilizantes, la conservación del paisaje, etc. Por otro lado, el mantenimiento de estos sistemas y las razas asociadas a ellos contribuyen de manera decisiva al asentamiento de las poblaciones rurales, para las que muchas veces representan la principal fuente de ingresos y una forma de depósito no bancario de sus activos. Por otro lado, las razas autóctonas también juegan un papel muy importante en el desarrollo sostenible por su valor histórico, cultural, gastronómico, etc., siendo muchas veces la base de productos con denominación de origen certificada.

La calidad y diversidad de los productos (al natural o transformados) obtenidos de estas razas locales es frecuentemente la característica más interesante de estos animales, cuya valorización puede hacer una contribución decisiva al mantenimiento de esas razas. Basta recordar cómo la extraordinaria calidad de los productos obtenidos del cerdo Ibérico contribuyó a la recuperación de una raza prácticamente perdida a finales del siglo XX, y que ha tenido una expansión notable, gracias a la valorización de sus productos frescos y transformados. La promoción de la calidad de los productos de razas locales, por ejemplo a través de su mejora genética, es sin duda una de las formas más importantes de valorizar la contribución de los RGAn al desarrollo rural sostenible.

Los temas abordados relacionados con las razas locales se resumen en el Cuadro 26.3., donde un análisis SWOT (**Fortalezas, Debilidades, Oportunidades y Amenazas**) evalúa el potencial de desarrollo de estas razas, particularmente aquellas que se encuentran en riesgo. Puede verse en este Cuadro que existen fuertes amenazas para la supervivencia de estas razas, por lo que es absolutamente necesario tomar medidas de protección que aseguren su mantenimiento en el futuro.

De esta breve reseña de las limitaciones y el potencial de las razas locales en términos de desarrollo sostenible podemos inferir que, mientras que en las razas comerciales es esencialmente la mejora de la eficiencia productiva lo que ha guiado todo el proceso de mejoramiento genético hasta ahora, en las razas locales hay otros condicionantes a tener en cuenta, y muchas veces el aumento de la productividad puede no ser el objetivo principal.

Dos cuestiones previas en la estructuración de un programa de mejoramiento de una raza local amenazada son las siguientes:

- definir si la raza tiene un efectivo de tamaño suficiente y las infra-estructuras indispensables para dar soporte a un programa de selección (o si es preferible la opción por un programa de conservación);

- evaluar hasta qué punto los factores que condicionan el desarrollo de la raza, y que la están colocando en riesgo, son efectivamente superables o no.

Cuadro 26.3. *Análisis SWOT de las potencialidades de las razas locales amenazadas (adaptado de Boudalia et al., 2020)*[20].

Fortalezas	Debilidades
• Parte integrante del desarrollo rural sostenible • Mantenimiento productivo y fijación de las poblaciones humanas en zonas marginales • Características genéticas únicas • Gran adaptabilidad	• Baja productividad • Falta de conocimiento profundo sobre sus características • Frecuentes restricciones alimentarias • Criadores frecuentemente mayores • Poco reconocimiento social
Oportunidades	**Amenazas**
• Calidad de los productos puede ser valorizada • Posibilidad de crear productos certificados con valor agregado • Asociación con tendencias alimentarias modernas ("slow food", producción orgánica, etc.) • Reconocimiento de la importancia socio-ambiental	• Cruzamientos desordenados con otras razas • Falta de políticas de protección • Censo muy reducido y consecuente pérdida de diversidad genética • Prácticas de manejo (sanitario, productivo, alimentario, etc.) no siempre adecuadas

Genéricamente, las líneas esenciales de un programa de mejoramiento genético de razas locales deben abarcar, entre otros, los siguientes temas, como factores a considerar e incorporar al "mérito global" utilizado como criterio en estos programas:
- Eficiencia productiva adecuada
- Diversidad genética
- Adaptabilidad
- Calidad de los productos
- Prestación de servicios al ecosistema y a la sociedad
- Incorporación en programas de cruzamiento organizados

Es cierto que una característica como, por ejemplo, la adaptabilidad, es particularmente difícil de objetivar y medir, pero es de esperar que nuevas herramientas tecnológicas (medición de indicadores fisiológicos, información geográfica, etc.) y el uso de la información genómica, puedan ser de utilidad en la incorporación de forma óptima de estos caracteres en el programa de mejoramiento.

---

[20] Boudalia, S., S.B. Said, D. Tsiokos, A. Bousbia, Y. Gueroui, A. Mohamed-Brahmi, S. Smeti, M. Anastasiadou, G. Symeon. 2020. BOVISOL Project: Breeding and management practices of indigenous bovine breeds: solutions towards a sustainable future. Sustainability. 12: 9891.

26.3.4. *Nuevos fenotipos para una selección sostenible*

Los objetivos de mejoramiento para las principales especies animales son cada vez más complejos y hacen necesario reconsiderar la estructura y organización de los programas de mejoramientos habituales. Es cierto que, para la mayoría de las características consideradas hasta ahora en los programas convencionales, lo fundamental es una recogida sistemática de información en las explotaciones (como se practica en el caso del control lechero, control de desempeño o pruebas de paternidad), que ya cuentan con rutinas bien consolidadas que no presentan mayores dificultades, habiendo esencialmente que establecer normativas y asignar responsabilidades en cuanto a la recogida y flujo de información.

La incorporación de nuevos caracteres asociados a la sostenibilidad en los programas de selección representa un desafío importante, ya que muchas veces no existe una definición clara de la información que se pretende recoger (quién, cómo, cuándo), y menos aún de su peso económico. Es cierto que este último punto podría ser parcialmente superado con la utilización de un "índice de ganancias deseadas" (v. Capítulo 16), en que la elección de las ponderaciones será función de las expectativas de los criadores/utilizadores. Pero, aun así, existe la necesidad de reorganizar la recolección de información, a fin de incorporar las nuevas características deseadas, ya que el éxito del programa depende del rigor y sistematización con que se recoja esta información.

En los nuevos programas de mejoramiento sostenible, existe una necesidad cada vez mayor de información más detallada y confiable, muchas veces sobre caracteres en que la recogida de información solo se puede hacer a nivel de una estación experimental, lo que inevitablemente dificulta la operatividad del sistema. Por ejemplo, la necesidad de considerar el mejoramiento de la eficiencia ambiental en el proceso de selección es inevitable en la mayoría de las especies. Esta mejor eficiencia ambiental puede ser conseguida parcialmente mejorando la eficiencia productiva, en particular la eficiencia alimentaria, a través de la incorporación de la ingestión residual[21] en el conjunto de los objetivos de mejoramiento. Adicionalmente, se deberá considerar la variabilidad genética existente, por ejemplo, en la emisión de gases de efecto invernadero, con el fin de incorporar esta característica en los objetivos del programa de selección. Por otro lado, la previsible existencia de alteraciones climáticas, incluyendo el calentamiento global, impone la necesidad de seleccionar animales con capacidad de adaptación a estos desafíos, por su mayor tolerancia al calor, resiliencia ante situaciones de escasez de nutrientes, adaptación a nuevos modelos productivos, etc. Para muchos de los "nuevos caracteres" considerados en la selección, el uso de tecnologías apropiadas (ultrasonidos, termografía, indicadores fisiológicos y de comportamiento, medidores de emisión de metano, etc.) puede representar una contribución muy importante al permitir recoger información muy detallada, así reforzando el programa de selección, pero normalmente solo es alcanzable en

---

[21] Ingestión de alimentos ajustada a las necesidades de mantenimiento y crecimiento de un animal.

pequeños grupos de animales bajo estricto control, recurriendo a las herramientas que constituyen el modelo conocido como ganadería de precisión (v. Capítulo 28). También en estos caracteres, la existencia de una población de referencia donde se pueda recoger información muy detallada ("deep phenotyping") es esencial para establecer formas sistemáticas de evaluar el mérito genético de los animales para caracteres que son difíciles de medir (como el caso de la eficiencia alimentaria, liberación de metano, adaptación a cambios en la temperatura ambiente, etc.) que no se pueden medir en condiciones de campo, pero que se pueden medir en una población de referencia mantenida en condiciones controladas. La posibilidad de realizar un "deep phenotyping" a nivel de una población de referencia, combinado con el uso de un panel de SNP y un análisis GWAS, viabilizan la selección genómica y abren posibilidades completamente nuevas. En estas circunstancias, la selección genómica se convierte en una herramienta fundamental para abrir los horizontes de la selección convencional, y permitir la incorporación de características de medición difícil.

26.4. Compatibilización entre selección y conservación de la diversidad genética

La selección presupone que algunos individuos dejarán más descendencia para reemplazo que otros, y generalmente se promueven apareamientos programados entre los mejores reproductores. En consecuencia, la tasa de consanguinidad en los programas de selección será normalmente más alta de lo esperado en el caso de que la selección y el apareamiento fueran aleatorios. Como es de esperar, los métodos basados en la elección de un número reducido de reproductores (como por ejemplo, cuando se usa la inseminación artificial y MOET) conducen a respuestas a la selección más altas, pero obviamente también dan como resultado tasas de consanguinidad superiores. Por otro lado, los individuos emparentados tenderán a tener valores genéticos algo similares (dependiendo de la heredabilidad de los caracteres considerados), por lo que habrá una tendencia a que los individuos con cierto grado de parentesco sean elegidos en el proceso de selección, lo que también contribuirá a incrementar la consanguinidad. Finalmente, los métodos de evaluación genética que se utilizan actualmente, es decir, aquellos que tienen en cuenta la información de todos los familiares como es el caso del BLUP, llevan a que la co-selección de individuos emparentados sea aún más probable. Este es el caso, por ejemplo, cuando se reclutan novillos Holstein para ingresar a un centro de inseminación artificial para someterse a una prueba de progenie. Estos novillos son, en principio, hijos de toros que fueron aprobados en la generación anterior y que tienen, por lo tanto, un número elevado de hijas con información productiva, siendo estas hijas medio-hermanas de los toros jóvenes a probar. Si el toro adulto es excepcional, debe tener hijas con un alto nivel de producción, y esto se reflejará favorablemente en la evaluación de los novillos que son medio-hermanos de estas novillas. Como resultado, habrá una tendencia a seleccionar conjuntamente grupos de toritos que son medio hermanos entre ellos, lo que inevitablemente tendrá un impacto en el nivel de consanguinidad de la población.

En consecuencia, estos métodos de selección más precisos generalmente conducen a un mayor progreso genético (ΔG) y también a mayores tasas de consanguinidad (ΔF), como se puede ver en el Cuadro 26.4., adaptado de los resultados clásicos de Wray y Thompson (1990) obtenidos por simulación. Nótese que, cuando se practica la selección basada en BLUP, la tasa de consanguinidad en comparación con la selección individual es aproximadamente un 320% más alta cuando la heredabilidad es baja y un 70% cuando la heredabilidad es más alta.

Cuadro 26.4. *Tasas de consanguinidad obtenidas en simulaciones utilizando diferentes tipos de selección (adaptado de Wray y Thompson, 1990)*[22].

Tipo de selección	$h^2 = 0.1$	$h^2 = 0.4$
Aleatoria	0.013	
Individual	0.016	0.019
BLUP - Modelo Animal	0.051	0.032

Aunque sea incuestionable la superioridad de la respuesta obtenida en el corto plazo con los métodos de selección más precisos (como el BLUP- Modelo Animal), la mayor consanguinidad asociada a ellos conduce a una reducción más rápida de la varianza genética, por lo que en el medio-largo plazo, los esquemas de selección menos precisos pueden ser interesantes, especialmente cuando se considera la respuesta acumulada. La situación puede ser incluso más favorable a métodos de selección menos precisos si la depresión consanguínea es importante.

El patrón general de la relación entre la tasa de consanguinidad y el progreso genético logrado mediante la selección se representa en el diagrama de la Figura 26.4. Naturalmente, un ΔG más alto se asocia con un ΔF también más alto, pero se verifica que esta relación no es lineal y que se deberá encontrar la combinación más adecuada entre ΔG y ΔF. En los programas de selección actuales, el reducido número de reproductores seleccionados es uno de los principales factores que conducen al aumento de la consanguinidad, por lo que será necesario buscar soluciones que permitan mantener una buena respuesta a la selección, sin comprometer excesivamente la consanguinidad de la población en el largo plazo, debido a la pérdida de diversidad genética que eso representa y por el posible impacto de la depresión consanguínea.

---

[22] Wray, N., R. Thompson. 1990. Advances in selection theory. Proc. 4th World Cong. Genet. Appl. Livest. Prod. XIII:167.

Figura 26.4. *Representación esquemática de la relación existente entre progreso genético (ΔG) y tasa de consanguinidad (ΔF).*

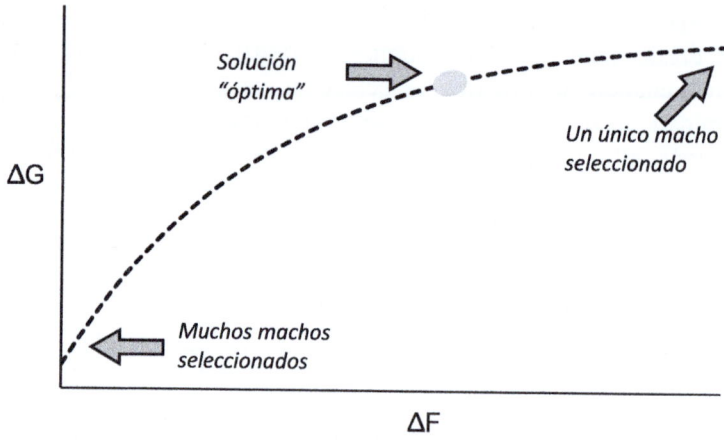

Controlar la tasa de consanguinidad con diferentes tipos de selección no es fácil y este es actualmente uno de los principales temas de investigación en mejoramiento animal. Genéricamente, como vimos en el Capítulo 25, en un programa dirigido a la conservación de la diversidad genética, la evolución de la consanguinidad se puede controlar utilizando diferentes estrategias, a saber, manejar el número de reproductores y el tamaño de la familia, creando sub-líneas y promoviendo la rotación entre familias, aplicando restricciones en los apareamientos, alargando el intervalo generacional, etc.

En el caso de los programas de selección, la posibilidad de proceder a modificaciones en la utilización del BLUP es una de las alternativas que ha merecido más atención, ya que tiene implicaciones prácticas en la compatibilización de la selección con la consanguinidad. Teniendo en cuenta resultados como los del Cuadro 26.4., es sabido que cuando se utiliza la selección con BLUP, especialmente con características de baja heredabilidad, se le da un peso importante a la información familiar, por lo que existe una mayor tendencia a la selección de individuos emparentados, resultando en un ΔF más alto. Una solución empírica que se ha sugerido (Grundy *et al.*,1994)[23], es la incorporación de una heredabilidad artificialmente aumentada en las ecuaciones del modelo mixto, para dar menos peso a la información familiar y, por lo tanto, reducir la probabilidad de coselección de individuos emparentados, especialmente en caracteres de baja heredabilidad.

---

[23] Grundy, B., A. Caballero, E. Santiago, W. G. Hill. 1994. A note on using biased parameter values and non-random mating to reduce rates of inbreeding in selection programmes. Animal Production, 59: 465-468.

Considerando los resultados de la Figura 26.4., queda claro que, en el corto plazo, la máxima respuesta se logra cuando seleccionamos un número muy reducido de reproductores con el mayor mérito genético, pero evidentemente esto tiene costes insostenibles en términos de consanguinidad y sus consecuencias. Por tanto, es necesario tratar de encontrar una solución óptima, que refleje el equilibrio entre el progreso genético obtenido y el impacto en la consanguinidad, ya que ambos resultan del número de reproductores utilizados y su contribución relativa a la próxima generación. Un enfoque que ha ganado popularidad en los últimos años es el llamado "método de contribuciones óptimas" (Meuwissen, 1997, Woolliams *et al.*, 2015) que esencialmente proyecta el beneficio de utilizar un determinado reproductor considerando su contribución a largo plazo. En este escenario, se pretende maximizar ΔG controlando ΔF a un nivel preestablecido, considerando el impacto esperado a largo plazo, al usar un reproductor en particular, teniendo en cuenta el impacto genético de su uso y su parentesco con la población. Esencialmente, con este método se controla el aumento de la consanguinidad en la población, mediante la introducción de restricciones en el grado de coascendencia (la mitad del grado de parentesco) de los potenciales progenitores con la población, teniendo en cuenta su coascendencia media y la predecible contribución a la próxima generación.

En el "método de contribuciones óptimas", se pretende construir un vector (x) que defina la contribución "óptima" para la próxima generación de cada potencial progenitor masculino o femenino. Consideremos el Cuadro 26.5., que presenta un ejemplo para un grupo de 5 machos y 5 hembras candidatos a selección, donde el vector x representa la contribución deseable de cada animal a la próxima generación, tomando en cuenta su impacto en el progreso genético y en la consanguinidad de la población.

En este caso simulado, la única restricción impuesta es que machos y hembras aportan cada uno el 50% de los genes, y el vector x traduce la solución "óptima", en la que, por ejemplo, el macho 3 y la hembra 8 deberían contribuir, respectivamente, con el 25 % y el 35% de los genes de la próxima generación. Por otro lado, el macho 5 y las hembras 2 y 6 no deben dejar descendencia.

Cuadro 26.5. *Ejemplo de vectores x de contribuciones óptimas para la generación siguiente en un grupo de 5 machos y 5 hembras candidatos a la selección.*

Machos	X		Hembras	x	
1	0.1		2	0	
3	0.25		4	0.05	
5	0	$\sum = 0.5$	6	0	$\sum = 0.5$
7	0.1		8	0.35	
9	0.05		10	0.1	

La pregunta es entonces cómo encontrar los vectores x de contribuciones óptimas para la próxima generación. Generalmente, pretendemos maximizar la respuesta a la selección, restringiendo la evolución de la consanguinidad. Esto se puede representar como:

Maximizar $f = (\Delta G - \lambda \, \Delta F)$

en que λ representa el peso relativo que daremos a la tasa de consanguinidad generada por la utilización de un grupo de reproductores.

Admitamos la siguiente terminología:

x_i = contribución del individuo i para la generación siguiente

x = vector de contribuciones de los progenitores para la generación siguiente

g = vector de valores genéticos estimados de los progenitores

A = matriz de parentescos entre los potenciales progenitores.

En este caso, el progreso genético esperado en una generación puede ser obtenido como:

$\Delta G = x' \, g$

y la tasa de consanguinidad en una generación es obtenida como:

$\Delta F = (x' \, A \, x) \, / 2$

Para cada sexo, imponemos como restricción que ese sexo aporta la mitad de la herencia genética en la próxima generación, y que esta es también la máxima contribución de un individuo determinado, esto es:

$0 \le x_i \le 0.5$

$\sum x_i = 0.5$

Se pretende entonces encontrar los valores de x que permitan la maximización de la función:

$$f = x'g - \lambda \frac{x'A\,x}{2}$$

Obtener la solución del vector x que permita esta maximización no es tarea fácil, pero admitiendo que λ es tratado como un multiplicador de Lagrange[24], existen varios algoritmos que permiten obtener soluciones del vector x de contribuciones genéticas para la generación siguiente, posibilitando la maximización de aquella diferencia. Se han desarrollado varios paquetes de software para dar respuesta al llamado "método de las contribuciones óptimas", que permiten obtener soluciones para el vector de contribuciones deseables de cada progenitor, en diferentes escenarios[25].

---

[24] Valor que permite maximizar la función y que, en última instancia, traduce la ponderación atribuida a ΔF.

[25] Por ejemplo, paquetes GENCONT, EVA, OCselect, Optisel, Alphasim, Alphamate, etc.

En los últimos años, la disponibilidad de paneles de marcadores genéticos de densidad variable ha permitido el cálculo de la matriz de parentesco genómico (G), que en principio será más confiable y deberá reflejar con mayor precisión el grado de semejanza genética entre un grupo de animales, en comparación con la matriz de parentesco genealógico (A) que hemos estado considerando. Consecuentemente, la matriz G puede ser usada en las expresiones anteriores en reemplazo de la matriz A, previsiblemente con resultados más fiables.

Otra ventaja de usar la matriz genómica de parentesco es que, si es bien utilizada, debería resultar en una menor tasa de consanguinidad, ya que permite programar los apareamientos entre individuos con un menor grado de semejanza genética y también reducir la probabilidad de co-selección de individuos emparentados. Esto se debe a que, por ejemplo, cuando seleccionamos con el BLUP convencional, dos hermanos plenos aún sin información propia tienen, en principio, el mismo valor genético (basado en la información de los padres, etc.), por lo que la selección debería incluir a ambos o ninguno de los hermanos. Sin embargo, cuando incorporamos la matriz de parentesco genómico, cada uno de los hermanos debería tener un perfil de marcadores diferente, por lo que su mérito genómico ya no es exactamente el mismo y por tanto la probabilidad de que ambos sean seleccionados es menor.

El control de la consanguinidad en los programas de selección es de gran relevancia y actualidad. Además de los métodos estudiados brevemente aquí, existen otras alternativas más elaboradas, que se pueden encontrar en la literatura e incorporar en las decisiones de selección.

Para saber más…

Aggrey, S.E., H. Zhou, M. Tixier-Boichard, D.D. Rhoads (Eds.). 2020. Advances in poultry genetics and genomics. Burleigh Dodds Series in Agric. Sci. No. 79.

Bazer, F.W., G.C. Lamb, G. Wu (Eds.). 2020. Animal Agriculture: Sustainability, Challenges and Innovations. Academic Press

Boudalia, S., S.B. Said, D. Tsiokos, A. Bousbia, Y. Gueroui, A. Mohamed-Brahmi, S. Smeti, M. Anastasiadou, G. Symeon. 2020. BOVISOL Project: Breeding and management practices of indigenous bovine breeds: solutions towards a sustainable future. Sustainability. 12: 9891.

FAO. 2007. Global Plan of Action for Animal Genetic Resources and the Interlaken Declaration. Commission on Genetic Resources for Food and Agriculture. Rome.

Flint, A.P.F., J.A. Woolliams. 2008. Precision animal breeding. Phil. Trans. R. Soc. B. 363: 573–590

Gama, L.T. 2006. Animal genetic resources and sustainable development in the Mediterranean area. En: Animal products from the Mediterranean area (Ed.

J.M.C. Ramalho Ribeiro, A.E.M. Horta, C. Mosconi and A. Rosati). EAAP Publication 119, pp. 127-136. Wageningen Academic Publishers.

Griffoni, L., P. Boulesteix, A. Delpeuch, A. Govignon-Gion, J. Guerrier, O. Leudet, S. Miller, R. Saintilan, E. Venot, T. Tribout. 2017. La sélection génétique des races bovines allaitantes en France: Un dispositif et des outils innovants au service des filières viande. INRA Prod. Anim., 30 (2): 107-124

Hill, W.G. 2016. Is continued genetic improvement of livestock sustainable? Genetics, 202: 877–881

Howard, J.T., J.E. Pryce, C. Baes, C. Maltecca. 2017. Inbreeding in the genomics era: Inbreeding, inbreeding depression, and management of genomic variability. J. Dairy Sci. 100:6009–6024

Knap, P.W. 2012. Pig Breeding for Increased Sustainability. En: R.A. Meyers (Eds.). Encyclopaedia of Sustainability Science and Technology. pp. 7972-8012. Springer, New York, NY.

Meuwissen, T.H.E. 1997. Maximizing the response of selection with a predefined rate of inbreeding. J. Anim. Sci. 1997. 75:934–940

Miglior, F., A. Fleming, F. Malchiodi, L.F. Brito, P. Martin, C.F. Baes. 2017. A 100-Year Review: Identification and genetic selection of economically important traits in dairy cattle. J. Dairy Sci. 100: 10251–10271

Neeteson-van Nieuwenhoven, A., P.A. Knap, S.Avendaño. 2013. The role of sustainable commercial pig and poultry breeding for food security. Animal Frontiers. 3: 52-57.

Phocas, F., C. Belloc, J. Bidanel, L. Delaby, J.Y. Dourmad, B. Dumont, P. Ezanno, L. Fortun-Lamothee, G. Foucras, B. Frappat, E. González-García, D. Hazard, C. Larzul, S. Lubac, S. Mignon-Grasteau, C.R. Moreno, M. Tixier-Boichard, M. Brochard. 2016. Towards the agroecological management of ruminants, pigs and poultry through the development of sustainable breeding programmes: I-selection goals and criteria. Animal 10: 1749–1759.

Rauw, W.M., E. Kanis, E.N. Noordhuizen-Stassen, F.J. Grommers. 1998. Undesirable side effects of selection for high production efficiency in farm animals: a review. Livestock Production Science 56: 15–33.

Weller, J.I. 2017. Genetic factors affecting fertility, health, growth and longevity in dairy cattle. En: Achieving sustainable production of milk - Volume 1: Milk composition, genetics and breeding. N. van Belzen (Ed.). Burleigh Dodds Science Publishing

Woolliams, J.A., P. Berg, B.S. Dagnachew, T.H.E. Meuwissen. 2015. Genetic contributions and their optimization. J. Anim. Breed. Genet. 132: 89–99.

27. Caso particular de la especie canina

27.1. Introducción

Hay, en todo el mundo, alrededor de 350 razas de perros reconocidas por la Federación Cinológica Internacional (FCI). Estas razas muestran grandes diferencias en cuanto a tamaño, morfología, comportamiento, aptitudes, funcionalidad, etc., como se ejemplifica en la Figura 27.1., para la forma del cráneo en una raza braquicéfala y en una raza dolicocéfala. Este ejemplo refleja la enorme plasticidad fenotípica de la especie canina y, como veremos más adelante, es un paradigma de las posibles consecuencias de la selección cuando no se tiene en cuenta todo el escenario, incluyendo los posibles impactos en la salud y el bienestar de los animales.

Figura 27.1. Ejemplos de la forma del cráneo en A) Bulldog Francés y B) Galgo.

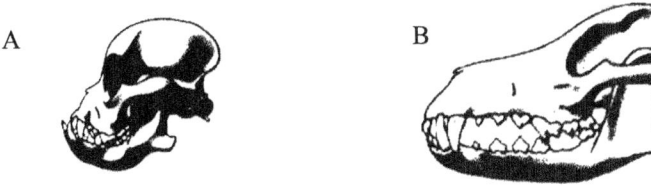

Las enormes diferencias observadas entre razas caninas reflejan la historia evolutiva de la especie, en la que la selección y la deriva genética fueron influencias fundamentales, reflejando la influencia humana en el manejo de la diversidad genética de esta especie. Si en una etapa temprana la selección de perros se orientó principalmente hacia la funcionalidad (comportamiento dócil, agilidad/velocidad, desempeño en la caza, habilidad de guardia, etc.), en los últimos siglos los aspectos estéticos han asumido una preponderancia muy fuerte en la selección de algunas razas, con alteraciones que, en algunos casos, se tradujeron en el compromiso de la salud y bienestar de los animales. Obviamente, estas respuestas directas y correlacionadas a la selección no pueden subestimarse, de lo contrario, la supervivencia de la propia raza está en riesgo.

Si bien es cierto que la diversidad genética global es muy alta en la especie canina, ella es esencialmente el resultado de la alta diversidad observada entre razas. En el sentido opuesto, la variabilidad genética intrarracial es, en muchas razas, bastante reducida, como consecuencia de fuertes estrangulamientos ocurridos, resultantes de apareamientos consanguíneos y un tamaño efectivo que a veces es muy pequeño.

Los dos puntos mencionados (respuesta a la selección y manejo de la consanguinidad) indican claramente que los principios del Mejoramiento Genético Animal que se utilizan en otras especies también son aplicables a la especie canina, posiblemente con algunos ajustes. Es cierto que los objetivos de mejoramiento y los criterios de selección son diferentes a los adoptados en las especies de producción, y también es cierto que la estructura de selección en los perros es muy diferente, con una fragmentación de los efectivos, un elevado número de criadores con motivaciones y objetivos diferenciados, etc.

Pero esto no invalida el hecho de que las bases científicas de la selección se aplican tanto a los perros como a las otras especies, y corresponde a los criadores adoptar (o no) las herramientas genéticas que permitan obtener animales más saludables, más funcionales y con mejor calidad de vida. No cabe duda de que todos aquellos que tienen la posibilidad y la responsabilidad de influir en la actividad de los criadores, incluyendo los médicos veterinarios clínicos, deben estar dotados de los conocimientos indispensables que les permitan ayudar a orientar la actividad selectiva, a fin de evitar las consecuencias nefastas que han ocurrido en diversas razas como resultado de prácticas de selección inapropiadas.

27.2. Diversidad genética canina

27.2.1. Domesticación y diversidad

Se cree que la especie canina fue la primera en ser domesticada, hace al menos 15 000 años, admitiéndose que han existido focos de domesticación en varias partes del mundo. La domesticación del lobo se produjo a través del proceso conocido como ruta comensal, en el que algunos animales se fueron acercando a las comunidades humanas en busca de alimento, y gradualmente adquirieron características de docilidad y sociabilidad que permitieron su uso para los fines deseados por los seres humanos. Sin embargo, no hay duda de que, con el tiempo, se habrá producido una introgresión esporádica de genes de lobo en la especie canina y viceversa.

En la Figura 27.2. se representa lo que actualmente se piensa que ha sido la evolución del proceso de domesticación y formación de diferentes razas de perros. En esta Figura se pueden destacar algunos puntos generales:

- existen al menos dos fases de diferenciación muy distintas en la formación de las razas caninas: una fase inicial con varios eventos de domesticación y diversos cuellos de botella, que dieron lugar a las primeras poblaciones caninas; una fase más reciente (en los últimos 2-3 siglos) de nuevos cuellos de botella, que reflejan la mayor diferenciación y formación de las principales razas actuales.

- algunas razas de perros habrán resultado de la domesticación anterior del lobo, como las razas consideradas más antiguas, como son la Basenji y Shar-Pei; sin embargo, su mantenimiento en regiones aisladas llevó a que su estructura genética cambiara poco con el tiempo.

- las razas típicas de la región polar (llamadas razas Spitz, debido a la morfología puntiaguda del cráneo), de las que son ejemplos el Husky y el Malamute, parecen haber recibido la introdución de genes de lobo en generaciones más recientes.

- además de las razas altamente diferenciadas, se sigue manteniendo una vasta población de perros indiferenciados en todo el mundo, que reciben periódicamente la influencia de razas reconocidas formalmente o que, tras estrangulamiento y selección, dan lugar a nuevas poblaciones diferenciadas.

Figura 27.2. *Representación del proceso de domesticación y formación de diferentes razas en la especie canina (adaptado de Karlsson y Lindblad-Toh, 2008[1], Boyko, 2011[2], Skoglund et al., 2015[3]).*

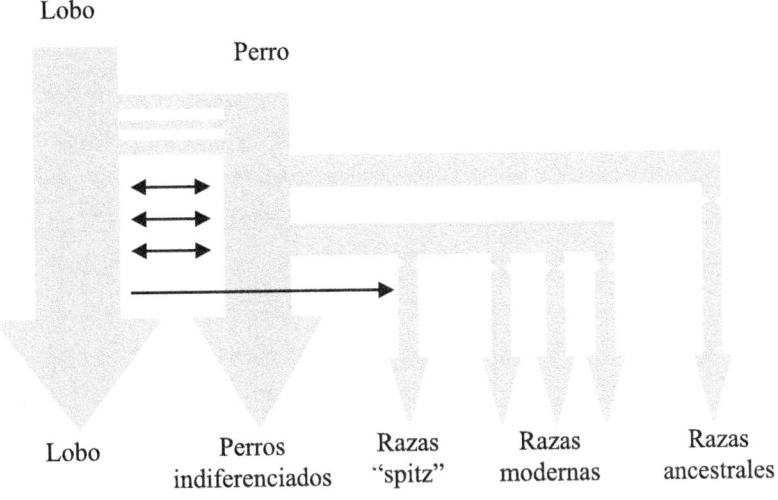

---

[1] Karlsson, E.K., K. Lindblad-Toh. 2008. Leader of the pack: gene mapping in dogs and other model organisms. Nature Reviews - Genetics. 9:713.

[2] Boyko, A.R. 2011. The domestic dog: man's best friend in the genomic era. Genome Biol. 12:216.

[3] Skoglund, P. et al. 2015. Ancient wolf genome reveals an early divergence of domestic dog ancestors and admixture into high-latitude breeds. Current Biology. 25: 1515.

La relación genética entre diferentes razas traduce esencialmente el historial de selección y la deriva genética de estas poblaciones a lo largo del tiempo, así como el flujo de genes entre ellas. En la Figura 27.3. se presenta una versión resumida de las distancias genéticas entre las principales razas de perros, establecidas sobre la base de marcadores SNP.

Figura 27.3. *Esquema representativo de la relación genética entre las principales razas caninas (adaptado de Parker et al., 2017[4]).*

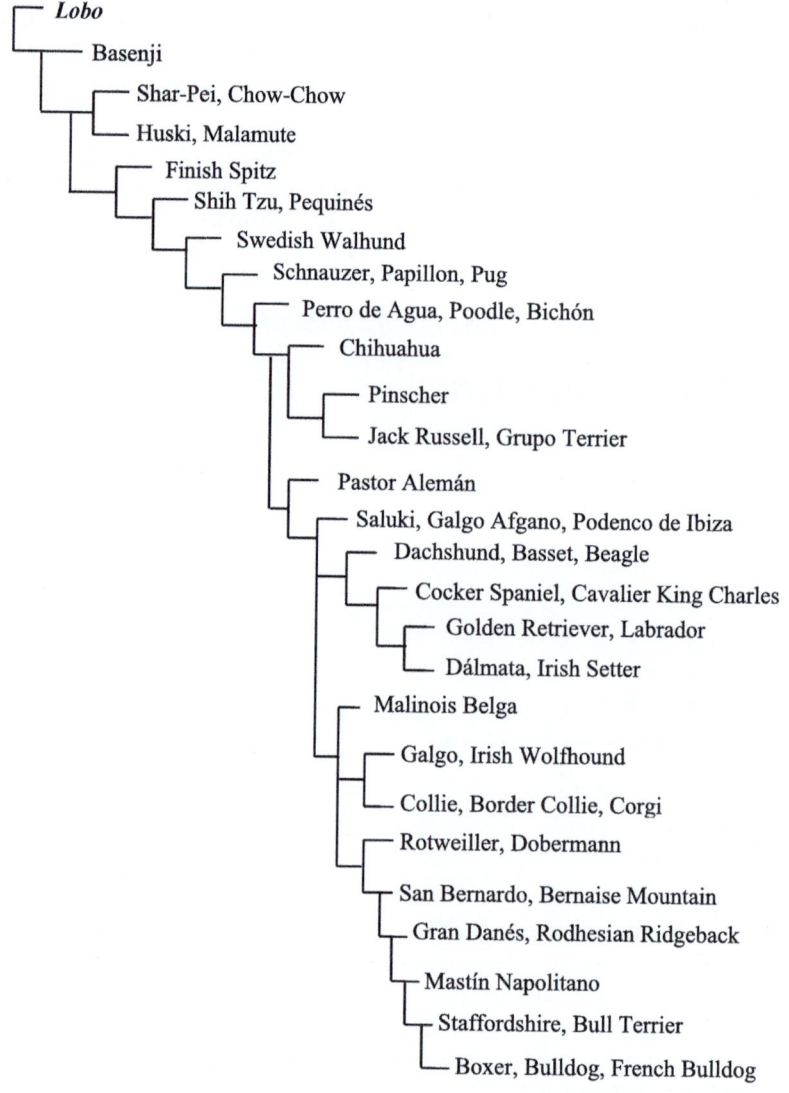

[4] Parker *et al.*, 2017. Genomic Analyses Reveal the Influence of Geographic Origin, Migration, and Hybridization on Modern Dog Breed Development. Cell Reports 19: 697.

La evolución de las razas caninas a lo largo del tiempo, presumiblemente debido a la existencia de procesos sucesivos de muestreo-deriva, selección y migración-cruzamientos, posiblemente con la reintroducción periódica del lobo, habrá llevado a la divergencia de las distintas razas, dando como resultado la enorme diversidad interracial actualmente existente. La evidencia genética, combinada con información histórica, nos permite hacer inferencias sobre la importancia de diferentes factores en diferentes etapas. Es bastante claro que, en la especie canina, los cuellos de botella en las poblaciones jugaron un papel muy importante desde los inicios de la domesticación hasta el presente, dando lugar a la rápida divergencia de las razas que se formaron, pero también a la reducción de la diversidad genética intrarracial debido a la consanguinidad acumulada. Estos cuellos de botella reflejan el hecho de que, a diferencia de otras especies, en los perros generalmente existe una gran fragmentación y dispersión de grupos, en los que cada criador tiene un número reducido de reproductores, muchas veces mantenidos aislados y seleccionados para diferentes propósitos. Esto llevó a una rápida divergencia de estas subpoblaciones, contribuyendo a la enorme diversidad interracial que se observa actualmente.

Por otro lado, la selección practicada tuvo distintos propósitos en diferentes momentos, dependiendo de la función principal para la que se utilizaron los perros. Inicialmente, el perro era un animal utilizado especialmente en la caza y como fuente directa de alimento. Posteriormente, se empezó a utilizar también en otras funciones, como custodia de pueblos y rebaños, trabajo, búsqueda y rescate, combate, animal de compañía, símbolo de estatus, etc. Cada una de estas funciones requirió un tipo de animal con características diferentes, lo que habrá contribuido aún más a la gran diversidad genética existente en esta especie.

Una conclusión que destaca de los diversos estudios genéticos llevados a cabo hasta el presente es que, en varias ocasiones, se desarrolló un mismo carácter en regiones del mundo muy diferentes, por lo que las razas que aparentemente pertenecen al mismo grupo funcional pueden no tener ninguna proximidad genética. Es el caso, por ejemplo, del Galgo Irlandés *vs.* Galgo Afgano en los animales seleccionados para velocidad; del Berger de Picardie *vs.* Border Collie, en los animales seleccionados como perros pastores; del Mastín Tibetano *vs.* San Bernardo, en los perros seleccionados por su gran porte, imponiendo respeto a depredadores y humanos. En cualquiera de estos ejemplos, cada una de las razas fue desarrollada hace siglos en localizaciones muy distintas (por lo tanto, sin ninguna proximidad genética), y seleccionada para dar respuesta a una necesidad de los seres humanos que era común, a pesar de la distancia geográfica.

Otro aspecto muy relevante en el desarrollo y evolución de las razas caninas es que, en diversas civilizaciones, la morfología y estética de los animales asumieron cierta importancia en determinadas épocas, como efectivamente se refleja en las evidencias arqueológicas y en las representaciones artísticas que han llegado hasta nuestros días. Sin embargo, hay que tener en cuenta que es principalmente en los últimos 2-3 siglos que la selección para obtener características estéticas y morfológicas al gusto del propietario, que muchas veces son exageradas, asumió una dimensión muy importante en varias razas utilizadas principalmente como animales de compañía, con consecuencias inusitadas sobre la salud y el bienestar de los animales, por lo que los objetivos de selección en estas razas ciertamente deben reconsiderarse.

27.2.2. Gestión de la diversidad genética

Los diversos focos de domesticación y la posterior fragmentación, con cuellos de botella que generaron razas caninas muy diferenciadas, condujeron inevitablemente a una reducción de la diversidad genética dentro de cada una de estas razas. Por otro lado, las prácticas de selección y apareamiento que, a lo largo de los años, se han utilizado en muchas razas, propiciaron la selección de un número reducido de reproductores y el apareamiento entre individuos emparentados, con el inevitable aumento de la consanguinidad.

Entre las diversas especies domésticas, los perros probablemente tienen los niveles más altos de consanguinidad, y el uso de apareamientos consanguíneos sigue siendo una práctica promovida por muchos criadores y tolerada por diversas asociaciones de criadores y libros genealógicos. Tomando como ejemplo el balance realizado para varias razas en Estados Unidos, el Cuadro 27.1. resume los niveles medios de consanguinidad molecular y genealógica de animales de algunas de las principales razas estudiadas.

Cuadro 27.1. *Nivel medio actual de consanguinidad molecular y genealógica en algunas razas caninas en los Estados Unidos de América (adaptado de Dreger et al., 2016[5]).*

Raza	$F_{molecular}$ (%)	$F_{genealógica}$ (%)
Basenji	54	21
Bernese Mountain Dog	35	23
Golden Retriever	28	22
Labrador Retriever	22	12
Portuguese Water Dog	27	20
Boxer	36	-
Bulldog	37	-
Collie	48	-
French Bulldog	28	-
Irish Wolfhound	43	-
Miniature Schnauzer	45	-
Pug	44	-
Rotweiller	34	-

[5] Dreger *et al.*, 2016. Whole-genome sequence, SNP chips and pedigree structure: building demographic profiles in domestic dog breeds to optimize genetic-trait mapping. Disease Models & Mechanisms 9: 1445.

Algunos puntos que conviene destacar en este Cuadro son los siguientes:

- la consanguinidad genealógica media en diferentes razas está actualmente cerca del 20%;

- la consanguinidad molecular es aproximadamente de 50 a 100% más alta que la consanguinidad genealógica; esto se debe al hecho de que la consanguinidad molecular mide el grado de semejanza en estado de los alelos que tiene un individuo y no solo los que son iguales por descendencia (como en $F_{genealógica}$).

-la consanguinidad genealógica depende de la confiabilidad de los datos y la profundidad de las genealogías que son conocidas[6]; por lo tanto, los estrangulamientos anteriores al inicio de los registros genealógicos, así como los apareamientos mal registrados, no se reflejan en este cálculo de consanguinidad. Por otro lado, la consanguinidad molecular refleja la pérdida de diversidad que se produce a lo largo del tiempo, como resultado de cuellos de botella y procesos de deriva genética, independientemente del conocimiento de las genealogías, por eso la $F_{molecular}$ es posiblemente una estimación más fiable de la consanguinidad real de la población.

Básicamente, hay dos razones que han llevado a los altos niveles de consanguinidad que son comunes en muchas razas caninas:

- uso de un pequeño número de reproductores, especialmente machos, elegidos muchas veces en función de su popularidad, por ejemplo como resultado de su historial de premios en concursos (de morfología, apreciación estética, desempeño, etc.).

- apareamientos preferenciales entre animales más emparentados (por ejemplo, padre-hija), con la expectativa de obtener productos con un mayor grado de semejanza con los progenitores.

La lógica que subyace a estas opciones estratégicas es fundamentalmente un intento de obtener un patrón más consistente (morfológico, fenotípico, etc.) ya que, como hemos visto antes, la consanguinidad aumenta el grado de semejanza de los individuos emparentados. Sin embargo, a largo plazo, cualquiera de estas opciones va en contra de lo que aconseja el manejo juicioso de la diversidad genética y lo que ha sido una práctica común en otras especies.

El punto fundamental que surge del Cuadro 27.1. es que muchas razas tienen niveles medios de consanguinidad molecular cercanos al 50%, lo que es extremadamente preocupante desde todos los puntos de vista. Desde luego, la variabilidad genética de estas razas, en este momento, está ya reducida prácticamente a la mitad, lo que condiciona en gran medida su adaptabilidad y la posible respuesta a la selección para caracteres que serán realmente importantes en el futuro.

Todas las razas tienen una carga de genes recesivos deletéreos inherentes a ellas, lo que puede no ser problemático siempre que la consanguinidad se

---

[6] En el caso de los perros, las genealogías se conocen, en la mejor hipótesis, desde principios del siglo XX.

mantenga controlada en un nivel aceptable, pero cuya frecuencia de homocigóticos tiende a aumentar a medida que la consanguinidad se acumula. Esto significa que existe un riesgo grave de aparición de genotipos recesivos deletéreos, que aumentan con la consanguinidad (por ejemplo, malformaciones congénitas, atrofia progresiva de la retina, mielopatía degenerativa, inmunodeficiencia, etc.), y este escenario está bien comprobado en la especie canina.

Finalmente, como en otras especies, la consanguinidad da como resultado la denominada depresión consanguínea, que se traduce en una disminución en la media de varias características (especialmente las más asociadas con la supervivencia de la especie) a medida que aumenta la consanguinidad. Por ejemplo, en un análisis de datos de siete razas de perros mantenidas en Francia, Leroy *et al.* (2015)[7] indican que la prolificidad se reduce en 0.026 por cada 1% de consanguinidad de la camada y 0.020 por cada 1% de consanguinidad de la madre. Esto significa que, con niveles de consanguinidad genealógica del orden del 22% (que son comunes en varias razas), se espera una reducción de aproximadamente 1 cachorro/camada, ¡en comparación con lo que se observa en una población no consanguínea! Por otro lado, la evidencia experimental de un gran número de razas indica que la depresión consanguínea también se refleja en una reducción progresiva de la longevidad a medida que aumenta el nivel de consanguinidad. Por tanto, hay pocas dudas de que el impacto de la consanguinidad es negativo, especialmente en las características más importantes para la robustez y supervivencia de la especie canina.

Sin lugar a dudas, el control de la consanguinidad debe ser una prioridad de gestión para cualquier raza de perros, aunque el nivel de riesgo y las consecuencias de su aumento son obviamente diferentes de una raza a otra. Una medida sencilla que se puede tomar es restringir el uso excesivo de machos muy populares, como propone la FCI, que sugiere que, en el total de una raza y en un período de 5 años, no deben ser registrados más del 5% de cachorros descendientes del mismo macho. Otra posibilidad es adoptar la norma que establecen algunos libros genealógicos para prohibir el registro de cachorros hijos de progenitores con un parentesco muy cercano (padre-hija, hermanos plenos, etc.).

27.3. Selección

Después de la domesticación, las poblaciones caninas que se desarrollaron tenían objetivos de mejora más o menos claros, y fue en este sentido que fueron seleccionadas. Inicialmente, la prioridad probablemente sería el comportamiento (docilidad, obediencia, instinto gregario, etc.) y luego la selección para una

---

[7] Leroy, G., F. Phocas, B. Hedan, E. Verrier, X. Rognon. 2015. Inbreeding impact on litter size and survival in selected canine breeds. The Veterinary Journal 203: 74.

función en particular (caza, vigilancia, combate, etc.). A medida que el perro ganó espacio como animal de compañía, la selección comenzó a centrarse también en los aspectos estéticos y de comportamiento. Fue esta diversidad de fines y funciones que realiza el perro, junto con la enorme plasticidad genética de la especie, lo que dio lugar a la gran variabilidad de razas caninas que existen en la actualidad.

27.3.1. Funcionalidad

Las diferentes razas de perros muchas veces se agrupan de acuerdo con su función principal (perros pastores, spaniels, perros perdigueros, miniaturas, etc.) y, de hecho, existen marcadas diferencias entre las razas en su capacidad para realizar una función particular. Por ejemplo, la velocidad del Galgo, la capacidad de rastreo del Bloodhound o la habilidad de un Border Collie para manejar un rebaño de ovejas, probablemente sean imbatibles por otras razas.

Aun así, es posible practicar la selección de varios caracteres dentro de la misma raza, siempre que haya suficiente variabilidad genética. En los Cuadros 27.2. y 27.3., respectivamente, se encuentra un resumen de algunas estimaciones de heredabilidad intrarracial para las características funcionales y de desempeño en la caza, en diferentes razas caninas.

Cuadro 27.2. *Heredabilidad estimada para diferentes características funcionales en la especie canina.*

Carácter	h^2	Raza	Ref.
Peso adulto	0.57	Pastor Alemán	Helmink *et al.*, 2001[8]
	0.44	Labrador Retriever	
Altura a la cruz	0.35	Pastor Alemán	Helmink *et al.*, 2001
	0.46	Labrador Retriever	
Velocidad en carrera	0.31	Galgo Irlandés	Täubert *et al.*, 2007[9]
Ranking en carrera	0.10		
Tamaño de la camada	0.19	Pastor Alemán	Hare & Leighton, 2006[10]
	0.24	Labrador Retriever	
Control del rebaño	0.30	Border Collie	Arvelius, 2013[11]

[8] Helmink, S.K., S.L. Rodriguez-Zas, R.D. Shanks, E.A. Leighton. 2001. Estimated genetic parameters for growth traits of German shepherd dog and Labrador retriever dog guides. J. Anim. Sci. 79:1450.

[9] Täubert, H., D. Agena, H. Simianer. 2007. Genetic analysis of racing performance in Irish greyhounds. J. Anim. Breed. Genet. 124:117-123.

[10] Hare, E., E.A. Leighton. 2006. Estimation of Heritability of Litter Size in Labrador Retrievers and German Shepherd Dogs. Journal of Veterinary Behavior 1:62-66.

[11] Arvelius, P., S. Malm, K. Svartberg, E. Strandberg. 2013. Measuring herding behavior in Border collie – effect of protocol structure on usefulness for selection. Journal of Veterinary Behavior 8: 9-18.

Cuadro 27.3. *Heredabilidad estimada para el desempeño en la caza en la especie canina.*

Carácter	h^2	Raza	Ref.
Olfato	0.28	Varias (5)	Schmutz & Schmutz, 1998[12]
Buscar	0.26		
Apuntar	0.18		
Seguir pista	0.34		
Cooperación	0.19		
Score global	0.25		
Buscar	0.07	Finnish Spitz	Vangen & Klemetsdal, 1988[13]
Descubrimiento de aves	0.11		
Captura de ave	0.18		
Score global	0.11		

Los resultados de la heredabilidad estimada para caracteres funcionales indican que, en la mayoría de los dos casos, existe suficiente variabilidad genética intrarracial, lo que nos permite prever la posibilidad de practicar con éxito la selección. Como en otras especies, la heredabilidad tiende a ser mayor en caracteres indicadores del tamaño del animal. Las características de desempeño en la caza tienen una heredabilidad aproximadamente entre 0.1 y 0.3, indicando que la selección es viable.

A semejanza de otras especies, también en los caninos es posible practicar cruzamientos que tomen ventaja de las enormes diferencias entre razas que son observadas. Sin embargo, es fundamental asegurar que estos cruzamientos tengan una estructura organizada y no degeneren en situaciones incontroladas donde las razas involucradas pierdan su identidad.

27.3.2. Comportamiento

La selección por comportamiento jugó un papel fundamental, desde el inicio de la domesticación hasta la posterior selección de la especie canina. En un estudio clásico realizado en Rusia a mediados del siglo XX, se encontró que la selección de zorros por docilidad permitió, en pocas generaciones, obtener animales mucho más dóciles y con un temperamento que permitía fácilmente su relación con los humanos[14].

---

[12] Schmutz, S.M., J.K. Schmutz. 1998. Heritability estimates of behaviors associated with hunting in dogs. J. Heredity, 89: 233–237.

[13] Vangen, O., G. Klemetsdal. 1988. Genetic studies of Finnish and Norwegian test results in two breeds of hunting dogs. En: Proceedings of the VI World Conference on Animal Production, Helsinki, Finland.

[14] Dugatkin, L.A. 2018. The silver fox domestication experiment. Evolution: Education and Outreach. 11:16.

En la especie canina, los aspectos de comportamiento siempre han asumido una especial importancia, ya que permiten (o no) utilizar el perro en una determinada función. Por otro lado, aspectos como la agresividad han recibido cada vez más atención, a medida que el perro ha ido asumiendo progresivamente un papel más predominante como animal de compañía, y se sabe que existen importantes diferencias entre las razas caninas en su nivel de agresividad, tanto en relación con los humanos (propio dueño o extraños), como en relación con otros animales. Varios estudios indican que la raza que se reporta con mayor frecuencia en casos de agresión hacia el ser humano, especialmente hacia el dueño, es el Cocker Spaniel[15] (pero hay que tener en cuenta la importancia relativa de diferentes razas en la población canina global). Sin embargo, los casos de agresión más graves se han dado con razas más corpulentas y robustas, de tal manera que varios países cuentan con legislación vigente que establece restricciones y normas relacionadas con la cría de razas consideradas potencialmente peligrosas[16].

En un estudio reciente en el que se compararon objetivamente 80 razas de perros, se encontró que las razas con mayor nivel de agresión hacia otros perros fueron Akita, Chow Chow, Rottweiler y Shiba Inu; las razas más agresivas con los miembros de la familia fueron Chow Chow, Shar Pei, Akita y Shiba Inu. Por otro lado, las razas con mayores expresiones de afecto para los miembros de la familia fueron el Golden Retriever, Labrador Retriever, Shih Tsu y Papillon[17].

El hecho de que existan diferencias entre razas caninas en la agresividad y que sea posible seleccionar (a favor o en contra) esta característica indica, sin duda alguna, que existe un componente genético que influye en el temperamento del perro. Las estimaciones de heredabilidad de la agresividad varían mucho en función de la raza considerada, la forma en que se clasifica el comportamiento del animal (pruebas objetivas, encuesta, etc.), etc. En este sentido, se ha hecho un esfuerzo para crear una escala más homogénea y objetiva, para clasificar el comportamiento y la personalidad del perro, como por ejemplo el Canine Behavioral Assessment and Research Questionnaire (C-BARQ), que es un cuestionario dirigido a propietarios de animales, que le permite sistematizar información sobre su comportamiento.

Generalmente, la heredabilidad intrarracial tiende a ser más alta cuando se considera la agresividad dirigida a extraños (h^2=0.3 a 0.5) en comparación a la agresividad con el dueño (h^2=0.1), pero la heredabilidad de la obediencia es bastante baja (h^2<0.1). Al considerar la variabilidad genética entre razas e intrarraza, la proporción de la variabilidad total en la agresividad que es de

---

[15] Sin embargo, es necesario tener en cuenta la importancia relativa de las diferentes razas en la población canina en su conjunto.

[16] Frecuentemente, estas razas incluyen, entre otras, el Pitbull Terrier, Rottweiller, Fila Brasileiro, American Staffordshire Terrier, etc.

[17] Hart, B.L., L.A. Hart. 2017. Breed and gender differences in dog behaviour. En: Serpell, J. (Ed.). The Domestic Dog: Its Evolution, Behavior and Interactions with People. 2nd Edition. Cambridge University Press.

naturaleza genética es de aproximadamente 0.5 para la agresividad hacia otros perros y 0.7 para la agresividad hacia los extraños[18]. Sin embargo, hay que tener en cuenta que muchas manifestaciones agresivas tienen un entrenamiento subyacente y otras limitaciones (por ejemplo, el estímulo que desencadena la manifestación agresiva) que pueden restringir o exacerbar la agresividad del propio animal.

La importancia de las influencias genéticas sobre la agresividad canina es indiscutible, y se han realizado varios estudios de investigación sobre marcadores genéticos asociados a este carácter. Hasta el momento, estudios del tipo GWAS han permitido identificar marcadores genéticos asociados a la agresividad canina en los genes que codifican los receptores de dopamina y serotonina, así como en el gen que codifica el transportador de glutamato.

Otras características como la afabilidad, el coraje, la excitabilidad, la estabilidad, la voluntad de cooperar, etc., también muestran variabilidad genética, pero las estimaciones de heredabilidad dependen en gran medida de los criterios y el tipo de clasificación utilizados. Muchas de estas características son importantes en la selección para la funcionalidad, por lo que indirectamente terminan siendo seleccionadas cuando se selecciona el animal para una determinada función.

27.3.3. Características estéticas

Durante muchos siglos, los perros fueron seleccionados fundamentalmente para una determinada finalidad (caza, guarda, pastoreo, etc.), y la morfología del animal era sobre todo la que mejor se adaptaba a la función pretendida. Aun así, no cabe duda de que, en algunos casos, las opciones estéticas también han sido consideradas en la selección canina. Por ejemplo, hace unos 5 000 años ya existían en el Antiguo Egipto perros con una gran diversidad de tamaños, formas, pelajes, etc. (Figura 27.4.), reflejando la gran plasticidad genética de esta especie y la diversidad de funciones y gustos por los que fueron seleccionados. En la Península Ibérica, la evidencia arqueológica indica la existencia durante el período Romano de perros de tamaños muy diversos, incluyendo casos de enanismo[19].

---

[18] MacLean, E.L., N. Snyder-Mackler, B.M. vonHoldt, J.A. Serpell. 2019. Highly heritable and functionally relevant breed differences in dog behaviour. Proc. R. Soc. B 286: 20190716.

[19] Davis, S.J.M., A. Gonçalves. 2017. Animal remains from the 4th–5th century AD well at São Miguel de Odrinhas, Sintra, Portugal: tiny sheep and a dwarf dog. Revista Portuguesa de Arqueologia. 20: 139-156.

Figura 27.4. *Ejemplos de perros del Antiguo Egipto*[20].

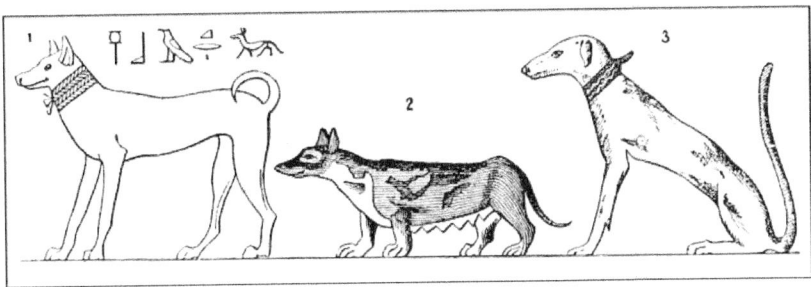

La cuestión estética adquirió progresivamente una dimensión más importante, a medida que el perro dejó de tener una función activa y se convirtió esencialmente en un animal de compañía. Si bien la diversidad de características morfofuncionales ya tenía una larga historia en la especie canina, fue principalmente a partir de mediados del siglo XIX que se reconocieron formalmente las razas actuales y se recurrió a una intensa consanguinidad para fijar determinados caracteres. Durante este período, la sociedad victoriana del Reino Unido promovió exhibiciones y concursos de las diferentes razas, premiando a los animales que mejor correspondían al gusto estético de la época. Es entonces cuando se desarrollan una serie de nuevas razas y, por ejemplo, aumenta la popularidad de las razas de pequeño tamaño (especialmente entre el público femenino).

Desde entonces, el proceso de selección de estas razas se ha basado fundamentalmente en el uso de la consanguinidad y la elección de animales basada en criterios meramente estéticos que pueden ser discutibles, ya que tuvieron un marcado impacto en la salud y el bienestar de los animales de algunas razas. Tomemos el ejemplo de las razas braquicéfalas (p. ej., Bulldog, Pug, Bulldog Francés, etc.), como el caso que se muestra en la Figura 27.1. Comparando fotografías y la estructura ósea de los cráneos de los animales a lo largo del tiempo, es fácil ver que ha habido una evolución en la forma de la cabeza de las razas braquicéfalas, con una marcada reducción de las dimensiones de la nariz, que se acompañó de estenosis de las fosas nasales, alargamiento del paladar blando, colapso de la laringe, exoftalmia, etc., y resultó en lo que se conoce como "síndrome obstructivo de las vías respiratorias de las razas braquicéfalas". No hay duda de que la alta incidencia de esta patología en estas razas es consecuencia de la selección que ha sido practicada, en la que los cambios anatómicos producidos impiden el normal flujo de aire. En un estudio de varias razas, se demostró que el desarrollo de este síndrome aumenta drásticamente cuando el tamaño del hocico es menos de la mitad del tamaño del cráneo[21]. En la actualidad,

---

[20] https://www.worldhistory.org/image/4652/egyptian-dog-types/ (Dominio público).
[21] Packer, R.M.A., Hendricks, A., Tivers, M.S. & Burn, C.C. (2015). Impact of Facial Conformation on Canine Health: Brachycephalic Obstructive Airway Syndrome. PLOS ONE, vol. 10 (10), p. e0137496.

no hay duda de que se ha llegado a un punto en el que la salud y el bienestar de los animales se ve comprometido y es necesario reconsiderar el modelo de selección que se ha practicado.

Un gran obstáculo para conseguir superar estas dificultades es que el propio patrón racial suele tolerar (o estimular) estos excesos morfológicos y, en algunos casos, incluso exige que estén presentes determinadas particularidades anatómicas, de modo que el animal pueda ser considerado para su inclusión en el Libro Genealógico. Se torna evidente que la cuestión del patrón racial tendrá que ser, precisamente, el punto de partida de cualquier alteración de los programas de selección, ya que no tiene sentido mantener reglas que comprometen la salud y bienestar de los animales solo porque "siempre ha sido así". La situación se ve reforzada por la existencia de concursos en los que, en ocasiones, se promueve un tipo de animal cuyo "modelo ideal" corresponde a individuos con características morfológicas extremadamente exageradas, convirtiéndolos así en el estándar deseable de la raza.

Además del conocido caso de las razas braquicéfalas, existen muchos otros ejemplos en los que las opciones estéticas han recorrido caminos poco aceptables desde el punto de vista ético, debido a la morbilidad que les está asociada. Sin pretender hacer una lista exhaustiva, podemos considerar algunos ejemplos adicionales de preferencias estéticas que han tenido un claro impacto en la salud y el bienestar de los animales:

- la selección de una postura inusual del tercio posterior que a veces se exige en el Pastor Alemán, y el impacto que esto tiene en su estructura ósea y locomoción.

- la estatura excesivamente baja alcanzada en las razas enanas, con consecuencias inevitables debido a la insuficiente distancia del suelo.

- la presencia excesiva de pliegues cutáneos en razas como el Basset, que se convierten en sitios para el desarrollo de lesiones cutáneas e impiden el curso normal de la reproducción en esta raza.

- el tamaño excesivo de la cabeza en el Bulldog, que frecuentemente requiere el uso de una cesárea durante el parto.

- la asociación de la cola retorcida del Pug con la integridad de la columna vertebral en esta raza.

La cuestión de las opciones estéticas subyacentes a la selección y la correspondiente necesidad de revisar el patrón racial de las diferentes razas es, sin duda, uno de los aspectos más importantes a resolver para lograr programas de selección exitosos y conducidos de forma ética en la especie canina.

Aunque la mayoría de los caracteres morfológicos/estéticos en los perros están controlados por una gran cantidad de genes, hay situaciones en las que un gen simple tiene un efecto muy acentuado sobre un carácter morfológico particular. Este es el caso, por ejemplo, de genes simples asociados con el enanismo/condrodisplasia (gen CDPA), braquicefalia (genes BMP3, SMOC2, DVL2), tipo de pelo largo o corto del Dachshund (gen FGF5), pelo rizado en diferentes razas (gen KRT71), etc. El color del pelaje también está determinado por varios loci, que muchas veces interactúan entre sí.

27.3.4. Salud y bienestar

La historia de divergencia progresiva de las distintas razas caninas ha llevado a cada una de ellas a desarrollar su propio perfil genético, acumulando los efectos de mutaciones, deriva genética, flujo de genes y selección durante miles de años. En consecuencia, además de las obvias diferencias de forma, tamaño, desempeño, etc., de distintas razas, también existe un conjunto de influencias genéticas asociadas a diversas patologías, que difieren sustancialmente entre razas.

La naturaleza hereditaria de diversas patologías caninas se sospecha desde hace muchos años, pero solo recientemente, con los desarrollos en Genética Molecular, ha sido posible identificar los genes específicos asociados con ciertas patologías, viabilizando el desarrollo de pruebas genéticas que permitan la detección de portadores heterocigotos (ya que estos genes son en su mayoría de tipo recesivo, en que los homocigóticos son fácilmente detectables).

Existe una larga lista de genes asociados con diversas patologías caninas, cuya frecuencia suele ser diferente entre las razas. En el Cuadro 27.4. se presenta un resumen de algunos de los genes cuya influencia en diferentes patologías está demostrada; para un listado más detallado, se recomienda consultar la bibliografía especializada en este tema (ver final de este capítulo).

Existen en cambio, varias patologías con influencia hereditaria, pero que no están determinadas por una simple segregación mendeliana. Por ejemplo, la displasia de cadera (o displasia coxofemoral) es una afección muy común, que ocurre principalmente en razas de tamaño mediano y grande, como se muestra en el Cuadro 27.5. Razas tan populares como, por ejemplo, el Pastor Alemán o el Golden Retriever, tienen alrededor del 20-25% de animales con diversos grados de severidad de displasia de cadera.

Sin duda, en el caso de la displasia de cadera en perros, existe una influencia genética, lo que lleva a una mayor o menor predisposición a la aparición de esta patología. Sin embargo, es una situación poligénica y no el resultado de la influencia de un solo gen. La heredabilidad estimada de la aparición de displasia de cadera oscila normalmente entre 0.25 y 0.40, lo que indica que es posible reducir la incidencia de este problema, siempre que se utilice un programa sistemático de clasificación de animales y selección de reproductores según su mérito genético. Este enfoque se ha utilizado con éxito y ha permitido una marcada reducción de la displasia de cadera a menos de la mitad, tanto en Suiza[22] como en el Reino Unido[23].

---

[22] Ohlerth, S., B. Geiser, M. Flückiger, U. Geissbühler. 2019. Prevalence of Canine Hip Dysplasia in Switzerland Between 1995 and 2016—A Retrospective Study in 5 Common Large Breeds. Front. Vet. Sci. 6:378.

[23] James, H.K., F. McDonnell, T.W. Lewis. 2020. Effectiveness of Canine Hip Dysplasia and Elbow Dysplasia Improvement Programs in Six UK Pedigree Breeds. Front. Vet. Sci. 6:490.

Cuadro 27.4. *Ejemplos de algunas patologías asociadas a genes simples en la especie canina y razas en las que se presenta con mayor frecuencia*[24].

Patología	Gen	Raza
Canine Leukocyte Adhesion Deficiency	CLAD	Pastor Alemán
Ictiosis	PNPLA1	Golden Retriever
Mielopatía degenerativa	SOD1	Varias
Colapso inducido por el ejercicio	DNM1	Varias
Hiperuricosuria	SLC2A9	Dálmata y otras
Catarata juvenil	HSF4	Bulldog Francés
Mucopolisacaridosis VII	GUSB	Pastor Alemán
Narcolepsia	HCRTR2	Doberman
Luxación primaria del cristalino	ADAMST17	Varias
Atrofia progresiva de la retina	SLC4A3, TTC8	Golden Retriever
Atrofia progresiva de la retina	PRCD	Varias
Meningoencefalitis necrosante	DLA	Pug
Anomalía del ojo en el Collie	NHEJ1	Collie y otras
Resistencia a múltiples fármacos	MDR-1	Collie y otras
Sordera	MITF, KIT	Dálmata y otras
Estenosis de la aorta	PICA1M	Boxer y otras
Enfermedad de Von Willebrand	VWF	Doberman y otras

Cuadro 27.5. *Prevalencia de displasia de cadera en diferentes razas caninas en los Estados Unidos de América y Bélgica.*

Raza	EUA[25]		Bélgica[26]	
	N° obs.	Prevalencia (%)	N° obs.	Prevalencia (%)
San Bernardo	2 010	47	-	-
Bernese Mountain	-	-	360	23
Rottweiler	89 066	20	346	10
Golden Retriever	121 067	20	490	25
Gordon Setter	5 617	20	-	-
Irish Setter	-	-	75	23
Pastor Alemán	95 437	19	1 245	23
Labrador Retriever	202 065	12	433	22
Gran Danés	10 865	12	57	19

---

[24] En todos los casos mencionados en este Cuadro, la herencia es de tipo recesivo.
[25] Orthopedic Foundation for Animals (www.ofa.org).
[26] Coopman, F., G. Verhoeven, J. Saunders, L. Duchateau, H. Van Bree. 2008. Prevalence of hip dysplasia, elbow dysplasia and humeral head osteochondrosis in dog breeds in Belgium. Veterinary Record. 163: 654.

Otras patologías caninas, como la epilepsia, el hipotiroidismo, la torsión gástrica, etc., también parecen tener una influencia poligénica, pero han sido menos estudiadas.

27.4. Uso de la información genómica

Los primeros resultados de la secuenciación del genoma canino se publicaron en 2005, y desde entonces se han buscado con gran intensidad marcadores asociados a diferentes características y patologías. Como en otras especies, actualmente existen paneles de marcadores genéticos de densidad variable para caninos que esencialmente permiten:

- analizar la contribución de diferentes razas para la composición genética de un animal o grupo de animales.

- utilizar información genómica en la gestión de la diversidad genética (inferencia sobre consanguinidad, parentesco entre animales, programación de apareamientos, etc.).

- evaluar retrospectivamente la evolución de la estructura genética de una población (desequilibrio de ligamiento, censo efectivo, etc.).

- investigar el historial de las poblaciones, globalmente y en diferentes regiones del genoma, revelando la diversidad de procesos que contribuyó a la estructura y restricciones de las poblaciones caninas actuales.

- investigación de marcadores genéticos asociados a una determinada patología o característica fisiológica, permitiendo, por ejemplo, la restricción en el uso de portadores de condiciones indeseables.

- selección asistida por marcadores genéticos o selección genómica, siguiendo la estrategia adoptada por las diferentes especies ganaderas durante varios años. Se espera así poder lograr una selección de animales más juiciosa, sin los resultados desfavorables que se han producido en algunas razas en los últimos años.

Los buenos resultados obtenidos con el uso de información genómica en las principales especies domésticas abren excelentes perspectivas para su uso en la especie canina, siempre que estas herramientas se integren en programas con objetivos de selección sensatos y con una adecuada gestión de la diversidad genética. Sin que estos dos puntos se consoliden, ¡no hay que esperar milagros de las tecnologías genómicas!

Sin embargo, en la actualidad aún no está claro hasta qué punto los criadores están realmente dispuestos a realizar los cambios fundamentales, sin los cuales la incorporación de la genómica no será más que adherir a una moda, para crear una falsa sensación de seguridad. En el momento en que se concluye este libro, cualquier persona puede entrar, por ejemplo, en la página web de Amazon.com y adquirir un kit de una empresa comercial para realizar pruebas de DNA canino, por poco más de 100 €. El kit es enviado a la casa del cliente, quien toma, con un hisopo, una muestra de células del perro en cuestión, la envía al laboratorio y tiene una respuesta en aproximadamente dos semanas. Este kit incluye la búsqueda de alrededor de 200 000 SNP y, según la explicación del fabricante, permite:

- conocer la composición racial del perro en cuestión (construido sobre la base de información preexistente sobre 350 razas).

- analizar marcadores genéticos asociados a más de 200 enfermedades y diversas características físicas (coloración de la capa, posición de la oreja, corpulencia, etc.).

Los resultados de la prueba se envían al criador, quien luego puede compartir esta información con el veterinario clínico.

Un posible resultado de esta prueba será recibir un informe que diga, por ejemplo, que un determinado perro que ha sido analizado:

- tiene contribuciones de las razas X (55%), Y (30%) y Z (15%)[27].

- tiene el genotipo E^mE en el locus E, que regula el color del pelaje.

- tiene una copia de la mutación en el locus MDR1, que se comporta como un gen recesivo que, en la condición homocigótica, resulta en toxicidad de varios fármacos, y que es una situación típica especialmente del Collie.

- tiene dos copias de la mutación en el locus PRA-prcd, que se comporta como un gen recesivo que, en la condición homocigótica, generalmente resulta en una atrofia progresiva de la retina en varias razas.

- además, el informe puede indicar la presencia de otras mutaciones.

Se pueden plantear legítimamente varias dudas con respecto a este modelo de uso de un panel de marcadores genéticos. Desde luego, se puede cuestionar la utilidad real de conocer la composición racial del animal en cuestión, es decir, en concreto cuáles son los beneficios que obtienen el tutor del animal o el clínico con la disponibilidad de esta información (o si es simplemente "porque es interesante saberlo"); por otro lado, este tipo de análisis solo tiene sentido si "todas" las razas que potencialmente contribuyeron para el animal en cuestión están representadas en el panel de "contribuyentes de composición racial", y esto normalmente no incluye las razas locales que sean potenciales fundadoras.

Es cierto que conocer la raza puede ayudar a comprender alguna predisposición genética, tomar decisiones sobre posibles apareamientos, etc., pero esto ocurre especialmente cuando el pool genético se origina fundamentalmente en una raza principal, ya que el tema tiene poca relevancia si el animal tiene diversas contribuciones de varias razas. Otra cuestión, que también debe tenerse en cuenta, es considerar hasta qué punto un inexperto en la materia puede interpretar correctamente la información proporcionada sobre los distintos marcadores genéticos presentes en un determinado animal, o si este modelo generará más confusión, incertidumbre o falsa seguridad. Pero no cabe duda de que, para el veterinario asistente, será cada vez más habitual encontrarse con este tipo de información, e inevitablemente tendrá que tenerlo en cuenta en su actividad clínica.

---

[27] En este enfoque, se utiliza un formato similar al generado por los análisis de tipo Structure (ver Sección 23.4.3.3.).

Para saber más...

Bray, E.E., C.M. Otto, M.A. Udell, N.J. Hall, A.M. Johnston, E.L. MacLean. 2021. Enhancing the Selection and Performance of Working Dogs. Front. Vet. Sci. 8:644431.

Donner J., H. Anderson, S. Davison, A.M. Hughes, J. Bouirmane, J. Lindqvist, K.M. Lytle, B. Ganesan, C. Ottka, P. Ruotanen, M. Kaukonen, O.P. Forman, N. Fretwell, C.A. Cole, H. Lohi. 2018. Frequency and distribution of 152 genetic disease variants in over 100,000 mixed breed and purebred dogs. PLoS Genet 14(4): e1007361.

Farrell, L.L., J.J. Schoenebeck, P. Wiener, D.N. Clements, K.M. Summers. 2015. The challenges of pedigree dog health: approaches to combating inherited disease. Canine Genetics and Epidemiology 2:3.

Hradecka, L., L. Bartosa, I. Svobodova, J. Sales. 2015. Heritability of behavioural traits in domestic dogs: A meta-analysis. Applied Animal Behaviour Sci. 170: 1.

Ilska, J., M.J. Haskell, S.C. Blott, E. Sánchez-Molano, Z. Polgar, S.E. Lofgren, D.N. Clements, P. Wiener. 2017. Genetic Characterization of Dog Personality Traits. Genetics, 206: 1101.

MacLean, E.L., N. Snyder-Mackler, B.M. vonHoldt, J.A. Serpell. 2019. Highly heritable and functionally relevant breed differences in dog behaviour. Proc. R. Soc. B 286: 20190716.

Ostrander, E.A., A. Ruvinsky (Eds.). 2012. The Genetics of the Dog, 2nd Edition. CAB International.

Padgett, G.A. 1998. Control of canine genetic diseases. Howell Book House.

Parker, H., D.L. Dreger, M. Rimbault, B.W. Davis, A.B. Mullen, G. Carpintero-Ramírez, E.A. Ostrander. 2017. Genomic Analyses Reveal the Influence of Geographic Origin, Migration, and Hybridization on Modern Dog Breed Development. Cell Reports 19: 697.

Serpell, J. (Ed.). 2017. The Domestic Dog: Its Evolution, Behavior and Interactions with People. 2nd Edition. Cambridge University Press.

The Humane Society Veterinary Medical Association. 2011. Guide to congenital and heritable disorders in dogs - Includes Genetic Predisposition to Diseases (www.hsvma.org/assets/pdfs/guide-to-congenital-and-heritable-disorders.pdf).

Enlaces interesantes

www.instituteofcaninebiology.org/
Tiene una gran cantidad de información científica actualizada disponible sobre los diversos aspectos de la selección de perros. En muchos casos, enlaza directamente con el artículo científico original, y proporciona una explicación más accesible de su contenido.

dogwellnet.com/breeds/pedigree/
Información actualizada sobre diferentes razas de perros, incluido el patrón de raza, la prevalencia de diferentes patologías hereditarias y las pruebas genéticas correspondientes.

www.ofa.org (Orthopedic Foundation for Animals)
Mantiene una base de datos sobre la aparición de diversas patologías hereditarias en diferentes razas y la base genética inherente.

www.omia.org (Online Mendelian Inheritance in Animals)
Base de datos de referencia con indicación de genes asociados con diferentes características en especies domésticas.

cgejournal.biomedcentral.com/ (Canine Medicine and Genetics)
Revista de consulta gratuita sobre los aspectos genéticos asociados a diferentes patologías caninas.

IX. EPÍLOGO

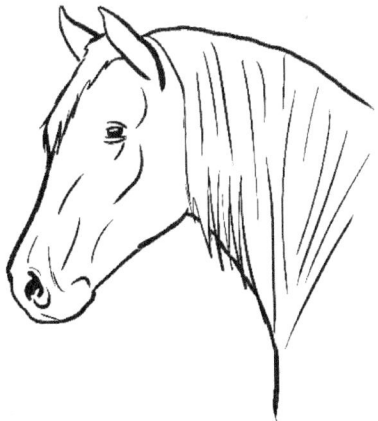

Caballo Criollo - Argentina

La metodología de los modelos lineales, usando un modelo mixto, es una herramienta flexible y potente de evaluación genética en situaciones muy diversas. De esta manera, las propiedades conocidas y deseables de los índices de selección se combinan con la capacidad de los modelos lineales para abordar grandes cantidades de información, con un número desigual de observaciones en cada subclase. El problema a resolver es entonces obtener la mejor evaluación de un macho, siendo este considerado un elemento aleatorio de una subpoblación o grupo específico.

C.R. Henderson *(1974) General Flexibility of Linear Model Techniques for Sire Evaluation. J. Dairy Sci. 57:963.*

28. Desafíos del futuro

28.1. La bola de cristal

En 1931, la revista *The Strand Magazine* publicaba un artículo de autoría de Winston Churchill titulado "De aquí a 50 años" en que aquel famoso político británico decía: "Dejaremos de estar en la situación absurda de tener que criar un pollo entero para comer solo la pechuga y las alas; podremos conseguir un medio adecuado que permita que solo estas partes crezcan por separado". Unos 90 años después, esta predicción aún no es una realidad, pero lo cierto es que la producción de carne *in vitro* está comenzando a dar sus primeros pasos, y quizás la predicción de Churchill se haga realidad en un futuro no muy lejano.

Evidentemente, no es fácil adivinar cómo será la producción animal en las próximas décadas y cómo evolucionará y encajará con los retos del futuro. Muchos creen que, inevitablemente, la producción animal seguirá desempeñando un papel clave en la producción de alimentos, ya que puede responder a una demanda cada vez mayor de alimentos seguros y de calidad. Esto implica que la producción tendrá que ser cada vez más eficiente desde todos los puntos de vista, obviamente respetando las limitaciones socioambientales en las que se desarrolla. Por otro lado, algunas visiones más pesimistas consideran que el consumo de carne y otros productos animales retrocederá progresivamente en las sociedades más desarrolladas, como consecuencia de la creciente estigmatización social, haciendo de la producción animal una actividad cada vez menos relevante.

Pero la realidad es que se espera que la población mundial alcance los 10 mil millones de habitantes en 2050, y que las necesidades alimentarias de esta población deberían ser cerca de 70% más altas que en la actualidad. Por tanto, es inevitable que los animales hagan su aporte a la *respuesta a este aumento del consumo de alimentos*, posiblemente en un marco diferente y con retos distintos a los que existen actualmente.

Previsiblemente, la mejora genética animal seguirá permitiendo responder a las crecientes necesidades de la población mundial, aunque con algunas limitaciones que pueden ser diferentes de las actuales. Cada vez más, la selección tiene que estar orientada hacia el uso eficiente de los recursos naturales que pueden ser escasos, permitiendo un rápido progreso genético, a través de un planteamiento con la indispensable flexibilidad y resiliencia, que son esenciales para poder adaptarse a circunstancias que en ocasiones pueden ser inestables, manteniendo la robustez global de los animales y del sistema de producción, sin comprometer el mantenimiento a largo plazo de la diversidad genética existente.

Con las dificultades inherentes a cualquier tipo de predicción, en este capítulo final intentaremos sugerir pistas para la reflexión sobre algunas de las áreas que eventualmente pueden influir (positiva o negativamente) o potenciar la producción y mejora animal durante las próximas décadas. El futuro dirá si estábamos demasiado lejos de la realidad cuando nos arriesgamos a hacer estas predicciones...

28.2. Desafíos éticos, sociales y ambientales

Sin duda alguna, la producción animal en el futuro (y, en consecuencia, la mejora genética animal) estará cada vez más condicionada por el marco ético y social en el que se desarrolle. Cuestiones como l*a salud y bienestar de los animales* inevitablemente constituirán factores determinantes, que ciertamente condicionarán los programas de mejoramiento en las distintas especies. De hecho, esta ha sido una preocupación de varios programas de mejora desde hace algunos años, que entre tanto se han ido adaptando para dar respuesta a estas restricciones, incorporando aspectos como la robustez y la resiliencia en sus objetivos de mejora (ver Capítulo 26).

Pero el entorno humano de la producción y el mejoramiento animal abarca otras preocupaciones, incluyendo las que se relacionan con el impacto de los animales en la salud humana, tanto a través de las *zoonosis* como de la *calidad y seguridad de los productos de origen animal* utilizados para consumo humano. En todas ellas, el mejoramiento animal puede dar un aporte importante, tanto en la selección de animales más resistentes a determinadas patologías, como en la obtención de productos más saludables y más seguros.

Los *cambios climáticos* esperados tendrán inevitablemente un impacto en la producción animal, porque darán lugar a escasez de recursos hídricos y alimentarios, mayor estrés térmico asociado al aumento de temperatura, cambios en el marco sanitario y epidemiológico en el que se desarrolla la producción, etc. Consecuentemente, la *adaptación* y *resiliencia* serán, sin duda, caracteres de suma importancia en la producción animal durante las próximas décadas, y tendrán que ser parte importante de los objetivos de mejora en todas las especies.

Una de las principales consecuencias negativas asociadas a la producción animal es su impacto en el medio ambiente, concretamente la *emisión de gases de efecto invernadero*, que se asocia fundamentalmente (aunque no exclusivamente) a la producción de rumiantes. Sin embargo, la evaluación de este impacto ambiental no es consensuada, ya que la cuantificación de la producción de gases de efecto invernadero por los rumiantes debe hacerse de manera global, teniendo necesariamente en cuenta los beneficios asociados a la fijación de carbono por los pastos, que luego son convertidos en proteína animal por estos animales. Aun así, hay que reconocer que las emisiones de metano por los rumiantes constituyen un importante obstáculo para su expansión y aceptación por segmentos importantes de la sociedad, por lo que los aspectos relacionados con la emisión de gases de efecto invernadero tienen que ser incorporados en los programas de selección en general. Consecuentemente, la selección para mejorar la *eficiencia alimentaria y reducir las emisiones de metano* es una posibilidad real, que tendrá que ser uno de los objetivos fundamentales de los programas de mejoramiento en un futuro próximo.

Por otro lado, el uso sostenible de los pastizales y los sistemas agrosilvopastoriles, concretamente en las regiones marginales, representan una forma viable de satisfacer las necesidades humanas, manteniendo o mejorando la calidad del medio ambiente y conservando los recursos naturales. Esto implica la selección de animales capaces de aprovechar estas áreas marginales, es decir, con suficiente *rusticidad* para permitirles sobrevivir y producir en esas condiciones, por lo que una vez más la selección es una pieza fundamental.

Dentro de los desafíos éticos existen varios otros temas relacionados con los programas de mejora del futuro, que pueden y deben ser considerados, ya que pueden condicionar profundamente la adopción o no de las nuevas tecnologías actualmente disponibles. Entre estas se encuentra, por ejemplo, la posibilidad de promover la utilización de la *edición genética en los animales*, que es una tecnología actualmente alcanzable de forma segura, y que podría revolucionar los programas de mejoramiento a muy corto plazo (ver Sección 28.4). Sin embargo, en este como en otros campos, existe cierto divorcio entre los desarrollos científicos y la percepción que la sociedad tiene con relación a estos desarrollos. Y la verdad es que la visión de la sociedad sobre estas tecnologías no ha sido favorable en la mayoría de los casos, y se ha traducido en una legislación bastante restrictiva en su uso, lo que ha condicionado su adopción por los programas de mejoramiento en curso. Esta es, sin duda, una ardua tarea para la comunidad científica y un área que en ocasiones no ha sido debidamente cuidada, con la necesidad de un mayor esclarecimiento y difusión a la sociedad civil y los consumidores, de lo contrario los desarrollos tecnológicos no llegarán a tener consecuencias prácticas.

Otro tema de gran importancia en términos éticos y sociales es la definición de *derechos sobre el uso y disfrute de los Recursos Genéticos Animales (RGAn)*, específicamente, en términos de Acceso y Distribución de Beneficios. Este tema es obviamente de enorme importancia, especialmente para los países con gran riqueza en RGAn, y ha ido ganando relevancia en los últimos años. En este dominio, la CBD ha dinamizado el establecimiento de un conjunto de normas, compiladas en el Protocolo de Nagoya, que establece las condiciones y mecanismos de acceso y reparto de beneficios en lo que concierne al uso de los Recursos Genéticos, tanto para fines de investigación como de utilización (ver Sección 28.5).

28.3. Desafíos biológicos

Indiscutiblemente, en la mayoría de los casos los programas organizados de mejoramiento genético han dado lugar a respuestas muy expresivas en las características seleccionadas. Sin embargo, en varios casos esta respuesta estuvo acompañada de algunas respuestas correlacionadas indeseables en otras características, por ejemplo las relacionadas con el bienestar y la salud animal, que podrían terminar comprometiendo el beneficio general generado por el programa de mejoramiento genético (ver Capítulo 26).

Desde luego, se puede cuestionar la existencia (o no) de *límites biológicos a la selección*, y de cómo estos pueden condicionar las respuestas obtenidas a largo plazo. En la realidad, la evidencia obtenida en experiencias de larga duración, sobre todo con animales de laboratorio, indica que la respuesta a la selección se puede mantener durante muchas generaciones, aunque posiblemente con alguna reducción en la respuesta a medida que los alelos favorables al carácter se van fijando y la variabilidad genética se va reduciendo. Sin embargo, como se ha demostrado en trabajos experimentales, el progreso genético puede mantenerse durante más de 100 generaciones, lo que indica la continuidad de la selección a largo plazo. En general, y salvo algunas situaciones excepcionales, la evidencia es que en la mayoría de los casos no se ha alcanzado el límite biológico para el carácter seleccionado.

Por otro lado, las *respuestas correlacionadas* en otras características asociadas con la característica seleccionada pueden realmente comprometer el beneficio global del programa de mejoramiento genético adoptado, como será el caso, por ejemplo, si la tasa de reproducción baja y lleva a una restricción que dificulta la continuidad de las líneas seleccionadas. Este es, sin duda, uno de los principales desafíos futuros de los programas de selección.

Consecuentemente, el planteamiento más adecuado es que los beneficios generados por un programa de mejoramiento genético deben ser evaluados en una perspectiva de *desempeño global a lo largo de la vida*, teniendo en cuenta las consecuencias no solamente en los caracteres productivos, sino también en características relacionadas con el estrés y bienestar animal, comportamiento, fisiología, salud, reproducción, etc. Esto requiere un conocimiento más detallado de la biología de la especie y características bajo análisis, y por tanto un trabajo de investigación en profundidad que permita comprender mejor y de una forma más integrada la globalidad del animal en cuestión y las posibles consecuencias de la selección practicada.

El desafío de futuro es entonces, respetando los principios de bienestar y salud animal, asegurar la continuidad del *éxito global de la selección practicada, manteniendo el equilibrio indispensable entre las diversas características* que contribuyen al desempeño productivo de los animales involucrados en el programa de selección.

Evidentemente, la posible incorporación de *nuevas características en los objetivos de mejoramiento* será la secuencia lógica de este enfoque global, en el que se pretende tener en cuenta el conjunto de respuestas directas y correlacionadas a la selección, con el fin de asegurar que ningún aspecto sea descuidado. Por otro lado, la incorporación de nuevos objetivos de mejora también puede traducir los posibles cambios ocurridos en la realidad productiva y en las limitaciones productivas, como los relacionados con la sostenibilidad del modelo productivo (ver Capítulo 26).

Otra posibilidad que conviene mantener abierta es la existencia, además de las que son tradicionalmente consideradas, de *otras especies animales* (mamíferos y aves no convencionales, insectos, etc.)[1] que pueden en el futuro ser una opción posible para consumo humano. De ser así, esta nueva alternativa probablemente justificará el desarrollo de programas de mejoramiento, en los que el primer paso será, como siempre, la definición de objetivos de mejora, y luego el programa se estructurará teniendo en cuenta la biología de la especie en cuestión.

Independientemente de las circunstancias en las que se produzca y del modelo de selección utilizado, el *mantenimiento de la diversidad genética* a largo plazo es una condicionante a tener en cuenta en todos los programas de mejora. En consecuencia, la búsqueda de un equilibrio adecuado entre la respuesta a la selección y la pérdida de variabilidad genética es una de las preocupaciones fundamentales para asegurar la sostenibilidad de la selección practicada. Por otro lado, la adopción de *estrategias y programas de conservación de los RGAn* es la única forma de mantener abierta la capacidad de responder a los desafíos impredecibles del futuro.

28.4. Desafíos y oportunidades generados por las nuevas tecnologías

En los últimos años se han producido avances extraordinarios en varias áreas tecnológicas, que sin duda continuarán en un futuro próximo y darán un nuevo impulso a los programas de mejoramiento en todas las especies animales. En términos generales, estos desarrollos se encuadran en varias áreas complementarias, que se pueden organizar en las siguientes categorías:

a) herramientas ómicas;
b) modificaciones genéticas;
c) tecnologías reproductivas;
d) recolección de información fenotípica.

---

[1] Por ejemplo, en América Latina es común consumir carne de diferentes especies, como alpacas, cuyes, capibara, pecarí de collar, yacaré etc., así como el uso de fibras animales de gran valor (vicuña, alpaca, etc.). En Europa, en los últimos años se ha considerado la posibilidad de producir insectos para el consumo humano.

a) Herramientas ómicas

Las llamadas herramientas ómicas incluyen, además de la genómica en sí, la fenómica (que cubre la colección extensa de información fenotípica), la transcriptómica (resultado de la expresión génica), la proteómica (estudio de las proteínas y sus funciones/interacciones) y la metabolómica (estudio de metabolitos y vías metabólicas), etc. Sin duda, los próximos años van a traer un conocimiento mucho más profundo de la expresión de los genes y sus interacciones, lo que ciertamente permitirá avances cada vez mayores y más equilibrados en el progreso genético obtenido en las diferentes especies.

Hasta el presente, la *genómica* ha sido la herramienta más útil en los programas de mejora genética, principalmente debido a la disponibilidad comercial de paneles de SNP, que son muy útiles en la selección y conservación de RGAn. Es de esperar que los enormes avances en esta área permitan continuar el desarrollo de paneles de marcadores genéticos con densidad progresivamente mayor, a un costo cada vez menor y más específicos para cada raza o grupo de razas. Esto deberá desde luego permitir, a un coste razonable, proceder a la *imputación de paternidades* en las situaciones en que el control de la reproducción es más difícil, lo que constituirá un avance muy importante de los programas de mejoramiento. Por otro lado, los paneles de SNP permiten dar continuidad, con una precisión cada vez mayor, a los pasos ya iniciados en la *selección genómica*, que siempre deberá basarse en la recogida de información fenotípica confiable y con un volumen aceptable, y en el genotipado de un número de animales suficiente para permitir la elección de aquellos con el mérito más elevado para las características deseadas.

En un plazo no muy lejano, es probable que la *secuenciación* se convierta en una técnica de rutina, realizada a un coste razonable y que proporcione información genómica al nivel más detallado posible. Sin embargo, la ganancia en términos de precisión de selección debería ser marginal cuando se comparan los resultados de la secuenciación con los obtenidos con un panel de alta densidad bien diseñado. No obstante, es posible que los resultados de la secuenciación permitan el desarrollo de modelos de análisis mucho más elaborados que los que se utilizan actualmente, por ejemplo modelos que permitan considerar el efecto de los haplotipos o la combinación epistática de diferentes loci.

b) Modificaciones genéticas

La posibilidad de promover directamente la modificación del genoma de los animales es una vieja ambición, que durante décadas ha sido solo una esperanza incumplida, dadas las grandes dificultades para lograr una modificación genética precisa y segura en los animales domésticos. Naturalmente, este escenario generó cierta desconfianza en los consumidores y llevó a las agencias gubernamentales de muchos países a adoptar una legislación extremadamente restrictiva con respecto al uso de animales genéticamente modificados.

El desarrollo de la metodología CRISPR-Cas9 en la segunda década del siglo XXI abrió perspectivas completamente nuevas, ya que este enfoque permite, de una manera mucho más segura y precisa, proceder a la *edición del genoma* de cualquier especie de manera muy eficiente y a un costo relativamente económico. Así, se hizo realidad la posibilidad de anular la expresión de ciertos segmentos del genoma, incorporar fragmentos externos de DNA, revertir mutaciones, etc. Esto abrió expectativas completamente nuevas para los programas de selección de diferentes especies, ya que podría permitir un salto cualitativo en el mérito de los animales que de otro modo no sería posible (o se tardaría mucho en alcanzar). Es natural que, en los próximos años, se descubran nuevas estrategias para editar el genoma, posiblemente incluso más seguras y con un control más estricto. Pero es fundamental que se aclaren algunos temores que persisten en la sociedad con respecto a estas tecnologías, lo que requiere un mayor esfuerzo por parte de la comunidad científica para superar estas barreras, promoviendo un mejor conocimiento y difusión de las características de seguridad y de los beneficios inherentes a los procedimientos utilizado en la edición genética[2].

c) Tecnologías reproductivas

Entre las *tecnologías reproductivas*, la *inseminación artificial* fue, sin duda, la que más contribuyó hasta el momento al éxito de los programas de selección, particularmente en ganado bovino lechero. Con el tiempo, esta técnica se ajustó en otras especies, y también se incorporaron otras tecnologías reproductivas (MOET, sexado) en los programas de selección, de nuevo especialmente en bovinos lecheros. En algunas especies, todavía es necesario hacer ajustes en las técnicas utilizadas, ya que los resultados obtenidos en la congelación de semen y embriones aún no son satisfactorios.

Obviamente, estas tecnologías son importantes para la selección, pues permiten mejorar la precisión y la intensidad de selección y reducen el intervalo generacional. Pero también son fundamentales para los programas de conservación *ex situ*, ya que permiten asegurar el mantenimiento a largo plazo del germoplasma. Por lo tanto, se espera que los progresos en las tecnologías reproductivas puedan continuar y fortalecer los programas para la conservación y mejora de los RGAn.

Existen otras tecnologías reproductivas que aún requieren cierto refinamiento, a saber, la *congelación de ovocitos* y posterior fertilización *in vitro*, así como la *conservación de células somáticas* con posterior transferencia del núcleo a

---

[2] Algunos desarrollos recientes permiten vislumbrar un posible cambio en la actitud de la sociedad y de los legisladores con relación a la aprobación de las más recientes metodologías de edición genética. Desde luego, las dos científicas que descubrieron la metodología CRISPR-Cas9 (Jennifer Doudna y Emmanuelle Charpentier) fueron galardonadas con el Premio Nobel de Química en 2020, que es un reconocimiento extraordinario del mérito científico de este proyecto. Por otro lado, en 2021 se aprobó por primera vez el uso de vacunas basadas en el uso de mRNA recombinante, y estas vacunas fueron adoptadas en tiempo récord a nivel mundial como una herramienta estratégica para combatir el virus SARS-Cov2. También en este período se aprobó en algunos casos el uso de órganos (corazón, riñón) producidos por cerdos modificados genéticamente para su uso en xenotrasplantes humanos, lo que abrió nuevas perspectivas para el uso de la edición genética en animales domésticos.

embriones enucleados. Si los desarrollos de estas tecnologías permiten su uso óptimo, esto podría resultar en un cambio revolucionario en los programas de conservación, ya que los costes son mucho menores cuando se asegura la conservación, por ejemplo, mediante la congelación y clonación de células somáticas, que también pueden ser útiles en los programas de selección.

d) Recogida de información fenotípica

Cada vez más, es evidente la necesidad de obtener más y mejor información fenotípica en todas las especies, como base indispensable para su mejoramiento genético. Las nuevas tecnologías han abierto posibilidades completamente nuevas en la recopilación de esta información, dando lugar a una nueva área de investigación conocida como *fenómica*. Muchas de estas nuevas tecnologías forman parte de lo que convencionalmente se denomina *zootecnia de precisión*, que engloba un conjunto diverso de tecnologías de la información que permiten obtener registros detallados de los más diversos indicadores fenotípicos. Una lista no exhaustiva incluye, por ejemplo:

- biosensores/transpondedores que permiten obtener la identificación del animal, su ubicación geográfica, su dinámica y comportamiento, etc. Estos sensores permiten evaluar el nivel de actividad del animal, lo que se puede utilizar para la detección de celos, identificación de animales enfermos, claudicaciones, comportamiento de alimentación, señales de parto, etc.

- sensores en el circuito de ordeño que permiten obtener por espectroscopia, indicación de proteínas, grasas, lactosa, ácidos grasos, células somáticas, etc.

- bolo reticular permite evaluar pH y temperatura en bovinos, además de la identificación electrónica.

- equipos para la medición individual de la ingesta de alimentos: FIRE (feed intake recording equipment) en cerdos; Growsafe, Insentec-RIC system y otros en bovinos.

- Métodos SF6 y Automated Head-Chamber System (GreenFeed Emission Monitoring) para la medición individual de las emisiones de metano de los rumiantes.

- captura de imagen que permite evaluar la condición corporal, conformación, claudicación, adaptación al ordeño robotizado, etc.

- análisis de infrarrojos para evaluar la temperatura corporal.

- equipos de ultrasonido para la evaluación de las características de la canal (área de *L. dorsi*, grasa subcutánea, grasa intramuscular).

Estos ejemplos dejan en claro que existe un enorme potencial para recopilar información fenotípica, que sin embargo tiene costos y dificultades inherentes. Reconociendo la importancia de incluir características difíciles de medir en los objetivos de selección (por ejemplo, la ingesta de alimentos o las emisiones de gases), algunas empresas de selección están subcontratando productores para que se puedan realizar en sus fincas las mediciones detalladas que se consideren adecuadas (*deep phenotyping*). Esto significa que la información fenotípica merece cada vez más atención y que su importancia no puede subestimarse en un programa de selección. El futuro debe crear nuevas oportunidades para la recopilación de información fenotípica, así como nuevas características que pueden y deben incluirse en los programas de selección.

Teniendo en cuenta que la cantidad de información generada es cada vez mayor (información fenotípica, genealógica, genómica, etc.), dando lugar a lo que muchas veces se denomina *big data*, es fundamental establecer líneas de procedimiento y normativas muy claras, objetivas y transparentes, en cuanto al flujo, tratamiento, derechos de propiedad y acceso a la información.

28.5. Desafíos políticos y corporativos

Uno de los grandes avances logrados a principios del siglo XXI fue el reconocimiento, a nivel nacional e internacional, de la *importancia estratégica de los RGAn*, y de la responsabilidad de cada país en su *conservación y gestión*. Esta perspectiva plantea un gran desafío para los países, ya que les corresponde cuidar sus RGAn, tomando las medidas pertinentes para su salvaguarda y mejoramiento. Claro que la cuestión es más profunda, ya que los dueños de los animales son efectivamente los *criadores*, que individualmente o mediante una *organización asociativa*, son, en última instancia, quienes toman las decisiones en cuanto a la conservación y/o mejoramiento de sus animales.

Una de las dificultades encontradas en la implementación de varios programas de conservación y/o mejoramiento genético, fue la existencia de cierta falta de sintonía entre los organismos gubernamentales oficialmente responsables de salvaguardar los RGAn, y los criadores/propietarios que deciden en qué camino pretenden orientar la selección de sus animales. En este sentido, es importante promover un diálogo más próximo y la inclusión de los criadores en toda la cadena de decisiones, integrados en lo que normalmente se denomina un *programa de mejoramiento genético participativo*, ya que es la única forma de tener una verdadera sintonía entre los distintos actores, de manera que todos pueden dirigirse con convicción en la misma dirección.

Un desafío corporativo importante es la necesidad, en un programa de mejoramiento, de definir de forma clara y objetiva todo el *procedimiento de recogida, validación, almacenamiento, tratamiento, etc., de datos*. En otras palabras, es necesario definir de antemano quiénes son los responsables de cada una de las actividades, quién controla a quién y con qué autoridad, quién tiene acceso a qué información, quién puede realizar cambios y validaciones, quién garantiza la transparencia de las acciones, quién es, en última instancia, el propietario de los datos, etc. Todas estas etapas tienen que quedar muy claras desde el inicio, de forma que todos los procedimientos sean debidamente validados y monitorizados, dando credibilidad a la base de datos que sirve de soporte a las decisiones de selección.

Cada vez más, la mejora genética se está produciendo en un *mundo globalizado*, con un área de acción que supera las fronteras de un país determinado. Este principio se aplica, por ejemplo, a la actividad de las empresas de selección multinacionales, que operan en todo el mundo, aunque con características específicas de cada país o región. En este caso, el gran desafío es que la misma empresa seleccionadora tiene que dar respuesta a realidades muchas veces muy distintas (determinando objetivos de mejoramiento diferentes) y ante condicionantes también muy diversos (restricciones sanitarias, condiciones ambientales, costos de producción, etc.). Además, la empresa de selección sabe que las decisiones estratégicas de selección que tomará tendrán consecuencias a largo plazo, por lo que el gran desafío será poseer la *capacidad de anticipar los escenarios* más plausibles en el futuro, para poder adoptar de antemano las estrategias adecuadas. Un caso paralelo es el mejoramiento genético de razas transfronterizas, es decir, razas que tienen expansión a nivel mundial, y cuya selección involucra a criadores, empresas y organizaciones de varios países. En este caso, el objetivo común de promover el mejoramiento de una determinada raza implica la *articulación de esfuerzos de los distintos países intervinientes*, lo que requiere una coordinación muy estrecha de actividades en los más diversos niveles para uniformizar los criterios adoptados en cada país (identificación animal, registros de información fenotípica, validación y flujo de información, etc.). En este sentido, organizaciones internacionales como ICAR (que promueve la aplicación de normas comunes para la recogida de información genealógica y fenotípica) e Interbull (que viabiliza la evaluación genética conjunta de animales de diferentes países) deberían tener en el futuro una importancia creciente, ya que es previsible que el área de influencia de estos programas transnacionales sea cada vez más amplia.

En la perspectiva internacionalmente aceptada de que los países tienen derechos soberanos sobre sus RGAn, quedan abiertas una serie de cuestiones sobre los derechos de uso de estos recursos por parte de otros países. Por ejemplo, si un país invierte en la selección de una determinada raza, ¿otros países que se benefician de ese trabajo de selección deberían compensar al país de origen? Y si el país que compró animales del país seleccionador luego vende reproductores de esa raza a un tercer país, ¿debería existir una compensación para el primero? Por otro lado, si un país tiene derechos soberanos sobre sus RGAn, ¿abre eso la posibilidad de patentar cierto gen o conjunto de genes que sean característicos de una raza? Este conjunto de preguntas refleja, a modo de ejemplo, el tema genérico de *"Acceso a los recursos genéticos y repartición justa y equilibrada de los beneficios resultantes de su uso"*, que fue el resultado de negociaciones entre los países, con el acuerdo plasmado en el llamado *Protocolo de Nagoya*[3], aprobado en 2014, que establece las reglas para el intercambio de material genético entre países para diferentes fines, y propone directrices para definir las compensaciones correspondientes.

Si bien es cierto que los países tienen, individualmente, responsabilidades y tareas asignadas en la gestión de sus RGAn, obviamente su actividad es mucho

---

[3] https://www.cbd.int/abs/

más fructífera si se lleva a cabo en colaboración con otros países, en el ámbito de *instancias internacionales* adecuadas. Tal es el caso, por ejemplo, de la Dirección General de Agricultura y Desarrollo Rural de la Unión Europea[4], y de la Comisión de Recursos Genéticos para la Alimentación y Agricultura de la FAO[5], que promueven y dinamizan acciones conjuntas en su ámbito de actividad. Estas organizaciones han contribuido notablemente al mejor conocimiento de los RGAn a nivel europeo y mundial, así como al establecimiento de recomendaciones técnicas dirigidas a una gestión y conservación más adecuada de estos recursos. Previsiblemente, la influencia y el impacto de estos organismos internacionales tenderán a ser progresivamente más importantes en el futuro, pero, en última instancia, serán los países los que tendrán la responsabilidad de adoptar e implementar sus propuestas y recomendaciones.

Entre los desafíos políticos que enfrentan los programas de mejoramiento genético animal, probablemente el desafío más difícil es el *encuadramiento legal relativo al uso de nuevas tecnologías de edición genética* en la producción y mejoramiento animal. Si bien es cierto que, en los últimos años, se han producido avances en permitir el uso de plantas sujetas a edición genética, la perspectiva con relación a los animales ha sido mucho más restrictiva, particularmente en la Unión Europea. Como es de esperar, aún queda un largo camino por recorrer antes de que se otorguen las autorizaciones indispensables para el uso de animales genéticamente editados, aunque existen evidencias experimentales de hace ya unos años que apuntan a su seguridad e inocuidad.

Obviamente, y de forma complementaria, los sistemas de producción que opten por la *producción biológica basada en razas locales* también deben tener debidamente asegurado *su marco legal y protección*, como una alternativa que puede tener un papel determinante, al permitir la defensa y puesta en valor de esos RGAn.

La producción y el mejoramiento genético de los animales domésticos se enfrenta a una larga lista de retos y tareas, pero también tiene ahora un conjunto de oportunidades y herramientas con un enorme potencial, que abren perspectivas de futuro completamente nuevas. Hay muchas razones para mantener una visión optimista y creer que seremos capaces de seguir avanzando con éxito por los caminos del Mejoramiento Genético Animal.

Para saber más…

Baes, C., F. Schenkel. 2020. The Future of Phenomics. Animal Frontiers, 10: 4.

Berckmans, D., M. Guarino. 2017. Precision livestock farming for the global livestock sector. Animal Frontiers, 7:4.

---

[4] https://www.geneticresources.eu/
[5] http://www.fao.org/cgrfa/overview/how-we-work/en/

Berghof, T.V.L., M. Poppe, H.A. Mulder. 2019. Opportunities to Improve Resilience in Animal Breeding Programs. Frontiers in Genetics, 9:692.

Biscarini, F., E.L. Nicolazzi, A. Stella, P.J. Boettcher, G. Gandini. 2015. Challenges and opportunities in genetic improvement of local livestock breeds. Frontiers in Genetics, 6: 33.

Bishop, T.F., A. L. Van Eenennaam. 2020. Genome editing approaches to augment livestock breeding programs. Journal of Experimental Biology, 223: jeb207159.

FAO. 2007. Global Plan of Action for Animal Genetic Resources. Rome.

FAO. 2015. Coping with climate change – the roles of genetic resources for food and agriculture. Rome.

Gerber, P.J., Steinfeld, H., Henderson, B., Mottet, A., Opio, C., Dijkman, J., Falcucci, A. & Tempio, G. 2013. Tackling climate change through livestock – A global assessment of emissions and mitigation opportunities. Food and Agriculture Organization of the United Nations (FAO), Rome.

Macleod, M., Leinonen, I., Wall, E., Houdijk, J., Eory, V., Burns, J., Vosough Ahmadi, B. and Gómez Barbero, M. 2019. Impact of animal breeding on GHG emissions and farm economics, EUR 29844 EN, Publications Office of the European Union, Luxembourg.

National Academies of Sciences, Engineering, and Medicine. 2019. Science Breakthroughs to Advance Food and Agricultural Research by 2030. Washington, DC: The National Academies Press.

Pérez-Enciso, M., J.P. Steibel. 2021. Phenomes: the current frontier in animal breeding. Genetics Selection Evolution 53: 22.

Post, P.M., L. Hogerwerf et al. 2020. Effects of Dutch livestock production on human health and the environment. Science of the Total Environment 737: 139702.

X. ANEXOS

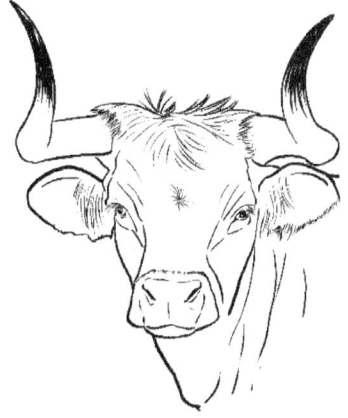

Vaca Maronesa - Portugal

La principal contribución de Darwin, no solo para la Biología sino para todas las ciencias naturales, fue haber identificado un proceso por el cual determinadas contingencias que *a priori* son muy improbables, acaban por, a lo largo del tiempo, alcanzar una probabilidad más elevada de ocurrir, de tal forma que es su no-ocurrencia la que acaba por ser improbable.

R.A. Fisher *(1954). Retrospect of the criticisms of the Theory of Natural Selection.* En: *"Evolution as a Process".*

ANEXOS

Anexo 1 – Nociones de álgebra matricial

1. Principios elementales

Una **matriz** es un conjunto de números agrupados en forma rectangular. Cada uno de los números se denomina elemento de la matriz y se hace referencia a ellos por sus coordenadas.

Por ejemplo, **P** es una matriz de 2×3 (2 líneas y 3 columnas), constituida por los elementos p_{ij} (i=línea, j=columna).

$$P = \begin{bmatrix} 2 & -1 & 0 \\ 1 & 5 & 3 \end{bmatrix}$$

en que el elemento $p_{1,2} = -1$.

1.1. Formas especiales de matrices

- *Matriz cuadrada*

Tiene el mismo número de líneas y columnas.

$$Q = \begin{bmatrix} 1 & 9 \\ 3 & -2 \end{bmatrix}$$

- *Matriz diagonal*

Matriz cuadrada en que todos los elementos fuera de la diagonal (comprendida entre los elementos 1,1 y n,n) son 0.

$$D = \begin{bmatrix} 7 & 0 & 0 \\ 0 & 1 & 0 \\ 0 & 0 & -2 \end{bmatrix}$$

- *Matriz identidad*

Caso particular de la matriz diagonal en que todos los elementos en la diagonal son 1.

$$I = \begin{bmatrix} 1 & 0 & 0 \\ 0 & 1 & 0 \\ 0 & 0 & 1 \end{bmatrix}$$

- *Matriz simétrica*

Elementos en los triángulos arriba y abajo de la diagonal son imagen reflejada uno de otro (esto es, elemento en la línea 1, columna 2, es igual al elemento en la línea 2, columna 1, etc.).

$$S = \begin{bmatrix} 3 & 4 & 2 \\ 4 & -2 & -3 \\ 2 & -3 & 6 \end{bmatrix}$$

- *Vectores*

Matrices con solo una línea (vector-línea) o una columna (vector-columna). Normalmente son representados por letra minúscula.

$$l = \begin{bmatrix} 2 & 4 & -3 \end{bmatrix} \qquad c = \begin{bmatrix} 3 \\ -1 \\ 0 \end{bmatrix}$$

- *Escalar*

Una matriz con apenas una línea y una columna, esto es: $e = \begin{bmatrix} 5 \end{bmatrix}$

- **1.2. Operaciones con** *matrices*

- *Adición*

Para poder ser sumadas, dos matrices tienen que ser "conformes para la adición", esto es, tener entre sí el mismo número de líneas y columnas. Por ejemplo:

$$A = \begin{bmatrix} 1 & 5 & 1 \\ 2 & 0 & 4 \end{bmatrix} \qquad B = \begin{bmatrix} 4 & 2 & 0 \\ 1 & 3 & 1 \end{bmatrix}$$

$C = A + B$

Los elementos de **C** pueden ser obtenidos como $c_{ij} = a_{ij} + b_{ij}$, por lo que en este caso:

$$A + B = C = \begin{bmatrix} 5 & 7 & 1 \\ 3 & 3 & 5 \end{bmatrix}$$

Note que la matriz resultante (**C**) tiene el mismo número de columnas y líneas que tanto **A** como **B** tenían.

- **Sustracción**

Reglas semejantes a las de adición, siendo en este caso los elementos de **C** obtenidos como $c_{ij} = a_{ij} - b_{ij}$.

- **Multiplicación**

Multiplicación por un escalar
En este caso particular, se multiplica cada elemento de la matriz por el escalar.

$$e = 3 \qquad A = \begin{bmatrix} 4 & 1 \\ 3 & 0 \end{bmatrix} \qquad eA = \begin{bmatrix} 12 & 3 \\ 9 & 0 \end{bmatrix}$$

Multiplicación de dos matrices
Para que dos matrices puedan ser multiplicadas es necesario que sean "conformes para multiplicación", esto es, que la primera matriz tenga un número de columnas igual al número de líneas de la segunda matriz. La matriz resultante tendrá un número de líneas igual al de la primera matriz y un número de columnas igual al de la segunda matriz que entra en la multiplicación. Si la multiplicación fuera **C** = **A B**, entonces:
- el número de columnas de **A** tiene que ser igual al número de líneas de **B**
- si las dimensiones de **A** fueran $m \times n$, y las de **B** $n \times p$, entonces C tendrá dimensiones $m \times p$.
- los elementos de **C** son obtenidos como $c_{ij} = \sum_{k} a_{ik} b_{kj}$, en que k es el número de columnas de **A**.

Si, por ejemplo, **C** = **A B**, y:

$$A = \begin{bmatrix} 4 & 1 & 3 \\ 2 & 2 & 1 \end{bmatrix} \qquad B = \begin{bmatrix} 10 & 5 \\ 2 & -5 \\ 0 & 1 \end{bmatrix}$$

c_{11} = Suma de los productos de los elementos en la línea 1 de **A** por los elementos en la columna 1 de **B**.

$$c_{11} = (4 \times 10) + (1 \times 2) + (3 \times 0) = 42$$

c_{12} = Suma de los productos de los elementos en la línea 1 de **A** por los elementos en la columna 2 de **B**.

$$c_{12} = (4 \times 5) + (1 \times (-5)) + (3 \times 1) = 18$$

c_{21} = Suma de los productos de los elementos en la línea 2 de **A** por los elementos en la columna 1 de **B**.

$$c_{21} = (2 \times 10) + (2 \times 2) + (1 \times 0) = 24$$

c_{22} = Suma de los productos de los elementos en la línea 2 de **A** por los elementos en la columna 2 de **B**.

$$c_{22} = (2\times5) + (2\times(-5)) + (1\times1) = 1$$

Por lo que:

$$C = \begin{bmatrix} 42 & 18 \\ 24 & 1 \end{bmatrix}$$

Algunos aspectos importantes a tener en cuenta en las multiplicaciones:

- aunque el producto *XZ* sea posible, el producto *ZX* puede no serlo (si por ejemplo la matriz *X* fuera 2×3 y la matriz *Z* fuera 3×5)
- si las dimensiones de las matrices permitiesen que el producto *ZX* fuese posible, normalmente *XZ* ≠ *ZX*.
- el producto de una matriz por la matriz identidad (de dimensión compatible) resulta en la propia matriz, esto es *AI* = *A*.

- *Transpuesta de una matriz*

Para obtener la transpuesta de *A*, denotada *A*', la primera línea de *A* se torna la primera columna de *A*', la segunda línea de *A* se torna la segunda columna de *A*', etc.

$$\mathbf{A} = \begin{bmatrix} 4 & 1 & 3 \\ 2 & 2 & 1 \end{bmatrix} \Rightarrow \mathbf{A'} = \begin{bmatrix} 4 & 2 \\ 1 & 2 \\ 3 & 1 \end{bmatrix}$$

Note que *(A')'=A*, y que *(AB)' = B'A'*

- *Traza de una matriz*

Simbolizada por tr(**M**), es el sumatorio de los elementos de la diagonal de esa matriz.

$$\mathbf{M} = \begin{bmatrix} 2 & 1 \\ 0 & 9 \end{bmatrix} \Rightarrow \text{tr}(\mathbf{M}) = 11$$

- *Determinante de una matriz*

La función determinante solo existe si la matriz es cuadrada.

La regla general para obtener la función determinante es multiplicar el elemento de la 1ª línea, 1ª columna, por el determinante de la submatriz que no incluye la 1ª línea y la 1ª columna; multiplicar el elemento de la 1ª línea, 2ª columna, por el determinante de la submatriz que no incluye la 1ª línea y la 2ª columna; etc. Estos productos son luego sumados, atribuyendo a cada uno alternativamente el coeficiente +1 y -1 (en la realidad el coeficiente a aplicar es obtenido como $(-1)^{i+j}$.

Para una matriz

$$A = \begin{bmatrix} a_{11} & a_{12} \\ a_{21} & a_{22} \end{bmatrix}$$

el determinante de **A**, simbolizada |**A**|, se obtiene como:

$$|A| = a_{11}\,(+1)\,a_{22} + a_{12}\,(-1)\,a_{21} = a_{11}\,a_{22} - a_{12}\,a_{21}$$

Para matrices más complejas, el determinante se puede obtener considerando el ejemplo:

$$B = \begin{bmatrix} b_{11} & b_{12} & b_{13} \\ b_{21} & b_{22} & b_{23} \\ b_{31} & b_{32} & b_{33} \end{bmatrix}$$

$$|B| = b_{11}(+1)\begin{vmatrix} b_{22} & b_{23} \\ b_{32} & b_{33} \end{vmatrix} + b_{12}(-1)\begin{vmatrix} b_{21} & b_{23} \\ b_{31} & b_{33} \end{vmatrix} + b_{13}(+1)\begin{vmatrix} b_{21} & b_{22} \\ b_{31} & b_{32} \end{vmatrix}$$

El determinante $\begin{vmatrix} b_{22} & b_{23} \\ b_{32} & b_{33} \end{vmatrix}$ multiplicado por el coeficiente respectivo (+1) es conocido como el **cofactor** del elemento b_{11}.

- *Inversión de una matriz*

La operación de división no existe en álgebra matricial. El concepto correspondiente a dividir por la matriz **A** es la multiplicación por la inversa de **A** (simbolizada como **A**$^{-1}$). La inversa de **A** puede ser definida como la matriz que multiplicada por **A** origina una matriz identidad, esto es:

$$A^{-1}\,A = A\,A^{-1} = I$$

Suponga que tenemos un sistema de ecuaciones del tipo **Ax=b**, en que **A** y **b** son conocidos, y queremos encontrar la solución de **x**. El problema puede ser resuelto multiplicando previamente ambos lados de la igualdad por **A**$^{-1}$, esto es:

$$Ax = b \Rightarrow A^{-1}Ax = A^{-1}b \Rightarrow Ix = A^{-1}b \Rightarrow x = A^{-1}b$$

La inversa de una matriz se puede obtener por el producto de la inversa de la determinante de esa matriz por la transpuesta de la matriz de cofactores respectiva.

La inversa de una matriz de 2×2 se puede obtener fácilmente considerando el siguiente ejemplo:

$$\mathbf{B} = \begin{bmatrix} b_{11} & b_{12} \\ b_{21} & b_{22} \end{bmatrix}$$

Si queremos calcular $\mathbf{B}^{-1}$, la primera etapa será saber $|\mathbf{B}|$, que por definición es:

$$|\mathbf{B}| = b_{11}\,(+1)\,|b_{22}| + b_{12}\,(-1)\,|b_{21}|.$$

Note que el cofactor de b_{11} es b_{22}, el de b_{12} es $-b_{21}$, etc. La matriz de cofactores de $\mathbf{B}$ (llamémosla $\mathbf{E}$) es entonces:

$$\mathbf{E} = \begin{bmatrix} b_{22} & -b_{21} \\ -b_{12} & b_{11} \end{bmatrix}$$

por lo que la inversa de $\mathbf{B}$ puede ser obtenida como:

$$\mathbf{B}^{-1} = \frac{1}{|\mathbf{B}|}\mathbf{E}'$$

Suponga ahora que la matriz a invertir es:

$$\mathbf{A} = \begin{bmatrix} 5 & 2 & 4 \\ 6 & 3 & 1 \\ 8 & 7 & 9 \end{bmatrix}$$

El primer paso será obtener $|\mathbf{A}|$, o sea:

$$|\mathbf{A}| = 5\,(+1)\begin{vmatrix} 3 & 1 \\ 7 & 9 \end{vmatrix} + 2\,(-1)\begin{vmatrix} 6 & 1 \\ 8 & 9 \end{vmatrix} + 4\,(+1)\begin{vmatrix} 6 & 3 \\ 8 & 7 \end{vmatrix}$$

$$= 5\,(27\text{-}7) - 2\,(54\text{-}8) + 4\,(42\text{-}24) = 5\,(20) - 2\,(46) + 4\,(18) = 80$$

Note que el cofactor del elemento $a_{11} = 5$ es $(+1)\begin{vmatrix} 3 & 1 \\ 7 & 9 \end{vmatrix} = 20$; de forma semejante, los cofactores de los elementos a_{12} y a_{13} son -46 y +18, respectivamente. Falta ahora obtener los cofactores para los elementos de la 2ª y 3ª líneas de A.

Para la 2ª línea los cofactores son:

- para a_{12}

$$(-1)\begin{vmatrix} 2 & 4 \\ 7 & 9 \end{vmatrix} = 10$$

- para a_{22}

$$(+1)\begin{vmatrix} 5 & 4 \\ 8 & 9 \end{vmatrix} = 13$$

- para a_{23}

$$(-1)\begin{vmatrix} 5 & 2 \\ 8 & 7 \end{vmatrix} = -19$$

De forma semejante, los cofactores de los elementos en la 3ª línea son -10, 19 y 3.

Podemos entonces construir la matriz **C**, constituida por los cofactores de la matriz **A**:

$$\mathbf{C} = \begin{bmatrix} 20 & -46 & 18 \\ 10 & 13 & -19 \\ -10 & 19 & 3 \end{bmatrix}$$

Entonces, por definición de inversa:

$$\mathbf{A}^{-1} = \frac{1}{|\mathbf{A}|}\mathbf{C}' = \frac{1}{80}\begin{bmatrix} 20 & 10 & -10 \\ -46 & 13 & 19 \\ 18 & -19 & 3 \end{bmatrix} = \begin{bmatrix} 0.25 & 0.125 & -0.125 \\ -0.575 & 0.1625 & 0.2375 \\ 0.225 & -0.2375 & 0.0375 \end{bmatrix}$$

Podrá entonces verificarse que $\mathbf{A}\,\mathbf{A}^{-1} = \mathbf{I}$.

Algunos aspectos importantes a tener en cuenta:

- la inversa solo existe en matrices cuadradas.

- una matriz cuadrada no tiene inversa si el determinante fuera igual a cero. En este caso la matriz se dice que es **singular**.

- en una matriz diagonal, la inversa se obtiene fácilmente invirtiendo los elementos en la diagonal. Por ejemplo:

$$\begin{bmatrix} 4 & 0 & 0 \\ 0 & 3 & 0 \\ 0 & 0 & 5 \end{bmatrix}^{-1} = \begin{bmatrix} 1/4 & 0 & 0 \\ 0 & 1/3 & 0 \\ 0 & 0 & 1/5 \end{bmatrix}$$

- **Característica (rank) de una matriz**

Como se mencionó anteriormente, una matriz es singular si el determinante es igual a cero. Esto sucede cuando las filas o columnas de la matriz no son independientes entre sí. Este es el caso si, por ejemplo, una línea es una función lineal de otras líneas. En la matriz:

$$X = \begin{bmatrix} 5 & 2 & 3 \\ 2 & 2 & 0 \\ 3 & 0 & 3 \end{bmatrix}$$

la 1ª línea resulta de la suma de las 2ª y 3ª líneas (lo mismo sucede con las columnas), por lo que la matriz es singular.

La característica de una matriz **X**, simbolizada por r(**X**), del inglés *rank*, es el número de líneas o columnas linealmente independientes de esa matriz. En el caso de la matriz anterior la característica de la misma es r = 2. Si r(**A**)<n (en que n es el orden de la matriz), entonces **A** es singular.

- *Inversa generalizada de una matriz*

Si r(**A**)<n, entonces la inversa de **A** no existe; tal es el caso para cualquier matriz que no sea cuadrada. Sin embargo, podrá obtenerse una inversa generalizada de **A** (simbolizada por **A⁻**) que satisface la condición **AA⁻A = A**. Note que pueden existir varias matrices **A⁻** que satisfacen la condición referida.

Existen diversas formas de obtener **A⁻**; la que nos parece más simple es la siguiente:
- obtener una submatriz de **A** que contenga solo filas y columnas independientes (submatriz de característica completa o *full rank*); llamemos a esta submatriz **M**.
- obtener la inversa (normal) de **M**.
- substituir en **A** las líneas y columnas de **M** por **M⁻¹**, y los restantes elementos por 0.
- el resultado será **A⁻**.

Considere la siguiente matriz singular:

$$A = \begin{bmatrix} 6 & 3 & 2 & 1 \\ 3 & 3 & 0 & 0 \\ 2 & 0 & 2 & 0 \\ 1 & 0 & 0 & 1 \end{bmatrix}$$

De **A** podemos extraer la submatriz **M** (3×3 inferior derecha) en que todas las líneas y columnas son independientes:

$$M = \begin{bmatrix} 3 & 0 & 0 \\ 0 & 2 & 0 \\ 0 & 0 & 1 \end{bmatrix}$$

Podemos a partir de aquí obtener $\mathbf{M}^{-1}$.

$$\mathbf{M}^{-1} = \begin{bmatrix} 1/3 & 0 & 0 \\ 0 & 1/2 & 0 \\ 0 & 0 & 1/1 \end{bmatrix}$$

por lo que $\mathbf{A}^-$ será:

$$\mathbf{A}^- = \begin{bmatrix} 0 & 0 & 0 & 0 \\ 0 & 1/3 & 0 & 0 \\ 0 & 0 & 1/2 & 0 \\ 0 & 0 & 0 & 1 \end{bmatrix}$$

en que la submatriz inferior derecha representa $\mathbf{M}^{-1}$, y los restantes elementos son todos cero.

Cabe señalar nuevamente que, mientras que la inversa de una matriz es única, la inversa generalizada no lo es, ya que se pueden obtener varias matrices. $\mathbf{A}^-$ que satisfagan la condición $\mathbf{A}\mathbf{A}^-\mathbf{A}=\mathbf{A}$.

- *Concatenación y partición de una matriz*

Considere nuevamente las matrices $\mathbf{A}$ y $\mathbf{B}$ utilizadas en el ejemplo de la adición. Supongamos ahora que las matrices $\mathbf{X}$ y $\mathbf{Z}$ resultan, respectivamente, de la concatenación vertical y horizontal de $\mathbf{A}$ y $\mathbf{B}$. En estas condiciones:

$$\mathbf{X} = \begin{bmatrix} \mathbf{A} \\ \mathbf{B} \end{bmatrix} = \begin{bmatrix} 1 & 5 & 1 \\ 2 & 0 & 4 \\ 4 & 2 & 0 \\ 1 & 3 & 1 \end{bmatrix} \qquad \mathbf{Z} = [\mathbf{A} \mid \mathbf{B}] = \begin{bmatrix} 1 & 5 & 1 & 4 & 2 & 0 \\ 2 & 0 & 4 & 1 & 3 & 1 \end{bmatrix}$$

El punteado en las matrices $\mathbf{X}$ y $\mathbf{Z}$ significa que resultan de la concatenación y que, por lo tanto, puede "partirse" en las submatrices componentes $\mathbf{A}$ y $\mathbf{B}$.

La transpuesta de la matriz $\mathbf{Z}$ en este caso puede ser obtenida como:

$$\mathbf{Z}' = [\mathbf{A} \mid \mathbf{B}]' = \begin{bmatrix} \mathbf{A}' \\ \mathbf{B}' \end{bmatrix}$$

Software para operaciones con matrices

Varios programas, desarrollados en diferentes plataformas, permiten hacer operaciones con matrices. Son ejemplos, el software MATLAB o el PROC IML del SAS.

Sin embargo, para operaciones simples con matrices, se puede utilizar Excel, aprovechando la capacidad de este programa para realizar operaciones en *arrays* (es decir, bloques de celdas).

Para ejecutar la operación, hay que:

1) Escribir las matrices con las que se pretende realizar la operación

2) Seleccionar el bloque de salida donde aparecerá el resultado

3) Escribir en este bloque seleccionado, el comando correspondiente a la operación deseada

4) Hacer ctrl-shift-enter.

Por ejemplo, en Excel se puede hacer la multiplicación de matrices con el comando:

=MMULT(array1, array2)

y la inversión de matrices puede ser hecha como:

=MINVERSE(array).

Se pueden encontrar detalles adicionales sobre el uso de Excel en operaciones matriciales en varios sitios web[1].

---

[1] facweb.cs.depaul.edu/mobasher/classes/csc575/assignments/MatrixOperations-Excel2007.pdf

Anexo 2 – Expansión binomial

Consideremos un locus con alelos A y a, con frecuencias en una población de:

$$p = f(A)$$
$$q = f(a)$$

y admitamos que vamos a hacer un muestreo de $n/2$ individuos, de tal forma que traemos la muestra n alelos de la población en el locus en cuestión.

Para conocer la probabilidad de traer diferentes combinaciones de alelos A y a en la muestra que estamos tomando podemos usar la expresión binomial:

$$(p+q)^n$$

Sustituyendo n por el número de alelos muestreados podemos conocer la probabilidad de retirar 0, 1, 2, etc. alelos A (o a).

Por ejemplo, supongamos que seleccionamos 2 individuos para reproducción, que juntos tienen 4 alelos en el locus A. Las probabilidades de que estos 4 alelos sean todos A, o 3 sean A y 1 a, etc., se pueden obtener expandiendo la expresión binomial, donde n representa el número de alelos presentes en la muestra.

Los coeficientes utilizados en la expansión binomial resultan del llamado "triángulo de Pascal" y se pueden obtener como se representa en el siguiente cuadro [2].

n	Coeficientes								
1					1		1		
2				1		2		1	
3			1		3		3		1
4		1		4		6		4		1
5	1		5		10		10		5		1
6	1		6		15		20		15		6		1
7	1		7		21		35		35		21		7		1
8	1		8		28		56		70		56		28		8		1

A título de ejemplo, supongamos que:

$$p=f(A)=0.8 \qquad q=f(a)=0.2$$

Si la población estuviera en equilibrio de Hardy-Weinberg, las frecuencias esperadas serían 0.64, 0.32 y 0.04 para los genotipos AA, Aa y aa, respectivamente.

Si en esta población seleccionamos 2 individuos como reproductores, juntos tienen 4 alelos en el locus A (esto es, n = 4 en la expresión binomial). Estos 4

---

[2] Tenga en cuenta que cada elemento del triángulo es igual a la suma de los dos que están encima.

alelos tomados de la población pueden traer diferentes combinaciones de alelos, esto es:

Combinación	4 A 0 a	3 A 1 a	2 A 2 a	1 A 3 a	0 A 4 a

Para conocer la probabilidad de que ocurra cada combinación se recurrió a la expansión binomial, considerando las frecuencias alélicas p y q, con n=4. En este caso, obtenemos los coeficientes en el triángulo de Pascal para n=4, y las probabilidades correspondientes serían entonces:

Combinación	4 A 0 a	3 A 1 a	2 A 2 a	1 A 3 a	0 A 4 a
Prob.	$1\,p^4$	$4\,p^3\,q^1$	$6\,p^2\,q^2$	$4\,p\,q^3$	$1\,q^4$

Nótese que los coeficientes obtenidos en el triángulo para n = 2 están en cursiva, y las exponenciales de p disminuyen de izquierda a derecha mientras que las de q aumentan. Sustituyendo los valores de p y q ahora, podemos calcular la probabilidad de cada combinación:

Combinación	4 A 0 a	3 A 1 a	2 A 2 a	1 A 3 a	0 A 4 a
Prob.	0.4096	0.4096	0.1536	0.0256	0.0016

Si en lugar de tomar 2 individuos tomamos 4, y por lo tanto n=8, y asumiendo las mismas frecuencias p=0.8 y q=0.2, la probabilidad de cada combinación de alelos se puede calcular de manera similar, siendo el resultado:

Comb.	8 A 0 a	7 A 1 a	6 A 2 a	5 A 3 a	4 A 4 a	3 A 5 a	2 A 6 a	1 A 7 a	0 A 8 a
Prob.	$1\,p^8$	$8\,p^7q^1$	$28\,p^6q^2$	$56\,p^5q^3$	$70\,p^4q^4$	$56\,p^3q^5$	$28\,p^2q^6$	$8\,p^1q^7$	$1\,q^8$
	0.1678	0.3355	0.2936	0.1468	0.0459	0.0092	0.0011	0.0001	0.0000

Este enfoque permite calcular la probabilidad de diferentes combinaciones alélicas en función del tamaño de la muestra. Claramente, cuanto más pequeña es la muestra, más probable es que se desvíe de la población original, lo que resulta en la llamada "deriva genética".

Anexo 3 - Consanguinidad

3.1. Base genética de la depresión consanguínea

1) Media de una población no consanguínea (ver Sección 8.6.)

$$\mu_{(F0)} = p^2 a + 2pqd - q^2 a$$

2) Media de una población consanguínea

$$\mu_{(Ft)} = (p^2 + pqF_t)a + (2pq - 2pqF_t)d - (q^2 + pqF_t)a$$
$$\mu_{(Ft)} = p^2 a + pqF_t\, a + 2pqd - 2pqF_t\, d - q^2 a - pqF_t\, a$$
$$\mu_{(Ft)} = p^2 a + 2pqd - 2pqF_t\, d - q^2 a$$

3) Diferencia

$$\mu_{(Ft)} - \mu_{(F0)} = -\, 2pqF_t\, d$$

Note que $- 2pqF_t$ traduce la reducción de heterocigosis en una población consanguínea, por lo que la depresión consanguínea resulta de:

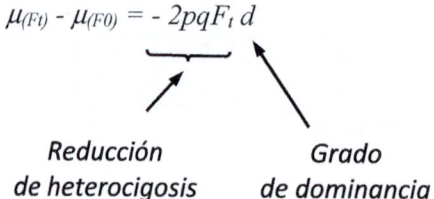

Reducción   Grado
de heterocigosis   de dominancia

3.2. Variabilidad genética en poblaciones consanguíneas

Si asumimos que no hay dominancia, esto es, d = 0, la media de una población se puede obtener como:

$$\mu = p^2a + 2pqd - q^2a = a\ (p^2-q^2) = a\ (p+q)\ (p-q) = a\ (p-q) =$$

$$\mu = a\ (1-2q)$$

La varianza genotípica (en este caso en la población base) se puede obtener como el sumatorio de las desviaciones cuadradas de la diferencia de cada valor genotípico con respecto a μ, ponderada por la frecuencia respectiva, o sea:

Genotipo	Frec.	Valor	Desvío de μ	Desvío al cuadrado, ponderado por la frec.
AA	p^2	a	$a - [a(1-2q)] = 2qa$	$4p^2q^2a^2$
Aa	$2pq$	0	$0 - [a(1-2q)] = -a + 2qa$	$2pqa^2 - 8pq^2a^2 + 8pq^3a^2$
Aa	q^2	$-a$	$-a - [a(1-2q)] = -2pa$	$4p^2q^2a^2$

La varianza genotípica es igual al sumatorio de la última columna, que se puede simplificar a:

$$4p^2q^2a^2 + 2pqa^2 - 8pq^2a^2 + 8pq^3a^2 + 4p^2q^2a^2 =$$
$$= 8a^2\ (p^2q^2 - pq^2 + pq^3) + 2pqa^2 =$$
$$= 8a^2\ (p^2q^2 - pq^2 + pq^2\ (1-p)) + 2pqa^2 =$$
$$= 8a^2\ (p^2q^2 - pq^2 + pq^2 - p^2q^2) + 2pqa^2 =$$
$$= 2pqa^2$$

En consecuencia (recordando nuevamente que la acción génica es aditiva), la varianza genotípica es igual a la varianza genética aditiva, que en la generación base será entonces, como hemos visto.:

$$\sigma^2_{A0} = 2p_0q_0a^2$$

Admitamos ahora que la población es subdividida en líneas.

En una línea dada, la varianza aditiva será igual a $2pqa^2$ (con p y q correspondientes a esa línea).

En el conjunto de las líneas, la varianza media intralínea será igual a:

$$\sigma^2_{At} = 2\overline{pq}a^2$$ (en que, $\overline{p}$ y $\overline{q}$ representan las frecuencias génicas medias en el conjunto de las líneas en la generación t). Note ahora que $2\ \overline{pq}$ representa la frecuencia de individuos heterocigotos en la generación t, que como ya vimos es igual a $2p_0q_0\ (1-F_t)$, por lo que la varianza genética intralínea en la generación t será igual a:

$$V\ (intralínea) = \sigma^2_{At} = \sigma^2_{A0}\ (1-F_t)$$

La varianza genética interlíneas es la varianza de las medias de las diferentes líneas. La media de una línea dada (j) será, como ya vimos:

$$\mu_j = a\ (1\text{-}2q_j)$$

La varianza de las medias será entonces la varianza de esta expresión, y admitiendo que a es constante:

$$V(entre\ líneas) = V(a\text{-}2qa) = V(2qa) = 4\ a^2\ \sigma_q^2$$

Puede demostrarse que la varianza de las frecuencias génicas (σ_q^2) en la generación t es igual a

$$\sigma_q^2 = p_0\,q_0\,F_t$$

por lo que:

$$V(entre\ líneas) = 4\,p_0\,q_0\,a^2\,F_t$$

y como ya vimos que en la generación 0 la varianza genética es $\sigma_{A0}^2 = 2p_0q_0a^2$, se torna claro que:

$$V(entre\ líneas) = 2\,F_t\,\sigma_{A0}^2$$

La varianza genética total en una población dividida en líneas corresponderá entonces al sumatorio de los dos componentes, intra e interlíneas, que en este caso será:

$$V(total) = (1 - F_t)\ \sigma_{A0}^2 + 2F_t\ \sigma_{A0}^2$$

$$V(total) = (1 + F_t)\ \sigma_{A0}^2$$

3.3. Tasa de consanguinidad y tamaño efectivo de la población en diversas situaciones

- *Cálculo de ΔF a partir de la consanguinidad individual y del número de generaciones conocidas para cada animal (Gutiérrez et al., 2009)[3]*

La tasa de consanguinidad para el animal i puede ser calculada como:

$$\delta F_i = 1 - \sqrt[g_i - 1]{1 - F_i}$$

en que g_i es el número equivalente de generaciones para ese animal (ver Sección 3.4. de este Anexo).

La tasa de consanguinidad por generación, obtenida a partir de la información de un grupo de n animales, puede ser calculada como la media de las tasas de consanguinidad individuales:

$$\Delta F = \frac{\delta F_i}{n}$$

- *Variaciones en el tamaño de la población entre generaciones*

En el caso de que el tamaño de la población varíe de una generación a la otra, la tasa de consanguinidad resulta de la media armónica de las diferentes generaciones:

$$\Delta F = \frac{1}{2t} \left(\frac{1}{N_1} + \frac{1}{N_2} + \frac{1}{N_3} + ... + \frac{1}{N_t} \right)$$

- *Generaciones superpuestas*

Hasta ahora hemos visto situaciones en las que se admite que las generaciones se suceden de forma discreta. En la mayoría de las especies de ganado, este no suele ser el caso, ya que las generaciones se superponen. En este caso, asumiendo que el rango de generaciones (edad media de los padres cuando nacen los animales de reemplazo) es L, una aproximación razonable para la obtención de los valores de N_m y N_h a usar en las expresiones anteriores puede estar dada por:

$$N_m = L \, n_m \qquad\qquad N_h = L \, n_h$$

en que, n_m y n_h son, respectivamente, el número de machos y hembras sustituidas por año.

---

[3] Gutiérrez, J.P., I. Cervantes, and F. Goyache. 2009. Improving the estimation of realized effective population sizes in farm animals. J. Anim. Breed. Genet. 126:327–332.

Como el número de machos es normalmente el factor que más influencia ΔF, Turner y Young (1969) propusieron un método simplificado para la obtención de $\Delta F/$**año**:

$$\Delta F / a\tilde{n}o = \frac{1}{8n_m L^2}$$

- *Diferencias en el tamaño de las familias*

La causa principal de que existan diferencias importantes entre N y N_e es el hecho de que algunos individuos tienen más descendientes seleccionados para la reproducción que otros (en una situación límite todos los animales de reemplazo pueden ser hijos del mismo apareamiento, con un fuerte impacto en la consanguinidad). Si la población fuera de tamaño constante, puede demostrarse que, en el caso de *apareamientos monogámicos* (esto es, $N_m=N_h=N/2$):

$$N_e = \frac{4N}{2+\sigma_k^2}$$

en que σ_k^2 es la varianza del tamaño de las familias. Obviamente que, cuanto mayor sea σ_k^2, menor será N_e para un valor dado de N. Si, de cada apareamiento seleccionáramos un macho y una hembra de reemplazo, forzamos $\sigma_k^2=0$, por lo que la expresión anterior se reduce a:

$$N_e \approx 2N$$

o sea, conseguimos un censo efectivo que es prácticamente el doble del censo real.

En el caso de las especies pecuarias, no se aplican las expresiones anteriores, ya que normalmente cada macho se aparea con varias hembras. En este caso, el tamaño efectivo de la población se puede calcular como:

$$N_e = \frac{8N}{4+\sigma_{km}^2+\sigma_{kh}^2}$$

en que, σ_{km}^2 y σ_{kh}^2 son las varianzas del tamaño de las familias de machos y hembras, respectivamente.

Si, en cada generación, seleccionáramos de la descendencia de cada macho un macho y N_h/N_m hembras de reemplazo, y de la descendencia de cada hembra seleccionáramos una hembra y N_m/N_h machos, forzamos las varianzas del tamaño de las familias a ser 0, y en este caso:

$$\Delta F = \frac{3}{32N_m} + \frac{1}{32N_h}$$

Hill (1979)[4] propuso una expresión general que toma en cuenta las contribuciones a la descendencia de las diferentes vías de selección (padre-hijo, padre-hija, madre-hijo, madre-hija) para situaciones donde N_m difiere de N_h, las generaciones se superponen, y el tamaño de la población es fijo a lo largo del tiempo:

$$\frac{1}{N_e} = \frac{1}{16 N_m L}\left[2 + \sigma_{mm}^2 + 2\frac{N_m}{N_h}\sigma_{mm,mh} + \left(\frac{N_m}{N_h}\right)^2 \sigma_{mh}^2\right] + \frac{1}{16 N_h L}\left[2 + \sigma_{hh}^2 + 2\frac{N_h}{N_m}\sigma_{hh,hm} + \left(\frac{N_h}{N_m}\right)^2 \sigma_{hm}^2\right]$$

en que σ_{mm}^2 y σ_{mh}^2 representan, respectivamente, las varianzas del número de hijos e hijas de cada macho que son seleccionados para la reproducción, σ_{hm}^2 y σ_{hh}^2 representan, respectivamente, las varianzas del número de hijos e hijas de cada hembra que son seleccionados para la reproducción, y $\sigma_{mm,mh}$ y $\sigma_{hh,hm}$ son las covarianzas entre el número de hijos e hijas seleccionados de cada macho y hembra, respectivamente.

- *Relaciones observadas entre N y N_e*

Como se esperaría de las expresiones anteriores, a menos que el tamaño de las familias se vea obligado a ser homogéneo, en la mayoría de las situaciones prácticas $N_e < N$. En general, se acepta que, excepto en situaciones en las que la selección es muy intensa o hay diferencias acentuadas de fertilidad entre animales, el valor de N_e rondará el 30-50% del valor de N.

Más detalles sobre diferentes métodos de evaluar el censo efectivo de una población pueden ser encontrados en Caballero Rúa (2017)[5].

---

[4] Hill WG . 1979. A note on effective population size with overlapping generations. Genetics 92: 317–322.
[5] Caballero Rúa, A. (2017). Genética Cuantitativa. Editorial Síntesis.

3.4. Número equivalente de generaciones completas

El número equivalente de generaciones completas del animal i (ver Sección 23.3.2.) es calculado como:

$$g_i = \sum_{j=1}^{n_j} \left(\frac{1}{2} \right)^{g_{ij}}$$

donde n_j es el número de ascendientes conocidos del animal i y g_{ij} es el número de generaciones entre el animal i y el ascendiente j.

Consideremos la genealogía del animal D y el correspondiente g_D:

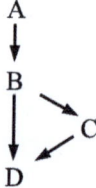

Ascendiente	Contribución para g_D
A	$(1/2)^2 + (1/2)^3$
B	$(1/2)^1 + (1/2)^2$
C	$(1/2)$

$\Sigma = g_D = 1.625$

Anexo 4 – Cruzamientos

4.1. Base genética de la heterosis

Consideremos un locus con dos alelos (Z y z), en dos razas (A y B). Nótese que estamos admitiendo que las dos razas están en equilibrio H-W, que no hay efectos maternos y que consideramos los valores genotípicos expresados según el modelo general definido en la Sección 6.5.

Supongamos que el locus Z con dos alelos tiene una situación de dominancia incompleta, como se ilustra en la Figura.

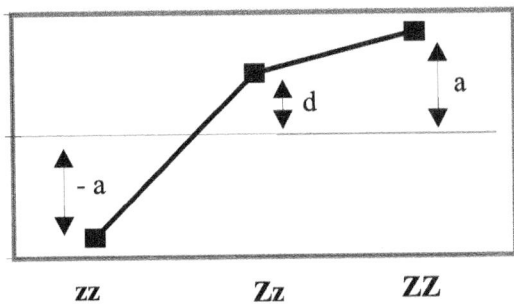

Consideramos que las dos razas A y B están en equilibrio, con las siguientes frecuencias alélicas:

	Raza	
	A	B
f(Z)	p_A	p_B
f(z)	q_A	q_B

Supongamos ahora que cruzamos las razas A y B. Las frecuencias genotípicas en los animales cruzados A × B se pueden obtener con un Cuadrado de Punnett como (genotipos en cursiva):

		Raza A			
		Z		**Z**	
Raza B	**Z**	*ZZ*	$p_A p_B$	*Zz*	$p_B q_A$
	Z	*Zz*	$p_A q_B$	*zz*	$q_A q_B$

Podemos entonces resumir la situación para las razas puras y para el cruzamiento A × B de la siguiente manera;

Genotipo	Valor	Raza A	Raza B	Cruz. A×B
ZZ	a	p_A^2	p_B^2	$p_A p_B$
Zz	d	$2p_A q_A$	$2p_B q_B$	$p_A q_B + p_B q_A$
zz	-a	q_A^2	q_B^2	$q_A q_B$

Para estimar la heterosis, calcularemos el valor medio esperado de los animales de raza pura y de los animales cruzados, así como la heterocigosis correspondiente.

1. Razas puras

El valor medio de las razas puras A y B puede ser obtenido como:

$$\mu_A = p_A^2(a) + 2p_A q_A(d) + q_A^2(-a)$$

Considerando que $q=1-p$ se simplifica a:

$$\mu_A = 2p_A(d) - 2p_A^2(d) - (a) + 2p_A(a)$$

$$\mu_B = 2p_B(d) - 2p_B^2(d) - (a) + 2p_B(a)$$

Entonces el valor medio de las dos razas puras es igual a:

$$\frac{\mu_A + \mu_B}{2} = p_A(d) - p_A^2(d) + p_A(a) + p_B(d) - p_B^2(d) + p_B(a) - (a)$$

La heterocigosis media en las dos razas puras es:

$$\frac{H_A + H_B}{2} = \frac{2p_A q_A + 2p_B q_B}{2} = p_A(1-p_A) + p_B(1-p_B)$$

$$\frac{H_A + H_B}{2} = p_A - p_A^2 + p_B - p_B^2$$

2. *Cruzados*

El valor medio de los animales cruzados se puede obtener como:

$$\mu_{AxB} = p_A p_B(a) + p_A q_B(d) + p_B q_A(d) + q_A q_B(-a)$$

Considerando que $q = 1-p$, esta expresión se simplifica a:

$$\mu_{AxB} = p_A(d) - 2p_A p_B(d) + p_B(d) - a + p_A(a) + p_B(a)$$

Y la heterocigosis media en los animales cruzados es igual a:

$$H_{AxB} = p_A q_B + p_B q_A = p_A(1-p_B) + p_B(1-p_A)$$

$$H_{AxB} = p_A - 2p_A p_B + p_B$$

3. *Heterosis*

La **heterosis**, calculada como la diferencia entre la media de los animales cruzados con respecto a la media de las dos razas puras A y B, es entonces:

$$\mu_{AxB} - \frac{\mu_A + \mu_B}{2} = \left[p_A(d) - 2p_A p_B(d) + p_B(d) - a + p_A(a) + p_B(a) \right]$$
$$- \left[p_A(d) - p_A^2(d) + p_A(a) + p_B(d) - p_B^2(d) + p_B(a) - (a) \right]$$

$$\mu_{AxB} - \frac{\mu_A + \mu_B}{2} = \left[p_A^2(d) - 2p_A p_B(d) + p_B^2(d) \right]$$

$$\mu_{AxB} - \frac{\mu_A + \mu_B}{2} = \left(p_A - p_B \right)^2 (d)$$

Se puede también calcular la **diferencia en la heterocigosis** de los animales cruzados en relación a la heterocigosis media de las razas puras A y B:

$$H_{AxB} - \frac{H_A + H_B}{2} = \left(p_A - 2p_A p_B + p_B \right) - \left(p_A - p_A^2 + p_B - p_B^2 \right)$$

$$H_{AxB} - \frac{H_A + H_B}{2} = p_A^2 - 2p_A p_B + p_B^2$$

$$H_{AxB} - \frac{H_A + H_B}{2} = \left(p_A - p_B \right)^2$$

Podemos entonces concluir que la heterosis resulta de:

$$Heterosis = \mu_{AxB} - \frac{\mu_A + \mu_B}{2} = \left(p_A - p_B \right)^2 d$$

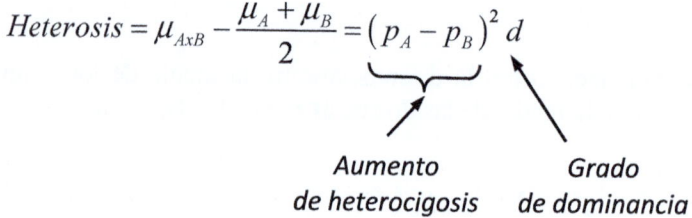

Aumento   Grado
de heterocigosis   de dominancia

Esta expresión nos permite concluir que, cuando se cruzan las razas A y B, solo hay heterosis para un carácter dado si:

- las dos razas difieren en frecuencias génicas para los loci que afectan al carácter.

- el carácter de interés se ve afectado por loci en los que se observa alguna forma de dominancia.

La heterosis observada será mayor cuanto:

- mayor sea la diferencia entre razas en cuanto a frecuencias génicas (por lo que la heterosis obtenida será específica para cada combinación de razas).

- mayor sea el grado de dominancia en los loci que afectan al carácter (máxima en el caso de sobredominancia).

4.2. Tendencia al equilibrio en un cruzamiento de rotación

En los cruzamientos rotacionales, a medida que son utilizados los machos definidos en el esquema, la composición genética del rebaño tiende rápidamente a un equilibrio, cuyas proporciones son:

- Rotación de dos razas: 2/3, 1/3
- Rotación de tres razas: 4/7, 2/7, 1/7

Admitamos que partimos de un efectivo inicial de hembras puras, y consideremos la evolución de la composición genética a lo largo de las generaciones en una rotación de 2 y 3 razas.

Rotación de dos razas

Generación	Machos	Hembras	Descendientes
1	A	B	$\frac{1}{2}$ A $\frac{1}{2}$ B
2	B	$\frac{1}{2}$ A $\frac{1}{2}$ B	$\frac{3}{4}$ B $\frac{1}{4}$ A
3	A	$\frac{3}{4}$ B $\frac{1}{4}$ A	$\frac{5}{8}$ A $\frac{3}{8}$ B
4	B	$\frac{5}{8}$ A $\frac{3}{8}$ B	$\frac{11}{16}$ B $\frac{5}{16}$ A
5	A	$\frac{11}{16}$ B $\frac{5}{16}$ A	$\frac{21}{32}$ A $\frac{11}{32}$ B
			(0.656) (0.344)
...			
Equilibrio	B	$\frac{2}{3}$ A $\frac{1}{3}$ B	$\frac{2}{3}$ B $\frac{1}{3}$ A
			(0.666) (0.333)

Rotación de tres razas

Generación	Machos	Hembras	Descendientes
1	A	C	$\frac{1}{2}$ A $\frac{1}{2}$ C
2	B	$\frac{1}{2}$ A $\frac{1}{2}$ C	$\frac{1}{2}$ B $\frac{1}{4}$ A $\frac{1}{4}$ C
3	C	$\frac{1}{2}$ B $\frac{1}{4}$ A $\frac{1}{4}$ C	$\frac{5}{8}$ C $\frac{1}{4}$ B $\frac{1}{8}$ A
4	A	$\frac{5}{8}$ C $\frac{1}{4}$ B $\frac{1}{8}$ A	$\frac{9}{16}$ A $\frac{5}{16}$ C $\frac{1}{8}$ B
5	B	$\frac{9}{16}$ A $\frac{5}{16}$ C $\frac{1}{8}$ B	$\frac{9}{16}$ B $\frac{9}{32}$ A $\frac{1}{8}$ C
6	C	$\frac{9}{16}$ B $\frac{9}{32}$ A $\frac{1}{8}$ C	$\frac{37}{64}$ C $\frac{9}{32}$ B $\frac{9}{64}$ A
			(0.578) (0.281) (0.141)
...			
Equilibrio	C	$\frac{4}{7}$ B $\frac{2}{7}$ A $\frac{1}{7}$ C	$\frac{4}{7}$ C $\frac{2}{7}$ B $\frac{1}{7}$ A
			(0.571) (0.286) (0.143)

Se comprueba que en cualquiera de los casos la población tiende rápidamente hacia un equilibrio, en el que las proporciones de cada raza se mantendrán estables.

4.3. Resultado esperado en un cruzamiento de rotación

Considerando un cruzamiento de rotación, tras alcanzar la situación de equilibrio, la composición genética del efectivo permite calcular el valor medio esperado como función de los parámetros de cruzamiento (efectos directos y maternos, heterosis individual y materna), y también de la media de las razas puras.

En una rotación de dos razas, en generaciones alternadas el resultado será:

$$A \times \left(\tfrac{1}{3} A \; \tfrac{2}{3} B \right) = \tfrac{1}{3} \mu_{AA} + \tfrac{2}{3} \mu_{AB} + \tfrac{2}{3} h_{AB}^{m}$$

$$B \times \left(\tfrac{1}{3} B \; \tfrac{2}{3} A \right) = \tfrac{1}{3} \mu_{BB} + \tfrac{2}{3} \mu_{BA} + \tfrac{2}{3} h_{AB}^{m}$$

Media de las dos generaciones:

$$\mu_{Rot(A\text{-}B)} = \tfrac{1}{6} \mu_{AA} + \tfrac{1}{3} \mu_{AB} + \tfrac{1}{3} h_{AB}^{m} + \tfrac{1}{6} \mu_{BB} + \tfrac{1}{3} \mu_{BA} + \tfrac{1}{3} h_{AB}^{m}$$

sustituyendo μ_{AB} y μ_{BA} por sus valores esperados (ver Sección 10.5.2.):

$$\mu_{Rot(A\text{-}B)} = \tfrac{1}{6} \mu_{AA} + \tfrac{1}{3} \left(\tfrac{1}{2} \mu_{AA} + \tfrac{1}{2} \mu_{BB} + \tfrac{1}{2} (m_B - m_A) + h_{AB}^{i} \right) + \tfrac{1}{3} h_{AB}^{m} +$$

$$+ \tfrac{1}{6} \mu_{BB} + \tfrac{1}{3} \left(\tfrac{1}{2} \mu_{AA} + \tfrac{1}{2} \mu_{BB} + \tfrac{1}{2} (m_A - m_B) + h_{AB}^{i} \right) + \tfrac{1}{3} h_{AB}^{m}$$

$$\mu_{Rot(A\text{-}B)} = \tfrac{1}{2} \mu_{AA} + \tfrac{1}{2} \mu_{BB} + \tfrac{2}{3} h_{AB}^{i} + \tfrac{2}{3} h_{AB}^{m}$$

Si las heterosis fueran expresadas proporcionalmente (h_p):

$$\mu_{Rot(A\text{-}B)} = \left(\tfrac{1}{2} \mu_{AA} + \tfrac{1}{2} \mu_{BB} \right) \left(1 + \tfrac{2}{3} h_{p}^{i} \right) \left(1 + \tfrac{2}{3} h_{p}^{m} \right)$$

De forma semejante, el resultado esperado en una rotación de 3 razas en equilibrio será:

$$\mu_{Rot(A\text{-}B\text{-}C)} = \left(\tfrac{1}{3} \mu_{AA} + \tfrac{1}{3} \mu_{BB} + \tfrac{1}{3} \mu_{CC} \right) \left(1 + \tfrac{6}{7} h_{p}^{i} \right) \left(1 + \tfrac{6}{7} h_{p}^{m} \right)$$

Se verifica por lo tanto que, en un cruzamiento de rotación en equilibrio, el resultado esperado corresponde a la media de las razas puras involucradas, más el beneficio que resulta de la heterosis inherente al cruzamiento considerado.

ÍNDICE DE CONTENIDO

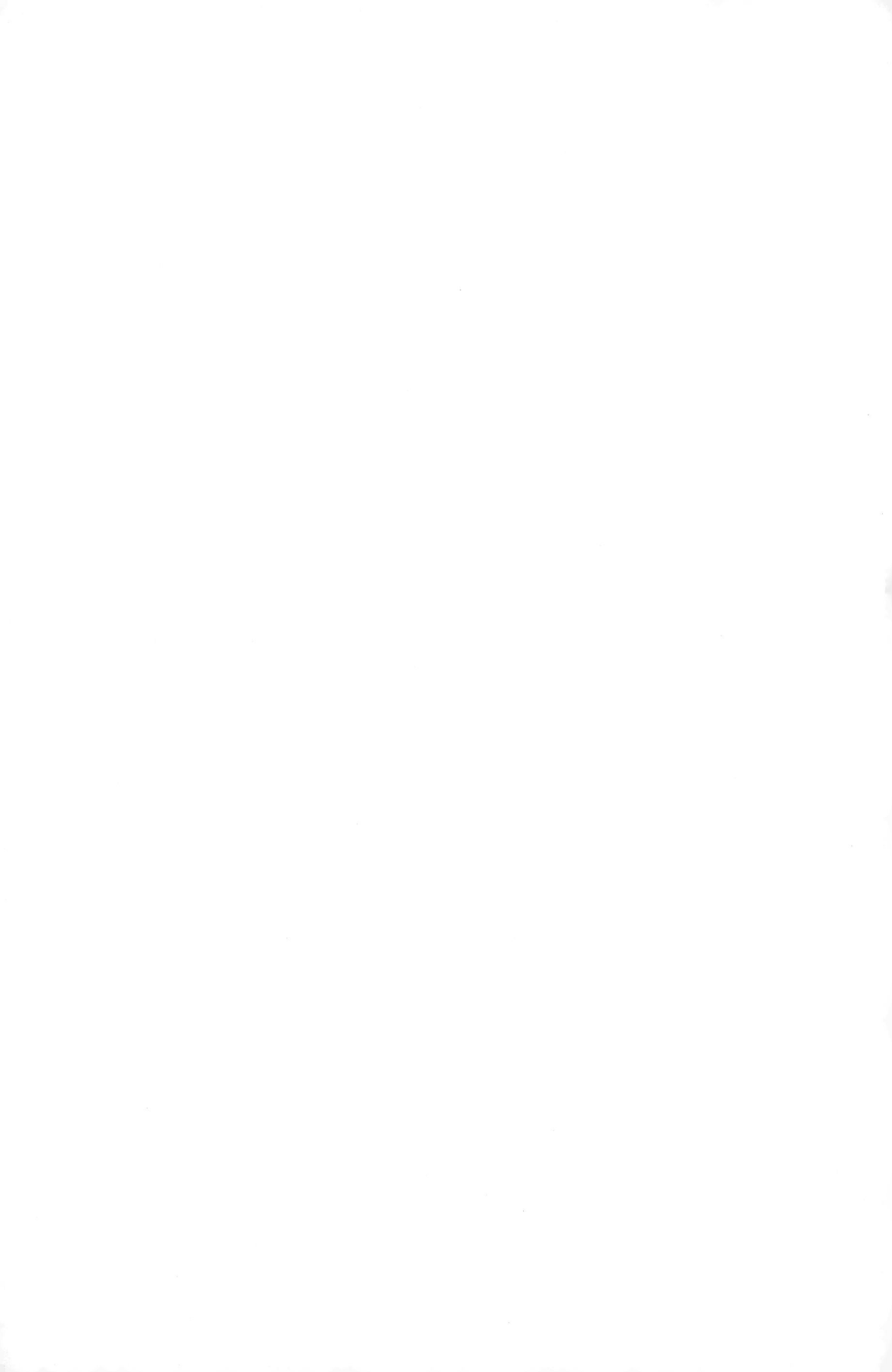